医学实验室认可丛书

医学实验室质量体系文件编写指南

第 2 版

主　编　庄俊华　黄宪章　翟培军

副主编　胡冬梅　徐建华　王丽娜　陈　林　王建兵

编　委（按姓氏笔画排序）

丁海明（广东省中医院）	周亚莉（中国合格评定国家认可委员会）
王丽娜（广东省中医院）	周华友（广东省中医院）
王治国（卫生部临床检验中心）	胡冬梅（中国合格评定国家认可委员会）
王建兵（广东省中医院）	柯培锋（广东省中医院）
庄俊华（广东省中医院）	徐　宁（广东省中医院）
李军燕（中国合格评定国家认可委员会）	徐建华（广东省中医院）
吴新忠（广东省中医院）	黄妩姣（广东省中医院）
陈　林（广东省中医院）	黄宪章（广东省中医院）
陈　茶（广东省中医院）	蓝　锴（广东省中医院）
林海标（广东省中医院）	翟培军（中国合格评定国家认可委员会）
罗　强（广东省中医院）	熊玉娟（广东省中医院）

人民卫生出版社

图书在版编目(CIP)数据

医学实验室质量体系文件编写指南/庄俊华等主编.—2版.
—北京:人民卫生出版社,2015

ISBN 978-7-117-20335-7

Ⅰ.①医… Ⅱ.①庄… Ⅲ.①实验室诊断-质量管理体系-文件-编写-指南 Ⅳ.①R446-62

中国版本图书馆 CIP 数据核字(2015)第 050682 号

人卫社官网	www.pmph.com	出版物查询,在线购书
人卫医学网	www.ipmph.com	医学考试辅导,医学数据库服务,医学教育资源,大众健康资讯

医学实验室质量体系文件编写指南
第 2 版

主　　编:庄俊华　黄宪章　翟培军
出版发行:人民卫生出版社(中继线 010-59780011)
地　　址:北京市朝阳区潘家园南里 19 号
邮　　编:100021
E - mail: pmph @ pmph.com
购书热线:010-59787592　010-59787584　010-65264830
印　　刷:北京市艺辉印刷有限公司
经　　销:新华书店
开　　本:787×1092　1/16　印张:36　插页:4
字　　数:876 千字
版　　次:2006 年 1 月第 1 版　2015 年 6 月第 2 版
　　　　　2019 年 5 月第 2 版第 2 次印刷(总第 4 次印刷)
标准书号:ISBN 978-7-117-20335-7/R·20336
定　　价:88.00 元

打击盗版举报电话:010-59787491　E-mail:WQ @ pmph.com
(凡属印装质量问题请与本社市场营销中心联系退换)

编者（按姓氏笔画排序）

丁海明	王会敏	王丽娜	王治国	王建兵
石　文	庄俊华	刘持翔	李军燕	吴子安
吴新忠	何文军	陈　林	陈　茶	林海标
罗　强	罗燕玲	周亚莉	周华友	屈平华
胡冬梅	柯培锋	徐　宁	徐建华	高云龙
黄　惠	黄妩姣	黄宪章	彭桉平	翟培军
熊玉娟				

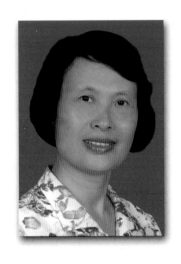

庄俊华　研究员、主任技师、博士生导师,广东省中医院(广东省中医药科学院、广州中医药大学第二附属医院)检验医学部学术带头人,中国医院协会临床检验管理专业委员会第三届委员,中国医学装备协会临床检验装备技术专业委员会第一届常务委员,中国中西医结合学会检验医学专业委员会第一届名誉主任委员,中国合格评定国家认可委员会医学实验室认可主任评审员,广东省医学会检验分会第九届副主任委员、第十届顾问,广东省中西医结合学会检验医学专业委员会第一届主任委员,广东省医院管理学会临床实验室管理专业委员会第二届副主任委员,广东省中西医结合学会实验医学专业委员会第一届、第二届副主任委员,广东省优生优育协会新生儿疾病筛查专业委员会第一届、第二届副主任委员,广东省中西医结合学会中西医结合标准化专业委员会第一届副主任委员,广东省临床检验质量控制中心专家组专家。

获广东省科技进步二等奖2项(第1、第9)、三等奖1项(第1),广州中医药大学科技一等奖1项(第1)、二等奖1项(第1)。获国家发明专利1项(第1)。获国家食品药品监督管理局医疗器械(诊断试剂)生产批文1项(第1)。主持国家级和省级课题9项,厅局级课题1项。担任人民卫生出版社出版的《医学实验室质量体系文件编写指南》(第1版和第2版)、《医学实验室质量体系文件范例》(第1版和第2版)、《临床生化检验技术》和广东科技出版社出版的《临床检验掌中宝》(第1版和第2版)等7本专著第一主编。发表第一和通信作者论文50多篇,其中SCI收录论著6篇。已培养博士生、硕士生20多名。

研究方向:临床检验标准化。

通信地址:广东省广州市越秀区大德路111号,邮编:510120

邮箱:zjh2208@163.com

黄宪章　男,1970年2月出生,博士,教授,主任技师,博士生导师,广东省中医院检验医学部主任。中华医学会检验分会第八届委员会临床生化学组委员、第九届委员会青年委员会副主任委员,中国医院协会临床检验管理专业委员会第四届委员,中国合格评定国家认可委员会医学实验室认可主任评审员、医学参考实验室认可技术评审员,中国医师协会检验医师分会第三届委员会个体化医疗分子诊断检验医学专家委员会副主任委员,中国生物化学与分子生物学会脂质与脂蛋白专业委员会第七届委员,中国医学装备协会临床检验装备技术专业委员会第一届委员,中国中西医结合学会检验医学专业委员会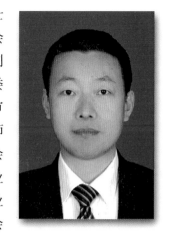第一届副主任委员,广东省医学会检验分会第九届委员会青年委员会副主任委员兼管理学组和生化学组专家组成员、第十届委员会副主任委员兼管理学组组长和生化学组顾问,广东省中西医结合学会检验专业委员会第一届副主任委员,广东省医院管理学会临床实验室管理专业委员会第二届常务委员,广东省临床检验质量控制中心专家,《Cellular & Molecular Immunology》《中华检验医学杂志》《南方医科大学学报》审稿专家,《微循环学杂志》编委,《中华临床实验室管理电子杂志》第一届特邀编委。

1992年湖北中医药大学医学检验系临床检验专业毕业,2001年武汉大学临床检验诊断学专业硕士研究生毕业,2008年南方医科大学生物化学与分子生物学专业博士研究生毕业,2012年3月至9月在美国纽约州卫生厅Wadsworth中心做访问学者。参加工作以来,一直从事临床检验工作,在生化检验与质量管理方面有较好的理论基础和实践经验。

发表第1作者和通信作者论文60多篇,其中在《Clinical Chemistry》等SCI收录杂志发表13篇;主编专著6本,参编教材1本;主持课题11项;获省科技进步二等奖1项、三等奖2项。已培养6名硕士生,3名博士生。

研究方向:临床检验标准化。

通信地址:广东省广州市越秀区大德路111号,邮编:510120

邮箱:huangxz020@163.com

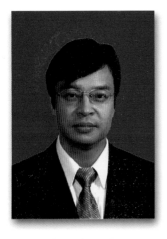

翟培军 男,1970年1月出生,大学学历,北京大学公共管理硕士(MPA)学位,研究员。中国合格评定国家认可中心认可四处处长。国际标准化组织"医学实验室检验与体外诊断系统技术委员会"(ISO/TC212)委员;国际实验室认可合作组织(ILAC)认可委员会(AIC)委员及其医学认可工作组(WG6)组长;ILAC与ISO/TC212医学事务官方联络人;国家标准委员会"医学实验室检验与体外诊断系统技术委员会"(SAC/TC136)副主任委员、"全国标准样品标准化委员会"(SAC/TC118)副主任委员、中华预防医学会卫生检验专委会实验室管理学组副组长(副主任委员)等职务。

具有计量、标准化和认证认可三个领域的工作经验。1997年从中国计量科学研究院调入中国实验室国家认可委员会,开始从事认可工作。历经了我国实验室认可体系创建和历届国际同行评审,具体负责能力验证体系以及能力验证提供者、标准物质/标准样品生产者、医学实验室等认可体系的建立工作;从1998年起开始参与标准化工作。先后组织和参与了GB/T27025《检测和校准实验室能力的通用要求》、GB19489《实验室生物安全-通用要求》、GB/27043《合格评定 能力验证通用要求》等近20项国家标准的制修订。在医学领域,2001年起参与ISO 15189、ISO 15190国际标准制修订,并将该两个标准草案引入我国;2003年,负责组织国标GB/T 22576《医学实验室——质量和能力的专用要求》的制定;2004年具体负责建立起我国医学实验室认可体系;2006年起代表我国参与ISO/TC212医学国际标准制修订工作;2008年起担任ILAC医学工作组组长至今,负责国际医学认可政策的制修订工作。

曾荣获中央国家机关杰出青年"创新奖"、全国质检系统"优秀青年"和"先进个人"等荣誉称号;参加了"十五"、"十一五"、"863"、"973"等科研课题研究,荣获过省部级科研项目一等奖、二等奖及"国家标准创新奖"二等奖等奖项。

当前主要从事实验室(包括医学实验室、生物安全实验室)和检查机构的质量管理和认可技术研究。

通讯地址:北京市南花市大街8号,邮编:100062

E-mail:zhaipj@cnas.org.cn

前　言

　　ISO 15189 国际标准自 2003 年发布以来,受到国内外医学实验室技术人员和检验专家、认可组织管理人员等的热烈欢迎和广泛争论。2007 年发布第 2 版,但只增加 4.1.6 一个条款的内容。2012 年 11 月 1 日发布第 3 版,对《医学实验室——质量和能力的要求》进行全面修订,解决了许多问题,增加了一些新关注点,总体明确、细化,体例逻辑性强,方便实验室等各方使用。

　　广东省中医院检验科在 2002 年开始筹备实验室认可,于 2004 年 5 月成为全国第一家通过中国实验室国家认可委员会(CNAL)ISO/IEC 17025 实验室认可的医院检验科;在此基础上又转 ISO 15189 质量体系认可的筹备工作,于 2005 年 6 月成为继中国人民解放军总医院临床检验科之后全国第二家、综合性检验科第一家通过 ISO 15189 认可的实验室。我们总结了自己筹备认可的体会,于 2006 年 1 月出版了《医学实验室认可质量体系文件范例》和《医学实验室认可质量体系文件编写指南》两本专著,得到广大检验同行们的认同与鼓励。如今,ISO 15189:2012 版内容有了较大的改变,又增加了新的要求,我们根据这 10 多年来对该质量管理体系的运行并持续改进过程中的体会,同时吸收了美国 CLSI、CAP、CLIA 等相关文件质量管理方面的内容,编写《医学实验室认可质量体系文件编写指南》和《医学实验室认可质量体系文件范例》第 2 版,只是想抛砖引玉,期望能和大家共勉,愿我国的检验医学行业在大家的共同努力下不断提高质量管理水平。

　　该书系统介绍了 ISO 15189 实验室认可制度、质量体系文件编写要点、CNAS 各专业应用说明解读、医学实验室认可不符合项分析、仪器检定与校准、检测系统性能确认与验证、质量管理等内容。适合正在筹备或准备筹备医学实验室认可单位的管理和技术人员阅读,也可供没有筹备实验室认可的医学实验室学习,也可作为 ISO 15189 实验室认可内审员和评审员的培训教材,以及供检验专业的大中专院校师生培训的辅助教材。

　　本书共分七篇,由庄俊华研究员和黄宪章教授负责规划篇章目录,每章均安排一人负责编写和组稿。第一篇由翟培军处长负责审稿,第二篇由王丽娜副主任技师和罗强副主任技师负责审稿,第三篇由周华友教授和黄宪章教授负责审稿,第四篇由胡冬梅高级主管负责审稿,第五篇由徐宁主任技师负责审稿,第六篇、第七篇由庄俊华研究员和黄宪章教授负责审稿。全部书稿由庄俊华研究员和黄宪章教授负责审稿与定稿。

　　本书编写过程中,黄迪、程招敏、林冬玲、尚陈宇、李沭、秦笙等同事参与了查资料和部分内容的编写。蔡壬辛、张乔轩、罗燕芬、赵烁贤、戴永辉、郑德想、张丹丹等新员工参与了书稿校对工作。有些书稿是在科室以往的质量管理资料基础上改编的,而这些没有列出编写者的同事们对当前的书稿作出了无私奉献。对以上人员的辛勤劳动和贡献一并致谢。有的资料得益于国内外专家发表的论文、出版的著作和取得的成果,编者对本书引用的国内外认识或不认识的科学家们的业绩表示敬意,对他们提供的资料表示感谢。

本书编写过程中,得到了中国合格评定国家认可委员会、卫生部临床检验中心、广东省中医院、人民卫生出版社等单位的大力支持,在此一并致谢。

由于时间紧迫,对标准的理解深浅不一,本书难免存在错误和不足,恳请读者批评指正。

编者

2015 年 1 月

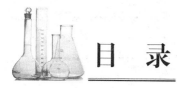

目　录

第六篇　检测系统性能确认与验证

第七篇　质 量 管 理

第一篇　实验室认可制度

质量是指一组固有特性对于相应要求的满足程度;管理是指挥和控制组织的协调活动;体系则为相互关联和相互作用的一组要素。管理体系是"建立方针和目标并实现这些目标的体系",一个组织的管理体系可包括若干个不同的管理体系,如质量管理体系、财务管理体系和环境管理体系。质量管理体系是在质量方面指挥和控制组织的管理体系。临床实验室建立质量管理体系首先应该是一种自我认识、自我评价的过程,然后才是引进先进管理标准和先进管理经验,提高质量管理水平,持续改进的过程。实验室认可是临床实验室建立质量管理体系,提高质量管理水平,更好地为服务对象提供优质服务的平台。本篇针对实验室认可的基础知识、相关制度作简单介绍。

第一章

实验室认可概论

第一节　合格评定与实验室认可

一、合格评定的发展

根据国际贸易发展的要求,20 世纪 70 年代,关贸总协定(General Agreement on Tariffs and Trade,GATT)决定在世界范围内拟定"贸易技术壁垒协议"(TBT 协定),旨在通过消除国际间技术贸易壁垒,加快世界贸易的发展,并于 1970 年正式成立了标准和认证工作组,着手起草"贸易技术壁垒协议"。1975—1979 年经过 5 年的谈判后该协议于 1979 年 4 月正式签署,并于 1980 年 1 月 1 日生效。1980 年版本的 TBT 协定规定了技术法规、标准和认证制度。GATT 后来改组为世界贸易组织(World Trade Organization,WTO),所使用的 1994 年版本的 TBT 协定则将"认证制度"一词更改为"合格评定制度",并在定义中将内涵扩展为"证明符合技术法规和标准而进行的第一方自我声明、第二方验收、第三方认证以及认可活动",并且规定了"合格评定程序",明确其定义为:任何用于直接或间接确定满足技术法规或标准要求的程序。合格评定程序应包括:抽样、检测和检查程序;合格评价、证实和保证程序;注册、认可和批准程序以及它们的综合运用。

根据"关贸总协定"的要求,为了使各国认证制度逐步走向以国际标准为依据的国际认证制,国际标准化组织(International Organization for Standardization,ISO)于 1970 年成立了认证委员会。随着认证制度逐渐向合格评定制度的发展,1985 年该委员会更名为合格评定委员会(简称 ISO/CASCO)。随着国际标准化组织的改革,1994 年该委员会又更名为合格评定标准咨询委员会(简称仍是 ISO/CASCO)。

在合格评定领域,1978 年 ISO 认证委员会发布了第 1 版针对实验室的 ISO/IEC Guide 25:1978《评估检测实验室技术能力的指南》(ISO/IEC 17025 的前身);1979 年国际标准化组织(ISO)成立了"质量管理和质量保证技术委员会"(TC176),着手制定并在 1986 年颁布了 ISO 8402《质量-术语》标准、在 1987 年颁布了第 1 版 ISO 9000 系列标准。这些标准为合格评定奠定了基础。当前,在合格评定领域已形成了认证、检测(含医学检验)、检查及认可等体系。

总体来说,合格评定(conformity assessment)是指与产品、过程、体系、人员或机构有关的规定要求得到满足的证实。合格评定对象包括接受合格评定的特定材料、产品、安装、过程、体系、人员或机构,其中产品的概念中包括了服务。

二、合格评定与实验室认可的关系

认可(accreditation)是指正式表明合格评定机构具备实施特定合格评定工作的能力的第三方证明。认可机构是指实施认可的权威机构。认可机构的权力通常源自于政府。

认证(certification)是指与产品、过程、体系或人员有关的第三方证明。管理体系认证有时也被称为注册。

实验室是合格评定机构,可以向认可机构申请实验室认可。

从 20 世纪初到 20 世纪 70 年代,各国开展的认证活动均以产品认证为主,但各国开展产品认证活动的做法差异很大。为了实现国与国之间的相互承认,进而走向国际间相互承认,国际标准化组织和国际电工委员会(IEC)向各国正式提出建议,以"型式试验+工厂抽样检验+市场抽查+企业质量体系检查+发证后跟踪监督"模式为基础,建立各国的国家认证制度。

在开展产品认证中需要大量使用具备第三方公正地位的实验室从事产品检测工作,因此实验室检测在产品认证过程中扮演了十分重要的角色。此外,在市场经济和国际贸易中,买卖双方也十分需要检测数据来判定合同中的质量要求。随后,随着质量管理活动的进一步发展,"产品"的含义由实物的产品拓展到了"产品和服务"的广义范畴,也为合格评定注入了许多内容,其性质也从确保产品质量拓展到了司法鉴定、医学检验等公共服务领域。

合格评定是一个国家的基础设施可持续发展的三大基础支柱之一,认可则是认证、检测、检查等合格评定活动的基础,因此可以说是"基础之基础"。因此,认可与认证并不是同一层面上的事物。

认可的对象一般有实验室、检查机构和认证机构。认可机构自身不从事认证活动,认证是由认证机构进行。具体到实验室认可和质量体系认证的区别,主要表现在:①对象不同。认可的对象是实验室的技术能力;认证的对象是企业等的产品、过程或服务的符合性。②负责机构不同。认可由权威机构进行,一般情况下为政府授权的国家认可机构或者政府机构,认证则由社会上独立的注册机构进行。③认可的原则为非营利性和非商业性,认证一般为市场行为。④结果不同。认可是对能力的评审，证明实验室具有从事某个领域检测和（或）校准工作的技术能力，更关注技术；认证是对符合性的审核，证明产品、过程或服务符合特定标准的要求。正是由于存在这些不同，无论是在 ISO/IEC 17025 还是 ISO 15189 标准中，均说明其标准是为了证实实验室的技术能力，而非"用于认证目的"。

总之，随着社会的发展以及我国改革的方向，社会对实验室检验检测服务的需求日益增长。因此，实验室认可制度不仅是为了证实实验室的资格和能力符合规定要求，满足检测任务需要，亦是实行国际化、社会化合格评定制度的重要组成，是规范合格评定程序的重要手段。为此，各国和各地区纷纷建立自己的实验室认可制度和体系。我国也根据工作需要，于1993 年建立了中国实验室国家认可体系，由中国合格评定国家认可委员会（China National Accreditation Service for Conformity assessment，CNAS）负责实施，开展我国的实验室和检查机构等的认可工作。

第二节　实验室认可的意义与作用

一、实验室认可的意义

在市场经济中，实验室是为供需双方提供检测服务的技术机构，也是政府和行业部门实施市场和产品监督的重要依据。这些需求要求实验室必须依靠可信的公正性、高效的质量管理和可靠的技术能力，为社会和客户提供准确优质的检测服务。

认可机构通常是经国家政府授权从事认可活动，是一种国家认可行为，因此，经国家认可机构认可后的实验室，其认可领域范围内的检测能力不但为政府所采信，其检测结果也广泛被社会和贸易双方所使用。同时，由于实验室认可的国际性，我国获认可实验室的结果还可通过我国认可机构与国际组织和其他国家或经济体认可机构达成的国际相互承认协议（MRA）而得到更广泛的国际承认。

正由于实验室认可活动的国际化和规范化，以国际实验室认可合作组织（International Laboratory Accreditation Cooperation，ILAC）为基础的实验室认可机构国际联合体，日益得到广泛的认同。当前，ILAC 与其他国际组织保持着良好的合作，例如联合国、世界贸易组织、国际奥委会、世界卫生组织、世界农业组织、国际刑警组织、国际计量局、国际标准化组织、国际临床化学委员会等国际组织，以及欧盟、亚太经济合作组织（Asia-Pacific Economic Cooperation，APEC）等区域政府间合作组织，均认同 ILAC 框架内的认可结果，且越来越多的国际机构将获得 ILAC 成员的认可作为实验室各类准入的条件。

这种国际格局的形成，归根结底是由于全球化进程所带来的，而消除贸易技术壁垒，减少重复检测检验则是直接的动力。

针对自由贸易所设定的目标"product tested or inspected once and accepted everywhere"（一次检验/检验，全球接受），ILAC 正带领各国/经济体的认可机构为实现该目标而努力。

国际组织明确的认可发展方向，也为各国认可制度的设立提供了指导。我国在 2003 年9 月 9 日发布了《中华人民共和国认证认可条例》，宣告了我国实施统一的国家认可制度，2006 年我国国家认可机构完成了统一。两年之后，即 2008 年，欧洲委员会和欧盟理事会联合发布了欧盟第 765 号决议,要求各成员国只能保留一个国家认可机构,且该机构为非商业化和非营利性,旁证了我国认可制度的设计符合国际发展趋势。

随着 ILAC 工作的开展,以及得到当前国际机构的承认,实验室出具的检测检验报告也得到了越来越广泛的接受,将在国际贸易和国际合作中发挥更大的作用。

二、实验室认可的作用

实验室认可为实验室带来的好处归纳起来主要有以下几点:①表明实验室具备了按相应认可准则开展检测和校准服务的技术能力;②增强市场竞争能力,赢得政府部门、社会各界及客户的信任;③通过认可机构的国际互认,帮助实验室检测机构得到国际更广泛的承认;④融入国际间合格评定机构认可双边、多边合作交流;⑤可在认可的范围内使用国家认可和 ILAC 国际互认联合标识;⑥列入获准认可机构名录,提高知名度和公信力。

1. 实验室认可结果的政府利用　由于我国行政管理体制的特点,许多行业、部门都建立了一套对自己系统内实验室实施管理的评价、考核方式。这是一种对某个系统进行行政管理的手段,对履行政府职能和规范实验室行为发挥了重要的作用。但随着社会体制、经济体制的发展和完善,全社会化的协作和参与的要求日益强烈,客户维权意识的加强,国家对政府部门降低行政管理成本和政府的风险意识也逐步得到强化,"小政府、大社会"以及采信第三方公正评价结果成为发展的必然趋势。

在我国当前服务业"十二五"发展规划中,将检验检测活动界定为高新服务业,期望激活检验检测市场,规范和发挥认证认可作用,助力在各类资源配置中发挥市场的决定性作用;我国最新的事业机构改革要求,也提出要整合、做大做强检验检测机构的思路;我国的行政机构改革,进一步消减行政许可,深化政事分离、政企分离、精政放权等这些改革措施,为检验检测以及认可的发展,创造了良好的环境。

2. CNAS 提供的认可服务领域　根据《中华人民共和国认证认可条例》相关规定,我国的实验室认可工作统一由 CNAS 实施,这涉及我国所有领域的检测和校准活动,专业领域繁多,为便于认可工作开展以及规范实验室能力表述,CNAS 颁布了《CNAS 实验室认可检测、校准领域分类表》,将检测和校准分为生物、化学、机械、电气、3C 认证产品、动植物检疫、医学、法医、兽医、建材与建筑、无损检测、电磁兼容、计量、声学和振动、热学和温度、光学和辐射十六个领域。同时,考虑到检测对象种类多样、情况复杂,CNAS 还对以上每一个检测领域又划分为若干分领域及项目,以供实验室申请认可和对实验室技术能力进行评审以及CNAS 做出认可决定、确定认可范围使用。

在医学领域,为保证与国家政策的一致性,同时便于实验室操作,对实验室检验能力的表述,CNAS 采用我国卫生行业部门的临床检验项目分类标准。

上述信息均可从 CNAS 网站上免费获取。

(翟培军)

第二章

医学实验室认可

◆ ◆ ◆

本部分单列成章,目的是为了便于读者阅读,但应注意,如果医学实验室欲获得 CNAS 的认可,除 CNAS-CL02 外,也必须同时遵守 CNAS 制定发布的一系列相关要求。

持续改进和不断发展是任何一个组织都不懈追求的目标。对于医学实验室而言,如何不断提高服务质量和能力水平同样是业界一直探讨的一个问题。我国卫生主管部门为此进行了很长时间的探索,也出台了相应规定,为规范医学实验室的管理发挥了积极作用。但随着我国越来越多融入国际事务中,我国借鉴或独创的评价制度以及我国实验室检验结果面临着能否得到国际承认的挑战。而从国际惯例和当前实际形势来看,只有遵循国际规则、采用国际化要求的制度才能得到国际广泛认同。这也是我国为何加强认证认可工作,推行国际化的实验室认可制度的根本原因。

推行实验室认可制度至少会在以下两个方面为我国的实验室带来好处。一方面,根据国际和区域的实验室认可合作组织的要求,采用国际标准化组织的权威标准,可以为我国各类实验室包括医学实验室提供科学、规范的质量管理和能力保障理念和运作模式,促进我国实验室的建设,推动我国实验室达到国际水平;另一方面,借助于国际化的认可制度及其建立的国际相互承认协议,可便利我国实验室检测检验结果的国际承认,对我国无论在国际贸易方面还是承担国际事务方面都将起到积极的作用。

第一节 等同采用 ISO 标准的原则

国际标准化组织(International Organization for Standardization,ISO)是国际上最大、最重要的标准化专门机构。其前身为联合国标准协调委员会,1947 年正式成立。ISO 由来自世界上 163 个国家的国家标准化团体组成。

ISO 的宗旨是:在世界范围内促进标准化工作的发展,以利于国际物资交流和互助,并扩大知识、科学、技术和经济方面的合作。主要任务是:制定国际标准,协调世界范围内的标准化工作,与其他国际性组织合作研究有关标准化问题;与国际电工技术委员会(IEC)保持紧密合作,作为一个整体担负制订全球协商一致的国际标准的任务。

当前,ISO 有超过 800 个技术委员会和分委会,每年制定超过 1000 个国际标准。已经发布了 17 000 多个国际标准。这些国际标准在各领域得到广泛应用,已经成为全球贸易和国际合作的基础。

我国于1978年加入ISO。在各界的努力下,我国标准化工作取得了长足的进步,在国际上的话语权也逐渐增加。在2008年于迪拜召开的第31届ISO大会上,中国正式成为ISO的常任理事国。作为ISO的正式成员以及世贸组织(WTO)成员,根据WTO关于技术壁垒协定的约束,中国必须接受和采纳国际标准,通过逐步提高国际标准采标率来实现。

我国的国家标准主要分为四级,即国家标准、行业标准、地方标准和企业标准。其中,地方标准是在没有国家和行业标准前提下,根据地方需要而制定,当出现国家或行业标准时,就应被撤销。在实验室应用中,对标准优先采用的顺序是:国际标准、国家标准、行业标准,当没有标准存在时,也可使用权威期刊刊载的方法、生产商的说明书、实验室自己制定的标准。

在对国际标准的采用上,我国分为两种方式:等同采用和非等同采用。鼓励等同采用国际标准,以减少不必要的澄清、解释和验证等带来的麻烦。

我国制定国标时,如有相应的国际标准,国家标准管理委员会要求尽可能多地等同采用ISO标准;而只有当该领域确实有"中国特色",例如与我国法律法规相冲突,才会"非等同采用"。

具体到ISO 15189国家标准《医学实验室——质量和能力的要求》标准,由于该标准同时作为医学实验室质量管理和医学实验室认可的依据,根据国际实验室认可合作组织(ILAC)要求,从各国认可机构需要等同采用该国际标准,因此,在我国国家标准立项时,即明确依据等同采用国际标准的原则。因此可以说我国该国家标准是国际标准的汉语翻译版。

第二节　当前存在的医学实验室评价方式

鉴于医学检验为人类健康和诊疗服务的重要性,各国都重视医学检验结果的可靠性,开展医学实验室质量管理研究。随着社会的发展,加强医学实验室质量管理也成为了各实验室的共识和追求。以下介绍当前对我国医学实验室具有影响的质量管理体系模式。

一、我国的《医疗机构临床实验室管理办法》

我国卫生部于2006年正式颁布了《医疗机构临床实验室管理办法》(以下简称"《管理办法》"),这是医疗机构临床实验室建设和管理中一个重要事件。《管理办法》是临床实验室准入的标准,这意味着我国临床实验室的管理迈进了法制化和规范化的轨道,为提高临床实验室质量和服务水平打下基础。

《管理办法》明确了临床实验室的定义及功能、工作目标和必备条件。质量管理是《管理办法》最重要的组成部分,在该方面,除了对校准、室内质控、室间质评提出要求外,还对建立临床检验专业登记注册制度、明确医疗机构内部实验室应集中设置、统一管理、资源共享等提出了要求。

在实验室安全方面,强调临床实验室的生物安全管理,保护工作人员的健康,防止医源性感染的扩散。《管理办法》还确定了监督管理的主体及管理范围,明确各级卫生行政部门、医疗机构和临床检验中心在贯彻本办法中的职责。

《管理办法》及其配套文件的制定参考了国际标准和发达国家的经验,但更多内容是考虑我国国情,在规范我国临床实验室管理上发挥着重要作用,但也正是由于国情特色浓重,难以得到国际认同。

二、我国医院等级评审中对实验室的要求

我国的医院等级可分为一级、二级和三级,其中三级综合医院评审标准比较权威,临床实验室(临床检验)是医院等级评审的重要组成部分。三级综合医院评审标准的临床实验室部分主要包括临床"危急值"报告制度和临床检验管理与持续改进两部分,临床检验管理与持续改进部分主要有以下七条:

1. 临床检验部门设置、布局、设备设施符合《医疗机构临床实验室管理办法》,服务项目满足临床诊疗需要,能提供 24 小时急诊检验服务。

2. 有实验室安全流程、制度及相应的标准操作流程,遵照实施并记录。

3. 由具备临床检验专业资质的人员进行检验质量控制活动,解释检查结果。

4. 检验报告及时、准确、规范,严格审核制度。

5. 有试剂与校准品管理规定,保证检验结果准确合法。

6. 为临床医师提供合理使用实验室信息的服务。

7. 科主任与具备资质的质量控制人员组成团队,能够用质量与安全管理核心制度、岗位职责与质量安全指标,落实全面质量管理与改进制度,开展室内质控、参加室间质评;对床旁检验项目按规定进行严格比对和质量控制。

对医院的等级评价是一项非常综合性的工作。当前,越来越多地方卫生主管部门在医院等级评价的检验科室评审中采信 CNAS 医学实验室认可结果。

三、欧美等发达国家的有关法规和评价体系

在美国,国会于 1967 年批准了《临床实验室改进法案》(Clinical Laboratory Improvement Act 1967)。该《临床实验室改进法案》于 1988 年进行修正,形成 CLIA'88 修正案(Clinical Laboratory Improvement Amendment 1988,以下简称 CLIA'88);2003 年又公布了第 5 次修改案。在临床实验室评价方面,美国病理学家协会(CAP)建立了实验室认可计划(Laboratory Accreditation Program,LAP)、法医尿液检测认可计划(Forensic Urine Drug Testing,FUDT)和生殖实验室认可计划(Reproductive Laboratory Program,RLAP)3 项认可计划,由实验室认可委员会(Commission on Laboratory Accreditation,CLA)组织和管理,保证临床实验室的服务质量。

此外,在美国还有医疗机构认可联合委员会(the Joint Commission on Accreditation of Healthcare Organizations,JCAHO),以自愿认可方式对卫生服务机构(项目)进行认可,其国际部(Joint Commission International,JCI)负责提供美国以外的认可服务。

需说明的是,将美国的认可制度当作国际制度是一种误解。美国的这些做法与其法律法规紧密结合,因此仅适用于美国,而不是国际通行制度。例如在欧洲,美国认可制度就没有市场。

在欧洲,各国政府颁布相应法律法规,例如法国政府于 1999 年发布了 NOR:MESP9923609A《关于正确实施医学生物分析实验的决议》等,而作为一个整体,欧盟则一直在努力协调各国的认可制度,以减少重复评价,提高互相承认。在 2008 年,欧盟理事会和欧洲议会联合做出了一个重大决定,发布了欧盟 765 号决议。该决议中对各国认可活动提出

了新要求。要求欧盟成员国每个国家只能设立一个国家认可机构。该认可机构必须是非营利性和非商业性的,统一负责各国的认可事务,且必须是欧洲认可合作组织(EA)成员。因此,当前在欧洲,对于医学实验室的评价主要是由各国国家认可机构负责,认可的依据是等同采用 ISO 15189 国际标准。

在澳大利亚、新西兰、日本、新加坡等发达国家,对医学实验室的认可也是由相应的认可机构 NATA 和 JAB 等负责,且这些认可机构均为亚太实验室认可合作组织(APLAC)的正式成员。

从以上国际情况我们可以看出,无论欧洲还是澳大利亚、新西兰、日本等国家,均是由认可机构负责医学实验室认可工作,且这些认可机构均纳入国际认可体系,遵从国际惯例,与我国的认可制度设置类似,且与我国 CNAS 签署了国际互认;而美国当前仍游离于国际认可体系之外,其认可结果还得不到国际认可体系包括我国的承认。

四、ISO 9000 认证

ISO 9000 认证的全称为 ISO 9000 质量管理体系认证,以 ISO 9000 族质量管理体系标准为依据。管理体系认证还包括环境管理体系认证(ISO 14000)和职业健康安全管理体系认证(ISO 18000)等。它是一种认证(certification)活动,而非认可(accreditation)。应注意,很多人认为认证和认可的差异仅在于翻译上存在不同,或者认为认可是对于实验室的活动而认证是对企业的,这种观点是不正确的。认证与认可是两个层面的事务,具有不同效力。

认可包括了对认可机构的认可。认证机构需要获得认可机构的认可才有资格开展认证活动。在我国,CNAS 已经认可了 150 家左右认证机构。我国的各类认证活动主要是由这些认证机构承担,而 CNAS 并不开展认证活动。

ISO 9000 认证活动的对象主要是制造型企业和服务型企业。主要内容是依据 ISO 9001《质量管理体系——要求》等对企业的质量管理体系的符合性进行审核(audit)。通过了依据 ISO 9000 族标准进行的质量管理体系认证,只能向客户保证某组织是处于有效的质量管理体系中,并不能转变测试结果的技术可信度,即获得了 ISO 9000 认证并不能证明实验室具有了出具技术上的有效数据的能力(引自 ISO/IEC 17025 引言),因此认证并不适用于实验室,包括医学实验室。

五、医学实验室认可

认可(accreditation)在 GB/T 27000/ISO/IEC 17000《合格评定术语和定义》中(5.6)被定义为:正式表明合格评定机构具备实施特定合格评定工作能力的第三方证明。但应注意,在 ISO 15189 中仍保持引用了 ISO/IEC 指南 2《标准化和相关术语》中的旧定义:权威机构对一个组织有能力执行特定工作给出正式承认的过程。这里的权威机构,是指"具有法律上的权力和权利的机构"(GB/T 27000/ISO/IEC17000),它需要获得政府的授权,一般被称为认可机构。在我国,实验室认可机构是 CNAS,它也是我国唯一的实验室国家认可机构和代表我国大陆地区参与国际实验室认可事务的唯一正式代表。

实验室认可活动的对象是各类实验室,当前,国际上把对检测检验校准活动有重大影响的标准物质生产者(RMP)和能力验证提供者(PTP)也归入实验室认可范畴。认可机构对上述机构的能力进行评审(assessment),然后给予正式承认,这是一种认可行为而不是认证,在医学领域,很多人习惯说"实验室认证",其实并不正确。

实验室认可的主要依据是 ISO/IEC 17025"检测和校准实验室能力的通用要求",适用于各个领域,但在医学实验室领域,由于 ISO 15189 的存在,国际实验室认可合作组织要求各认可机构应用 ISO 15189 标准作为认可依据。我国 CNAS 按照国际要求,将 ISO 15189 等同转换为 CNAS-CL02 医学实验室能力和质量认可准则,同时组织国内专家编制 CL02 认可准则在医学检验各专业的应用说明,提供给实验室用于规范其管理以及用于评审员在医学实验室评审中使用。这些工作,对推动我国医学实验室的质量管理乃至推动医学检验学科建设发挥了积极的作用。

以上是对这几种评价方式的概念性解释,或许不易理解,尤其是对于刚刚接触认可的人士。举例简单说明:某个医院想要提高质量管理能力,宜依据 ISO 9001 并结合我国医院等级评价要求建立起质量管理体系,而对于该医院中的实验室,则应依据 ISO 15189 结合我国医疗检验机构管理办法要求建立起实验室的质量管理体系。医院及其实验室在建立了质量管理体系之后,可借助于获得认证机构的认证和 CNAS 的医学实验室认可得到政府和社会的更广泛承认和信任。

第三节 我国的医学实验室认可现状

我国的实验室认可始于 1993 年,经历了多次整合后,在 2006 年形成了当前的中国合格评定国家认可委员会(China National Accreditation Service for Conformity assessment, CNAS),在国家认证认可监督管理委员会的批准和授权下,统一负责对我国认证机构、实验室(含标准物质/标准样品生产者、能力验证提供者)和检查机构等的认可工作。

在医学领域,我国已有一些实验室(例如卫生部临床检验中心、上海市临床检验中心、广州金域医学检验中心、广东省中医院二沙岛分院检验科、CDC 实验室等)在 20 世纪末和本世纪初就获得了 ISO/IEC 导则 25 或 ISO/IEC 17025 实验室认可,但对于 ISO 15189 中定义的医学实验室(即临床实验室)的认可,则是在 2004 年,由当时的中国实验室国家认可委员会(CNAL)开始实施的。

2003 年 ISO 15189 第 1 版正式发布前,中国实验室国家认可委员会(CNAL)及其前身之一中国实验室国家认可委员会(CNACL)已经对该国际标准的草案进行了 2 年的跟踪研究和意见反馈。ISO 15189 正式发布后,CNAL 在 2003 年底组织完成 ISO 15189 的国家标准的报批稿,同时完成《医学实验室认可准则》的制订工作;2004 年编辑出版 ISO 15189 评审员培训教材《医学实验室质量管理与认可指南》并在同年 6 月举办了第一期 ISO 15189 评审员培训,发布了我国开始实施 ISO 15189 医学实验室认可的通知;在 2005 年 5 月份和 6 月份完成了中国人民解放军总医院临床检验科、广东省中医院检验科、广东省中医院二沙岛分院检验科、广东省中医院芳村分院检验科的试点评审。该认可制度在配合支持卫生主管部门服务 2008 年北京奥运会和 2010 年上海世博会中发挥了积极作用,在医院等级评价和项目招投标等工作中也越来越发挥着重要作用。

经过 10 年的实践,目前我国已有超过 160 家医学实验室获得了 CNAS 医学实验室认可,覆盖了 29 个省、直辖市和自治区,医学实验室认可在我国已产生了较广泛的影响。这得益于各方的重视和关注,得益于检验界专家们的积极努力,同时也得益于我国选择了一条正确的认可道路。

　　虽然医学实验室认可在我国至今只有短短 10 年历程,但可谓高起点、严要求、跟大势。2003 年 ISO 15189 国际标准的发布,将各国拉到了同一条起跑线上,我们抓住了该机遇,集合国内专家资源提前研究,我国 ISO 15189 认可走在日韩之前;ISO 15189 作为一个新的国际标准,在起草过程中始终汇集各国专家智慧,集中各国经验优点,无疑是当前医学实验室质量管理的最佳标准,我国积极参与国际标准起草并等同采用该标准,为我国医学实验室提供科学权威的质量管理模式;国际实验室认可合作体系是由各国家和经济体认可机构及区域认可合作组织组成的全球性国际组织,是实验室能力评价方面的最权威机构,其结果得到包括联合国、世界卫生组织等政府的和非政府的国际组织的广泛承认。我国按照国际要求建立认可制度并以正式成员身份积极参与国际认可活动,紧紧抓住国际发展趋势,遵守国际规则,为实验室检测检验结果得到全球承认搭建了便利的桥梁。

（翟培军　胡冬梅）

第三章

申请认可的实验室应满足的条件

第一节 认可要求

一、认可条件

在 CNAS-RL01《实验室认可规则》3.1 中给出认可条件的定义是：申请人为获得认可资格必须满足的全部要求。在该规则 4 中，还提出了关于认可条件的要求，申请人应在遵守国家的法律法规、诚实守信的前提下，自愿地申请认可。CNAS 将对申请人申请的认可范围，依据有关认可准则等要求，实施评审并作出认可决定。申请人必须满足下列条件方可获得认可：①具有明确的法律地位，具备承担法律责任的能力；②符合 CNAS 颁布的认可准则和相关要求；③遵守 CNAS 认可规范文件的有关规定，履行相关义务。

二、申请受理要求

CNAS-RL01《实验室认可规则》规定申请受理要求需满足以下条款：

1. 申请人应对 CNAS 的相关要求基本了解，且进行了有效的自我评估，提交的申请资料应真实可靠、齐全完整、表述准确、文字清晰。

注：申请认可的境内实验室，应提交完整的中文申请材料，必要时可提供中、外文对照材料。

2. 申请人具有明确的法律地位，其活动应符合国家法律法规的要求。

3. 建立了符合认可要求的管理体系，且正式、有效运行 6 个月以上。即：管理体系覆盖了全部申请范围，满足认可准则及其在特殊领域的应用说明的要求，并具有可操作性的文件。组织机构设置合理，岗位职责明确，各层文件之间接口清晰。

4. 进行过完整的内审和管理评审，并能达到预期目的。

5. 申请的技术能力满足 CNAS-RL02《能力验证规则》的要求。

6. 申请人具有开展申请范围内的检测/校准活动所需的足够的资源，如主要人员，包括授权签字人应能满足相关资格要求等。

7. 使用的仪器设备的量值溯源应能满足 CNAS 相关要求。

8. 申请认可的技术能力有相应的检测/校准经历。

注 1：申请人申请的检测/校准能力应为经常开展且成熟的项目。

注2：对于不申请实验室的主要业务范围，只申请次要工作领域的，原则上不予受理。对于虽然申请了主要业务范围，但不申请认可其中的主要项目，只申请认可次要项目的，原则上不予受理。

注3：对所申请认可的能力，申请人应有足够的、持续不断的检测/校准经历予以支持。如近两年没有检测/校准经历，原则上该能力不予受理。申请人不经常进行的检测/校准活动，如每个月低于1次，应在认可申请时提交近期方法验证和相关质量控制记录。对特定检测/校准项目，申请人由于接收和委托样品太少，无法建立质量控制措施的，原则上该能力不予受理。

9. 申请人申请的检测/校准能力，CNAS具备开展认可的能力。

10. CNAS认可准则和要求类文件不能作为申请人的能力申请认可。

11. CNAS秘书处认为有必要满足的其他方面要求。

三、正式申请和受理

CNAS-RL01《实验室认可规则》规定正式申请和受理需满足以下条款：

1. 申请人在自我评估满足认可条件后，按CNAS秘书处的要求提供申请资料，并交纳申请费用。

2. CNAS秘书处审查申请人提交的申请资料，做出是否受理的决定并通知申请人。

3. 必要时，CNAS秘书处将安排初访以确定能否受理申请，初访所产生的费用由申请人承担。

4. 在资料审查过程中，CNAS秘书处应将所发现的与认可条件不符合之处通知申请人，但不做咨询。申请人应对提出的问题给予回复，超过2个月不回复的，将不予受理认可申请。回复后超过3个月仍不能满足受理条件的，不予受理认可申请。

5. 一般情况下，CNAS秘书处在受理申请后，应在3个月内安排评审，但由于申请人的原因造成的延误除外。如果由于申请人自身的原因，在申请受理后3个月内不能接受现场评审，CNAS可终止认可过程，不予认可。

因此，一个实验室如果想要申请CNAS的认可，首先要做好基础建设工作。在能够满足上述条件后，申请才可被CNAS受理。这里的"基础建设"包含了实验室的软、硬件条件，在此对上述要求进行解释。

第二节 法 律 责 任

申请认可的实验室必须能够承担法律责任，这是实验室作为一个合法机构的基本条件。在对该条的满足上，有些实验室是独立法人机构，容易做到，有些实验室是隶属于某个法人组织中的一个部分，这种情况下能否申请认可呢？

在ISO 15189:2012标准中给出了明确的答复。在4.1.1.2中规定"实验室或其所在组织应是能为其活动承担法律责任的实体"，即说明作为一个能够承担法律责任的母体组织中一部分的实验室也可以申请认可，这是因为法律具有可追溯的性质。这种组织内部的实验室虽然不是独立法人，不具备独立承担法律责任的资格，但由于其与母体组织的法律关系，其法律责任可追溯至母体组织，由具有法人资格的母体组织为实验室承担法律责任。在有关法律中称这类实验室为委托法人(人们日常中常称其为"二级法人",这不是一个严谨的法律术语)。

对一个组织内部的实验室,ISO 15189 标准中还要求"明确实验室的组织和管理结构,以及实验室与其他相关机构的关系";在 ISO/IEC 17025 标准中则更为明确地提出了"如果实验室所在的组织还从事检测和(或)校准以外的活动,为了鉴别潜在的利益冲突,应界定该组织中参与检测和(或)校准或对检测和(或)校准有影响的关键人员的职责"。在两个标准中都将该类实验室与其母体组织关系的界定视为该实验室能否保证独立地开展检测业务,即实验室能否确保检验公正性的基础。

实验室在申请认可时,如果具有独立法人资格,仅需提交相关的法律证明材料,即提交由工商行政管理部门颁发的企业法人营业执照或由国家事业单位管理部门颁发的事业单位法人证书复印件即可;对于一个组织内部的实验室,则除需提交其母体组织的营业执照或法人证书复印件外,还需提交由其母体组织法人代表签署的授权实验室独立开展检验工作的授权书,其中还应承诺实验室管理层和员工不受到任何对工作质量有不良影响的,来自内、外部的不正当的商业、财务和其他方面的压力和影响。通过该授权书,还可以体现出申请方是否具有了独立支配开展业务工作所需资源的权力。

对于医院中设置的医学实验室,由于我国国家卫生主管部门要求医院必须按照国家执业资格证明,该前置条件即可保证医学实验室母体机构的法律地位。因此,只需提交卫生主管部门核发的执业资格复印件及其母体组织的授权书和确保实验室独立开展检验工作的承诺即可。

第三节 质量管理体系要求

申请认可的实验室应首先依据 CNAS-CL02《医学实验室质量和能力认可准则》(等同采用 ISO 15189)建立质量管理体系。根据该准则中的要求,实验室的质量管理体系应至少包括组织和管理责任(包括实验医学中的伦理学要求)、文件控制、服务协议、受委托实验室、外部服务和供应的选择、咨询服务、投诉处理、不符合工作的识别和控制、纠正措施、预防措施、持续改进、记录管理、评估和审核、管理评审等方面的管理要素和人员、设施、环境条件、设备、检验前过程、检验过程、检验结果质量的保证、检验后过程、结果发布和报告、实验室信息系统(LIS)等技术要素。对这些方面的具体要求,在准则中已有明确规定。实验室在建立了质量管理体系之后,各项工作就应该按照体系的要求来进行,也就是运行质量管理体系。对质量管理体系运行的原则要求是每个要素都要在工作中开展过,这主要是因为在认可的评审中主要是从记录上来查证体系的运行状况的,如果实验室质量管理体系的要素没有全部运行过,那么对于某些方面工作的符合性就无法判定。在申请认可条件里面规定的 6 个月是一个经验的时限,其核心还是在于确保体系已经经过完整运作。一般情况下,把标准中的每个要素都运行过,这个时间已经是很短的了。总之,实验室应在质量管理体系经过充分运作后再申请认可。

对于要有完整的内部审核和管理评审记录的要求,也是基于强调的目的。在标准规定的质量管理体系要素中也包括了这两个活动,因此对全部要素都运行过的要求中已经隐含了本要求。但由于内部审核和管理评审体系管理中最重要的两个质量改进的技术,并且对于活动过程以及人员有着专门的要求（GB/T 19011/ISO 19011 专门规定了审核的要求，可以参考），因此实验室在申请认可的时候，必须要能证明按照要求开展了这两项活动。

此外，实验室在建立质量管理体系时还要注意，CNAS 要求实验室要满足相应认可规范，并不是仅指认可准则（ISO 15189）及其应用说明，还有其他认可规范文件要求，例如认可规则中规定的认可标志的使用要求、参加能力验证（卫生系统惯称为室间质评）的要求等。

第四节　能力的初步确认

在实验室提出认可申请时，必然会遇到能力范围的问题。实验室应在各专业应用说明附录要求的基础上，根据实验室开展检验项目的总体情况申报申请认可的能力范围，这些项目应该按照 CNAS 医学实验室认可申请书中的格式，参考 CNAS 医学实验室认可领域分类表填写。

在申请时，实验室主要是依据提供的材料来证明其具备相关申请项目的检验能力的，在实验室认可申请书中，要求实验室填写并提交申请认可的项目、实验室授权签字人一览表、实验室人员一览表、与申请项目相匹配的仪器设备配置表、实验室参加能力验证的情况等。还需要提交质量手册、程序文件、性能验证、室内质控文件、内审、管理评审、风险评估、测量不确定度评估等材料。

CNAS 通过对上述申请材料的审查，对实验室申请认可的能力进行初步评价，以判定申请认可的实验室能否满足认可申请条件，是否受理实验室的申请。

在对实验室能力的判断中，能力验证是一项重要的判定手段。能力验证的有关内容在相关章节中有描述。在此仅对实验室申请认可时的能力验证要求进行说明。

在 CNAS 的能力验证规则中，依据国际要求提出了"实验室在获得认可之前应至少参加一次能力验证活动"的要求，但针对医学实验室，要求实验室申请的每个检验项目应至少参加 2 次能力验证活动，该信息直接体现在实验室认可的申请书中，因此很多实验室尤其是刚开始关注认可的实验室会有"我没有参加过能力验证，是不是就不能申请认可了？"的疑问。在这个要求中，有几个概念需要明确。一是能力验证活动，根据 CNAS 的定义，能力验证活动包含了能力验证计划、CNAS 承认的实验室间比对和 CNAS 的测量审核三项内容。当前的能力验证计划主要是指由 CNAS 组织的或与 CNAS 签署了相互承认协议的国外认可机构组织的能力验证计划；实验室间比对是指由 CNAS 承认的其他行业组织的、能符合 ISO/IEC 17043《合格评定　能力验证通用要求》的比对计划。在医学领域，由于我国已经初步建立了室间质评体系，因此 CNAS 自身并不开展能力验证计划，而是充分利用卫生领域室间质评结果。当前，卫生部临床检验中心和上海市临床检验中心已经在国内率先通过了 CNAS 的能力验证提供者（PTP）认可，证明其具有按照国际标准 ISO/IEC 17043（即 CNAS-CL03《能力验证提供者认可准则》）规范开展能力验证（室间质评）的能力，其组织的结果可直接得到 CNAS 承认，因此鼓励医学实验室优先选择这两家机构提供的室间质评计划，对于其他机构组织的室间质评，可列入实验室间比对计划中供 CNAS 和评审组参考使用。

综上，通过对这些内容的审查，可以初步判定实验室的公正性和能力，可以决定是否受理实验室的认可申请。被受理认可申请的实验室应做好在 3 个月内做好接受现场评审的准备。

（翟培军）

参 考 文 献

1. 庄俊华,黄宪章,翟培军. 医学实验室质量体系文件编写指南[M]. 北京：人民卫生出版社,2006.
2. 中华人民共和国卫生部. 医疗机构临床实验室管理办法[S]. 2006.
3. ISO/TC 212. ISO 15189:2012(E)Medical laboratories—Requirements for quality and competence[S]. International Standards Organization,2012.
4. CAP. Standards for Laboratory Accreditation[S]. College of American Pathologists,2012.
5. CAP. Laboratory General Checklists[S]. College of American Pathologists,2012.
6. JCI. Joint commission international accreditation standards for clinical laboratories[S]. Joint Commission International Accreditation,2012.

第二篇　医学实验室质量手册编写

　　ISO 15189:2012《医学实验室——质量和能力的要求》已于 2012 年 11 月 1 日由国际标准化组织(ISO)发布,CNAS-CL02:2012《医学实验室质量和能力认可准则》(第 3 版)于 2013 年 11 月 22 日由国家认可委发布(称 2012 版准则),并于 2014 年 11 月 1 日实施。已获认可医学实验室应在 2015 年 11 月 1 日前完成 ISO 15189:2012 的转换工作。

　　第 3 版的准则较第 2 版(2008 年)对 ISO 15189 医学实验室认可的管理要求和技术要求进行了较大的调整,管理要求保持原来的 15 个要素,但技术要求从原来的 8 个要素增加到 10 个,每个要求的名称、内容和描述也有较大的变动,为了让在执行和应用准则时能更加贴近医学实验室的实际情况和需求,本篇内容针对准则管理和技术要求内容和条款的描述进行了可执行性更强的解读和分析。由于本次准则修订内容变化较大,所以实验室需要根据新版准则重新编写或修订其质量体系文件。"医学实验室质量体系文件编写"篇根据新版准则在内容和表述上的重要变化,在第 1 版的基础上,对编写要点重新进行了梳理、概括和内容调整,使得实验室能更快地掌握准则修订所引起的变化,并可作为编写或修订质量手册、程序文件的有利参考,以便实验室尽快将其落实到质量体系文件中,为第 3 版准则的转换工作奠定基础,也为 2014 年 11 月 1 日以后申请认可的实验室在编制质量体系文件时,提供了一个符合新版准则要求的编写指导。

第四章

组织和管理责任

第一节　标准描述

4.1　组织和管理责任

4.1.1　组织

4.1.1.1　总则

医学实验室(以下简称"实验室")在其固定设施、相关设施或移动设施开展工作时,均应符合本准则的要求。

4.1.1.2　法律实体

实验室或其所在组织应是能为其活动承担法律责任的实体。

4.1.1.3 伦理行为

实验室管理层应做出适当安排以确保:

a)不卷入任何可能降低实验室在能力、公正性、判断力或诚信性等方面的可信度的活动;

b)管理层和员工不受任何可能对其工作质量产生不利的不正当的商业、财务或其他压力和影响;

c)利益竞争中可能存在潜在冲突时,应公开且适宜地做出声明;

d)有适当的程序确保员工按照相关法规要求处理人类样品、组织或剩余物;

e)维护信息的保密性。

4.1.1.4 实验室主任

实验室应由一名或多名有能力且对实验室提供服务且负责的人员领导。

实验室主任的职责应包括与实验室提供服务相关的专业、学术、顾问或咨询、组织、管理及教育事务。

实验室主任可将选定的职能和(或)职责指定给合格的人员,但实验室主任对实验室的全面运行及管理承担最终责任。

实验室主任的职能和职责应文件化。

实验室主任(或指定人员)应具有必需的能力、权限和资源,以满足本准则要求。

实验室主任(或指定人员)应:

a)根据所在机构赋予的职能范围,对实验室服务实行有效领导,包括预算策划和财务管理;

b)与相应的认可和监管部门、相关行政管理人员、卫生保健团体、所服务的患者人群以及正式的协议方有效联系并发挥作用(需要时);

c)确保有适当数量的具备所需的教育、培训和能力的员工,以提供满足患者需求和要求的实验室服务;

d)确保质量方针的实施;

e)建立符合良好规范和适用要求的安全实验室环境;

f)在所服务的机构中发挥作用(适用且适当时);

g)确保为试验选择、利用实验室服务及检验结果解释提供临床建议;

h)选择和监控实验室的供应方;

i)选择受委托实验室并监控其服务质量(见4.5);

j)为实验室员工提供专业发展计划,并为其提供机会参与实验室专业性组织的科学和其他活动;

k)制定、实施并监控实验室服务绩效和质量改进标准;

注:可通过参加母体组织的各种质量改进委员会活动实现上述要求(适用且适当时)。

l)监控实验室开展的全部工作以确定输出给临床的相关信息;

m)处理实验室员工和(或)实验室服务用户的投诉、要求或建议(见4.8、4.14.3和4.14.4);

n)设计和实施应急计划,以确保实验室在服务条件有限或不可获得等紧急或其他情况下能提供必要服务；

注：宜定期验证应急计划。

o)策划和指导研发工作（适当时）。

4.1.2　管理责任

4.1.2.1　管理承诺

实验室管理层应通过以下活动提供建立和实施质量管理体系的承诺的证据，并持续改进其有效性：

a)告知实验室员工满足用户要求和需求（见 4.1.2.2）以及满足法规和认可要求的重要性；

b)建立质量方针（见 4.1.2.3）；

c)确保制定质量目标和策划（见 4.1.2.4）；

d)明确所有人员的职责、权限和相互关系（见 4.1.2.5）；

e)建立沟通过程（见 4.1.2.6）；

f)指定一名质量主管（或其他称谓）（见 4.1.2.7）；

g)实施管理评审（见 4.15）；

h)确保所有人员有能力承担指定工作（见 5.1.6）；

i)确保有充分资源（见 5.1、5.2 和 5.3）以正确开展检验前、检验和检验后工作（见 5.4、5.5 和 5.7）。

4.1.2.2　用户需求

实验室管理层应确保实验室服务，包括适当的解释和咨询服务，满足患者及实验室服务使用方的需求（见 4.4 和 4.14.3）。

4.1.2.3　质量方针

实验室管理层应在质量方针中规定质量管理体系的目的。实验室管理层应确保质量方针：

a)与组织的宗旨相适应；

b)包含对良好职业行为、检验适合于预期目的、符合本准则的要求以及实验室服务质量的持续改进的承诺；

c)提供建立和评审质量目标的框架；

d)在组织内传达并得到理解；

e)持续适用性得到评审。

4.1.2.4　质量目标和策划

实验室管理层应在组织内的相关职能和层级上建立质量目标，包括满足用户需求和要求的目标。质量目标应可测量并与质量方针一致。

实验室管理层应确保落实质量管理体系的策划以满足要求（见 4.2）和质量目标。

实验室管理层应确保在策划并改变质量管理体系时，维持其完整性。

4.1.2.5　职责、权限和相互关系

实验室管理层应确保对职责、权限和相互关系进行规定、文件化并在实验室内传达。此应包括指定一人或多人负责实验室每项职能，指定关键管理和技术人员的代理人。

注：在小型实验室一人可能会同时承担多项职能，对每项职能各指定一位代理人可能不

切实际。

4.1.2.6　沟通

实验室管理层应有与员工进行沟通的有效方法(见4.14.4);应保留在沟通和会议中讨论事项的记录。

实验室管理层应确保在实验室及其利益方之间建立适宜的沟通程序,并确保就实验室检验前、检验、检验后过程以及质量管理体系的有效性进行沟通。

4.1.2.7　质量主管

实验室管理层应指定一名质量主管,不管其是否有其他职责,质量主管应具有以下职责和权限:

a)确保建立、实施和维持质量管理体系所需的过程;

b)就质量管理体系运行情况和改进需求向负责实验室方针、目标和资源决策的实验室管理层报告;

c)确保在整个实验室组织推进理解用户需求和要求的意识。

第二节　编写要点

1. 定义　医学实验室,又称临床实验室,以提供人类疾病诊断、管理、预防和治疗或健康评估的相关信息为目的,对来自人体的材料进行生物学、微生物学、免疫学、化学、血液免疫学、血液学、生物物理学、细胞学、病理学、遗传学或其他检验的实验室,该类实验室也可提供涵盖其各方面活动的咨询服务,包括结果解释和进一步适当检查的建议。

注:这些检验也包括确定、测量或其他描述各种物质或微生物存在与否的程序。

组织,就是职责、权限和相互关系得到安排的一组人员和设施。

管理,是指领导层有计划、有组织地指挥、控制相互关联的活动,以使活动顺利、有效地达到预期的目的。

管理责任是指企事业在管理水平、管理素质、管理效果等方面,对赋予其管理权的国家和有关方面应承担的义务。由管理性质和目的决定了管理责任有极其广泛的内容,可以说,一切会影响经济效益的管理活动都属管理责任范畴。

实验室管理层:指导和管理实验室活动的一人或多人。

2. 组织

(1)设施范围:依据认可准则,医学实验室的设施范围包括其固定设施、相关设施或移动设施。

提示:只要是医学实验室管理的业务范围内的工作均应满足认可准则,如在流动体检车里从事的检验业务。

(2)法律地位:依据认可准则,医学实验室首先要明确自己的法律地位,声明自己有能力承担或有组织为其工作承担法律责任。

提示:我国目前有两种实验室:一种是实验室本身是一个独立法人单位,它在国家有关的政府部门依法登记注册,获得政府的批准,现在这还是少数。另一种是实验室本身不是独立法人单位,是某个母体组织(大多数为医院,部分为研究所、院校等)的一部分,这种在我国占绝大多数的实验室不具备独立法人资格,它的工作,必须获得母体组织法定代表人签发的正式书面授权,为医学实验室提供的服务活动承担法律责任。

(3)用户需求:实验室管理层应确保实验室提供的服务,包括适当的解释和咨询服务,能够满足患者及实验室服务对象的需求。

实验室的目的就是提供医学检验服务以满足患者和临床医师等的需求。能否满足要求,不但要看实验室能提供的服务项目的种类和数量,还要看是否有能力为检验全过程提供咨询和解释服务。

提示:申请认可的医学实验室可以设置(但不限于)有门诊检验、急诊检验、病房临床检验、生化检验、免疫检验、微生物检验、分子生物学检验、遗传学检验、病理学检验、细胞学检验等专业实验室。同时要保证有足够的专业人员能提供针对自己的服务全过程(检验前、中、后)的咨询和解释服务。

(4)医学伦理:实验室不卷入任何可能降低实验室在能力、公正性、判断力或诚信性等方面的可信度的活动;不受任何可能对其工作质量产生不利的不正当的商业、财务或其他压力的影响;如果在竞争中可能存在潜在利益冲突时,应公开且适宜地做出声明;有按照相关法规要求的程序处理原始样品或样品;对服务对象的信息保密。

申请认可的实验室应注重实验室的公正性、公平性;服务工作的独立性;信息的机密性等。实验室必须书面承诺:

1)实验室的检验活动不受来自社会经济关系或政治因素(如亲属或上下级等)的影响。无论来自于行政,还是财务等方面的影响,均不会让员工做出任何可能降低实验室在能力、公正性、判断力或运作诚实性等方面可信度的活动。

2)制定信息保护管理程序,保护所有服务对象的合法权益,尊重服务对象隐私。

3)制定标本管理程序,确保员工按照相关法规要求处理人类样品、组织或剩余物。

(5)组织结构:组织结构是指一个组织为行使其职能,按某种方式建立的职责权限及其相互关系。组织结构就是组织机构加职能,其本质是实验室职工的分工协作及其关系,目的是为实现质量方针、质量目标,内涵是实验室职工在职、责、权方面的结构体系,体现了实验室所有对质量有影响的人员的责任、权限的关系,明确了管理层次和管理幅度,从整体的角度正确处理实验室上下级和同级之间的职权关系,把职权合理分配到各个层次及部门,规定不同部门、不同人员的具体职权,建立起集中统一、步调一致、协调配合的管理结构。

提示:实验室主任要精心规划专业组、妥善配备资源,规定人员职责,协调各专业组关系,对整个机构的运行、管理负全部责任。实验室还应理顺与对实验室质量、业绩或运行有利益关系的个人或团体之间的关系,包括与各级管理部门、临床护理部门、后勤管理部门、供应商、受委托实验室等的关系。当进行文字描述难以表达清楚时,可用组织结构框架图来表示。无论采用何种方式,均应让人对组织的指挥链和(或)责任链一目了然。要让组织的成员明确自己由谁管,自己管谁或负责什么工作,自己部门跟其他部门的关系,甚至自己的上级受谁监管。

3. 管理责任

(1)实验室管理层职责:在实验室主任的领导下,实验室管理层在建立质量管理体系时有以下职责:

1)在实施质量管理体系前和过程中,通过培训实验室员工等方法,达到满足用户要求和需求,以及满足法规和认可要求的目的;

2)根据准则要求,结合实验室的实际情况,制定质量方针;

3)根据制定的质量方针,制定和实施质量目标;

4)负责对内部所有人员的职责、权力和相互关系做出规定;

5)建立沟通程序,确保责任落实到每一个岗位和具体人员,运行质量管理体系有效,以及与质量管理有关的外部单位间的有效沟通;

6)任命一名管理和监督质量体系有效运行的质量主管(有的称为质量负责人或质量经理),并授予相应的职责和权力,规定其直接对实验室主任负责,其工作不受实验室内其他机构和个人的干扰;

7)在规定的周期内实施管理评审;

8)建立人员培训和考核程序,确保所有人员有能力承担指定的工作;

9)配备满足工作需求的员工,配备、授权实验室员工履行各自职责时所需的权利、仪器、试剂、设施、场地、资金等,以正确开展检验前、检验和检验后工作。

(2)实验室主任职责:实验室主任可以是一人,也可以是多人。

1)实验室主任的个人能力要求:实验室主任负管理责任,应有能力(具备适当的培训和教育背景)对实验室提供的服务负责。

提示:理想的实验室主任应是受过高等教育、具有丰富实验室和(或)临床经验的(检验)医师或检验技师,除具有较高的专业技术水平并有能力跟踪国内外检验医学的发展外,还要有较高的法律意识,能够遵纪守法、以身作则和廉洁自律,具有事业心,能够以科室发展为己任,具有一定的现代管理知识和管理技巧,乐于管理、敢于管理、善于管理,具有一定的人文知识和人格魅力,能够将全科的人力资源凝聚起来并使其获得最大限度的发挥。

2)实验室主任的管理职责:实验室主任除具备个人能力外,还应具有管理权限,以及设备、设施、资金、技术和方法等资源的配置能力,应有能力履行下述职责:

a)对实验室医疗服务要进行社会效益和经济效益的双重管理,但应遵循法规,在医院领导授予的职能范围内负责实验室财政管理的预算和控制;

b)要与相应的认可和法定管理部门、相关的行政管理人员、卫生保健团体、接受服务的患者人群建立有效联系,积极开展工作。需要时(如存在利害冲突),应该与他们建立协议;

c)有效配置和开发人力资源,确保实验室有足够数量及有资格和能力胜任其工作的员工来满足实验室服务工作的需求;

d)负责制定并确保质量方针、质量目标的实施。对质量管理体系起领导和监督作用(具体工作可交由质量主管来负责),确保质量管理体系的良好实施;

e)负责制定实验室行为规范,督促实验室成员为临床医护人员和患者提供高质量的服务;应严格按照《实验室生物安全通用要求》国家标准建立实验室环境,确保实验室的安全;

f)最好是所服务机构的现役医务人员,能起到所服务机构医务人员的积极代表的作用;

g)负责建立实验室咨询服务团队,为服务对象提供全方位(如试验的选择、实验室服务的应用、实验数据的解释等)的咨询和解释服务,是团队最高管理者,对实验室给予的答复拥有最终解释权;

h)负责选择合格的供应商;

i)选择受委托实验室并制定措施对其服务质量进行监控;

j)为所有的实验室员工提供继续教育机会,并积极参与为他们提供培训的继续教育计

划。员工的教育计划,要根据他们的具体职责和经验来制订,即实验室在制订培训计划时,要因人制宜;

k)负责为实验室提供的服务制定、实施和监控实验室绩效和质量改进的标准。医院检验科可通过参加医院的各种质量改进活动(如患者满意度、投诉、检验周期、标本质量等)实现上述标准;

l)监控实验室开展的全部工作以确定输出给临床的相关信息;

m)负责处理来自实验室员工和(或)实验室服务对象的投诉、要求或意见;

n)负责设计和实施仪器故障、信息系统故障等应急计划,以确保实验室在仪器故障、信息系统故障等情况下能为用户提供必要的服务;应急计划应定期验证;

o)适当时,制订实验室研究、开发规划,并在实施过程中加以指导和监督。

提示:实验室主任对上述事务无需事必躬亲,可将某项具体工作(指与实验室提供服务有关的事务,如专业、学术、顾问或咨询、组织、管理及教育等)授权给实验室内其他人;可设立负责管理技术运作的技术主管一名或多名,并授予相应的职责和权力;但放权不放责,实验室主任对于整个机构的运行以及管理负有全部责任。

(3)关键职能人员职责:实验室主任对关键职能人员应授予其权利,配给其资源,规定其职责。

提示:不必每岗一人,一人可兼职多项职能。各实验室应根据实际情况,设立并明确所有与实验室质量密切相关的关键岗位的人员职责。实验室关键职能人员可以有:质量主管、技术主管、内部质量体系审核员、人员培训和监督人员、医疗咨询服务小组成员、质量监督员、授权签字人、实验室秘书、专业组组长、低耗品管理员、文档管理员、生物安全管理员等。

(4)质量主管职责:实验室管理层应指定一名质量主管,履行以下职责和权限:

1)负责建立、实施和运行质量管理体系的全部过程;

2)根据质量管理体系运行情况和改进需求向实验室管理层报告,实验室管理层是实验室方针、目标和资源决策者;

3)负责培训实验室员工,使实验室全体员工具有服务意识,确保实验室能满足用户需求和要求。

(5)质量方针和质量目标的策划与确定:任何一个质量管理体系都应依据各自实验室的具体情况来确定质量方针和质量目标。

质量方针是由实验室主任授权正式发布的与质量有关的组织总的意图和方向,通常是宏观、定性的。实验室质量方针应与所在组织的总方针一致,它是质量目标的制定依据和框架,是质量目标持续改进的方向指南。

质量目标是一个组织在质量方面所追求的目的,是组织所追求或作为目的的事物或任务。它应是可测量的,应予适当的分类。

认可准则指出质量方针应涵盖以下内容:实验室计划提供的服务范围(检验项目、咨询等);实验室管理层制定的服务标准以及服务承诺;质量目标;所有的实验室成员熟悉并遵守该实验室质量管理体系文件规定的承诺;实验室保证具有良好职业行为、合格的检验质量以及所有活动符合质量管理体系规定的承诺;实验室管理层对遵守本标准的承诺。

提示:质量方针是以"口号"的形式来表述的,为了便于员工理解,可以在质量手册中加以适度的解释说明。制定实验室质量方针和目标时应考虑:①实验室当前及长期的服务对象、任务和市场。服务对象和任务不同，其质量方针和目标肯定不同。②实验室的人力资源、物质资源及资源供应方情况。质量目标一定是可以达到的目标，质量方针和质量目标既不可偏高，也不可偏低。③要与上级组织保持一致。应是上级组织的质量方针和目标的细化和补充，不能偏离，更不可有矛盾。④实验室各成员能否理解和坚决执行。实验室应制定具体措施来保证执行和解决。

(6)沟通：为了质量管理体系运行有效，在实验室内部管理层应有与员工进行沟通的有效方法，并保留沟通和会议中讨论事项的记录。实验室管理层应确保在实验室内部及其外部利益方之间建立适宜的沟通程序，确保实验室对检验前、检验、检验后过程以及质量管理体系的有效性进行沟通。

（黄宪章　庄俊华）

第五章

质量管理体系

第一节　标准描述

4.2　质量管理体系

4.2.1　总则

实验室应按照本准则的要求,建立、文件化、实施并维持质量管理体系并持续改进其有效性。

质量管理体系应整合所有必需过程,以符合质量方针和目标要求并满足用户的需求和要求。

实验室应:

a)确定质量管理体系所需的过程并确保这些过程在实验室得到实施;

b)确定这些过程的顺序和相互关系;

c)确定所需的标准和方法以确保这些过程得到有效运行和控制;

d)确保具备所需的资源和信息以支持过程的运行和监控;

e)监控和评估这些过程;

f)实施必要措施以达到这些过程的预期结果并持续改进。

4.2.2　文件化要求

4.2.2.1　总则

质量管理体系文件应包括:

a)质量方针(见 4.1.2.3)和质量目标(见 4.1.2.4)的声明;

b)质量手册(见 4.2.2.2);

c)本准则要求的程序和记录;

d)实验室为确保有效策划、运行并控制其过程而规定的文件和记录(见 4.13);

e)适用的法规、标准及其他规范文件。

注:只要方便获取并受到保护,不会导致非授权的修改及不当的损坏,文件的媒介可采用任何形式或类型。

4.2.2.2　质量手册

实验室应建立并维护一份质量手册,包括:

a)质量方针(4.1.2.3)或其引用之处;

b)质量管理体系的范围;

c)实验室组织和管理结构及其在母体组织中的位置;

d)确保符合本准则的实验室管理层(包括实验室主任和质量主管)的作用和职责;

e)质量管理体系中使用的文件的结构和相互关系;

f)为质量管理体系而制定的文件化政策并指明支持这些政策的管理和技术活动。

所有实验室员工应能够获取质量手册及其引用的文件并能得到使用和应用这些文件的指导。

第二节 编写要点

1. 定义 质量管理体系,就是指挥和控制实验室建立质量方针和质量目标并实现质量目标的相互关联、相互作用的一组要素。建立目标是向临床提供准确、可靠、及时的检验报告,得到患者和临床的信赖与认可,满足患者和临床医护部门的要求。

2. 质量管理体系的建立 质量管理体系由组织结构、过程、程序和资源四要素组成。其中资源可包括人员、设备、设施、资金、技术和方法。

质量管理体系的建立来源于对实验室的现状调查和分析,调查分析的目的是为了合理地选择质量管理的要素和进行质量目标的定位。调查和分析的具体内容包括:实验室已有的质量管理体系情况、检测结果要达到何种要求、实验室组织结构、检测设备、人力资源等。经过调查和分析后,确定要素和控制程序时要注意:是否符合有关质量管理体系的国际标准;是否适合本实验室检测/校准的特点;是否适合本实验室实施要素的能力;是否符合相关法规的规定。依据国际标准建立的质量管理体系受益的将是三方:实验室本身、服务对象及实验室资源供应方。不同的医学实验室,应根据自己的具体情况,也就是根据与自己相关的以上三方的具体情况,来制定质量管理体系。

质量管理体系文件一般分三个层次:质量手册、程序性文件、作业性文件,或质量手册与程序性文件、作业指导书、记录(质量手册与程序性文件合并编写,没有分开),也可分为四个层次:质量手册、程序性文件、作业指导书、记录。质量手册是指按规定的质量方针和目标以及适用的国际标准描述质量管理体系;质量管理体系程序是指描述为实施质量管理体系要素所涉及的各职能部门的活动和实施过程;作业性文件则是具体的操作指导以及相关的记录表格。质量管理体系文件具体包括:质量手册、程序文件、详细作业指导书、记录。

(1)编写质量手册:质量手册位于质量体系文件的顶层。它是阐明实验室的质量方针并描述其整个质量体系的文件,是全部质量体系文件的核心,是质量体系建立和运行的纲领。质量手册应对质量管理体系进行描述。质量管理体系是指为实施质量管理所需的组织结构、程序、过程和资源,质量体系的描述也是从这四个要素入手。质量手册还应描述整个质量管理体系文件的名称、内容及相互关系。作为对质量手册支持性的程序文件,可以包括在质量手册中(直接附上《××××程序》),也可另行装订成册,但在质量手册中应予以注明(如写明其详细规定见《××××程序》),便于查找。

质量手册应规定技术管理层和质量主管的权力和职责,当然也可以在质量手册中规定所有人员的权力和职责。在规定技术管理层和质量主管的权力和职责时,应包括他们遵守本标准的职责。

质量手册通常应具备:封面、批准页、修订页、目录、前言、主题内容及适用范围、定义、质量手册管理、质量方针、目标、组织机构、质量管理体系要素描述、支持性资料附录。质量手册的核心是质量方针、目标、组织机构及质量管理体系要素描述。

质量手册的具体内容:引言部分(质量手册制定的目的、意义及大致的内容);医学实验室概述(实验室的法律地位,实验室的资源如人员、设备、设施、资金、技术和方法等,实验室的主要职责,实验室各主要部门及职位的主要职责);质量方针、质量目标及其解释说明;人员的继续教育与培训方案;质量保证与质量改进(管理评审、质量评审、不符合的识别和控制、预防措施、纠正措施及持续改进等);文件控制(对文件的制定、批准、唯一识别、发布、使用、保存、修订、废止等进行详细规定);记录、维护与建档(建立质量及技术记录控制程序,对记录的识别、采集、索引、查取、存放、维护及安全处理进行规定);设施和环境要求(实验室的建筑和实验室内环境);实验室设备[仪器、试剂和(或)消耗品]的使用、维修、维护、保存、识别、记录、性能检验等规定;检验程序的确认;实验室生物安全管理规定;实验室医疗废物管理规定;实验室研究与发展(如适用);检验程序清单(列出所有的检验项目即可,具体的内容可在作业指导书中描述);申请单、原始样品、实验室样品的采集和处理的规定(先作一般性规定,然后在样品管理程序或者每个检验项目的作业指导书中详细描述);检验结果确认控制程序;实验室的质量控制(室内质量控制程序、实验室间的比对和外部的质量评价);实验室信息系统管理规定;结果报告控制程序(规定报告单的格式、报告时限、报告内容、报告方式、特殊检验结果的报告、报告的修改等);对投诉的补救措施和处理规定(投诉的接受方式、负责人、处理程序、记录等);实验室与患者、医务人员、受委托实验室和供应商的交流及互动规定;评估和审核;伦理学(指医学实验室成员应遵守的医学领域的伦理要求)。

(2)编写程序文件:程序文件是对完成各项质量活动的方法所作的规定。其含义可从如下方面加以理解:①对影响质量的活动进行全面策划和管理,规定的对象是"影响质量的活动";②包括质量管理体系的一个逻辑上独立的部分;③不涉及纯技术性的细节,这些细节应在作业指导书中加以规定以作为支持。

程序文件通常应具备:文件的编号和标题、目的和适用范围、相关文件和术语、职责、工作流程、记录表格目录。其中工作流程是其核心内容。编写工作流程应逐步列出开展此项活动的细节,保持合理的编写顺序。明确输入、转换的各环节和输出的内容;其中物资、人员、信息和环境等方面应具备的条件,与其他活动接口的协调措施;明确每个环节转换过程中各项因素,以及所要达到的要求,所需形成的记录和报告及其相应的签发手续;注明需要注意的任何例外或特殊情况。

(3)编写作业指导书:即规定某项工作的具体操作程序的文件。也就是实验室常用的"操作规程"。医学实验室的作业指导书大致可以分为四类:方法类、设备类、样品类、数据类。认可准则中要求实验室必须编写检验操作文件,其具体的要求内容可参见检验程序相关标准要求。

提示:质量管理体系不是形象工程,应简明实用。文件编制时应注意:①文件应具有系统性。质量管理体系文件应反映一个实验室质量管理体系的系统特征,各种文件之间的关系应是协调和全面的,任何片面的、相互矛盾的规定都不应在文件体系中存在。②应具有法规性。文件经最高管理者批准后发布实施,对实验室的每个成员而言,它是必须执行的法规文件。③应具有增值效应。文件的建立应达到改善和促进质量管理的目的,它不应是夸夸其谈的实验室装饰品。④应具有见证性。编制好的质量管理体系文件应可作为实验室质量管理体系有效运行的客观证据,记录实验室的各项活动并使这些活动具有可追溯性。⑤文件应具有适应性。质量管理体系决定文件,而不是文件决定质量管理体系,质量管理体系发生变化,文件也应作相应变化。

3. 质量管理体系的实施　依据标准建立起来的质量管理体系是文件化的管理体系。实验室的政策、过程、计划、程序和指导书均应形成文件。实验室制定的文件是行动的依据,首先要求执行文件者(指该文件相关人员,并不是所有人员)能接收到并充分理解文件。

质量方针、质量目标必须形成文件写入质量手册,质量手册是对整个质量管理体系进行规定的文件,因此要求实验室所有成员都必须认真学习,理解其中的内涵。实验室的管理层或质量管理部门应在此方面对员工进行培训,指导他们使用质量手册以及与质量手册有关的参考文件,保证他们遵守质量手册的规定。

开展有效的质量控制(包括内部质量控制和外部质量评价),参加有组织的实验室间比对或能力验证活动,在实验室质量管理体系中占有极其重要的地位。质量控制是质量管理体系实施过程中的核心部分,目的是满足组织自身和服务对象的质量要求,保证实验室运作自始至终的一致性和结果的可重复性。

质量管理体系包含组织结构、过程、程序和资源四部分,资源是指人员、设备、设施、资金、技术和方法。在质量管理体系实施过程中,仪器设备使用监控管理也是需重视的问题。实验室应建立程序,定期监控和证实仪器、试剂及分析系统经过了适当校准并处于正常功能状态;还应有书面和有案可查的预防性维护及校准程序,其内容至少应遵循制造商的建议(倘若实验室使用时没有遵循制造商建议,至少应出具同样正确可行的验证报告)。

质量管理部门对质量手册进行管理,保证质量手册的有效实施。

提示:建立的质量管理体系是否有效,实施时可用下列指标判断:患者、医护人员的满意度;检验人员的满意度;检验项目和结果是否对临床有用和对健康结局有最佳影响;是否符合预定的准确度、重复性和溯源性;是否使过失最小化;是否及时、安全、高效、经济;是否能持续改进。

(黄宪章　庄俊华)

第六章

文 件 控 制

第一节 标 准 描 述

4.3 文件控制

实验室应控制质量管理体系要求的文件并确保防止意外使用废止文件。

注1:宜考虑对由于版本或时间而发生变化的文件进行控制,例如:政策声明、使用说明、流程图、程序、规程、表格、校准表、生物参考区间及其来源、图表、海报、公告、备忘录、软件、画图、计划书、协议和外源性文件如法规、标准和提供检验程序的教科书等。

注2:记录包含特定时间点获得的结果或提供所开展活动的证据信息,并按照4.13"记录控制"的要求进行维护。

实验室应制定文件化程序以确保满足以下要求:

a)组成质量管理体系的所有文件,包括计算机系统中维护的文件,在发布前经授权人员审核并批准;

b)所有文件均进行识别,包括:

—标题;

—每页均有唯一识别号;

—当前版本的日期和(或)版本号;

—页码和总页数(如"第1页共5页"、"第2页共5页");

—授权发布。

注:"版本"(也可使用其他同义词)用于表示不同时间段发布的、带有修改或补充内容的一系列文件中的一个。

c)以清单方式识别现行有效版本及其发放情况(例如:文件清单、目录或索引);

d)在使用地点只有适用文件的现行授权版本;

e)如果实验室的文件控制制度允许在文件再版前对其手写修改,则规定修改程序和权限。在修改之处清晰标记、签名并注明日期。修订的文件在规定期限内发布;

f)文件的修改可识别;

g)文件易读;

h)定期评审并按期更新文件以确保其仍然适用;

i)对受控的废止文件标注日期并标记为废止;

j)在规定期限或按照适用的规定要求,至少保留一份受控的废止文件。

第二节　编写要点

1. 文件的定义　文件是指所有信息或指令,包括政策声明、使用说明、流程图、程序、规程、表格、校准表、生物参考区间及其来源、图表、海报、公告、备忘录、软件、画图、计划书、协议和外源性文件(如法规、标准和提供检验程序的教科书)等。与质量管理体系有关的上述所有形式的文件都应得到控制。

2. 文件的分类和控制范围　按来源分,组成质量管理体系的文件分为内源性文件(如质量手册、程序文件、作业指导书等)和外源性文件(如行业法规、行业标准、仪器说明书等),内源性文件需要实验室组织人员进行编写。

按受控性质,可分为受控文件和非受控文件。

3. 制定文件控制管理程序　实验室制定的文件控制管理程序应详细规定如何对内源性文件进行编写制定、排版标识、评审修订,如何对组成质量管理体系的所有文件进行审核、批准、发布、保存和销毁等,以确保对构成质量体系文件的所有文件和信息得到有效控制。

(1)文件编写的控制:实验室组织相关人员编写质量管理体系文件。编写人员应依据实验室管理层确定的质量方针和质量目标、认可准则、应用说明、质量管理标准文件(国际或国家标准)和相关法规或技术规范等作为编写的参考资料。文件编写的一般流程最好按照质量手册、程序文件、作业指导书及其相应记录表格的顺序,逐层向下编写。各部分内容应当相互衔接,使质量管理体系文件成为一个完善的整体。编写的文件应采用通俗易懂的语言,方便阅读者理解。

(2)文件标识的控制:文件标识要有利于文件识别和方便管理。不管是内源性还是外源性受控文件,都需要有唯一识别号(包括文件的每一页)。标识的内容一般包括:标题、文件识别号、版本的日期和(或)版本号、页数、发行部门、文件来源。

"唯一识别"不完全要求文件编号或序列号不重复,但要标题、文件识别号、版本的日期和(或)版本号、页数、发行部门、文件来源等组合的信息可以有效识别不同的文件,以防止混淆。

(3)审核与批准的控制:所有构成质量管理体系的受控文件,在发布前必须得到相关人员的审核和批准。

(4)文件发布的控制:经过批准的文件才能发布(发布的形式不限定为纸张),确保相关人员得到这些文件。建立一个现行文件版本的有效控制明细记录清单,包括文件名称、版本标识、发放部门、数量、发放人、接收部门、接收人和回收记录等。

(5)文件使用的控制:在相应的工作场所,使用人员应可以方便得到现行有效的文件。无效或已废止的文件应立即从所有使用场所撤离,或确保不被误用。

(6)文件保存的控制:对每一份受控文件均应制作备份(不限定为纸张),应进行实时更新。根据国家和地区的相关法规要求,实验室主任规定其保存期限。

(7)文件修订的控制

1)实验室应根据实际情况,定期对文件进行评审和(或)修订,以确保其适用,修订的文件仍需审核与批准发布;

2)应规定手写修改文件的程序和权限,修改的内容、签名和日期必须清晰可辨,修订的文件应尽快正式重新发布;

3)应规定计算机系统中文件更改和控制的程序及权限。

(8)文件作废的控制:已经被废止存留或归档的受控文件,必须加以醒目的标识(如红色"作废"字样),防止误用。

在规定期限或按照适用的规定要求,至少保留一份废止的受控文件。

（陈 林）

第七章

服 务 协 议

第一节 标准描述

4.4 服务协议

4.4.1 建立服务协议

实验室应制定文件化程序用于建立提供实验室服务的协议并对其进行评审。

实验室收到的每份检验申请均应视为协议。

实验室服务协议应考虑申请、检验和报告。协议应规定申请所需的信息以确保适宜的检验和结果解释。

实验室执行服务协议时应满足以下要求：

a)应规定、文件化并理解客户和用户、实验室服务提供者的要求，包括使用的检验过程(见 5.4.2 和 5.5)；

b)实验室应有能力和资源满足要求；

c)实验室人员应具备实施预期检验所需的技能和专业知识；

d)选择的检验程序应适宜并能够满足客户需求(见 5.5.1)；

e)当协议的偏离影响到检验结果时,应通知客户和用户；

f)应说明实验室委托给其他实验室或顾问的工作。

注1：客户和用户可包括临床医师、卫生保健机构、第三方付费组织或机构、制药公司和患者。

注2：当患者是客户时(例如:患者有能力直接申请检验),宜在实验室报告和解释性信息中说明服务的变更。

注3：在受委托执业者或基金机构的财务安排可引发检验委托或患者委托或影响执业者对患者最佳利益的独立评估时,实验室不应卷入其中。

4.4.2 服务协议的评审

实验室服务协议的评审应包括协议的所有内容。评审记录应包括对协议的任何修改和相关讨论。

实验室服务开始后如需修改协议,应重复同样的协议评审过程,并将所有修改内容通知所有受影响方。

第二节　编写要点

1. 服务协议的定义　服务协议是指一方就向另一方提供活动、过程和结果方面,双方经过协商后达成的一致意见。

服务的行为可以是有偿的,也可以是无偿的。协议在法律层面上是合同的同义词,它的形式可以是书面的或口头的。

提示:就实验室而言,服务协议是双方签署的检测委托书、合同书、检测工作计划方案和书面、电话或口头形式达成的有文字记录的检测要求,如检验申请单、样品采集手册、检验周期等。

2. 服务协议的建立和运行　服务协议对医学实验室尤其重要,因为医学实验室提供的服务直接涉及患者的医护,甚至生命。

实验室应建立和运行服务协议评审程序,对所有协议在签订前和运行中进行评审,以保证所签订的协议合理、合法,具有可执行性,并使双方的责任得到明确。

实验室服务协议应当考虑申请、检验、报告、基本信息和结果解释。实验室收到的每份检验申请也应视为协议。

实验室服务协议应满足以下要求:

a)协议应有具体规定并文件化,采用通俗易懂的语言,满足协议相关方的要求;

b)实验室应具备执行协议的人力、财力、物力;

c)选择的检验程序应既能满足客户需求,又不浪费实验室资源;

d)当协议的偏离影响到检验结果时,应通知协议的其他相关方;

e)应评审委托给其他实验室或顾问的工作,以确保其有能力完成该项工作。

注1:在准则中的客户和用户可包括临床医师、卫生保健机构、第三方付费组织或机构、制药公司和患者等协议有关方。

注2:当患者是客户时(例如:患者有能力直接申请检验或者变更检验),宜在实验室报告和解释性信息中说明服务的变更。

注3:在第三方机构影响到对患者最佳利益的独立评估时,实验室不应卷入其中。

提示:在建立质量管理体系初期,实验室内部应评审其当前所能提供的全部服务,诸如检验方法、检验项目和检验报告单的格式,样品采集说明与要求,检验周期,临床危急值报告流程,检验后标本的保存期限等(具体可包括:①实验室的资源分析如人员、设备、材料、方法、环境;②理解用户的需求;③考虑政策法规的要求等),以判定它的可操作性;并用合适的格式或条款以一定的形式发布。实验室在进行能力及资源的评审时,可以采用以前的测量不确定度、检出限、置信限等数据以及参加外部质量评价的结果等。

3. 服务协议的评审　服务协议的评审应包括协议的所有内容。在执行协议的过程中,如遇到人力、物力、资源发生改变,或者协议不适用时,应当对变更的内容进行重新评审。评审应形成记录,记录的内容应包括参与评审各方的意见、建议和协议修改的内容,并将所有修改的内容通知所有受影响方。

提示:实验室可以定期或者在协议需要变更时,对协议进行评审,以使协议持续满足客户和用户需求。

(陈　林)

第八章

受委托实验室的检验

第一节 标准描述

4.5 受委托实验室的检验

4.5.1 受委托实验室和顾问的选择与评估

实验室应制定文件化程序用于选择与评估受委托实验室和对各个学科的复杂检验提供意见和解释的顾问。

该程序应确保满足以下要求：

a)在征求实验室服务用户的意见后(适用时)，实验室应负责选择受委托实验室及顾问，监控其工作质量，并确保受委托实验室或顾问有能力开展所申请的检验；

b)应定期评审并评估与受委托实验室和顾问的协议，以确保满足本准则的相关要求；

c)应保存定期评审的记录；

d)应维护一份所有受委托实验室和征求意见的顾问的清单；

e)应按预定时限保留所有委托样品的申请单和检验结果。

4.5.2 检验结果的提供

委托实验室(而非受委托实验室)应负责确保将受委托实验室的检验结果提供给申请者，除非协议中有其他规定。

如果由委托实验室出具报告，则报告中应包括受委托实验室或顾问报告结果的所有必需要素，不应做任何可能影响临床解释的改动。报告应注明由受委托实验室或顾问实施的检验。

应明确标识添加评语的人员。

实验室应考虑周转时间、测量准确度、转录过程和解释技巧的要求，采用最适合的方式报告受委托实验室的结果。当需要受委托实验室和委托实验室双方的临床医生和专家合作才能对检验结果进行正确解释和应用时，应确保这一过程不受商业或财务的干扰。

第二节 编写要点

1. 委托检验定义　委托检验是指按委托方提供的质量标准对所提供的样品进行检验。委托检验报告通常由受委托方出具。

2. 受委托实验室定义　委托实验室是指委托方提出委托并提供样品的实验室。受委托实验室是指接受委托样品进行检验和发布报告的外部实验室。

提示：委托检验包括对所委托的样品进行检验，出具检验报告，还包括会诊者对组织病理学、细胞形态学及相关学科提供二次意见的检验活动。在这方面，实验室通常是因为在形态学等经验性、技术性较强的领域里，由于本科室的技术能力或其他方面的原因而无法对样品的检验结果进行独立报告，需要较权威部门或专家提供二次意见，这也是委托检验的一种方式。

3. 制定受委托实验室的选择和评审程序　实验室应制定文件化程序用于选择与评估受委托实验室的能力，以及对各个学科的复杂检验提供意见和解释的顾问的能力，以满足实验室和实验室服务对象的要求。

（1）受委托实验室和顾问的选择与评估的基本要求

1）在征求实验室服务用户的意见后（适用时），实验室应负责选择受委托实验室及顾问，监控其工作质量，并确保受委托实验室或顾问有能力开展所委托的检验；

2）应定期评审并评估与受委托实验室和顾问的协议，以确保满足本准则的相关要求；

3）应保存定期评审的记录；

4）应维护一份所有受委托实验室和征求意见的顾问清单；

5）应按预定时限保留所有委托样品的申请单和检验结果。

提示：受委托实验室或提供二次意见的会诊者应该至少是在本地区该领域范围内较为权威的实验室或专家。

（2）制定受委托实验室的选择和评审程序：实验室应制定程序，评估、选择和监控受委托实验室及会诊者，同时对受委托实验室的管理、委托检验样品的传送等委托检验过程进行控制，确保委托检验质量。

实验室应确保与受委托实验室的协议内容符合国家和地方法律、法规要求，并满足实验室服务对象及双方实验室的需求；严格按照服务协议评审程序，定期对受委托实验室的协议进行评审。

协议内容应包括：对受委托实验室的能力要求；整个检验过程中双方的要求（包括执行的检验标准或依据、检验前和检验后对双方的要求及职责）；检验结果的解释责任；收费标准；保密责任；协议有效期（委托检验可以是短暂的，也可以是长期的）；双方管理层签字等。

应根据本实验室及本地区实际情况制定相应的标准来评估和选择较权威的部门作为受委托实验室，应确保受委托实验室有能力进行所要求的检验。同时应定期或不定期地对受委托实验室进行监控（监控内容可以包括受委托实验室的室内质控、室间质评、原始记录、人员、仪器状态等），确保委托检验质量持续符合要求。

实验室应对所有受委托实验室（包括其检验项目）和征求意见的顾问进行登记，建立一份清单，以便于管理，并将对检验结果负责的实验室名称、地址、联系方式提供给实验室服务对象。

实验室应记录委托出去的检验样品，以方便核查及查询。

（3）委托检验结果的报告：委托实验室（而非受委托实验室）应在充分考虑周转时间、转录过程和解释技巧要求等综合因素的情况下，采用最适合的方式确保将结果提供给申请者或者实验室服务对象，除非协议中有其他规定。无论以何种方式发出报告，委托实验室均不能做出任何可能影响临床解释的改动,但并不要求实验室原字原样报告,报告应注明由受委托实验室或顾问实施的检验,需要时实验室负责人可根据患者具体情况及地方的医学环境选择性地对受委托实验室的检验结果做附加解释性的评语,但应明确标识添加评语的人员。

委托实验室和受委托实验室之间的活动应不受商业或财务的干扰,双方应协商以最佳的方式向实验室服务对象提供检验报告。

（陈　林）

第九章

外部服务和供应

第一节 标准描述

4.6 外部服务和供应

实验室应制定文件化程序用于选择和购买可能影响其服务质量的外部服务、设备、试剂和耗材(见 5.3)。

实验室应按照自身要求选择和批准有能力稳定供应外部服务、设备、试剂和耗材的供应商,但可能需要与组织中的其他部门合作以满足本要求。应建立选择标准。

应维持选择和批准的设备、试剂和耗材的供应商清单。

购买信息应说明所需购买的产品或服务的要求。

实验室应监控供应商的表现以确保购买的服务或物品持续满足规定标准。

第二节 编写要点

1. 外部服务和供应的定义 外部服务和供应是指实验室外部提供给实验室的服务行为和物资产品两个方面,对机构内部(如医院)其他部门为实验室提供的服务和供应也应符合实验室质量管理体系的要求。服务行为主要包括外部提供的检定/校准、技术支持、软件维护、设备维修和保养等,物资产品主要包括仪器设备、试剂、日常用品等。

2. 制定外部服务和供应的控制程序 该程序包括选择外部服务和供应的原则、申请、采购、验收、库存管理及使用记录各个环节,应有当出现不符合质量体系要求时采取的处理原则(如对供应商提供消耗品的拒收原则)。保留这些环节中形成的记录,记录需符合相关法规的要求。

建立的选择标准应符合质量体系的要求,在购买产品或服务时,要说明其具体要求。

3. 外部服务和供应的评价 定期对影响检验质量的供应商及其提供的供应品和服务进行评价,确保购买的服务或物品持续满足质量管理体系的要求。评价范围可以包括供应商机构的情况、供应品的质与量、服务的情况等。

提示:实验室应要求供应商提供其产品必要证件的复印件,包括企业法人营业执照、税务登记证、医疗器械经营企业许可证、医疗器械注册证等。

4. 建立供应商清单 实验室应该维持一份经批准的设备、试剂和耗材的供应商清单,以供日常采购使用。

(陈 林)

第十章

咨 询 服 务

第一节 标 准 描 述

4.7 咨询服务

实验室应建立与用户沟通的以下安排：

a)为选择检验和使用服务提供建议,包括所需样品类型(见5.4)、临床指征和检验程序的局限性以及申请检验的频率;

b)为临床病例提供建议;

c)为检验结果解释提供专业判断(见5.1.2和5.1.6);

d)推动实验室服务的有效利用;

e)咨询科学和后勤事务,如样品不满足可接受标准的情况。

第二节 编 写 要 点

1. 咨询服务的定义　咨询服务是指通过交流,为客户提供解决问题的帮助过程。通过咨询服务,为实验室服务对象提供正确的信息,纠正错误信息,给予有效的建议,提出解决办法,帮助实验室服务对象做出决定。

2. 咨询服务人员的资格　咨询服务应由适当的专业人员提供。

提示:实验室主任应选择适当人员(具备一定的能力、学历、经历、培训、职称、执业资格等),组成一个对外提供医疗咨询服务的小组,指定或亲自担任负责人,指导、规范小组成员医疗咨询解释服务的日常工作。咨询服务人员应该是:对检验医学的相关理论知识和应用技术有较系统和全面的了解,或者已经是检验医学某一专业或某一检测方面的专家,还需对临床医学知识有一定的了解和熟悉,同时具备较强的分析问题、解决问题的能力,善于沟通和协调,能清楚、流利地表达自己的思想,并有主动服务、尊重别人、思维敏捷、勤学善学、冷静坚强的精神。

3. 咨询服务的方式　咨询服务可以分为主动咨询服务和被动咨询服务两种方式。

提示:咨询的需求,可以是在医师或患者得到检验结果之后被提出,也可以是在检验开始之前或不做检验仅为了解检验医学动态或常识而提出。实验室为服务对象有咨询需求而提供的咨询解释服务,均称为被动咨询服务。为了更好地服务于临床医护人员和患者,实验室采用各种不同方式,主动地向服务对象宣传与检验活动或检验结果有关的内容等信息而进行的咨询服务,称为主动咨询服务。实验室应鼓励多提供这种主动形式的咨询服务。

4. 咨询服务的内容 咨询内容至少包括:临床指征与检验项目的选择、检验程序的局限性、检验的频次、样品类型、检验结果解释、为临床病例提供建议。实验室应定期与临床医师讨论如何有效利用实验室服务,就学术问题进行咨询,并将其内容形成记录归档。咨询服务人员应可参与临床查房,对总体病例或个别病例的疗效发表意见;应对检验工作中影响服务质量的情况给予合理的解释说明。

提示:提供咨询服务时,实验室应注意:

(1)针对来自临床医护人员、患者和(或)健康人群的检测前咨询(内容主要是健康时、出现某些临床症状和某些特殊疾病时,应如何选择检验项目或其组合、结果解释、定期复查的次数和时间、标本类型等),实验室不应该总是被动接受咨询,应主动地向临床医护人员、患者积极宣传检验医学的信息,尤其是新技术、新进展,其形式可多种多样。另外,咨询服务人员不应损害用户利益,如诱导用户做不必要的检验等。

(2)针对目前碰到最多的(主要来自患者),内容为给出检验结果的解释及临床处理意见或建议的检测后咨询,由于这关系到检验数据能否被有效利用,实验室人员应综合考虑检验参考范围、方法的敏感度及特异性、医学决定水平、影响因素等方面的问题后,对检验结果做出合理的解释。但对检测后咨询,因为检验人员和临床医师对同一检测结果的理解可因角度不同而不同,导致检验人员对结果的解释与临床医师的解释不相符的情况时有发生,容易出现医疗纠纷。实验室在进行检测后咨询时,需注意咨询工作的原则性、科学性、正确性、一致性、及时性、适应性、保密性,这在传染病检测咨询时尤为重要。

(3)提倡实验室采取主动式的咨询服务,形式可以有:就"如何充分利用实验室服务"等内容为医护人员定期举办专题讲座(将实验室现有的检测项目及其样品类型、样品采集注意事项介绍给临床,帮助临床正确地选择和使用检验项目,合理地利用实验室资源);有计划地开展就检验专业问题进行定期交流的主动式咨询服务(内容可以是新项目的检测方法、原理、临床意义、干扰因素、正常参考范围、报告时限、合理选择、定期复查频次、样品类型、留取样本时的注意事项等);定期或不定期地用检验简讯或小册子、院内网、电子显示屏等方式传送检验信息(及时地将本学科最新的研究进展、本科室新近开展项目介绍给实验室服务对象,满足其不同需求),推动实验室服务的有效利用;建立医学决定水平咨询报告制度(及时将危急值结果报告给临床,将有限的实验数据变为高效的诊断信息);医疗咨询小组成员应可参与临床查房或病案讨论(通过轮转、查房和会诊,进一步积累临床经验,同时对临床的总体病例或个别病例的诊断及疗效发表意见);应对检验工作中影响服务质量的情况给予合理的解释说明。

（陈 林）

第十一章

投诉的解决

第一节 标准描述

4.8 投诉的解决

实验室应制定文件化程序用于处理来自临床医师、患者、实验室员工或其他方的投诉或反馈意见；应保存所有投诉、调查以及采取措施的记录(见4.14.3)。

第二节 编写要点

1. 投诉的定义 对医学实验室的投诉,通常是指临床医生、护士、患者或其他方面对实验室服务不满意时,所做的各种形式的表述,包括申诉、声明、意见和建议等。其实质是反映情况,要求实验室解决问题,对所造成或可能造成的不良结果进行原因分析。

2. 投诉的来源 投诉是发现不符合、识别改进机会的重要渠道。鼓励实验室定期以系统化的方式,主动或被动地从服务对象那里获得信息。另外,投诉信息还来自:患者向医院管理部门等表达的申诉;临床医护人员向实验室负责人表达的申诉;服务对象在实验室内表达的不满和(或)意见;极个别情况,如重大质量事故时媒体的报道等。

3. 投诉的分类

(1)按照内容分类,投诉可分为质量相关的投诉和服务态度相关的投诉两种。

(2)按照性质分类,投诉可分为有效投诉和无效投诉。

(3)按照投诉来源分类,投诉可分为外部投诉和内部投诉,包括实验室人员来源的内部投诉。

(4)按照参与意愿分类,投诉可分为主动投诉和被动投诉,主动投诉主要包括建议和意见,而被动投诉包括各类申诉、申明、不满、意见和报道。

实验室管理层既要重点关注质量相关的投诉,也不能忽视服务态度相关的投诉;有效投诉是指经调查后确认被投诉人确实存在检验质量或服务态度等方面的差错的投诉;无效投诉是指经调查后事实与投诉人陈述的内容严重不符,而且不属于实验室质量或服务态度等内容引起的用户不满。

4. 投诉的受理 实验室应制定政策和程序,对来自临床医生、患者或其他方面的投诉或反馈意见的接收和记录等过程作出规定。

实验室管理层负责投诉的总受理。实验室所有人员均有接受并转达投诉的义务和责任。投诉第一受理人,应及时受理、记录投诉内容和投诉时间等,积极与投诉人沟通,并跟踪投诉处理的全过程。

5. 投诉的处理　实验室应制定政策和程序,规范受理投诉后对投诉事件调查和解决等系列过程。

投诉受理后,应及时进行调查取证,由被投诉人陈述或检查后,实验室给出处理意见,提出解决方案,采取相应纠正措施。当投诉是针对或涉及本科室质量管理体系的适应性、有效性,甚至提出质量管理体系与认可准则不符,经查证质量体系确实存在重大问题时,应组织附加审核。

6. 投诉的记录和保存　实验室应制定相关的政策,明确规定实验室应对与质量管理体系密切相关的投诉处理过程进行记录并保存。

实验室应当制定详细的表格记录客户投诉的受理、处理意见、采取的纠正措施、审核意见等,指定专人负责记录、跟踪和保存。

7. 对用户的反馈、记录和评审　当实验室对用户包括临床医生、护士、患者和其他方面提出的投诉受理解决后,需要将对不符合的解决办法、处理结果等反馈给用户,同时获得用户对投诉处理的态度,并将进一步反馈的情况记录保存。如果客户对投诉处理的意见存在不满意或提出其他相关意见时,要将此作为新的投诉进行受理和处理,直到客户最终表示完全满意并接受处理结果为止,应定期对反馈和记录内容进行评审。

8. 内部员工的投诉　实验室管理层要专门关注内部员工检验质量相关的诉求,主要涉及实验室的环境和设施、检验流程、人员等,内部员工的投诉与外部投诉在侧重点上存在较大的差异,员工是执行质量管理体系的要素,内部投诉更能确切体现体系运转中的问题,管理层要客观对待内部投诉,并进行解决和记录。

9. 内部投诉和内部沟通　实验室管理层应该重视实验室的内部沟通,畅通而有效的沟通是体系运转的重要基础,内部投诉是体系内沟通无效的结果,因此内部投诉也需要通过沟通来解决,解决了内部投诉后还需要对体系内部的沟通流程、沟通方式进行重新审核改进,确保有效。

（罗　强）

第十二章

不符合的识别和控制

第一节　标准描述

实验室应制定文件化程序以识别和管理质量管理体系各方面发生的不符合,包括检验前、检验和检验后过程。

该程序应确保:

a)指定处理不符合的职责和权限;

b)规定应采取的应急措施;

c)确定不符合的程度;

d)必要时终止检验、停发报告;

e)考虑不符合检验的临床意义,通知申请检验的临床医师或使用检验结果的授权人员(适用时);

f)收回或适当标识已发出的存在不符合或潜在不符合的检验结果(需要时);

g)规定授权恢复检验的职责;

h)记录每一不符合事项并文件化,按规定的周期对记录进行评审,以发现趋势并启动纠正措施。

注:不符合的检验或活动可发生在不同方面,可用不同方式识别,包括医师的投诉、内部质量控制指标、设备校准、耗材检查、实验室间比对、员工的意见、报告和证书的检查、实验室管理层评审、内部和外部审核。

如果确定检验前、检验、检验后过程的不符合可能会再次出现,或对实验室与其程序的符合性有疑问时,实验室应立即采取措施以识别、文件化和消除原因。应确定需采取的纠正措施并文件化。

第二节　编写要点

1. 不符合定义　不符合是指未满足要求,对医学实验室来说,不符合通常指未能满足其质量管理体系的要求和(或)所服务对象协定的要求,它通常包括不符合其制定程序的检验前、检验和检验后过程的任何步骤,不符合其质量管理体系的要求,不符合申请检验的临床医师的要求,从而形成事故、差错、(不良)事件等。

2. 制定程序识别不符合来源并确定其程度 只要是不符合整个质量管理体系的要求都可构成不符合,应识别并采取措施。不符合可出现在质量管理体系中的任一环节和不同方面,实验室通常可以通过日常工作、质量监督、评估审核等多种途径识别,识别的内容和方式包括但不限于以下方面:实验室服务对象的投诉及意见、内部质量控制指标、检验程序、消耗性材料(含试剂)、环境条件、仪器校准溯源、数据处理、外部比对试验、人员的差错、员工意见、核查报告及证书、实验方法学的问题、评估和审核等。

但无论从何种途径识别,也无论识别出哪方面内容,只要发现并经确认为不符合,就应评估其对管理体系正常运行、对检测结果准确性及对客户和用户等方面的影响,应立即采取应急措施,判断不符合工作的可接受性,并采取与之相适应的后续活动。

3. 制定不符合的控制管理程序 应从责任人、产生不符合的原因分析、采取的整改措施、不符合整改的时限及有效性跟踪验证、不符合检验报告的处理、恢复检验的授权(当终止检验停发报告时)、回顾性评审不符合工作报告等方面实施控制。制定不符合的识别与控制程序时应注意:不符合的来源可为人为因素,可为不可避免的外界环境,也可为实验室制定的程序和政策本身存在问题。但不管是任何原因,只要发现了不符合,就要对其根本原因进行认真的分析,应采取相应的对策消除不符合,必要时应对质量手册、程序文件等进行修改。

4. 形成不符合工作报告 发现不符合时,应经相关责任人确认后填写不符合工作报告。可从责任组/人、不符合事实描述、不符合的标准及条款、不符合的来源、不符合的提出者及确认者、采取的应急措施及后续活动(如进行了暂停工作、扣发报告、通知客户和用户、处理责任者等活动应在工作报告中记录)、原因分析及必要时导出的纠正措施、预计完成时间、完成情况及跟踪验证等方面形成记录。

提示:有的不符合可能由于时效问题已无法采取有效的应急措施;根据不符合的程度,有的不符合可能不需要导出纠正措施。

5. 必要时采取纠正措施 如果确定不符合可能会再次发生,或对实验室与其程序的符合性产生疑问时,应立即实施纠正措施,转入纠正措施控制程序(建议参照"4.10 纠正措施"),可以通过回顾性评审不符合工作报告发现再次发生的趋势。

(王丽娜)

第十三章

纠 正 措 施

第一节 标 准 描 述

实验室应采取纠正措施以消除产生不符合的原因。纠正措施应与不符合的影响相适应。

实验室应制定文件化程序用于：

a)评审不符合；

b)确定不符合的根本原因；

c)评估纠正措施的需求以确保不符合不再发生；

d)确定并实施所需的纠正措施；

e)记录纠正措施的结果(见 4.13)；

f)评审采取的纠正措施的有效性(见 4.14.5)。

注:为减轻影响而在发现不符合的当时所采取的措施称为"应急"措施。只有消除导致不符合产生的根本原因的措施才视为"纠正措施"。

第二节 编 写 要 点

1. 制定纠正措施的方法　制定纠正措施时应分析产生不符合的原因,并根据不符合的严重性提出适宜的纠正措施。根本原因的调查分析是该程序中最关键也是最困难的部分,它的质量直接影响纠正措施的有效性,若没有发现不符合的根本原因,则可能无法保证消除不符合并防止不符合的再发生。提出的纠正措施方案应尽可能有多种,经过评估后选择其中切实有效、经济合理的措施实施。

2. 制定纠正措施的主要内容及要求　实验室制定纠正措施的主要内容及要求应包括：

(1)调查分析产生不符合的原因；

(2)针对原因及不符合的程度提出纠正措施；

(3)举一反三,排查该原因导致的其他类似问题,一并实施纠正措施以确保不符合不会再次发生；

(4)纠正措施应与不符合的影响相适应,避免"矫枉过正"；

(5)彻底付诸实施,控制纠正措施的执行情况；

（6）验证纠正措施的有效性。

3. 制定纠正措施实施程序　实施纠正措施时,应将责任落实到人,由相关负责人具体负责,并要求在规定时间内完成。若在规定的时间内不能完成的,应说明原因并提交实验室管理层,由实验室管理层商议并决定如何处理。

4. 制定验证纠正措施有效性的程序　质量监督员和(或)内审员应对纠正措施的执行情况及其有效性进行具体的跟踪验证和监控,实验室管理层监控每一纠正措施所产生的结果,以保证纠正措施对已发现的不符合偏离的有效解决,并能够解决识别出的问题,同时对类似的问题有效。

（王丽娜）

第十四章

预 防 措 施

第一节 标准描述

实验室应确定措施消除潜在不符合的原因以预防其发生。预防措施应与潜在问题的影响相适应。

实验室应制定文件化程序用于：

a)评审实验室数据和信息以确定潜在不符合存在于何处；

b)确定潜在不符合的根本原因；

c)评估预防措施的需求以防止不符合的发生；

d)确定并实施所需的预防措施；

e)记录预防措施的结果(见 4.13)；

f)评审采取的预防措施的有效性。

注：预防措施是事先主动识别改进可能性的过程，而不是对已发现的问题或投诉(即不符合)的反应。除对操作程序进行评审之外，预防措施还可能涉及数据分析，包括趋势和风险分析以及外部质量评价(能力验证)。

第二节 编写要点

1. 预防措施定义 预防措施是指为了消除潜在不符合的原因所采取的措施。预防措施是事先主动识别改进可能性而采取的措施，并不是对已发现的问题或投诉的反应。它与纠正措施区别的关键在于不符合发生没有，纠正措施是为了确保该不符合不再发生，而预防措施是防止潜在不符合的发生。

2. 潜在不符合识别 启动预防措施首先应对整个质量体系存在的需要改进的方面或领域进行主动识别和评审，潜在不符合的识别是预防措施控制程序的关键所在，与不符合的识别途径相似，潜在不符合可以从以下方面进行识别：

(1)质量监控，通过室内质控、室间质评、比对试验和趋势分析来反映潜在的不符合；

(2)人员素质，对各岗位人员业务工作的资格评定；

(3)质量体系内审和管理评审；

(4)实验室服务对象反馈信息等；

(5)质量体系运行信息及检验活动信息；

(6)工作程序评审趋势分析及能力验证分析。

3. 制定评估预防措施需求的程序　采取预防措施时应结合本实验室实际情况(如人员、设备、材料、方法、环境、操作程序等)对潜在不符合的原因进行全面的分析。应同时分析若不采取预防措施时可能导致的潜在问题的影响，还应对包括外部质量评价在内的相关资料进行分析，确保预防措施足够、有效又不至于浪费资源。

提示：盲目或不适当的预防措施只会增加成本，干扰正常工作，增加员工的抱怨，很可能无效。

4. 预防措施应用控制　经评估后确定实施的预防措施应文件化，并制订相应的执行计划报实验室管理层审批后，相关负责人按照执行计划有序的施行。

5. 制定验证预防措施有效性的程序　实验室应制定程序验证预防措施实施的有效性。预防措施实施的监控及效果评估一般可由各相关质量监督员具体负责，并向质量主管上报有效性报告。质量主管依据有效性报告(必要时进行进一步的调查研究)，评价预防措施的完成情况及其结果达到预期要求的程度。对效果不明显的预防措施，应分析原因，重新执行预防措施控制程序；对效果明显的预防措施，质量主管应根据实际情况决定是否组织修改质量体系文件，并将预防措施的报告提交管理评审。

提示：预防措施并不是必需的，若经过综合分析确实在本实验室质量管理体系中未发现有需要采取预防措施的，可以不启动预防措施，并在管理评审中说明。

(王丽娜)

第十五章

持 续 改 进

第一节 标 准 描 述

实验室应通过实施管理评审,将实验室在评价活动、纠正措施和预防措施中显示出的实际表现与其质量方针和质量目标中规定的预期进行比较,以持续改进质量管理体系(包括检验前、检验和检验后过程)的有效性。改进活动应优先针对风险评估中得出的高风险事项。适用时,应制定、文件化并实施改进措施方案;应通过针对性评审或审核相关范围的方式确定采取措施的有效性(见4.14.5)。

实验室管理层应确保实验室参加覆盖患者医疗的相关范围及医疗结果的持续改进活动。如果持续改进方案识别出了持续改进机会,则不管其出现在何处,实验室管理层均应着手解决。实验室管理层应就改进计划和相关目标与员工进行沟通。

第二节 编 写 要 点

1. 通过管理评审识别持续改进机会 管理评审对质量管理体系的适宜性、充分性和有效性等进行评审。针对质量管理体系有效性的评审过程,是将评估审核及评价结果与质量方针和质量目标的预期相比较,评估质量管理体系的变更需求并识别出改进机会。持续改进的对象是质量管理体系,目的是保证其有效性;是优先针对高风险事项进行的持续自我完善。

2. 其他持续改进机会 实验室管理层应确保实验室参加(非本实验室组织的)覆盖患者医疗的相关范围及医疗结果的持续改进活动。

3. 就持续改进措施进行沟通 对于管理评审中识别出的持续改进机会,实验室管理层应就其改进目标以及改进计划与员工进行充分沟通。

4. 持续改进措施的实施 应制定、文件化并实施改进措施方案[建议参照《纠正措施》、《预防措施》,这两项是针对(潜在)不符合的改进措施],在确定采取措施的有效性时可通过针对性评审或审核相关范围的方式进行。改进措施的执行应落实到个人。

(王丽娜)

第十六章

记 录 控 制

第一节 标 准 描 述

实验室应制定文件化程序用于对质量和技术记录进行识别、收集、索引、获取、存放、维护、修改及安全处置。

应在对影响检验质量的每一项活动产生结果的同时进行记录。

注1:只要易于获取并可防止非授权的修改,记录的媒介可采用任何形式或类型。

应能获取记录的修改日期(相关时,包括时间)和修改人员的身份识别。

实验室应规定与质量管理体系(包括检验前、检验和检验后过程)相关的各种记录的保存时间。记录保存期限可以不同,但报告的结果应能在医学相关或法规要求的期限内进行检索。

注2:从法律责任角度考虑,某些类型的程序(如组织学检验、基因检验、儿科检验等)的记录可能需要比其他记录保存更长时间。

应提供适宜的记录存放环境,以防损坏、变质、丢失或未经授权的访问(见5.2.6)。

注3:某些记录,特别是电子存储的记录,最安全的存放方式可能是用安全媒介和异地储存(见5.10.3)。

记录应至少包括:

a)供应商的选择和表现,以及获准供应商清单的更改;

b)员工资格、培训及能力记录;

c)检验申请;

d)实验室接收样品记录;

e)检验用试剂和材料信息(如批次文件、供应品证书、包装插页);

f)实验室工作簿或工作单;

g)仪器打印结果以及保留的数据和信息;

h)检验结果和报告;

i)仪器维护记录,包括内部及外部校准记录;

j)校准函数和换算因子;

k)质量控制记录;

l)事件记录及采取的措施;

m)事故记录及采取的措施；

n)风险管理记录；

o)识别出的不符合及采取的应急或纠正措施；

p)采取的预防措施；

q)投诉及采取的措施；

r)内部及外部审核记录；

s)实验室间比对结果；

t)质量改进活动记录；

u)涉及实验室质量管理体系活动的各类决定的会议纪要；

v)管理评审记录。

所有上述管理和技术记录应可供实验室管理评审利用(见4.15)。

第二节　编写要点

1. 定义　记录是阐明所取得的结果或提供所完成活动的证据的文件。它为可追溯性提供证据,它是实验室活动结果的表达方式之一,是活动已经发生及其效果的证据。它还为采取预防措施和纠正措施、管理评审等提供依据。

质量和技术记录,可分质量记录和技术记录两种,但有时两者又是密不可分的。质量记录通常是指源自质量管理活动的记录,技术记录通常是指源自技术管理活动的记录。前者大致包括质量管理体系审核报告、质量培训、考核等;后者可包括所有的原始观测记录、计算和导出的数据、校准记录以及校准证书副本、检测证书或检测报告副本,以及参与抽样、样品准备、校准或检测人员的标识等。

记录的内容不需要像文件那样受控及唯一编码,不需要批准发布(发放),不需要定期审查,但需要编号索引和排序,妥善保存以利于查找。

2. 记录管理程序编制内容　记录是活动发生及其效果(结果)的客观证据,又是一种历史性资料。实验室应建立记录管理程序,明确规定:记录及记录管理人员职责;记录标识的唯一性;记录的格式;记录目录或索引;记录查取的方式和权限;修改方式(规定记录修改后,原内容仍清晰可辨,还应具有修改者的标识、日期及必要的时间);记录保存方式、责任人及保留期限(法规标准等的要求、技术要求、用户要求、有关方的要求、实验室的需求等);记录的维护以及安全措施(如防破损、防丢失、防盗用、保密等);记录销毁程序等。

3. 记录的内容　质量和技术记录可以有,但不限于以下内容:

临床医师开具的检验申请单;检验结果和报告(通常指包含结果、报告人、报告时间等在内的一种书面形式);仪器打印出的结果(即对样品进行检验的仪器,在完成运行后,打印出来的对应此样品的有效结果);检验程序(对样品进行检验的所有活动依据,一般形成文件并保存);实验室工作记录簿/记录单(是对实验室日常工作的一种描述);查阅记录(包括对检验结果、质量记录等进行查阅的记录);校准函数和换算因子(即在校准仪器和校正试剂过程中的一些运算方程或系数);质量控制记录;投诉及所采取的措施;内部及外部审核记录;外部质量评价记录/实验室间的比对;质量改进记录(包括改进的措施、计划、结果、管理层的评审结论等);仪器维护记录(包括内部及外部的校准记录);试剂或其他消耗品的批次记录文档,供应品的证书,包装插页;差错/事故记录及应对措施;人员培训及能力记录(可保留在个人技术档案);供应商的选择和表现,以及获准供应商清单的更改;风险管理记录;识别出的不符合及采取的应急或纠正措施;采取的预防措施;涉及实验室质量管理体系活动的各类决定的会议纪要;管理评审记录等。

提示:记录就是在活动发生时客观地将其录入某种媒介,所以记录的内容必须满足以下要求:原始性(第一手的);真实性(客观描述);即时性(边做边记);翔实性(可重现的);记录应清晰,不能字迹模糊;记录的内容和表达要明确,不得模棱两可,以便于检索者查阅和准确理解。

4. 记录的管理 记录的存放,特别是实验室中有重要意义的医疗记录,要符合国家、地区或当地法规的要求。记录的存放要注意安全,防止丢失或被人盗用或未经授权访问;要有一个适宜的环境,以防损毁、破坏。实验室应规定各种记录及检验结果的保存时间,保存期限应根据检验的性质或每个记录的特殊情况而定,应符合法律、法规、客户、官方管理机构、认可机构以及标准规定的要求。

(王丽娜)

第十七章

评估和审核

第一节 标准描述

4.14.1 总则

实验室应策划并实施所需的评估和内部审核过程以：

a)证实检验前、检验、检验后以及支持性过程按照满足用户需求和要求的方式实施；

b)确保符合质量管理体系要求；

c)持续改进质量管理体系的有效性。

评估和改进活动的结果应输入到管理评审(见4.15)。

注：改进活动见4.10、4.11和4.12。

4.14.2 申请、程序和样品要求适宜性的定期评审

授权人员应定期评审实验室提供的检验，确保其在临床意义上适合于收到的申请。

适用时，实验室应定期评审血液、尿液、其他体液、组织和其他类型样品的采样量、采集器械以及保存剂的要求，以确保采样量既不会不足也不会过多，并正确采集以保护被测量。

4.14.3 用户反馈的评审

实验室应就所提供服务是否满足用户需求和要求征求用户反馈信息。反馈信息的获取和使用方式应包括：在实验室确保对其他用户保密的前提下，与用户或其代表合作对实验室的表现进行监督。应保存收集的信息以及采取措施的记录。

4.14.4 员工建议

实验室管理层应鼓励员工对实验室服务任何方面的改进提出建议。应评估并合理实施这些建议，并向员工反馈。应保存员工的建议及实验室管理层采取措施的记录。

4.14.5 内部审核

实验室应按计划定期实施内部审核以确定质量管理体系的所有活动(包括检验前、检验和检验后过程)是否：

a)符合本准则要求以及实验室规定要求；

b)已实施、有效并得到保持。

注1：正常情况下，宜在一年内完成一次完整的内部审核。每年的内部审核不一定要对质量管理体系的全部要素进行深入审核，实验室可以决定重点审核某一特定活动，同时不能完全忽视其他活动。

应由经过培训的人员审核实验室质量管理体系中管理和技术过程的表现。审核方案应考虑到过程的状态和重要性、被审核的管理和技术范围,以及之前的审核结果。应规定审核的准则、范围、频率和方法并文件化。

审核员的选择和审核的实施应确保审核过程的客观和公正。只要资源允许,审核员应独立于被审核的活动。

注2:参见 GB/T 19011/ISO 19011。

实验室应制定文件化程序,规定策划、实施审核、报告结果以及保存记录的职责和要求(见4.13)。

被审核领域的负责人应确保识别出不符合时立即采取适当的措施。应及时采取纠正措施以消除所发现不符合的原因(见4.10)。

4.14.6　风险管理

当检验结果影响患者安全时,实验室应评估工作过程和可能存在的问题对检验结果的影响,应修改过程以降低或消除识别出的风险,并将做出的决定和所采取的措施文件化。

4.14.7　质量指标

实验室应建立质量指标以监控和评估检验前、检验和检验后过程中的关键环节。

示例:不可接受样品的数量、受理时和(或)接收时错误的数量、修改报告的数量。

应策划监控质量指标的过程,包括建立目的、方法、解释、限值、措施计划和监控周期。

应定期评审质量指标以确保其持续适宜。

注1:监控非检验程序的质量指标,如实验室安全和环境、设备和人员记录的完整性,以及文件控制系统的有效性等,可以提供有价值的管理信息。

注2:实验室宜建立系统监控和评估实验室对患者医疗贡献的质量指标(见4.12)。

实验室在咨询用户后,应为每项检验确定反映临床需求的周转时间。实验室应定期评审是否满足其所确定的周转时间。

4.14.8　外部机构的评审

如果外部机构的评审识别出实验室存在不符合或潜在不符合,适当时,实验室应采取适宜的应急措施、纠正措施或预防措施,以持续符合本准则的要求。应保存评审以及采取的纠正措施和预防措施的记录。

注:外部机构评审的示例包括认可评审、监管部门的检查,以及卫生和安全检查。

第二节　编写要点

1. 定义　评估是指依据某种目标、标准等,对收到的信息,按照一定的程序,进行分析、研究,判断其效果和价值的一种活动,在此基础上形成的书面材料即为评估报告。评估通常是对某一事物的价值或状态进行定性定量的分析说明和评价的过程。从这个意义上来讲,评估结论是对评估对象的价值或所处状态的一种意见和判断。

审核是指为获得审核证据并对其进行客观的评价,以确定满足审核准则的程度所进行的系统的、独立的并形成文件的过程。内部审核,也称为第一方审核,是实验室为了证实体系运作持续符合质量管理体系的要求而对体系的所有管理及技术要素进行的定期的审核,可作为组织自我合格声明的基础,主要是由实验室自己或以实验室的名义对实验室自身质量体系的符合性、有效性、适合性进行的审核。

2. 评估和审核的目的　评估和审核包括了内部审核,其目的是:

(1)证实检验前、检验、检验后以及各种支持性过程是否能够按照满足用户需求和要求的方式实施;

(2)确定实验室质量体系各要素是否符合标准要求,展示质量保证能力;

(3)衡量质量体系是否有效运作,促使质量体系持续地保持其有效性,促进质量体系自我完善;

(4)发现问题,解决问题,评价是否需要采取应急或纠正措施,对不符合工作采取应急或纠正措施并记录,对潜在不符合工作制定预防措施,执行并记录;

(5)促进内部交流与合作;

(6)提供培养和发现人才的机会。

3. 评估和审核的内容

(1)申请、程序和样品要求适宜性的定期评审:实验室应授权相关有资历的人员定期评审检验程序,使检验程序的临床意义与临床医生的检验申请相适合,适用时,还应定期评审标本采集量、采集器械以及保存剂的要求,以确保采样量既不会不足也不会过多。

进行该评审的人员,首先要获得实验室管理层的相关授权,须有一定的资历和资格。当适用时,程序的评审内容可包括:患者和临床医护人员对某检测项目的意见或建议;与检测项目有关的一些学术进展显示是否有更好的替代实验;检测项目的应用范围是否合适;检测项目是否出现新的局限性;检验申请包括申请单的格式是否需要变动;标本采集方式是否合适;标本运送、标本保存、标本处理是否存在问题;检测项目所需设备和试剂是否合适,是否需要变更;设备的校准情况,检测结果的溯源情况;检测项目的室间质评和室内质控情况;检测结果的报告方式是否合适,计算方法是否正确;检测结果的生物参考区间是否合适;检测系统的性能是否符合要求(包括分析测量范围、灵敏度、分析干扰、精密度、正确度等)。该评审内容应作为管理评审的输入内容之一。

(2)用户反馈的评审:实验室应就所提供服务是否满足用户需求和要求征求用户反馈信息。反馈信息的获取和使用方式应包括:在实验室确保对其他用户保密的前提下,与用户或其代表合作对实验室的表现进行监督。应保存收集的信息以及采取措施的记录。

评审是指为确定主题事项达到规定目标的适宜性、充分性和有效性所进行的活动。该条款要求要就用户的需求和要求征求用户反馈信息。用户的需求和要求是不同的,需求是客观要求,是要求实验室能够提供的基本服务功能;用户要求是主观要求,是用户对实验室综合服务能力的主观要求。在进行用户反馈的评审时,应先将用户的需求进行细化,可包括检验项目的临床意义、检验项目的价格、标本采集的可接受性、检验报告时间、检验流程、检验人员的服务态度、检验结果的准确性、检验人员的咨询服务、检验候检的环境、危急值的报告、不合格标本的处理等。同时,要畅通服务对象的反馈渠道,让服务对象充分提出要求。要注意将患者、医生、护士等不同服务对象所反馈的信息进行实事求是的评审。

反馈信息的获取可通过调查表、问卷、座谈会、沟通会、授权人员主动征求意见等方式对实验室的表现进行监督,但必须确保用户信息的保密性。同时,应记录并保存收集到的信息以及所采取的措施。为此,实验室必须建立用户反馈管理程序,该程序必须包括授权人员信息的收集、信息获取的方式、采取的措施以及信息的反馈、执行的人员等。用户的反馈应作为管理评审的输入内容。

(3)员工建议:实验室管理层应鼓励员工对实验室服务任何方面的改进提出建议,应畅通员工的建议渠道,可成立诸如员工服务小组等,分布在各个岗位,实时收集员工书面或者口头的建议,也可通过发放建议表格定期咨询员工建议,或者管理层直接征询或接收员工建议。所有这些建议应提交管理层评估,管理层负责评估这些建议,当员工的建议是合理的,管理层应采取措施并合理实施这些建议,同时向员工反馈;若建议不予采纳,也应向员工反馈并说明理由,同时鼓励员工继续提供建议。实验室应保存员工的建议及实验室管理层采取措施的记录,并作为管理评审的输入。

(4)内部审核

1)内部审核的要求:实验室宜在一年内完成一次完整的内部审核。每次的内部审核不一定要对质量管理体系的全部要素进行深入审核,实验室可以决定重点审核某一特定活动,同时不能完全忽视其他活动。比如可以每个月审核三个要素,也可以每个月审核一个专业领域或专业组等,但应在一年内完成一次完整的内审。在实验室质量体系的建立初期,每年的内审次数可以多一点,间隔可以短一点,确保体系的有效运行。内审结果作为管理评审的输入之一。

审核员应由经过培训的人员担任,这种培训可以由有资格的人员进行内部培训,也可以参加外部培训机构组织的培训,并取得实验室的授权。审核员的选择和审核的实施应确保审核过程的客观和公正。只要资源允许,审核员应独立于被审核的活动。但针对医学实验室的实际情况,有时因为实验室的客观原因,其他专业领域的人员并不熟悉被审核专业组的专业知识,此时宁可牺牲内部审核的相对独立性,也要着重考虑被审核组的专业性,而考虑由熟悉该专业组业务的员工进行该专业组的内部审核,确保内部审核能够达到对质量和技术要素的全面审核,但应在内审报告中说明情况。审核员应审核实验室质量管理体系中管理和技术过程的表现,审核方案应考虑到过程的状态和重要性、被审核的管理和技术范围,以及之前的审核结果。

实验室应制定并文件化程序,规定策划、实施审核、报告结果以及保存记录的职责和要求,规定审核的准则、范围、频率和方法并文件化。制定内部审核程序时,还应注意内部审核应该渐进式的审核体系的所有要素。

被审核领域的负责人应确保识别出不符合时立即采取适当的措施。应及时采取纠正措施以消除所发现不符合的根本原因。审核员或者质量监督人员或者指定人员还应对识别出的不符合进行跟踪验证,并由质量主管判断是否可以关闭不符合项。

2)内部审核的范围和依据:每次的内部审核的范围可以是针对质量体系所涉及的所有要素(所有专业组或所有检验活动,以及实验室提供的各种服务等)进行,也可只针对其中的部分内容进行,如管理重点、管理难点、问题出现得比较集中且频繁的领域或程序等。

内部审核的依据,通常是按审核的目的以及对实验室自身的重要程度来确定。按照优先程度,可依次采用如下依据:

a)质量体系文件(包括质量手册、程序文件、作业指导书等);

b)实验室协议条款;

c)国家或行业的有关法律、法规或标准;

d)质量体系标准,如 ISO 15189 等。

3)内部审核的内容

a)确定质量体系运行情况是否符合计划的安排(符合性的审核):

审核文件,确定质量体系文件是否充分满足体系标准和实验室实际情况的需要;

b)确定质量体系文件是否得到有效的实施(有效性的审核):

判断实际工作是否符合文件规定,确定质量体系文件是否已经得到了有效的贯彻和执行;

c)确定质量体系是否适合于达到预定的目标(适合性的审核):

判断结果质量是否得到保证,确定最终的结果是否满足实验室服务对象的需求并达到实验室自身的目标。

4)内部审核的方式:内部审核的方式可分为集中审核和分批审核。

集中审核是指在连续几天时间里对体系各要素逐条进行检查;分批审核则是在一年的时间里进行多次审核,每次只审核其中几个要素。

但无论采取哪一种方式,都必须完成对所有要素的核查才算是一次完整的内审活动,同时还要对不符合工作的整改进行跟踪验证。

5)制定程序控制内部审核的实施过程:制定内部审核实施程序时应包括:

a)内部审核的策划:应由质量主管或指定的有资格的人员负责正式策划,并制定年度内审计划;

b)建立内审组:应由受过正规内审培训的人员组成内审组,但应特别注意,原则上员工不得审核自己的工作,特殊情况时,员工也可以审核本专业组的工作;

c)内审准备:包括编制本次内审实施计划、编写内审检查表、通知被审核部门、准备内审文件等;

d)内审实施:包括召开内审首次会议、现场审核、确定不符合、填写不符合工作报告、内审结果汇总分析、召开末次会议、编写与发放内审报告等;

e)纠正措施的实施及其有效性的跟踪验证,相关程序可以参照《4.10 纠正措施》;

f)发现潜在不符合时应导出预防措施,可参照《预防措施》。

(5)风险管理:风险管理的定义:指系统地应用管理政策、程序和做法,分析、评价、控制和监控风险(ISO 14971:2007)。

保证患者安全,是指在医疗过程中所采取的必要措施,来避免或预防病人不良的结果或伤害,包括预防错误、偏移与意外。影响患者安全的检验因素有标本问题、检验质量、报告时间等。

实验室可参照风险管理的理念,建立程序对影响患者安全的检验结果进行风险管理。要充分认识到,造成实验室质量问题最主要的原因在于系统错误、操作过程有漏洞或制度有缺陷等。分析根本原因是实验室实施与持续改进质量管理以降低风险的关键。所以,应从整体管理上调整并持续改进,使整个管理体系得到改善。若仅把管理局限在个人行为,则只能解决局部问题。

所以,为了保证检测活动能够满足质量要求,实验室应严密监控分析前、分析中和分析后检测过程的质量,保证标本的正确采集和运输,严格控制从患者准备、样本采集、标本保存等各分析前环节。建立完善的检验方法性能评价程序和室内质量控制、室间质量评价程序。规范检验报告的形式、审核和修改流程,规定符合临床需求、不影响患者安全的检验周期并严格实施与监控。在科学评估不同检测项目稳定性的基础上,严格控制样本的储存条件和时间,以保证检测结果的准确性。

综上,实验室应对影响患者安全的检验结果的影响因素进行风险管理,风险管理则应对每个存在的可能的风险进行风险分析、风险评价、风险控制措施的实施和验证,并要保证全部可追溯性。当评估的结果是对检验结果有影响时,则应修改过程以降低或消除识别出的风险,同时记录归档,并将做出的决定和所采取的措施文件化,作为管理评审的输入之一。

(6)质量指标:质量指标与质量目标不同,ISO 9000:2000《质量管理体系基础和术语》中将质量目标定义为"在质量方面所追求的目的"。质量目标通常依据组织的质量方针制定,通常对组织的相关职能和层次分别规定质量目标,它是个人、小组或整个组织在质量方面追求的目的。可以理解为质量目标是在质量方面所期望的成果,是组织的所有层级通过努力得以实现的结果。而质量指标是指一组内在特征满足要求的程度的度量,是根据实验室所识别出的过程来制定每个过程的绩效指标,是实验室各个部门各个环节和过程需要完成的,通过完成质量指标来完成设定的质量目标。质量指标可表示为产出百分数(在规定要求内的百分数)、缺陷百分数(在规定要求外的百分数)、百万机会缺陷数(DPMO)或六西格玛级别等。质量指标可测量一个机构满足用户需求的程度和所有运行过程的质量。如"要求"为实验室接收的所有尿液样品未被污染,则收到被污染的尿液样品占收到的所有尿液样品(此过程的固有特性)的百分数就是此过程质量的一个度量。

实验室宜建立质量指标管理程序,定期监控和评估检验前、检验和检验后过程中的关键环节,包括建立监控和评估的目的、方法、解释、限值、措施计划和监控周期等,作为管理评审的输入之一。这些质量指标可包括:

1)检验前质量指标:检验项目的申请有效比率(有效申请要求:医嘱录入正确,申请医生身份明确,申请科室信息正确,申请项目清晰可识别,患者信息正确)、标本信息和标识正确率(正确的标本信息和标识要求:标本按要求粘贴标签,标签信息正确完整,患者信息录入正确)、不合格标本比率(包括:采样时间错误,采集量不足,标本类型错误,采样容器错误,溶血,脂血,凝固,未采集到标本,运输途中标本丢失,运输途中容器损坏,运输时间不合格,运输条件不合格)、血培养污染率等。

2)检验中质量指标:能力验证或实验室间比对结果的可接受性、比对试验要求、不精密度要求等。

3)检验后质量指标:检验报告时间合格率(住院患者报告时间合格率、门诊患者报告时间合格率、急诊患者报告时间合格率、节假日患者报告时间合格率等)、危急值报告合格率、结果报告的正确率(标本漏检率、错误报告率等)、结果报告正确送达率、实验室与临床危急值记录的一致率等。

对于非检验程序质量指标的监控,如实验室安全和环境、设备和人员记录的完整性,以及文件控制系统的有效性等,实验室可以提供有价值的管理信息如实验室安全管理报告或者生物安全风险评估报告、设备管理报告、人员培训与考核总结报告、文件分发管理与控制报告等来证明非检验程序的运行和满足要求的状态,作为管理评审的输入之一。

(7)外部机构的评审:为了持续有效地运行质量体系,实验室应按规定定期接受外部机构的评审和检查,包括认可机构的认可评审,各地疾病预防与控制中心、食品药品监督管理局、卫生监督所、其他卫生行政部门、消防安全部门等的检查。如果外部机构的评审识别出实验室存在不符合或潜在不符合,适当时,实验室应采取适宜的应急措施、纠正措施,需要时,应导出预防措施,以持续符合本准则的要求。这些外部机构的评审以及实验室所采取的应急措施、纠正措施和预防措施,均应记录并保存,并作为管理评审输入的内容之一。

(柯培锋 庄俊华)

第十八章

管 理 评 审

◆ ◆ ◆

第一节　标准描述

4.15　管理评审

4.15.1　总则

实验室管理层应定期评审质量管理体系，以确保其持续的适宜性、充分性和有效性以及对患者医疗的支持。

4.15.2　评审输入

管理评审的输入至少应包括以下评估结果信息：

a)对申请、程序和样品要求适宜性的定期评审(见4.14.2)；

b)用户反馈的评审(见4.14.3)；

c)员工建议(见4.14.4)；

d)内部审核(见4.14.5)；

e)风险管理(见4.14.6)；

f)质量指标(见4.14.7)；

g)外部机构的评审(见4.14.8)；

h)参加实验室间比对计划(PT/EQA)的结果(见5.6.3)；

i)投诉的监控和解决(见4.8)；

j)供应商的表现(见4.6)；

k)不符合的识别和控制(见4.9)；

l)持续改进的结果(见4.12)，包括纠正措施(见4.10)和预防措施(见4.11)现状；

m)前期管理评审的后续措施；

n)可能影响质量管理体系的工作量及范围、员工和检验场所的改变；

o)包括技术要求在内的改进建议。

4.15.3　评审活动

评审应分析不符合的原因、提示过程存在问题的趋势和模式的输入信息。

评审应包括对改进机会和质量管理体系(包括质量方针和质量目标)变更需求的评估。

应尽可能客观地评估实验室对患者医疗贡献的质量和适宜性。

4.15.4　评审输出

应记录管理评审的输出,包括下述相关管理评审决议和措施:

a)质量管理体系及其过程有效性的改进;

b)用户服务的改进;

c)资源需求。

注:两次管理评审的时间间隔不宜大于12个月。然而,质量体系初建期间,评审间隔宜缩短。

应记录管理评审的发现和措施,并告知实验室员工。

实验室管理层应确保管理评审决定的措施在规定时限内完成。

第二节　编写要点

1. 定义　评审是指为确定主题事项达到规定目标的适宜性、充分性和有效性所进行的活动。管理评审则是指由实验室最高管理层就质量方针和目标,对质量体系的现状和适应性进行的正式评价,它是实验室对质量体系最高层次的全面检查,主要对实验室的质量方针和质量目标的适宜性及实现情况、体系运作情况(结合评估与审核结果)、资源配置充分性等方面进行评审。

提示:管理评审与内部审核的区别:

(1)管理评审是为了确定实验室制定的目标是否达到规定的要求,其依据是受益者的需要和期望。而内部审核是为了确定是否满足审核准则,其依据是实验室质量管理体系建立所依据的国际和(或)国家标准;

(2)内部审核是为了证实体系运作是否持续符合质量管理体系的要求,是针对实验室整个质量管理体系而言的。而管理评审则是针对实验室质量管理体系及实验室全部的医疗服务(包括检验及咨询工作)而言,它是为了确保在患者医护管理工作中,为实验室服务对象提供准确、可靠、及时的检验报告,并能够保持稳定的服务质量,确保质量体系能够得到及时、必要的变动或改进。包含内部审核在内的评估和审核的结果是管理评审的内容之一;

(3)内部审核的负责人一般是实验室质量主管,而管理评审的负责人是实验室最高管理者或其代表。

2. 管理评审的目的　定期评审质量体系的适宜性、充分性、有效性,不断改进与完善质量体系,确保质量体系持续适用、运行有效,质量方针、质量目标适合于检测工作及实验室发展的需要,为患者的医护提供持续适合及有效的支持,并能够进行必要的改动或改进。

3. 管理评审的输入内容　输入内容一般应至少包括以下评估结果的信息:

a)对申请、程序和样品要求适宜性的定期评审;

b)用户反馈的评审;

c)员工建议;

d)内部审核;

e)风险管理;

f)质量指标;

g)外部机构的评审;

h)参加实验室间比对计划(PT/EQA)的结果,包括卫计委、各省市临床检验中心组织的

室间质评、能力验证计划、室间比对等;

i)投诉的监控和解决,包括来自临床医生、患者及其他方的投诉记录及处理措施汇总报告等;

j)供应商的表现以及评价报告;

k)不符合的识别和控制,包括不符合的识别、原因分析、应急措施及不符合整改的关闭等;

l)持续改进的结果,包括纠正措施和预防措施现状;

m)前期管理评审的后续措施,包括前次管理评审的输出以及改进措施的有效性及资源需求、资源配置情况等;

n)可能影响质量管理体系的工作量及范围、员工和检验场所的改变,包括工作量和工作类型、工作范围变化的分析总结报告,人员改变、培训和考核总结报告,检验场所改变情况等;

o)包括技术要求在内的改进建议。

4. 管理评审的方式　管理评审通常以会议的形式举行,由实验室最高管理者或指定人员主持管理评审会议,同时各专业组负责人和有关人员参加,对评审内容展开充分的讨论和评价。应尽可能地增加与实验室服务对象的交流,收集意见和建议,监控并客观评价实验室在患者医护工作中所提供的服务质量和适宜性。

5. 制定程序控制管理评审的实施　制定管理评审实施程序时应包括:

(1)制订管理评审计划:一般由实验室管理层或指定人员制订年度计划,计划的内容应包括评审目的、评审组成员、评审时间、评审内容等;

(2)管理评审的准备:在管理评审的准备过程中应针对评审的内容进行实际情况的调查了解,做到有的放矢。如可能的话,可预先将涉及评审内容的有关文件或资料分发给参加评审的人员,以便他们有充分的时间准备意见。同时还应落实相关责任人准备有关材料;

(3)管理评审的实施:由实验室最高管理者或指定人员主持管理评审会议,质量管理层、技术管理层、实验室相关领导、各专业组负责人、各部门负责人及有关人员参加,对评审内容展开充分的讨论和评价。与会者根据会议议程对评审实施计划的内容进行逐项研讨、评价,对出现的问题制定相应的改进措施;

(4)编制管理评审报告:通常应包括评审概况,对质量体系运行情况及效果的综合评价,针对实验室面临的新形势、新问题、新情况质量体系存在的问题与原因,采取改进措施的决定要求,管理评审的结论以及实验室下一阶段的目标及相应的计划和措施等。通常,管理评审应对以下三个问题做出综合性评价结论:质量体系各要素的审核结果;质量体系达到质量目标的整体效果;对质量体系随着新技术、质量概念、社会要求或环境条件的变化而进行修改的建议;

(5)管理评审后工作:管理评审结束后,应通报评审结果,将评审发现和作为评审输出的决定告知实验室人员。各有关专业组及相关责任人应对管理评审报告中提出的改进措施制定相应的具体落实措施,同时实验室管理层也应审定提出的改进措施,并落实具体实施。实验室管理层应在规定的时限内组织检查改进措施的实施情况,同时验证其有效性。

提示:管理评审中应注意:

a)一般来说,实验室的高层管理人员都应参加管理评审,并且就各自分管的职能活动中

的重大问题提出报告,共同协商解决;

b)管理评审应包括但不限于:组织结构的适应性;与 ISO 15189 标准的符合性;质量体系实施的有效性;与质量方针的一致性;各方反馈的信息等;

c)注意可能引起问题的倾向,经常出现问题的部分尤其应重点考虑;

d)管理评审可能会导致对质量体系较为重大的调整和改进,这些要求和措施应及时执行,任何更改的有效性都应加以评价。

(柯培锋　庄俊华)

第十九章

人 员

第一节 标准描述

5.1 人员

5.1.1 总则

实验室应制定文件化程序,对人员进行管理并保持所有人员记录,以证明满足要求。

5.1.2 人员资质

实验室管理层应将每个岗位的人员资质要求文件化。该资质应反映适当的教育、培训、经历和所需技能证明,并且与所承担的工作相适应。

对检验做专业判断的人员应具备适当的理论和实践背景及经验。

注:专业判断的形式可以是意见、解释、预测、模拟、模型及数值,并符合国家、区域、地方法规和专业指南。

5.1.3 岗位描述

实验室应对所有人员的岗位进行描述,包括职责、权限和任务。

5.1.4 新员工入岗前介绍

实验室应有程序向新员工介绍组织及其将要工作的部门或区域、聘用的条件和期限、员工设施、健康和安全要求(包括火灾和应急事件)以及职业卫生保健服务。

5.1.5 培训

实验室应为所有员工提供培训,包括以下内容:

a)质量管理体系;

b)所分派的工作过程和程序;

c)适用的实验室信息系统;

d)健康与安全,包括防止或控制不良事件的影响;

e)伦理;

f)患者信息的保密。

对在培人员应始终进行监督指导。

应定期评估培训效果。

5.1.6 能力评估

实验室应根据所建立的标准,评估每一位员工在适当的培训后,执行所指派的管理或技术工作的能力。

应定期进行再评估。必要时,应进行再培训。

注1:可采用以下全部或任意方法组合,在与日常工作环境相同的条件下,对实验室员工的能力进行评估:

a)直接观察常规工作过程和程序,包括所有适用的安全操作;

b)直接观察设备维护和功能检查;

c)监控检验结果的记录和报告过程;

d)核查工作记录;

e)评估解决问题的技能;

f)检验特定样品,如先前已检验的样品、实验室间比对的物质或分割样品。

注2:宜专门设计对专业判断能力的评估并与目的相适应。

5.1.7　员工表现的评估

除技术能力评估外,实验室应确保对员工表现的评估考虑了实验室和个体的需求,以保持和改进对用户的服务质量,激励富有成效的工作关系。

注:实施评估的员工宜接受适当的培训。

5.1.8　继续教育和专业发展

应对从事管理和技术工作的人员提供继续教育计划。员工应参加继续教育。应定期评估继续教育计划的有效性。

员工应参加常规专业发展或其他的专业相关活动。

5.1.9　人员记录

应保持全体人员相关教育和专业资质、培训、经历和能力评估的记录。

这些记录应随时可供相关人员利用,并应包括(但不限于)以下内容:

a)教育和专业资质;

b)证书或执照的复件(适用时);

c)以前的工作经历;

d)岗位描述;

e)新员工入岗前介绍;

f)当前岗位的培训;

g)能力评估;

h)继续教育和成果记录;

i)员工表现评估;

j)事故报告和职业危险暴露记录;

k)免疫状态(与指派的工作相关时)。

注:以上记录不要求存放在实验室,也可保存在其他特定地点,但在需要时可以获取。

第二节　编写要点

1. 人员资质要求　实验室应该细化每个岗位,并对每个岗位及实验室各级人员资质要求文件化,该资质要求包括但不限于:教育背景、培训经历、工作经历、工作岗位所需的技能证明如 PCR 上岗证、HIV 初筛实验室上岗证等，而且这些资质要求都应与岗位工作性质相适应。实验室应制定程序，规定进行检验结果的专业判断及评价（如要对检验结果出具意见、解释、预测、模拟等），以及为实验室服务对象提供咨询服务和结果解释的人员，应具备适当的理论知识和实践背景，并应有近期工作经验，同时须确保这些人员定期参加专业发展或其他学术交流活动，以适应学科发展对个人能力提出的新要求。当国家、区域、地方法规和专业指南有要求时，还应该符合这些要求，如对血液学检验给出的诊断性意见，则需要相关的医师执业证书以及需要一定的理论知识和实践经验。

实验室管理层还应对从事特定工作的人员进行授权，确保这些需要特定知识、专门技能、相当经验、具备资格等要求才能完成任务的岗位（如 HIV 初筛实验室人员、关键仪器操作人员、医疗咨询服务小组成员、检验报告签发人员等），由已经取得上级主管部门签发的上岗证书或实验室负责人授权的人员从事这些特定工作。

提示：如果实验室的岗位过多，对每个岗位的资质要求可在各个专业组的通用作业指导书里描述。

2. 实验室各岗位描述要求　实验室应对所有人员所在的岗位进行描述，包括该人员所在岗位的职责、权限（如仪器的使用与管理、标本的检验、报告的审批与修改等）和任务（如应在岗位上履行什么任务，完成什么目标等）。

除了普通操作岗位，实验室管理层还应建立有关制度，对使用计算机系统、接触患者资料（包括临床资料和非临床如社会情况等资料）、访问或更改患者检验结果、纠正单据（主要指与财务有关的票据）、修改计算机程序等人员的权限做出规定。

应该注意，该条款要求的是所有人员的岗位描述，即实验室每个员工所在岗位的描述，而不是每个岗位的笼统说明，应是具体到个人。

3. 新员工入岗前介绍　新职工在上岗前必须接受相应的培训，实验室管理层应安排人员向新员工介绍组织及其将要工作的部门或区域的任务、职权、义务、责任以及可能遇到的生物安全风险、员工设施、涉及员工健康的风险以及职业卫生保健服务等，同时也要介绍各种实验室安全要求如火灾、各种应急事件及其应对要求等，也要对他们明确聘用的条件和期限以及进行医德医风、单位各项规章制度、单位的文化理念的岗前培训等。

4. 培训　实验室应建立员工培训管理程序，为所有员工提供培训与专业发展机会。培训应遵循 PDCA 循环管理程序，即：P(plan)——计划；D(design)——设计（原为 do，执行）；C(check)——检查；A(action)——处理。培训的内容包括但不限于以下内容：

（1）质量管理体系，包括准则要求、应用说明、体系文件、表格记录的培训等；

（2）所分派的工作过程和程序，如单位的各项规章制度、医风医德或职业道德、本岗位的职责、实验室的专业领域包括标本处理、仪器操作与维护、室内质控、室间质评、性能验证、结果审核与批准、危急值报告等；

（3）适用的实验室信息系统，应培训合格后再对信息系统的操作授权，培训内容应根据授权人员的权限进行，包括信息系统各级别权限的操作等；

（4）健康与安全，包括人员健康、消防安全、实验室安全、生物安全、职业病防治等培训内容，并培训员工防止或控制不良事件的影响；

（5）伦理，包括各项国家、地区的法律法规，实验室伦理要求等；

（6）患者信息的保密，包括哪些信息可以公开，怎么公开，哪些信息不可以公开、不可以查询,以及患者信息利用的程序和要求等。

对在培人员应始终进行监督指导,并定期评估培训效果。当培训效果不理想时,应进行再培训。

5. 能力评估　实验室应根据所建立的标准,制定程序,规定每个实验室人员在上岗前必须接受相应的培训,并对其执行指定工作的能力包括管理或技术工作的能力进行评估。如未能通过能力评估,或该岗位对能力有新的要求,或员工在服务用户过程中出现严重不良事件时,应对其再次培训并重新评估。同时,应定期进行再评估。必要时,应进行再培训。

(1)能力评估内容:可采用以下全部或任意方法组合,在与日常工作环境相同的条件下,对实验室员工的能力进行评估:

1)直接观察常规工作过程和程序,包括检验前标本的要求和判断、检验中质量控制的执行与失控处理、检验后报告的发放和标本的处理等,同时,还应包括所有适用的安全操作;

2)直接观察设备维护和功能检查,包括基本维护、校准、普通故障处理、试剂耗品的装载等;

3)监控检验结果的记录和报告过程;

4)核查工作记录;

5)评估解决问题的技能;

6)检验特定样品,如采用已检验的样品、实验室间比对的物质或分割样品;

7)适用时,还应评估咨询服务的能力。

(2)可专门设计对专业判断能力的评估并与目的相适应,如临床诊断的符合性、咨询服务有效性等。

(3)员工能力评估宜对各个岗位、各个级别员工分别进行评估,如主任对技术主管、质量主管、组长等岗位进行评估,质量主管对质量监督员进行评估,组长对本组内组员进行评估等。

6. 员工表现的评估　实验室应指定人员,该人员宜接受适当的培训,通常为专业组长或者质量监督员等,依据实验室和个体的需求,对员工的表现进行评估,以保持和改进对实验室服务对象的服务质量,激励富有成效的工作关系。员工表现的评估内容可以为医风医德、组织纪律、执行上级主管布置的任务情况、工作态度及责任心、对待患者和医护的态度等。

7. 继续教育和专业发展　实验室应对从事管理和技术工作的人员提供有计划的继续教育,应制定操作性强并能满足不同层次工作人员需求的继续教育培训方案,这些计划能因人制宜,对不同岗位、不同级别的人员均有不同的专业知识要求和培训方案。员工应参加继续教育和常规专业发展或其他的专业相关活动,及时关注专业发展状况,更新自己的专业知识。实验室管理层应定期评估继续教育计划的有效性和执行情况。

8. 人员记录　实验室管理层应保存全体人员相关教育和专业资质、培训、经历和能力评估的记录。这些记录应随时可供相关人员利用,并应包括(但不限于)个人简历、教育背景、工作经历和专业资格;培训、技能和经验记录;继续教育及业绩记录;以前工作资料、工作描述;岗前培训考核记录;业务培训及考核记录;上岗资格证书;发表论文(复印件)、出版专著、中标课题;资格和能力授权书及确认时间;奖惩记录;健康状况记录(职业暴露,免疫接种)等。应确保这些档案方便授权人员获取和查阅。这些记录不要求存放在实验室,也可保存在其他特定地点,但在需要时可以获取。

（柯培锋　庄俊华）

第二十章

设施和环境条件

第一节　标准描述

5.2　设施和环境条件

5.2.1　总则

实验室应分配开展工作的空间。其设计应确保用户服务的质量、安全和有效，以及实验室员工、患者和来访者的健康和安全。实验室应评估和确定工作空间的充分性和适宜性。

在实验室主场所外的地点进行的原始样品采集和检验，例如，实验室管理下的床旁检验，也应提供类似的条件（适用时）。

5.2.2　实验室和办公设施

实验室及相关办公设施应提供与开展工作相适应的环境，以确保满足以下条件：

a)对进入影响检验质量的区域进行控制；

注：进入控制宜考虑安全性、保密性、质量和通行做法。

b)应保护医疗信息、患者样品、实验室资源，防止未授权访问；

c)检验设施应保证检验的正确实施。这些设施可包括能源、照明、通风、噪声、供水、废物处理和环境条件；

d)实验室内的通信系统与机构的规模、复杂性相适应，以确保信息的有效传输；

e)提供安全设施和设备，并定期验证其功能。

示例：应急疏散装置、冷藏或冷冻库中的对讲机和警报系统，便利的应急淋浴和洗眼装置等。

5.2.3　储存设施

储存空间和条件应确保样品材料、文件、设备、试剂、耗材、记录、结果和其他影响检验结果质量的物品的持续完整性。

应以防止交叉污染的方式储存检验过程中使用的临床样品和材料。

危险品的储存和处置设施应与物品的危险性相适应，并符合适用要求的规定。

5.2.4　员工设施

应有足够的洗手间、饮水处和储存个人防护装备和衣服的设施。

注：如可能，实验室宜提供空间以供员工活动，如会议、学习和休息。

5.2.5　患者样品采集设施

患者样品采集设施应有隔开的接待/等候和采集区。这些设施应考虑患者的隐私、舒适度及需求(如残疾人通道、盥洗设施),以及在采集期间的适当陪伴人员(如监护人或翻译)。

执行患者样品采集程序(如采血)的设施应保证样品采集方式不会使结果失效或对检验质量有不利影响。

样品采集设施应配备并维护适当的急救物品,以满足患者和员工需求。

注:某些样品采集设施可能需要配备适当的复苏设备。地方法规可适用。

5.2.6 设施维护和环境条件

实验室应保持设施功能正常、状态可靠。工作区应洁净并保持良好状态。

有相关的规定要求,或可能影响样品、结果质量和(或)员工健康时,实验室应监测、控制和记录环境条件。应关注与开展活动相适宜的光、无菌、灰尘、有毒有害气体、电磁干扰、辐射、湿度、电力供应、温度、声音、振动水平和工作流程等条件,以确保这些因素不会使结果无效或对所要求的检验质量产生不利影响。

相邻实验室部门之间如有不相容的业务活动,应有效分隔。在检验程序可产生危害,或不隔离可能影响工作时,应制定程序防止交叉污染。

必要时,实验室应提供安静和不受干扰的工作环境。

注:安静和不受干扰的工作区包括,例如,进行细胞病理学筛选、血细胞和微生物的显微镜分类、测序试验的数据分析以及分子突变结果的复核的区域。

第二节 编写要点

1. 实验室的设施 实验室的检验设施应便于进行标准的检验操作。这些设施包括但不局限于能源、光源、通风、供水、废弃物处置以及环境条件。固定设施以外的原始样品采集与检验设施也应符合相关要求。对实验室而言,主要包括能源、光照、通风、供水、管道、废弃物处置、实验台、物品柜等设施。

(1)实验室的空间和设计要求

1)实验室要有足够的空间,合理进行分区,保证顺利开展工作,不影响工作质量、质量控制程序、人员安全和对患者的医疗服务,并让实验室资源持续有效。

2)实验室的设计要利于有效运行、提高工作效率,要保证采样和(或)检验原始样品的环境不应影响检验结果,或对任何检测步骤的质量产生不利的影响,要使工作人员感到合理、舒适。同时有采取措施将伤害和职业性疾病的风险降到最低,并保护患者、员工和来访者免受各类危险的伤害。

3)在采集原始样品的地方,尽量优化样品采集的条件,同时考虑患者的行动能力、舒适度及隐私等。应当以人为本,应特别关注残疾人员、孕妇、儿童和老人等人群的就医环境,注意保护患者的隐私。

4)实验室提供相应的存放检验样品、标准品、微生物菌种、各类文件、设备和试剂、实验室用品、记录以及检验结果等的空间和条件。

(2)实验室设施的分类

1)实验室办公设施:保证实验室基本运转的设施,包括实验室的门窗、门禁设施、实验台、办公桌椅、电脑、照明、空调、通风设施、供水设施、水池等,此类设施的选择和布局要充分考虑工作的需要。

2）通讯设施：实验室内部、外部沟通使用的包括电话、电脑、网络、手机、对讲机、门铃、指示灯、电视等相关设施，要合理选择和安装连接。

3）存储设施：为保证样品材料、文件、设备、试剂、耗材、记录、结果和其他影响检验结果质量的物品持续完整性的设施，可以包括储存样本、菌种和试剂的柜子、冰箱、冰柜或冷藏室，保存纸质记录文件的文件柜，保存电子文档的电脑、移动储存设备。

4）员工设施：满足员工工作之余生活、活动的设施。除必需的洗手间、饮水处和储存个人防护装备和衣服的设施之外，实验室还应尽量提供空间供员工活动，如会议、学习、就餐和休息的地方。

5）患者标本采集设施：为保证患者标本采集的正确、隐私、舒适度和特殊需求而建立的设施，包括抽血室、采样间、厕所内的专门设施、残疾人通道等，还要充分考虑到实验室管理下的床旁检验所需的设施。

（3）设施的维护：所有的实验室设施都要安排专门人员定期进行检查验证其有效性，当出现影响或有可能影响检验质量的变化时要停止检验，及时进行维护和更换。实验室员工在工作中也要密切注意有可能影响检验质量的设施改变，及时向维护人员反映做出处理。

（4）实验室的安全要求

1）实验室的安全有消防安全和生物危害安全。在设计实验室时，应当考虑这些方面的因素。

2）如果相邻实验室部门之间有不相容的业务活动，采取有效分隔，并采取措施防止交叉感染，各隔离区域须加以明确标识。

3）应严格控制外来人员进入或使用会影响检验质量的区域。采取适当的措施保护样品及资源的安全，防止无关人员接触，同时保护外来人员的安全。特别注意对高风险样品或物品的安全保护措施。

4）制定危险物品存放和处理的程序，该程序应遵守相关法规，并对相关人员进行培训。

5）对实验室的垃圾进行分类管理，尤其是医疗垃圾的处理要规范，符合国家和地方的法规要求，对相关人员定期进行培训，垃圾处理记录要完善。

6）检验科应有消防安全紧急预案，并指定专人为消防安全管理员，专门负责消防安全具体事务，定期培训和演练并记录。

7）检验科应有生物安全紧急预案，并指定专人为生物安全管理员，专门负责生物安全的具体事务，定期进行培训、演练并记录。

2. 实验室的环境　是保证实验室设施和设备正常运转的条件，实验室的环境能有效反映设施设计分区的合理性，因此实验室环境应能保持设施功能正常、状态可靠，工作区应洁净并保持良好状态。对可能影响样品、结果质量和（或）员工健康时，实验室应监测、控制和记录环境条件。

（1）环境条件的种类与标识：环境条件主要包括两大类，一类是物理条件，如实验室内的温度、湿度、灰尘、电磁干扰、微生物、辐射、声音、振动水平、电力供应状态等；另一类是实验室内的设施布局、卫生条件、整洁程度等人为影响因素。

对于物理条件的环境因素要根据实验室的需要建立量化的指标进行标识，并设置合理的范围进行限制。对于其他人为的环境因素则需要参考5S的标准进行规范化要求，保持整洁的卫生环境,合理的设施布局和人员安排,并可通过各类明文标识来实现。分区管理是实验室生物安全的基础,属于环境管理的重要内容。

(2)环境条件的监控和记录

1)当有关规定要求或当环境因素可能影响检验结果的质量时,实验室应进行监测和控制,记录环境条件并设置警戒限,具体的限制范围需要参照行业标准或仪器试剂说明书。应特别注意微生物、灰尘、电磁干扰、辐射、湿度、电力供应状态、温度和声音及振动水平等。实验室管理层应该创造和利用可能的条件来满足物理环境因素的限制范围,这是检验质量的基本保障。

2)工作区域保持清洁,需采取措施确保实验室良好的内务管理。整洁和清洁的工作区域有利于工作人员的健康和提高工作效率。实验室应明确有用还是无用的物品,清理去除无用的物品,将有用的物品进行归类、编号、列出物品清单、规定物品存放的地方,并摆放整齐,一目了然。工作人员应遵守物品放置规定并养成良好的使用物品的习惯。

(罗　强)

第二十一章

实验室设备、试剂和耗材

第一节 标准描述

5.3 实验室设备、试剂和耗材

注1：根据本准则的用途，实验室设备包括仪器的硬件和软件、测量系统和实验室信息系统。

注2：试剂包括参考物质、校准物和质控物；耗材包括培养基、移液器吸头、载玻片等。

注3：外部服务、设备、试剂和耗材的选择和购买等相关内容见4.6。

5.3.1 设备

5.3.1.1 总则

实验室应制定设备选择、购买和管理的文件化程序。

实验室应配备其提供服务所需的全部设备（包括样品采集、样品准备、样品处理、检验和储存）。如实验室需要使用非永久控制的设备，实验室管理层也应确保符合本准则的要求。

必要时，实验室应更换设备，以确保检验结果质量。

5.3.1.2 设备验收试验

实验室应在设备安装和使用前验证其能够达到必要的性能，并符合相关检验的要求（见5.5.1）。

注：本要求适用于：实验室使用的设备、租用设备或在相关或移动设施中由实验室授权的其他人员使用的设备。

每件设备应有唯一标签、标识或其他识别方式。

5.3.1.3 设备使用说明

设备应始终由经过培训的授权人员操作。

设备使用、安全和维护的最新说明，包括由设备制造商提供的相关手册和使用指南，应便于获取。

实验室应有设备安全操作、运输、储存和使用的程序，以防止设备污染或损坏。

5.3.1.4 设备校准和计量学溯源

实验室应制定文件化程序，对直接或间接影响检验结果的设备进行校准，内容包括：

a)使用条件和制造商的使用说明；

b)记录校准标准的计量学溯源性和设备的可溯源性校准；

c)定期验证要求的测量准确度和测量系统功能;

d)记录校准状态和再校准日期;

e)当校准给出一组修正因子时,应确保之前的校准因子得到正确更新;

f)安全防护以防止因调整和篡改而使检验结果失效。

计量学溯源性应追溯至可获得的较高计量学级别的参考物质或参考程序。

注:追溯至高级别参考物质或参考程序的校准溯源文件可以由检验系统的制造商提供。只要使用未经过修改的制造商检验系统和校准程序,该份文件即可接受。

当计量学溯源不可能或无关时,应用其他方式提供结果的可信度,包括但不限于以下方法:

——使用有证标准物质;

——经另一程序检验或校准;

——使用明确建立、规定、确定了特性的并由各方协商一致的协议标准或方法。

5.3.1.5　设备维护与维修

实验室应制定文件化的预防性维护程序,该程序至少应遵循制造商说明书的要求。

设备应维护处于安全的工作条件和工作顺序状态,应包括检查电气安全、紧急停机装置(如有),以及由授权人员安全操作和处理化学品、放射性物质和生物材料。至少应使用制造商的计划和(或)说明书。

当发现设备故障时,应停止使用并清晰标识。实验室应确保故障设备已经修复并验证,表明其满足规定的可接受标准后方可使用。实验室应检查设备故障对之前检验的影响,并采取应急措施或纠正措施(见4.10)。

在设备投入使用、维修或报废之前,实验室应采取适当措施对设备去污染,并提供适于维修的空间和适当的个人防护设备。

当设备脱离实验室的直接控制时,实验室应保证在其返回实验室使用之前验证其性能。

5.3.1.6　设备不良事件报告

由设备直接引起的不良事件和事故,应按要求进行调查并向制造商和监管部门报告。

5.3.1.7　设备记录

应保存影响检验性能的每台设备的记录,包括但不限于以下内容:

a)设备标识;

b)制造商名称、型号和序列号或其他唯一标识;

c)供应商或制造商的联系方式;

d)接收日期和投入使用日期;

e)放置地点;

f)接收时的状态(如新设备、旧设备或翻新设备);

g)制造商说明书;

h)证明设备纳入实验室时最初可接受使用的记录;

i)已完成的保养和预防性保养计划;

j)确认设备可持续使用的性能记录;

k)设备的损坏、故障、改动或修理。

以上j)中提及的性能记录应包括全部校准和(或)验证的报告/证书复件,包含日期、时间、结果、调整、接受标准以及下次校准和(或)验证日期,以满足本条款的部分或全部要求。

设备记录应按实验室记录控制程序(见 4.13)的要求,在设备使用期或更长时期内保存并易于获取。

5.3.2　试剂和耗材

5.3.2.1　总则

实验室应制定文件化程序用于试剂和耗材的接收、储存、验收试验和库存管理。

5.3.2.2　试剂和耗材——接收和储存

当实验室不是接收单位时,应核实接收地点具备充分的储存和处理能力,以保证购买的物品不会损坏或变质。

实验室应按制造商的说明储存收到的试剂和耗材。

5.3.2.3　试剂和耗材——验收试验

每当试剂盒的试剂组分或试验过程改变,或使用新批号或新货运号的试剂盒之前,应进行性能验证。

影响检验质量的耗材应在使用前进行性能验证。

5.3.2.4　试剂和耗材——库存管理

实验室应建立试剂和耗材的库存控制系统。

库存控制系统应能将未经检查和不合格的试剂和耗材与合格的分开。

5.3.2.5　试剂和耗材——使用说明

试剂和耗材的使用说明包括制造商提供的说明书,应易于获取。

5.3.2.6　试剂和耗材——不良事件报告

由试剂或耗材直接引起的不良事件和事故,应按要求进行调查并向制造商和相应的监管部门报告。

5.3.2.7　试剂和耗材——记录

应保存影响检验性能的每一试剂和耗材的记录,包括但不限于以下内容:

a)试剂或耗材的标识;

b)制造商名称、批号或货号;

c)供应商或制造商的联系方式;

d)接收日期、失效期、使用日期、停用日期(适用时);

e)接收时的状态(例如:合格或损坏);

f)制造商说明书;

g)试剂或耗材初始准用记录;

h)证实试剂或耗材持续可使用的性能记录。

当实验室使用配制试剂或自制试剂时,记录除上述内容外,还应包括制备人和制备日期。

第二节　编写要点

一、实验室设备

1. 定义　实验室设备包括仪器的硬件和软件、测量系统和实验室信息系统。

提示:设备与设施的区别:实验室设备是指与实验室检验结果密切相关的物品,如测量系统等;实验室设施是检测活动的基本保障,如电力供应、照明、供水等。

2. 实验室设备的配置　实验室设备应与所提供的服务相适应,只要是实验室使用的设备都应得到控制,这些设备包括样品采集、样品准备、样品处理、检验和储存等过程所需用到的设备。在选择设备时,要考虑能源消耗和将来的处置(注意环境保护)。非永久控制的设备(如租用、借用的设备)也应符合实验室管理控制要求。

为了保证检验质量,实验室应监控设备的性能和使用年限,如果设备性能达不到要求或者影响了检验质量,则应立即更换设备。

3. 设备的验收与性能要求　设备在安装时及常规使用中应能够显示出达到的性能标准,并符合相关检验要求。设备性能指标主要指正确度、精密度、可报告范围、灵敏度、分析干扰等。租用的设备或者由实验室授权使用的移动设备等,也要符合该要求。

使用供应商推荐的"检测系统"(包括仪器,配套的专用试剂、校准品、操作程序、质控和维护计划等)有利于保障检测结果的"溯源性"。

实验室应定期评价仪器设备性能,以保证和维持其正常功能状态。当设备脱离实验室的直接控制时(如外借等),实验室应保证在其返回实验室使用之前验证其性能,且性能应该符合要求。

4. 制定设备的操作和使用程序　该程序应包括原理、检测系统校准、质量控制、检测使用步骤、维护保养等,以及为了防止设备污染或损坏的设备安全操作、运输、存放和使用的程序,该程序至少应遵循制造商的建议,包括由设备制造商提供的相关手册和使用指南,并要便于获取。

实验室应制定有关仪器设备安全的作业指导书,包括检查电气安全、安全操作、运输、存放及对化学、放射性和生物材料的处置和人员防护措施。操作人员应方便得到这些指导资料。

5. 设备的管理

(1)设备的授权操作:使用设备的人员应首先经过相关的培训,培训合格后,由管理层授权的人员才可以操作设备,并可很方便地得到设备使用及维护的最新指导书(包括减少污染的措施)。

(2)设备标识:设备的标识分为唯一性标识和状态标识。每件设备均应有唯一性标识或其他识别方式。只要可行,实验室控制的需校准或验证的设备,要贴状态标识以标明仪器设备已经过校准或验证的状态,性能正常,并标明有效期或再次校准/验证的日期。

(3)设备校准和计量学溯源:该要素编写时应注意三个方面:制定仪器设备校准程序;制定检测系统校准程序;制定程序保证计量学溯源不可能或无关时检验结果的可信度。

1)实验室应定期对影响检验结果的检测仪器设备进行校准,校准需符合以下基本要求:

a)应按国家法规要求对强检设备进行检定。对于应进行外部校准的设备,如果符合检测目的和要求,可按制造商校准程序进行。对于分析设备和辅助设备的内部校准应符合CNAS-CL31《内部校准要求》。

b)对于检验仪器和设备,实验室应与制造商或相关方一起制订校准程序,该程序应至少遵循制造商的使用说明,以及符合相关的卫生行业标准或者相关国家标准。内容应包括定期验证要求的测量准确度和各个测量系统的功能如加样系统、温控系统等以及校准修正因子的正确更新和安全防护以防止因调整和篡改而使检验结果失效的程序内容,同时,还应验证校准后的仪器状态等;

c)校准通常由厂家具有资质的经授权的工程师与实验室技术人员共同完成,校准报告需经实验室管理层确认；

　　d)记录校准状态和再校准日期；

　　e)记录校准标准的计量学溯源性和设备的可溯源性校准。

　　2)对于定量检测结果,实验室应能够证明其测量结果具备计量溯源性,应符合CNAS-CL06《测量结果的溯源性要求》。计量学溯源性应追溯至可获得的较高计量学级别的参考物质或参考程序。追溯至高级别参考物质或参考程序的校准溯源文件可以由检测系统的制造商提供,只要使用未经过修改的制造商检测系统和校准程序,该份文件即可接受。使用配套检测系统时,可使用制造商的溯源性文件,并制订适宜的正确度验证计划。

　　3)当计量学溯源不可能或无关时,应用其他方式提供结果的可信度证明,包括但不限于以下方法：

　　a)使用有证标准物质对检测系统进行定期校准或者作为测量正确度的控制物质；

　　b)经另一程序检验如参加适当的正确度验证计划或者实验室间比对活动；

　　c)使用相应的参考物质：此参考物质必须是有资格的供应商提供的有证标准物质,并附有材料特性的详细说明；

　　d)使用明确建立、规定、确定了特性的并由各方协商一致的协议标准或方法。制造商建议的常规测量程序属于公认测量方法/标准。

　　如以上方式无法实现,检验科可通过以下方式提供实验室检测结果可信度的证明：参加适宜的能力验证/室间质评,且在最近一个完整的周期内成绩合格；与使用相同检测方法的已获认可的实验室、或与使用配套检测系统的实验室进行比对,结果满意。

　　注：以上方法只是提供检验结果的可信度证明,并不能提供溯源性证明。

　　4)实验室应对检测系统定期进行校准,以保证检测结果的可信度。校准周期应至少遵照制造商的建议。当出现下列情况之一时,应考虑对检测系统进行校准：

　　a)按仪器和试剂盒规定的时间定期对仪器和检验项目进行校准；

　　b)检测系统发生较大变化,如：对仪器进行大的维修、更换主要部件、更换不同批号新的试剂盒；

　　c)质控结果失控时；

　　d)非配套检测系统的校准参见《结果计量溯源性/可信度管理程序》。

　　提示：a)仪器校准与检测系统校准有区别,检测系统校准是仪器校准的内容之一,通常只是在检测系统做了改变如试剂批号改变、仪器和试剂盒规定的时间需要校准或者是失控、仪器故障后或者进行了关键部件的维护后,用校准品对检测系统的分析校准(旧称定标),评定示值误差,校准后还需要通过合适的方式进行校准验证,通常不涉及对仪器固件如光路、比色杯、孵育系统等光、机、电的全面校准。仪器校准是采用校准规范或校准方法,监视及测量装置量值是否准确。属自下而上的量值溯源,评定示值误差。可以自校、外校或自校与外校结合。通常由仪器工程师(在仪器安装后及使用中)、外部计量机构或校准实验室技术人员等定期进行,主要校准仪器的光路,电路及样品针、试剂针位置等光、机、电三部分的技术参数。

　　b)校准和检定不同：校准是采用校准规范或校准方法,也可采用国家统一规定,也可由组织自己制定,自行确定监视及测量装置量值是否准确。属自下而上的量值溯源,评定示值误差。可以自校、外校或自校与外校结合。校准不判定是否合格,只评定示值误差。发出校准证书或校准报告。校准结论属没有法律效力的技术文件。

检定是根据国家授权的计量部门统一制定的检定规程,对计量特性进行强制性的全面评定,属量值统一,检定是否符合规定要求。属自上而下的量值传递。只能在规定的检定部门或经法定授权具备资格的组织进行。依据检定规程规定的量值误差范围,给出合格与不合格的判定,发给检定合格证书。检定结论属具有法律效力的文件,作为计量器具或测量装置检定的法律依据。

(4)设备不良事件报告:由设备直接引起的不良事件和事故,例如实验室仪器、其他附属设备(如用于抽血或标本采集的设备)发生不良事件或事故时,应按要求进行调查并向制造商和监管部门如实验室的上级主管部门设备处、医教处、当地食品药品监督管理局、卫生行政部门等相关部门报告,实验室应对人员进行不良事件报告的培训。

(5)设备记录:实验室应保持影响检测性能的每件重要设备的记录,至少包括:设备标识;制造商名称、型号、系列号或其他唯一标识;重要设备制造商的联系人和电话;到货日期和投入运行日期;当前的位置(适用时);接收时的状态(例如新品、使用过、修复过);制造商的说明书或其存放处;证实设备可以使用的设备性能记录;已执行及计划进行的维护;设备的损坏、故障、改动或修理;预计更换日期(可能时);记录校准的修正因子,及时更新备份。

这些记录应形成档案,保证在设备使用期内或法律法规要求的时间内可供查阅。

(6)设备维护与维修保养

1)实验室应制定文件化的预防性维护保养程序,如每天开关机,清洁清理,日保养、月保养、年保养等,该程序至少应遵循制造商说明书的要求。

2)实验室应至少使用制造商的计划和(或)说明书,保证设备安全使用。设备应维护使其处于安全的工作条件和工作顺序状态,应包括定期检查电气安全、紧急停机装置(如有)等。所有操作,应由经培训后获得授权的人员进行,包括设备的安全操作和处理化学品、放射性物质和生物材料。

3)当发现设备故障时,应停止使用并清晰标识,以防止其他不清楚情况的人员误用。当发生故障后,应立即启动措施维修。故障排除后,应确保故障设备已经修复并验证,表明其满足规定的可接受标准后方可使用,通常应经校准、验证或检测表明其达到规定的可接受标准后方可使用。同时,实验室还应检查设备故障对之前检验的影响,并采取应急措施或纠正措施(见4.10)。

如果设备脱离实验室直接控制,如实验室地址搬迁,设备外借或者外出维修保养,或者离开实验室外出检测,或者每个月使用次数不超过一次,则该设备在重新使用之前,应进行核查,并确保其正常工作状态。

在设备投入使用、维修或报废之前,实验室应采取适当措施对设备去污染,并提供去污染清单给相关人员。同时还要保证有适于维修的空间和提供适当的个人防护设备。

提示:并不是每一次设备故障修复后都要验证其性能,只有在关键设备故障后,才应验证并检查设备故障对之前检验的影响,如光路系统、加样系统、温控系统等的故障,实验室应评估哪些故障对检验结果有影响,制定并采取相应的故障修复后验证措施。

二、试剂和耗材

1. 试剂和耗材的接收　实验室对试剂和耗材的接收要求应包括但不限于核对发票和送货单上的批号、有效期、数量、规格、供应商的运输条件是否符合要求以及价格是否一致等,接收后最好签字确认。如不符合要求,应拒收。当实验室不是接收单位时,应核实接收地点如供应商的冰箱或试剂库是否具备充分的储存和处理能力,以保证购买的物品不会损坏或变质。

实验室接收到的试剂和耗材,应立即按制造商的说明和环境要求储存。当确需改变储存环境时,需提供验证材料。

2. 试剂和耗材的验收试验 影响检验质量的试剂和耗材,包括分装的质控品等,应在使用前进行性能验证,若试剂盒的试剂组分或试验过程改变,或使用新批号或新货运号的试剂盒之前,也应进行性能验证。验证的方式有:通过检测质控样品并验证结果的可接受性、供应商对其质量管理体系的符合性声明(质量认证情况)、方法学性能评价等。必要时应重新验证生物参考区间。

3. 试剂和耗材的储存和库存管理 实验室应建立试剂和耗材的库存控制系统。库存控制系统应能将未经检查的和已检查合格的试剂区分开,也能将不合格的试剂和耗材与合格的分开,能够监控有效期,防止使用过期试剂和耗材。

库存系统不一定要信息化,没有条件的实验室也可采用手工登记控制。当然,理想状态是建立信息化的库存系统,实时监控。

4. 试剂和耗材使用说明 试剂和耗材的使用说明应包括制造商提供的说明书,应易于获取。实验室可根据制造商说明书制订程序化文件对试剂和耗材的使用进行控制。实验室不得擅自更改试剂的使用程序,如试剂的加样量、标本的加样量、试剂的加样顺序等,以免影响检验质量。任何改变,均应得到验证,并能提供验证材料。

5. 试剂和耗材——不良事件报告 由试剂或耗材直接引起的不良事件,应按要求进行调查并向制造商和相应的监管部门报告。参见设备的不良事件报告。

6. 试剂和耗材的记录要求 应保存影响检测性能的每一试剂和耗材的记录,包括但不限于以下内容:

a)试剂或耗材的标识;

b)制造商名称、批号或货号;

c)供应商或制造商的联系方式;

d)接收日期、失效期、使用日期、停用日期(适用时);

e)接收时的状态(例如:合格或损坏);

f)制造商说明书;

g)试剂或耗材初始准用记录;

h)证实试剂或耗材持续可使用的性能记录。

7. 自配试剂的管理 实验室根据实际工作的需要,可能会有少量的自配试剂。当实验室使用配制试剂或自制试剂时,记录除上述内容外,还应在盛装的容器上注明包括试剂名称、浓度、储存要求、配制日期、有效期和配制人等。试剂的配制方法应在作业指导书中说明。对于分装的质控品,应有记录、储存要求、配制人等信息,同时应对存放时间内的稳定性进行验证。

(柯培锋)

第二十二章

检验前过程

第一节 标 准 描 述

5.4 检验前过程

5.4.1 总则

实验室应制定检验前活动的文件化程序和信息,以保证检验结果的有效性。

5.4.2 提供给患者和用户的信息

实验室应为患者和用户提供实验室服务的信息。这些信息应包括:

a)实验室地址;

b)实验室提供的临床服务种类,包括委托给其他实验室的检验;

c)实验室开放时间;

d)实验室提供的检验,适当时,包括样品所需的信息、原始样品的量、特殊注意事项、周转时间(可在总目录或检验组合中提供)、生物参考区间和临床决定值;

e)检验申请单填写说明;

f)患者准备说明;

g)患者自采样品的说明;

h)样品运送说明,包括特殊处理要求;

i)患者知情同意要求(例如:需要委托检验时,同意向相关医疗专家公开临床信息和家族史);

j)实验室接受和拒收样品的标准;

k)已知对检验性能或结果解释有重要影响的因素的清单;

l)检验申请和检验结果解释方面的临床建议;

m)实验室保护个人信息的政策;

n)实验室处理投诉的程序。

实验室应向患者和用户提供包括需进行的临床操作的解释等信息,以使其知情并同意。需要时,应向患者和用户解释提供患者和家庭信息的重要性(例如解释基因检验结果)。

5.4.3 申请单信息

申请单或电子申请单应留有空间以填入下述(但不限于)内容:

a)患者身份识别,包括性别、出生日期、患者地点/详细联系信息、唯一标识;

注:唯一识别可包括字母和(或)数字的识别号,例如住院号或个人保健号。

b)医师、医疗服务提供者或其他依法授权的可申请检验或可使用医学资料者的姓名或其他唯一识别号,以及报告的目的地和详细联系信息;

c)原始样品的类型,以及原始解剖部位(相关时);

d)申请的检验项目;

e)与患者和申请项目相关的临床资料,用于检验操作和解释检验结果目的;

注:检验操作和解释检验结果需要的信息可包括患者的家系、家族史、旅行和接触史、传染病和其他相关临床信息,还可包括收费信息、财务审核、资源管理和使用的审核。患者宜知晓收集的信息和目的。

f)原始样品采集日期,采集时间(相关时);

g)样品接收日期和时间。

注:申请单的格式(如电子或纸质)及申请单送达实验室的方式宜与实验室服务用户讨论后决定。

实验室应制定针对口头申请检验的文件化程序,包括在规定时限内提供申请单(或电子申请单)进行确认。

实验室在澄清用户的申请内容时,应有意愿与用户或其代表进行合作。

5.4.4　原始样品采集和处理

5.4.4.1　总则

实验室应制定正确采集和处理原始样品的文件化程序。文件化程序应可供负责原始样品采集者使用,无论其是否为实验室的员工。

当按照用户要求,文件化采集程序的内容发生偏离、省略和增加时,应记录并纳入含检验结果的所有文件中,并通知适当的人员。

注1:对患者执行的所有程序需患者知情同意。对于大多数常规实验室程序,如患者携带申请单自行到实验室并愿意接受普通的采集程序如静脉穿刺,即可推断患者已同意。对住院患者,正常情况下,宜给予其拒绝(采集的)机会。特殊程序,包括大多数侵入性程序或那些有增加并发症风险的程序,需有更详细的解释,在某些情况下,需要书面同意。紧急情况时不可能得到患者的同意,此时,只要对患者最有利,可以执行必需的程序。

注2:在接待和采样期间,宜充分保护患者隐私。保护措施与申请信息的类型和采集的原始样品相适应。

5.4.4.2　采集前活动的指导

实验室对采集前活动的指导应包括以下内容:

a)申请单或电子申请单的填写;

b)患者准备(例如:为护理人员、采血者、样品采集者或患者提供的指导);

c)原始样品采集的类型和量,原始样品采集所用容器及必需添加物;

d)特殊采集时机(需要时);

e)影响样品采集、检验或结果解释,或与其相关的临床资料(如用药史)。

5.4.4.3　采集活动的指导

实验室对采集活动的指导应包括以下内容：

a)接受原始样品采集的患者身份的确认；

b)确认患者符合检验前要求，例如：禁食、用药情况（最后服药时间、停药时间）、在预先规定的时间或时间间隔采集样品等；

c)血液和非血液原始样品的采集说明、原始样品容器及必需添加物的说明；

d)当原始样品采集作为临床操作的一部分时，应确认与原始样品容器、必需添加物、必需的处理、样品运输条件等相关的信息和说明，并告知适当的临床工作人员；

e)可明确追溯到被采集患者的原始样品标记方式的说明；

f)原始样品采集者身份及采集日期的记录，以及采集时间的记录（必要时）；

g)采集的样品运送到实验室之前的正确储存条件的说明；

h)采样物品使用后的安全处置。

5.4.5　样品运送

实验室对采集后活动的指导应包括运送样品的包装。

实验室应制定文件化程序监控样品运送，确保符合以下要求：

a)运送时间适合于申请检验的性质和实验室专业特点；

b)保证收集、处理样品所需的特定温度范围，使用指定的保存剂，以保证样品的完整性；

c)确保样品完整性，确保运送者、公众及接收实验室安全，并符合规定要求。

注：不涉及原始样品采集和运送的实验室，当接受的样品完整性被破坏或已危害到运送者或公众的安全时，立即联系运送者并通知应采取的措施以防再次发生，即可视为满足5.4.5 c)的要求。

5.4.6　样品接收

实验室的样品接收程序应确保满足以下条件：

a)样品可通过申请单和标识明确追溯到确定的患者或地点；

b)应用实验室制定并文件化的样品接受或拒收的标准；

c)如果患者识别或样品识别有问题，运送延迟或容器不适当导致样品不稳定，样品量不足，样品对临床很重要或样品不可替代，而实验室仍选择处理这些样品，应在最终报告中说明问题的性质，并在结果的解释中给出警示（适用时）；

d)应在登记本、工作单、计算机或其他类似系统中记录接收的所有样品。应记录样品接收和(或)登记的日期和时间。如可能，也应记录样品接收者的身份；

e)授权人员应评估已接收的样品，确保其满足与申请检验相关的接受标准；

f)应有接收、标记、处理和报告急诊样品的相关说明。这些说明应包括对申请单和样品上所有特殊标记的详细说明、样品转送到实验室检验区的机制、应用的所有快速处理模式和所有应遵循的特殊报告标准。

所有取自原始样品的部分样品应可明确追溯至最初的原始样品。

5.4.7　检验前处理、准备和储存

实验室应有保护患者样品的程序和适当的设施，避免样品在检验前活动中以及处理、准备、储存期间发生变质、遗失或损坏。

实验室的程序应规定对同一原始样品申请附加检验或进一步检验的时限。

第二节　编写要点

1. 定义　检验前过程包括临床医师开出检验申请单到分析测定前的全部过程,包括填写检验申请表,患者准备,样品的采集、运送、贮存和前处理等多个环节。

2. 提供给患者和用户的信息　提供给患者和用户的实验室服务信息应至少包含实验室可提供的检验项目信息(包含委托检验项目,适当时包括所需样品类型、原始样品的量、特殊注意事项及影响因素、检验周期、生物学参考区间及临床决定值等),检验项目合理选择的指导信息和结果解释的建议,患者知情同意的要求、患者准备及自采样品的指导,样品运送说明及接收和拒收标准等。实验室的基本信息如地址、开放时间、提供临床服务的种类、保护个人信息的政策及处理投诉的程序等也应提供给患者和用户。

3. 对检验申请表的要求　检验申请表的内容应与实验室服务对象商讨,并符合相关法规的要求。检验申请表必须包括足够的信息,以识别患者、样品和申请者,同时应提供相关的临床资料。申请表应至少包含以下内容:患者的唯一标识(如住院号或门诊号及其姓名);检验申请者的唯一标识及报告送达地;原始样品的类型和原始解剖部位(相关时);申请的检验项目;患者的相关临床资料(至少应包括性别、出生日期和临床诊断,以备解释检验结果时使用);原始样品采集日期,采集时间(相关时);实验室收到样品的日期和时间。

4. 制定原始样品采集程序　原始样品的采集是检验质量的源头,必须加以控制。实验室管理层应制定正确采集和处理原始样品的专用指导书提供给原始样品采集人员。原始样品采集程序应受控,应包括以下内容:原始样品采集之前,申请表或电子申请表的填写;相关的临床资料(如临床诊断、用药史等);向医护人员和患者提供有关准备的指导;原始样品采集的类型和量,所用的容器以及必需的添加物,特殊采集时机(如需要)等;原始样品采集时应确认患者的标识和准备符合要求;原始样品的标记和识别;从样品采集到实验室接收样品期间所需的任何特殊的处理(如运输要求、冷藏、保温、立即送检等);原始样品采集人员的身份识别;对样品采集过程中所使用的材料进行安全处置;已检样品贮存的要求;申请附加检验项目的说明及其时间限制;对分析失败而需重新进行检验,或对同一原始样品进一步检验的说明。

5. 原始样品溯源性的控制　检测样品应可以明确追溯到最初的原始样品,原始样品应可追溯到具体的患者,以保证检验报告的唯一性。实验室不应接受或处理缺乏正确标识的原始样品,否则应明确相应的责任。

提示:为了保证样品的唯一性和可追溯性,实验室最好使用条形码,可以保证编号不重复;最好使用原始采集管检测,不要再次分取样品。否则,必须建立编号的规则,逐次编号,防止重复,以保证样品的追溯性。

6. 样品运送的控制　实验室应监控样品向实验室的运送过程,确保及时、有效和安全:①根据检验项目的性质和实验室的相关规定,在采集样品后在规定的时间内送达实验室;②确保保存剂及样品运送的温度范围符合要求;③运送方式应确保运送人员、公众和接收实验室的安全,并遵循相关法律法规的要求。

7. 样品接收和拒收的控制　实验室应制定接收或拒收原始样品的准则,记录原始样品收到的日期、时间和接收人等,并明确各个环节的责任。如果接收了不合格的原始样品,应在最终的报告中说明问题的性质,并注意解释检验结果。

8. 制定紧急样品的处理程序　实验室应制定对标识有"紧急"字样样品的处理程序,包括原始样品的接收、标识、处理、检测和报告过程。

9. 制定口头申请检验程序　实验室应制定口头申请检验的书面程序,包括各方的责任、申请程序、提供申请表进行确认的规定时限、如何识别患者和样品、检验项目、可以追溯的相关记录等。

10. 检验后样品的保存　明确样品在保证性状稳定条件下的保留时间,以便在出具结果报告后可以复查,或用于附加及进一步检验,并对申请此类检验的项目及时限做出规定。

(王丽娜)

第二十三章

检验过程

◆ ◆ ◆

第一节 标准描述

5.5 检验过程

5.5.1 检验程序的选择、验证和确认

5.5.1.1 总则

实验室应选择预期用途经过确认的检验程序,应记录检验过程中从事操作活动的人员身份。

每一检验程序的规定要求(性能特征)应与该检验的预期用途相关。

注:首选程序可以是体外诊断医疗器械使用说明中规定的程序,公认/权威教科书、经同行审议过的文章或杂志发表的,国际公认标准或指南中的,或国家、地区法规中的程序。

5.5.1.2 检验程序验证

在常规应用前,应由实验室对未加修改而使用的已确认的检验程序进行独立验证。

实验室应从制造商或方法开发者获得相关信息,以确定检验程序的性能特征。

实验室进行的独立验证,应通过获取客观证据(以性能特征形式)证实检验程序的性能与其声明相符。验证过程证实的检验程序的性能指标,应与检验结果的预期用途相关。

实验室应将验证程序文件化,并记录验证结果。验证结果应由适当的授权人员审核并记录审核过程。

5.5.1.3 检验程序的确认

实验室应对以下来源的检验程序进行确认:

a)非标准方法;

b)实验室设计或制定的方法;

c)超出预定范围使用的标准方法;

d)修改过的确认方法。

方法确认应尽可能全面,并通过客观证据(以性能特征形式)证实满足检验预期用途的特定要求。

注:检验程序的性能特征宜包括:测量正确度、测量准确度、测量精密度(含测量重复性和测量中间精密度)、测量不确定度、分析特异性(含干扰物)、分析灵敏度、检出限和定量限、测量区间、诊断特异性和诊断灵敏度。

实验室应将确认程序文件化,并记录确认结果。确认结果应由授权人员审核并记录审核过程。

当对确认过的检验程序进行变更时,应将改变所引起的影响文件化,适当时,应重新进行确认。

5.5.1.4 被测量值的测量不确定度

实验室应为检验过程中用于报告患者样品被测量值的每个测量程序确定测量不确定度。实验室应规定每个测量程序的测量不确定度性能要求,并定期评审测量不确定度的评估结果。

注1:与实际测量过程相关联的不确定度分量从接收样品启动测量程序开始,至输出测量结果终止。

注2:测量不确定度可在中间精密度条件下通过测量质控物获得的量值进行计算,这些条件包括了测量程序标准操作中尽可能多而合理的常规变化,例如:不同批次试剂和校准物、不同操作者和定期仪器维护。

注3:测量不确定度评估结果实际应用的例子,可包括确认患者结果符合实验室设定的质量目标,将患者结果与之前相同类型的结果或临床决定值进行有意义的比对。

实验室在解释测量结果量值时应考虑测量不确定度。需要时,实验室应向用户提供测量不确定度评估结果。

当检验过程包括测量步骤但不报告被测量值时,实验室宜计算有助于评估检验程序可靠性或对报告结果有影响的测量步骤的测量不确定度。

5.5.2 生物参考区间或临床决定值

实验室应规定生物参考区间或临床决定值,将此规定的依据文件化,并通知用户。

当特定的生物参考区间或决定值不再适用服务的人群时,应进行适宜的改变并通知用户。

如果改变检验程序或检验前程序,实验室应评审相关的参考区间和临床决定值(适用时)。

5.5.3 检验程序文件化

检验程序应文件化,并应用实验室员工通常理解的语言书写,且在适当的地点可以获取。

任何简要形式文件(如卡片文件或类似应用的系统)的内容应与文件化程序对应。

注1:只要有程序文件的全文供参考,工作台处可使用用作快速参考程序的作业指导书、卡片文件或总结关键信息的类似系统。

注2:检验程序可参考引用产品使用说明的信息。

所有与检验操作相关的文件,包括程序文件、纪要文件、简要形式文件和产品使用说明书,均应遵守文件控制要求。

除文件控制标识外,检验程序文件应包括:

a)检验目的;

b)检验程序的原理和方法;

c)性能特征(见5.5.1.2和5.5.1.3);

d)样品类型(如:血浆、血清、尿液);

e)患者准备;

f)容器和添加剂类型;

g)所需的仪器和试剂;

h)环境和安全控制;

i)校准程序(计量学溯源);

j)程序性步骤;

k)质量控制程序;

l)干扰(如:脂血、溶血、黄疸、药物)和交叉反应;

m)结果计算程序的原理,包括被测量值的测量不确定度(相关时);

n)生物参考区间或临床决定值;

o)检验结果的可报告区间;

p)当结果超出测量区间时,对如何确定定量结果的说明;

q)警示或危急值(适当时);

r)实验室临床解释;

s)变异的潜在来源;

t)参考文献。

当实验室拟改变现有的检验程序,而导致检验结果或其解释可能明显不同时,在对程序进行确认后,应向实验室服务的用户解释改变所产生的影响。

注3:根据当地情况,本要求可通过不同方式实现,包括直接邮寄、实验室通讯或作为检验报告的一部分。

第二节 编写要点

1. 定义 检验过程包括从原始样品送达实验室到实验室得到检验结果过程中的一系列活动。

2. 制定检验样品选择和处理程序、检验方法选择程序、检验方法验证程序、检验方法确认程序、测量不确定度评定程序、作业指导书管理程序、生物参考区间或临床决定值评审程序等,该程序应能满足医师、患者等的需求(如检验项目的需求、检测性能的需求、价格的需求等),具有可操作性。

3. 制定检验方法选择程序 检验方法应首先选用体外诊断医疗器械使用说明中规定的程序、在已出版的公认/权威教科书(如统编教材)中、经同行评议的书刊或杂志(如有代表性的 SCI 论文)中,或国际(如 ICSH、IFCC、IUPAC 等国际组织规定的方法)、国家(如全国临床检验操作规程)或地区的法规中所明确的程序,如选用自建检验方法,则需要进行确认。

4. 制定检验方法验证程序 在常规应用前,应由检验科对未加修改而使用的已确认的检验方法进行独立验证。检验科应从制造商或方法开发者中获得相关信息,以确定检验程序的性能特征。检验科进行的独立验证,应通过获取客观证据(以性能特征形式)证实检验方法的性能与其声明相符。验证过程证实的检验方法的性能指标,应与检验结果的预期用途相关。检验科应将验证程序文件化,并记录验证结果。验证结果可由技术主管或适当人员审核,并记录审核过程。

5. 制定检验方法确认程序 检验科应对以下来源的检验方法进行确认:

a)非标准方法;

b)实验室设计或制定的方法;

c)超出预定范围使用的标准方法;

d)修改过的确认方法。

方法确认应尽可能全面,并通过客观证据(以性能特征形式)证实满足检验预期用途的特定要求。检测系统的性能特征宜包括:测量正确度、测量准确度、测量精密度(含测量重复性和测量中间精密度)、测量不确定度、分析特异性(含干扰物)、分析灵敏度、检出限和定量限、测量区间、诊断特异性和诊断灵敏度。

检验科应将确认程序文件化,并记录确认结果。确认结果可由技术主管或适当人员审核,并记录审核过程。当对确认过的检验程序进行变更时,应将改变所引起的影响文件化,适当时,应重新进行确认。

6. 制定检验结果的不确定度评定程序 检验科应为用于报告患者检验结果的每个测量程序评定测量不确定度。检验科应规定每个测量程序的测量不确定度性能要求,并定期评审测量不确定度的评估结果。检验科在解释测量结果量值时应考虑测量不确定度。需要时,应向用户提供测量不确定度评估结果。当检验过程包括测量步骤但不报告被测量值时,检验科宜计算有助于评估检验程序可靠性或对结果报告有影响的测量步骤的测量不确定度。

理想的测量不确定度评定方法,应包含与实际测量过程相关联的不确定度分量,从接收样品启动测量程序开始,至输出测量结果终止。

具有可操作性的测量不确定度评定方法,可在中间精密度条件下通过测量质控物获得的量值进行计算,这些条件包括了测量程序标准操作中尽可能多而合理的常规变化,例如:不同批次试剂和校准物、不同操作者和定期仪器维护等。

测量不确定度评定的结果应尽可能应用于临床,如确认患者结果是否符合检验科设定的质量目标,将患者结果与之前相同类型的结果或临床决定值进行有意义的比对等方法。

7. 制定生物参考区间或临床决定值评审程序 实验室可以采用试剂生产商提供的生物参考区间,但应对生物参考区间进行验证,如不合适,则应按生物参考区间评审程序重新制定。实验室应根据相关文件引用临床决定值。验证或更改的生物参考区间应通知用户。更改的临床决定值也应通知用户。

8. 制定作业指导书管理程序 实验室开展的检验项目以及与检验质量密切相关的仪器设备均应建立相应的作业指导书;要求相关操作人员在工作地点可以查阅和理解;只要可行,试剂盒说明书可作为作业指导书的部分或全部;电子版文件等同书面文件要求;卡片文件应与完整文件的内容相对应,是文件控制的一部分。

作业指导书管理程序视具体情况一般应包括以下内容:文件控制标识;检验项目和方法;检验原理;患者准备;标本类型、标本量、抗凝剂种类、处理方法、标本的稳定性;试剂和仪器:包括供应商、贮存条件及稳定期、准备、性能特征(线性、精密度、测量不确定度、检出限、测定区间、灵敏度和特异性等);环境和安全控制;校准(包括校准物来源、贮存条件及稳定期、准备、校准计划、校准程序);程序步骤;质量控制(包括质控物来源、贮存条件及稳定期、准备、室内质量控制和外部质量评价程序);干扰(如:脂血、溶血、黄疸、药物)和交叉反应;结果计算程序的原理,包括被测量值的测量不确定度(相关时);生物参考区间或临床决定值;患者检验结果的可报告区间;危急值(适当时);临床解释;变异的潜在来源;参考文献等。

当检验科拟改变现有的检验程序,而导致检验结果或其解释可能明显不同时,在对程序进行确认后,应向检验科服务的用户解释改变所产生的影响。解释的方法可根据检验科自身情况,通过不同方式实现,包括直接邮寄、实验室通讯或作为检验报告的一部分等。

(黄宪章　庄俊华)

第二十四章

检验结果质量的保证

第一节 标准描述

5.6 检验结果质量的保证

5.6.1 总则

实验室应在规定条件下进行检验以保证检验质量。

应实施适当的检验前和检验后过程(见4.14.7、5.4、5.7和5.8)。

实验室不应编造结果。

5.6.2 质量控制

5.6.2.1 总则

实验室应设计质量控制程序以验证达到预期的结果质量。

注:在某些国家,本条款所指的质量控制也称为"内部质量控制"。

5.6.2.2 质控物

实验室应使用与检验系统响应方式尽可能接近患者样品的质控物。

应定期检验质控物。检验频率应基于检验程序的稳定性和错误结果对患者危害的风险而确定。

注1:只要可能,实验室宜选择临床决定值水平或与其值接近的质控物浓度,以保证决定值的有效性。

注2:宜考虑使用独立的第三方质控物,作为试剂或仪器制造商提供的质控物的替代或补充。

5.6.2.3 质控数据

实验室应制定程序以防止在质控失控时发出患者结果。

当违反质控规则并提示检验结果可能有明显临床错误时,应拒绝接受结果,并在纠正错误情况并验证性能合格后重新检验患者样品。实验室还应评估最后一次成功质控活动之后患者样品的检验结果。

应定期评审质控数据,以发现可能提示检验系统问题的检验性能变化趋势。发现此类趋势时应采取预防措施并记录。

注:宜尽量采用统计学和非统计学过程控制技术连续监测检验系统的性能。

5.6.3 实验室间比对

5.6.3.1 参加实验室间比对

实验室应参加适于相关检验和检验结果解释的实验室间比对计划(如外部质量评价计划或能力验证计划)。实验室应监控实验室间比对计划的结果,当不符合预定的评价标准时,应实施纠正措施。

注:实验室宜参加满足 GB/T 27043/ISO/IEC 17043 相关要求的实验室间比对计划。

实验室应建立参加实验室间比对的程序并文件化。该程序包括职责规定、参加说明,以及任何不同于实验室间比对计划的评价标准。

实验室选择的实验室间比对计划应尽量提供接近临床实际的、模拟患者样品的比对试验,具有检查包括检验前和检验后程序的全部检验过程的功用(可能时)。

5.6.3.2 替代方案

当无实验室间比对计划可利用时,实验室应采取其他方案并提供客观证据确定检验结果的可接受性。

这些方案应尽可能使用适宜的物质。

注:适宜物质可包括:

—有证标准物质/标准样品;

—以前检验过的样品;

—细胞库或组织库中的物质;

—与其他实验室的交换样品;

—实验室间比对计划中日常测试的质控物。

5.6.3.3 实验室间比对样品的分析

实验室应尽量按日常处理患者样品的方式处理实验室间比对样品。

实验室间比对样品应由常规检验患者样品的人员用检验患者样品的相同程序进行检验。

实验室在提交实验室间比对数据日期之前,不应与其他参加者互通数据。

实验室在提交实验室间比对数据之前,不应将比对样品转至其他实验室进行确认检验,尽管此活动经常用于患者样品检验。

5.6.3.4 实验室表现的评价

应评价实验室在参加实验室间比对中的表现,并与相关人员讨论。

当实验室表现未达到预定标准(即存在不符合)时,员工应参与实施并记录纠正措施。应监控纠正措施的有效性。应评价参加实验室间比对的结果,如显示出存在潜在不符合的趋势,应采取预防措施。

5.6.4 检验结果的可比性

应规定比较程序和所用设备和方法,以及建立临床适宜区间内患者样品结果可比性的方法。此要求适用于相同或不同的程序、设备、不同地点或所有这些情况。

注:在测量结果可溯源至同一标准的特定情况下,如校准物可互换,则认为结果具有计量学可比性。

当不同测量系统对同一被测量物(如葡萄糖)给出不同测量区间以及变更检验方法时,实验室应告知结果使用者在结果可比性方面的任何变化并讨论其对临床活动的影响。

实验室应对比较的结果进行整理、记录,适当时,迅速采取措施。应对发现的问题或不足采取措施并保存实施措施的记录。

第二节　编写要点

1. 定义　质量保证是质量管理的一部分,通过计划和有系统的活动致力于提供质量要求会得到满足的信任,保证检验结果的可比性和可信性。内部质量保证是实验室向其管理者提供信任,外部质量保证是实验室向其服务对象提供信任。信任是建立在足够证据基础之上的。对包括从原始样品送达实验室到实验室完成检验报告的过程中的一系列活动的质量保证即为检验结果质量的保证。

2. 制定内部质量控制程序,特别需要注意提出申请、处理样品、检验(如室内质控程序)以及报告等过程的控制。该程序应为临床医生、护士、检验人员提供清楚易懂的信息,使他们能根据此信息做出医疗和技术决定。目的是保证检验结果达到预期的质量标准。

提示:制定室内质量控制程序时,需根据检验科的实际情况,选择合适的控制品种类、科学设定靶值和控制限、质控方法(规则),以便能够对失控项目进行及时处理。并非失控规则越严格越好,根据检验科的质量目标,合理设置失控规则,避免真失控未发现和假失控检出概率太高。

(1)质控物的选择:检验科应使用与检测系统响应方式尽可能接近患者样品的质控物。应定期检测质控物。质控频率应基于检验程序的稳定性和错误结果对患者危害的风险而确定。只要可能,检验科宜选择临床决定值水平或与其值接近的质控物浓度,以保证决定值的有效性。宜考虑使用独立的第三方质控物,作为试剂或仪器制造商提供的质控物的替代或补充。

(2)质控数据的管理:检验科应制定程序以防止在质控失控时发出患者结果。当违反质控规则并提示检验结果可能有明显临床错误时,应拒绝接受结果,并在纠正错误情况并验证性能合格后重新检验患者样品,还应评估最后一次成功质控活动之后患者样品的检验结果。应定期评审质控数据,以发现可能提示检验系统问题的检验性能变化趋势。发现此类趋势时应采取预防措施并记录。检验科宜尽量采用统计学和非统计学过程控制技术连续监测检验系统的性能。

3. 制定实验室间比对[如外部质量评价计划或能力验证计划,通常为参加卫计委临床检验中心和(或)省临床检验中心和(或)美国 CAP 组织的室间质量评价活动]程序,该程序包括职责规定、参加说明,以及任何不同于实验室间比对计划的评价标准。宜参加满足 GB/T 27043/ISO/IEC 17043 相关要求的实验室间比对计划。实验室应建立参加实验室间比对的程序并文件化。对实验室间的比对结果进行监控,达不到控制标准时及时实施应急措施和(或)纠正措施。

(1)实验室间比对计划的选择:实验室选择的实验室间比对计划应尽量提供接近临床实际的、模拟患者样品的比对试验,具有检查包括检验前和检验后程序的全部检验过程的功用(可能时)。

(2)实验室间比对样品的分析:检验科应尽量按日常处理患者样品的方式处理实验室间比对样品。实验室间比对样品应由常规检验患者样品的人员用检验患者样品的相同程序进行检验。实验室在提交实验室间比对数据日期之前,不应与其他参加者互通数据。实验室在提交实验室间比对数据之前,不应将比对样品转至其他实验室进行确认检验,尽管此活动经常用于患者样品检验。

(3)实验室表现的评价:应评价实验室在参加实验室间比对中的表现,并与相关人员讨论。当实验室表现未达到预定标准(即存在不符合)时,员工应参与实施并记录纠正措施。应监控纠正措施的有效性。应评价参加实验室间比对的结果,如显示出存在潜在不符合的趋势,应采取预防措施。

4. 对于没有参加实验室间比对的项目,通过替代方案确保检验结果的可信度。

这些方案应尽可能使用适宜的物质,适宜物质可包括:

—有证标准物质/标准样品;

—以前检验过的样品;

—细胞库或组织库中的物质;

—与其他实验室的交换样品;

—实验室间比对计划中日常测试的质控物。

5. 检验结果的可比性 制定实验室内部应用不同的程序或设备或在不同地点进行,或以上各项均不同时的定期比对计划和程序,确保检验结果的可比性。

相同或不同的程序、设备、不同地点或所有这些情况不同时,应规定比较程序和所用的设备和方法,以及建立临床适宜区间内患者样品结果可比性的方法。如果在测量结果可溯源至同一标准的特定情况下,如校准物可互换,则认为其结果应具有计量学可比性。

当不同测量系统对同一被测量物(如葡萄糖)给出不同测量区间以及变更检验方法时,实验室应告知结果使用者在结果可比性方面的任何变化,并讨论其对临床活动的影响。

实验室应对比较的结果进行整理、记录,适当时,迅速采取措施。应对发现的问题或不足采取措施并保存实施措施的记录。

（黄宪章　庄俊华）

第二十五章

检验后过程

◆ ◆ ◆

第一节 标 准 描 述

5.7 检验后过程

5.7.1 结果复核

实验室应制定程序确保检验结果在被授权者发布前得到复核,适当时,应对照室内质控、可利用的临床信息及以前的检验结果进行评估。

如结果复核程序包括自动选择和报告,应制定复核标准、批准权限并文件化(见5.9.2)。

5.7.2 临床样品的储存、保留和处置

实验室应制定文件化程序对临床样品进行识别、收集、保留、检索、访问、储存、维护和安全处置。

实验室应规定临床样品保留的时限。应根据样品的性状、检验和任何适用的要求确定保留时间。

注:出于法律责任考虑,某些类型的程序(如组织学检验、基因检验、儿科检验)可能要求对某些样品保留更长的时间。

样品的安全处置应符合地方法规或有关废物管理的建议。

第二节 编 写 要 点

1. 定义 检验后过程也称分析后过程,是指检验之后的过程,包括结果复核、临床材料保留和储存、样品(和废物)处置,以及检验结果的格式、发布、报告和留存等。在本条款中,只特指结果复核、临床材料保留和储存、样品(和废物)处置。

2. 结果复核 实验室应制定程序性文件,确保检验结果在被授权者发布前得到复核。

提示:应授权专门人员复核检验结果,评价检验结果与可获得的患者相关临床信息的符合性,应特别注意从专业角度评价检验结果是否与临床资料相符,可从以下方面进行评估:如对检验结果与患者的年龄、性别、临床诊断等有关临床信息进行系统性评价;对照室内质控结果对检验结果进行评估;对一个样本不同特性结果的相关性进行分析以及利用累积趋势图进行分析等。

3. 临床样品的保留、储存和处置 实验室应制定文件化程序对临床样品进行控制,该控制程序应包括对样品的识别、收集、保留、检索、访问、储存、维护和安全处置。

实验室应制定原始样品及其他实验室样品的保存程序,规定临床样品保留的时限。应根据样品的性状、检验要求和任何其他适用的要求确定保留时间。该保存程序应与实验室服务对象(如医教处、医护人员代表等)进行服务协议评审。内容至少包括保证样品的质量、安全性和保存期。应在能够保持样品性状稳定的前提下,在质量体系文件中对检验后原始样品的贮存地点、条件和时间进行规定,以保证样品的安全性,也便于在出具报告后可以复查、复核,或用于附加检验。如果保存取自原始样品的部分样本如血清或血浆,应可以追溯到最初的原始样品。

出于法律责任考虑,某些类型的程序(如组织学检验、基因检验、儿科检验)可能要求对某些样品保留更长的时间,这要根据相关法律法规而定。

实验室还应制定不再用于检验的样品的处理程序,样品的安全处置应符合我国的相关法律法规的规定,以确保生物安全。建议根据不同类型样本,在作业指导书中做出细化说明,以方便操作人员查询和执行。

(柯培锋)

第二十六章

结 果 报 告

第一节 标准描述

5.8 结果报告

5.8.1 总则

每一项检验结果均应准确、清晰、明确并依据检验程序的特定说明报告。

实验室应规定报告的格式和介质(即电子或纸质)及其从实验室发出的方式。

实验室应制定程序以保证检验结果正确转录。

报告应包括解释检验结果所必需的信息。

当检验延误可能影响患者医疗时,实验室应有通知检验申请者的方法。

5.8.2 报告特性

实验室应确保下述报告特性能够有效表述检验结果并满足用户要求:

a)对可能影响检验结果的样品质量的评估;

b)按样品接受/拒收标准得出的样品适宜性的评估;

c)危急值(适用时);

d)结果解释,适用时可包括最终报告中对自动选择和报告结果的解释的验证(见5.9.2)。

5.8.3 报告内容

报告中应包括但不限于以下内容:

a)清晰明确的检验项目识别,适当时,还包括检验程序;

b)发布报告的实验室的识别;

c)所有由受委托实验室完成的检验的识别;

d)每页都有患者的识别和地点;

e)检验申请者姓名或其他唯一识别号和申请者的详细联系信息;

f)原始样品采集的日期,当可获得并与患者有关时,还应有采集时间;

g)原始样品类型;

h)测量程序(适当时);

i)以 SI 单位或可溯源至 SI 单位,或其他适用单位报告的检验结果;

j)生物参考区间、临床决定值,或支持临床决定值的直方图/列线图(诺谟图),适用时;

注:在某些情况下,将生物参考区间清单或表格在取报告处发给所有实验室服务用户可能是适当的。

k)结果解释(适当时);

注:结果的完整解释需要临床背景信息,而这些信息实验室不一定可获取。

l)其他警示性或解释性注释(例如:可能影响检验结果的原始样品的品质或量、受委托实验室的结果/解释、使用研发中的程序);

m)作为研发计划的一部分而开展的,尚无明确的测量性能声明的检验项目识别;

n)复核结果和授权发布报告者的识别(如未包含在报告中,则在需要时随时可用);

o)报告及发布的日期和时间(如未包含在报告中,在需要时应可提供);

p)页数和总页数(例如:第1页共5页、第2页共5页等)。

第二节 编写要点

1. 报告的方式和格式 检验报告的格式(如电子或书面)及其传达方式,应与实验室服务对象(如医务部等)讨论后决定。

2. 报告的内容 检验结果应清晰易懂,文字表述正确。报告中应包括但不限于以下内容:

(1)清晰明确的检验项目名称,适当时还包括测量方法(如果某检验项目存在多种测量方法且各方法所得的检验结果有显著差异时必须提供测量方法);

(2)发布报告的实验室标识(如实验室名称,委托检验结果的标识应是委托方),最终报告中是否需注明受委托实验室的名称地点,应遵守国家、地区或地方法规等的要求;

(3)患者的唯一性标识(如诊疗卡号或住院号)和申请检验时的部门,如可能,注明报告的送达地(与申请检验时的部门可能不同);

(4)检验申请者(临床医生)的姓名或其他唯一性标识(如临床医生代码)和申请者申请检验时的部门;

(5)原始样品采集日期和时间(适用时),实验室接收样品的时间,报告发布的日期和时间;

(6)原始样品的类型(如静脉血、脑脊液等)和来源部门(如 ICU 病房等);

(7)检验报告对检验操作和检验结果的描述应尽可能使用专业术语,同时注意我国本领域专业术语的特点和规定,如适用,参见《中华人民共和国法定计量单位使用方法》,以 SI 单位或可以溯源至 SI 单位的单位和我国的法定计量单位报告结果;

(8)可以将生物参考区间列表或表格分发给所有接受检验报告的实验室服务对象(如适用);

(9)结果的解释(如需要时,应特别注意参考值上下限值、医学决定水平附近值的解释);

(10)有时需要对原始结果进行修正或校正,此时应在报告单中同时注明原始结果和修正后的结果;

(11)检验结果出现异常甚至危急值时,报告中有规定的符号提示;

(12)授权发布报告者的标识(姓名、签名或其他标识)。如可能,应有审核或发布报告者的签名或授权;

（13）当原始样品的质和量对检验结果有影响时,应注明样品的状态,如溶血、脂血等,并在报告中说明可能对结果造成的影响;

（14）其他注释（例如,委托实验室的结果解释;新方法的使用）;报告中应区别出作为开发新方法的、其测量性能还没有完全确定的那部分检验,需要时,应有检出限和测量不确定度资料供参考或查询;

（15）检验结果中受委托实验室完成的检验项目要注明;

（16）电子和打印出的检验报告都清楚标注检验结果的页数和总页数。

3. 报告的解释　对可能影响检验结果的样品质量依需要进行评估（按样品接受/拒收标准）,而评估的结果在报告中解释栏填写,适用时可包括最终报告中对自动选择和报告结果的解释的验证。

4. 报告的转录　适用时,当实验室需要对来自受委托实验室的检验结果进行转录时,应制定程序以保证检验结果正确转录,需要有核对和可溯源的流程,此部分可以通过完善的信息系统来实现,以减少人为误差。

（罗　强）

第二十七章

结 果 发 布

第一节 标 准 描 述

5.9 结果发布

5.9.1 总则

实验室应制定发布检验结果的文件化程序,包括结果发布者及接收者的详细规定。该程序应确保满足以下条件:

a)当接收到的原始样品质量不适于检验或可能影响检验结果时,应在报告中说明;

b)当检验结果处于规定的"警示"或"危急"区间内时:

—立即通知医师(或其他授权医务人员),包括送至受委托实验室检验的样品的结果(见4.5);

—保存采取措施的记录,包括日期、时间、负责的实验室员工、通知的人员,及在通知时遇到的任何困难;

c)结果清晰、转录无误,并报告给授权接收和使用信息的人;

d)如结果以临时报告形式发送,则最终报告总是发送给检验申请者;

e)应有过程确保经电话或电子方式发布的检验结果只送达至授权的接收者。口头提供的结果应跟随一份书面报告。应有所有口头提供结果的记录。

注1:对某些检验结果(如某些基因检验或感染性疾病检验),可能需要特殊的咨询。实验室宜努力做到,在未经充分咨询之前,不直接将有严重含义的结果告知患者。

注2:屏蔽了患者所有识别的实验室检验结果可用于如流行病学、人口统计学或其他统计学分析。

5.9.2 结果的自动选择和报告

如果实验室应用结果的自动选择和报告系统,应制定文件化程序以确保:

a)规定自动选择和报告的标准。该标准应经批准、易于获取并可被员工理解;

注:当实施自动选择和报告时,需考虑的事项包括:与患者历史数据比较有变化时需复核的结果,以及需要实验室人员进行干预的结果,如不合理结果、不可能的结果或危急值。

b)在使用前应确认该标准可以正确应用,并对可能影响功能的系统变化进行验证;

c)有过程提示存在可能改变检验结果的样品干扰(如溶血、黄疸、脂血);

d)有过程将分析警示信息从仪器导入自动选择和报告的标准中(适当时);

e)在发报告前复核时,应可识别选择出的可自动报告的结果,并包括选择的日期和时间;

f)有过程可快速暂停自动选择和报告功能。

5.9.3　修改报告

当原始报告被修改后,应有关于修改的书面说明以便:

a)将修改后的报告清晰地标记为修订版,并包括参照原报告的日期和患者识别;

b)使用者知晓报告的修改;

c)修改记录可显示修改时间和日期,以及修改人的姓名;

d)修改后,记录中仍保留原始报告的条目。

已用于临床决策且被修改过的结果应保留在后续的累积报告中,并清晰标记为已修改。如报告系统不能显示修改、变更或更正,应保存修改记录。

第二节　编写要点

1. 制定检验周期　实验室管理层在咨询用户后,应为每项检验项目确定检验周期,检验周期应该既能满足用户的需求,也能让实验室顺利完成检测,实验室管理人员应对检验周期和临床医生的反馈意见进行监控、记录和审查,必要时对检验周期进行调整。

2. 报告的延迟　实验室应确保检验报告在规定的检验周期内送达合适的人员,当出现延迟报告时要电话或者当面及时通知申请者,但并非所有的检验延迟都需要通知,只在检验延迟可能影响患者的诊疗情况下才需要。

3. 危急值的报告　实验室管理层与检验申请方及医教科等协商,设立危急值范围(根据不同医院的具体情况,同一指标的范围可不同),并按照设立的危急值范围建立危急值报告程序,规定当检验报告中出现危急值并核实无误后报告和接收的方式、对象和记录,以及出现漏报的处理方法等。在报告过程中遇到困难(如找不到申请医生)均应如实记录。定期对危急值的报告进行评审,完善报告流程。

4. 报告的修改　实验室应该设立报告修改程序,建立修改记录(包括修改的原因、保留修改前的结果、修改人、批准人等),记录要方便查询,设立报告修改权限,并要建立报告修改的上报和批准制度,杜绝随意、超越权限和不良目的的修改报告。定期对报告的修改进行审核,完善流程。信息系统应该能够记录每次报告修改的操作,并让报告的使用者知道报告的修改及其原因。

5. 结果的自动选择和批准　对于规模大、标本量多和自动化程度高的实验室,为了提高检验效率会使用自动选择和报告系统,使用此系统需要建立文件化的标准和程序,以确保其不会出现影响结果的漏洞。

(1)结果的自动选择和批准的建立:实验室应根据临床需求和自身的情况,来设计实施自动选择和报告的标准要求,应包括标本的前处理和自动识别,危急值,不可能或矛盾的结果,历史比较,少见或者罕见的结果,仪器警示等。

(2)结果的自动选择和批准的实施:制定自动选择和报告系统的标准后,要经过全面讨论和审核,并通过验证和模拟,使用前必须对全体员工进行培训和考核,应建立应急处理措施并有详细的记录,应定期进行评审。

6. 临时报告和口头报告 根据用户的需要,可以对检验结果提供临时性的报告和口头报告(如患者危重时,医生急需知道的检验指标,或者需要较长时间的微生物报告的初步结果),临时报告和口头报告之后还应向用户提供最终的正式报告,临时报告和口头报告要和最终正式报告保持一致。要做好临时报告和口头报告的记录,包括报告的内容,报告人、报告的对象和报告时间。

7. 报告的补发 可以根据用户的需要进行报告的补发,要求有适当的程序和标准,用户需要提供合适的补发原因及解释,补发报告要求能保护用户的隐私,补发报告只能给授权的接收人。补发报告不能对原始报告进行任何修改,补发的报告要求有唯一性的辨识标识可与原报告进行区别,信息系统能对补发报告进行提醒并形成记录。

(罗 强)

第二十八章

实验室信息管理

第一节　标准描述

5.10　实验室信息管理

5.10.1　总则

实验室应能访问满足用户需要和要求的服务所需的数据和信息。

实验室应有文件化程序以确保始终能保持患者信息的保密性。

注:在本准则中,"信息系统"包括以计算机及非计算机系统保存的数据和信息的管理。有些要求相对非计算机系统而言可能更适合于计算机系统。计算机系统可包括作为实验室设备功能组成的计算机系统和使用通用软件(如生成、核对、报告及存档患者信息和报告的软件、文字处理、电子制表和数据库应用)的独立计算机系统。

5.10.2　职责和权限

实验室应确保规定信息系统管理的职责和权限,包括可能对患者医疗产生影响的信息系统的维护和修改。

实验室应规定所有使用系统人员的职责和权限,特别是从事以下活动的人员:

a)访问患者的数据和信息;

b)输入患者数据和检验结果;

c)修改患者数据或检验结果;

d)授权发布检验结果和报告。

5.10.3　信息系统管理

用于收集、处理、记录、报告、存储或检索检验数据和信息的系统应:

a)在引入前,经过供应商确认以及实验室的运行验证;在使用前,系统的任何变化均获得授权、文件化并经验证;

注:适用时,确认和验证包括:实验室信息系统和其他系统,如实验室设备、医院患者管理系统及基层医疗系统之间的接口正常运行。

b)文件化;包括系统每天运行情况的文档可被授权用户方便获取;

c)防止非授权者访问;

d)安全保护以防止篡改或丢失数据;

e)在符合供应商规定的环境下操作,或对于非计算机系统,提供保护人工记录和转录准

确性的条件;

f)进行维护以保证数据和信息完整,并包括系统失效的记录和适当的应急和纠正措施;

g)符合国家或国际有关数据保护的要求。

实验室应验证外部信息系统从实验室直接接收的电子及相关硬拷贝(如计算机系统、传真机、电子邮件、网站和个人网络设备)的检验结果、相关信息和注释的正确性。当开展新的检验项目或应用新的自动化注释时,实验室应验证从实验室直接接收信息的外部信息系统再现这些变化的正确性。

实验室应有文件化的应急计划,以便发生影响实验室提供服务能力的信息系统失效或停机时维持服务。

当信息系统在异地或分包给其他供应商进行管理和维护时,实验室管理层应负责确保系统供应商或操作员符合本准则的全部适用要求。

第二节　编写要点

1. 实验室信息的来源、分类和收集

(1)实验室信息包括实验室产生和使用的全部信息和数据,如检验报告、财务数据、质控数据、供应商目录和健康信息等各种类型的数据,还包括信息管理过程中实验室的任务、服务、员工、患者安全业务、服务交付的形式、资源和技术等。

(2)实验室信息可以按照承载介质不同分为:电子数据、纸质数据和声音数据。电子数据包括电子报告、电子签名、电子邮件、网站和网络查询结果、手机短信报告、录像和电子照片及其他个人网络设备等;纸质数据包括实验室的正式报告、复印件、传真、照片等;声音数据包括面对面口头说话、电话通知、录音留言等。

(3)实验室信息的收集:实验室内健康信息来源多种多样,实验室要求使用标准的术语、定义、缩写、标记和制定计量,实验室要提供最新和权威的知识信息资源。

2. 实验室信息的检索和传输　实验室要有书面政策规定数据的获取、展示、传输和保留;在需要时能从实验室的储存和检索系统获取健康信息;实验室传输数据和信息需要在实验室规定和法规要求的时间范围内。

3. 实验室信息的保密性管理　保证健康信息的保密性是实验室每个员工的职责,实验室通过限制权限,使得只有需要提供实验室服务的人员才能使用信息,以保护隐私,防止未经授权人员进入信息系统使用患者的健康信息,防止绕过安全设置进入信息系统。实验室要制定政策或申明来保护健康信息的隐私;实验室使用健康信息必须在法律和规章允许的范围内;实验室公开健康信息必须要在患者授权或其他法规规定的范围内。

4. 实验室信息系统(LIS)系统的使用和管理　LIS 是用于收集、处理、记录、报告、存储或检索检验数据和信息的系统,可包括作为实验室设备功能的计算机系统和使用通用软件(如生成、核对、报告及存档患者信息和报告的软件、文字处理、电子制表和数据库应用)的独立计算机系统。实验室要有书面的政策和程序验证 LIS 的如下功能(数据获取、数据展示、数据传输、数据保存);实验室在安装前需要验证 LIS 的功能,而且验证要文件化;在以下情况下实验室也要进行 LIS 的验证(软件改进、安装新软件、软件数据恢复后),验证要文件化。实验室要书面详细记录初始安装和调试后的数据以便于回顾;记录 LIS 修理和维护过程,便于回顾。所有文件化程序和数据要便于授权人员获得。当信息系统在异地或分包给其他供应商进行管理和维护时，实验室管理层应负责确保系统供应商或操作员符合本准则的全部适用要求。

5. 实验室信息的安全及 LIS 的权限和职责　实验室要制定政策确保健康信息的安全，包括信息的进入、使用和公开；保证和监控健康信息的完整，防止遗失、毁坏、非授权的修改、无意的改动、意外破坏；控制和处理有意破坏健康信息的情况。实验室要制定程序核查实验室相关健康信息的准确，包括数据在仪器和实验室信息系统（LIS）之间、LIS 与医院信息系统（HIS）之间的传输过程、从外部接收和拷贝的数据、相关信息和注释、人工记录和转录的数据信息、开展新的检验项目或应用新的自动化设备等方面。实验室可以灵活决定核查的内容和频率。

不管是纸质版还是电子版的信息系统，LIS 都要对访问、输入、修改、发布数据、结果和报告的职责和权限进行设置，可帮助提高信息的安全性，避免非授权人员使用和防止篡改或丢失数据，定期进行安全审查可发现系统的漏洞和可能出现的违背信息安全政策的行为。

6. LIS 的应急预案　在信息系统连续运行过程中，最主要的目标是正常工作中最少的停工时间和最小的数据丢失。实验室应当做好应对突发事件的预案，信息系统的中断可能影响检验的进程和结果的质量，应急预案可以减少信息系统中断和故障造成的影响，预案中需要包括信息系统中断后，供员工使用的替代程序，测试实验室应急预案的运行，指导员工进行数据备份、并测试数据恢复程序。

（罗　强）

参 考 文 献

1. 庄俊华，黄宪章，翟培军. 医学实验室质量体系文件编写指南[M]. 北京：人民卫生出版社，2006.

2. 中国合格评定国家认可委员会. 认可本质与作用[M]. 北京：中国标准出版社，2010.

3. 中国实验室国家认可委员会技术委员会医学分委会. 医学实验室质量管理与认可指南[M]. 北京：中国计量出版社，2004.

4. White B. The impact of ISO 15189 and ISO 9001 quality management systems on reducing errors[J]. Vox Sang，2002，83（Suppl 1）：17-20.

5. Pascal P，Beyerle F . Quality standards for medical laboratories[J]. Pathol Biol（Paris），2006，54（6）：317-324.

6. Westgard JO. Managing quality vs. measuring uncertainty in the medical laboratory[J]. Clin Chem Lab Med，2010，48（1）：31-40.

第三篇 医学实验室质量和能力认可准则应用说明

ISO 15189:2012《医学实验室——质量和能力的要求》已经于 2012 年 11 月 1 日发布，取代 2007 版。中国合格评定国家认可委员会（CNAS）根据国际实验室认可合作组织（IL-AC）关于新版 ISO 15189 的转换要求，对依据 CNAS-CL02:2008《医学实验室质量和能力认可准则》制定、2012 年 9 月 13 日发布的《医学实验室质量和能力认可准则》在临床血液学、临床体液学、临床化学、临床免疫学、临床微生物学、输血医学、分子诊断领域和实验室信息系统 8 个临床检验专业领域应用说明（简称"×××应用说明"），根据等同翻译 ISO 15189:2012 而编制的 CNAS-CL02:2012《医学实验室质量和能力认可准则》的要求进行了修订。

本篇章所有的第一节标准描述中的 8 个应用说明文件由中国合格评定国家认可委员会（CNAS）制定，是 CNAS 根据临床检验的特性而对 CNAS-CL02:2012《医学实验室质量和能力认可准则》所作的进一步说明，并不增加或减少该准则的要求。本文件与 CNAS-CL02:2012《医学实验室质量和能力认可准则》同时使用。在结构编排上，本文件章、节的条款号和条款名称均采用 CNAS-CL02:2012 中章、节条款号和名称，对 CNAS-CL02:2012 应用说明的具体内容在对应条款后给出。8 个临床检验专业领域应用说明于 2012 年 9 月 13 日发布，2014 年 4 月 21 日第 1 次修订，2014 年 11 月 1 日实施。

第二十九章

临床血液学检验应用说明（CNAS-CL43:2012）

第一节 标准描述

1 范围

本文件规定了 CNAS 对医学实验室临床血液学检验领域的认可要求。

临床血液学检验领域包括血细胞分析、血细胞形态学检查、血液寄生虫检查及出凝血检验等。

2 规范性引用文件

下列文件对于本文件的应用是必不可少的。凡是注日期的引用文件仅注日期的版本适用于本文件。凡是不注日期的引用文件,其最新版本(包括修改单)适用于本文件。

　　GB/T 20468—2006 临床实验室定量测定室内质量控制指南

　　全国临床检验操作规程

　　WS/T 347—2011 血细胞分析的校准指南

　　WS/T 359—2011 血浆凝固实验血液标本的采集及处理指南

　　WS/T 405—2012 血细胞分析参考区间

　　WS/T 406—2012 临床血液学检验常规项目分析质量要求

　　WS/T 407—2012 医疗机构内定量检验结果的可比性验证指南

　　CNAS-RL02 能力验证规则

　　CNAS-CL31 内部校准要求

3　术语和定义

4　管理要求

4.1　组织和管理责任

4.1.1.2　医学实验室为独立法人单位的,应有医疗机构执业许可;医学实验室为非独立法人单位的,其所属医疗机构执业证书的诊疗科目中应有医学实验室;自获准执业资格之日起,开展医学检验工作至少 2 年。

4.1.2.5　应至少有 1 名具有副高及以上专业技术职务任职资格,从事医学检验工作至少 5 年的人员负责技术管理工作。

4.2　质量管理体系

4.3　文件控制

4.4　服务协议

4.5　受委托实验室的检验

4.6　外部服务和供应

4.7　咨询服务

4.8　投诉的解决

4.9　不符合的识别和控制

4.10　纠正措施

4.11　预防措施

4.12　持续改进

临床血液学检验实验室(以下简称"实验室")应统计不合格样品(如样品量不符合要求、样品溶血等)的比率,并与临床科室共同进行原因分析,采取相应措施改进工作质量。

4.13　记录控制

4.14　评估和审核

4.15　管理评审

5　技术要求

5.1　人员

5.1.2　实验室负责人应具有中级及以上技术职称,从事血液学检验至少 3 年。所有专业技术人员应有本专业的教育经历。

　　认可的授权签字人应具有中级及以上专业技术职务任职资格,从事申请认可授权签字领域专业技术工作至少 3 年。有颜色视觉障碍的人员不应从事涉及辨色的血液学检验。

5.1.3 实验室专业技术人员的岗位职责应包括但不限于以下内容：

(a)样品的采集与处理；

(b)样品检测；

(c)质量保证；

(d)报告的完成、审核与签发；

(e)检验结果的解释。

实验室的检验人员配置宜满足如下要求：血细胞分析复检样品的数量每日在 100 份以下时，至少配备 2 人；复检样品量每日在 100～200 份时，至少配备 3～4 人；若采用自动化仪器进行形态学筛检，可适当减少人员数量。

5.1.5 应有人员培训计划，如内部培训、定期学术交流、病案分析等。实验室应选用适用的参考资料，如血液细胞形态学图谱及各种专业书籍。

5.1.6 应每年评估员工的工作能力。对新进员工，尤其是从事血液学形态识别的人员，在最初 6 个月内应至少进行 2 次能力评估。

当职责变更时，或离岗 6 个月以上再上岗时，或政策、程序、技术有变更时，应对员工进行再培训和再评估，合格后才可继续上岗，并记录。

5.1.9 形态学检查技术主管应有专业技术培训（如进修学习、参加形态学检查培训班等）及考核记录（如合格证、学分证及岗位培训证等）；其他形态学检查人员应有定期培训的考核记录。

5.2 设施和环境条件

5.2.1 实验室应实施安全风险评估，如果设置了不同的控制区域，应制定针对性的防护措施及合适的警告。

5.2.3 用以保存临床样品和试剂的设施应设置目标温度和允许范围，并记录。实验室应有温度失控时的处理措施并记录。

5.2.6 应依据所用分析设备和实验过程的要求，制定环境温湿度控制要求并记录。应有温湿度失控时的处理措施并记录。

必要时，实验室可配置不间断电源（UPS）和（或）双路电源以保证关键设备（如需要控制温度和连续监测的分析仪、冰箱等）的正常工作。

5.3 实验室设备、试剂和耗材

5.3.1.4 应按国家法规要求对强检设备进行检定。应进行外部校准的设备，如果符合检测目的和要求，可按制造商校准程序进行。应至少对分析设备的加样系统、检测系统、温控系统进行校准（适用时）。分析设备和辅助设备的内部校准应符合 CNAS-CL 31《内部校准要求》。

血液分析仪的校准应符合 WS/T 347—2011《血细胞分析的校准指南》的要求，包括：

(a)应对每一台仪器进行校准；

(b)应制定校准程序，内容包括校准物的来源、名称，校准方法和步骤，校准周期等；

(c)应对不同吸样模式（自动、手动和预稀释模式）进行校准或比对；

(d)可使用制造商提供的配套校准物或校准实验室提供的定值新鲜血进行校准；

(e)应至少 6 个月进行一次校准。

5.3.1.5　设备发生故障后,应首先分析故障原因,如果设备故障可能影响了方法学性能。故障修复后,可通过以下合适的方式进行相关的检测、验证:

(a)可校准的项目实施校准验证,必要时,实施校准;

(b)质控物检验;

(c)与其他仪器或方法比对;

(d)以前检验过的样品再检验。

5.4　检验前过程

5.4.4.3　所有类型的样品应有采集说明。

样品采集应参考《全国临床检验操作规程》中《血液标本采集与处理》的要求。

注:一些由临床工作人员负责采集的样品不要求实验室准备详细的采集说明,如骨髓样品的采集,但实验室需提供有关技术方面的说明,如合格样品的要求和运输条件等。

血细胞分析样品的采集应使用 EDTA 抗凝剂,除少数静脉取血有困难的患者(如婴儿、大面积烧伤或需频繁采血进行检查的患者)外,尽可能使用静脉穿刺方式采集样品。

出凝血检验样品的采集应符合 WS/T 359—2011《血浆凝固实验血液标本的采集及处理指南》的要求。

5.4.6　b)应针对检验项目明确列出不合格样品的类型(如有凝块、采集量不足、肉眼观察有溶血的样品等)和处理措施。

5.4.7　出凝血检验的临床样品宜在采集后 1 小时内离心并分离血浆;若样品不能在采集后 4 小时内检测,应分离血浆并转移至洁净干燥符合要求的试管中,将试管加盖并保存于－20℃,在两周内完成检测。

进行疟原虫检查的静脉血样品应在采集后 1 小时内同时制备厚片和薄片。如果超过 1 小时,应提示处理时间。

5.5　检验过程

5.5.1.2　血液分析仪的性能验证内容至少应包括精密度、正确度、可报告范围等,宜参考 WS/T 406—2012《临床血液学检验常规项目分析质量要求》。

5.5.1.3　实验室应制定血细胞分析的显微镜复检程序,在检验结果出现异常计数、警示标志、异常图形等情况时对结果进行确认,复检程序的确认应包括:建立或验证显微镜复检程序的方法和数据;验证结果假阴性率应≤5%。应用软件有助于显微镜复检的有效实施。

显微镜复检记录、复检涂片至少保留 2 周。

5.5.2　血细胞分析参考区间宜参考 WS/T 405—2012《血细胞分析参考区间》。

出凝血检验项目,更换新批号试剂时,如试剂敏感度差异明显,应重新验证生物参考区间;试剂敏感度接近时,可使用 5 份健康人标本进行结果比对,以确认参考区间的适用性。

验证方法举例:确认实验室使用的分析系统与制造商提供生物参考区间的分析系统相同;确认检验项目针对的人群相同;确认检验前过程和分析检测程序一致;每组用 20 份健康人样品检测后进行验证。

5.6　检验结果质量的保证

5.6.2.2　质控物

(a)质控物的选择:宜使用配套质控物,使用非配套质控物时应评价其质量和适用性;

(b)质控物的浓度水平：至少使用 2 个浓度水平(正常和异常水平)的质控物；

(c)质控项目：认可的所有检测项目均应开展室内质量控制；

(d)质控频度：根据检验样品量定期实施，检测当天至少 1 次。

5.6.2.3　质控数据

(a)质控图：Levey-Jennings 质控图或类似的质量控制记录应包含以下信息：检测质控物的时间范围、质控图的中心线和控制界线、仪器/方法名称、质控物的名称、浓度水平、批号和有效期、试剂名称和批号、每个数据点的日期、操作人员的记录；

(b)质控图中心线的确定：血细胞计数质控物的测定应在每天的不同时段至少检测 3 天，至少使用 10 个检测结果的均值作为质控图的中心线；出凝血检验的质控物至少检测 10 天，至少使用 20 个检测结果的均值作为质控图的中心线；出凝血检验更换新批号试剂或仪器进行重要部件的维修后，应重新确定质控物的均值；每个新批号的质控物在日常使用前，应通过检测确定质控物均值，制造商规定的"标准值"只能作为参考，通常实验室确定的质控物均值宜在配套定值质控的允许范围内。质控物均值的计算方法参见 GB/T 20468—2006《临床实验室定量测定室内质量控制指南》；

(c)标准差的确定：标准差的计算方法参见 GB/T 20468—2006；

(d)失控判断规则：应规定质控规则，全血细胞计数至少使用 1_{3s} 和 2_{2s} 规则；

(e)失控报告：应包括失控情况的描述、原因分析、纠正措施及纠正效果的评价等内容；

(f)质控数据的管理：按质控物批次或每月统计 1 次，至少保存 2 年；

(g)记录：实验室负责人或指定人员应至少每月对室内质量控制记录进行审查并签字。

5.6.3.1　应按照 CNAS-RL02《能力验证规则》的要求参加相应的能力验证/室间质评。应保留参加能力验证/室间质评的结果和证书。实验室负责人或指定人员应监控能力验证/室间质评活动的结果，并在结果报告上签字。

5.6.3.2　通过与其他实验室(如已获认可的实验室、使用相同检测方法的实验室、使用配套系统的实验室)比对的方式确定检验结果的可接受性时，应满足如下要求：

(a)规定比对实验室的选择原则；

(b)样品数量：至少 5 份，包括正常和异常水平；

(c)频率：至少每年 2 次；

(d)判定标准：应有≥80%的结果符合要求。

5.6.4　实验室内部结果比对应符合如下要求：

(a)实验室用两套及以上检测系统检测同一项目时，应有比对数据表明其检测结果的一致性，实验方案可参考 WS/T 407—2012《医疗机构内定量检验结果的可比性验证指南》；

(b)使用不同生物参考区间的出凝血分析仪间不宜进行比对，但应进行医疗安全风险评估；

(c)应定期(至少每 6 个月 1 次，每次至少 5 份临床样品)进行形态学检验人员的结果比对、考核并记录；应定期进行仪器法间白细胞分类计数正常标本的结果比对；

(d)比对记录应由实验室负责人审核并签字，记录至少保留 2 年。

5.7　检验后过程

5.8　结果报告

5.8.3　i)检验结果应使用规范的测量单位，尽可能使用 SI 单位，例如：白细胞绝对计数的单位为($\times 10^9$/L);抗凝治疗监测时,凝血酶原时间(PT)的报告方式使用国际标准化比率(INR)。血涂片检验疟原虫阳性时,应同时报告鉴定结果。

5.9　结果发布

5.9.1　b)危急值通常用于患者血液或凝血检验的首次结果。

5.10　实验室信息管理

附录 A(规范性附录)

外周血涂片形态学识别要求

A.1　形态学检验人员应能识别的细胞及寄生虫

(a)红细胞:正常红细胞;异常红细胞(如大小异常、形状异常、血红蛋白含量异常、结构及排列异常等)。

(b)白细胞:正常白细胞(如中性杆状核粒细胞、中性分叶核粒细胞、嗜酸性粒细胞、嗜碱性粒细胞、淋巴细胞和单核细胞);异常白细胞(如幼稚细胞、中性粒细胞毒性变化、Auer 小体、中性粒细胞核象变化、中性粒细胞胞核形态异常、与遗传因素相关的中性粒细胞畸形及淋巴细胞形态异常等)。

(c)血小板:正常血小板;异常血小板(如血小板大小异常、形态异常及聚集性和分布异常等)。

(d)寄生虫:如疟原虫、微丝蚴、弓形虫及锥虫等。

A.2　细胞及寄生虫识别要求

采取至少 50 幅显微摄影照片(包括正常和异常细胞)或其他形式进行形态学考核,检验人员和授权签字人应能正确识别至少 80%。

第二节　条款理解

一、持续改进

在临床血液实验室中,不合格样品时有发现,如全血细胞分析样品量太少(抗凝剂明显过量)、溶血、脂血、黄疸、微小凝块或大凝块等;凝血分析样品出现样品量少,中度以上的脂血、溶血或黄疸,血液凝固等,对不同项目的检测结果可有不同程度的影响。实验室应制定程序,能及时、可靠地发现这些不合格样品,并统计不合格样品的比率,针对性地与临床科室共同进行原因分析,采取相应措施加以改进,保证检测结果的准确、可靠。

下列措施有助于发现不合格样品:

1. MCH 和 MCHC 结果明显增高有助于发现溶血、黄疸、脂血样品,可通过离心后观察样品进行证实;

2. 血细胞分析仪有散点图、直方图的异常,或溶血、脂血的报警提示,或血小板聚集的提示;

3. 凝血样品采血量超过标注体积的±10%,对检测结果有明显的影响;患者样品 HCT≥55% 的凝血检测结果由于抗凝剂的相对过量,也会明显异常;离心后血浆可见明显的溶血、黄疸或脂血，患者结果异常时要考虑样品异常的干扰；

4. 凝血样品离心后白细胞膜上层呈凸凹不平，样品中可能存在细小凝块；血浆纤维蛋白原含量低于 0.25g/L 时，应高度怀疑为血清样品，可用竹签等物品挑动样品，进行证实；

5. APTT 和 TT 同时不凝，超出仪器检测上限，应怀疑肝素污染，或患者使用肝素进行治疗。

二、人员

1. 临床血液学实验室负责人即组长应具有副高以上专业技术职务任职资格，从事医学检验工作至少 5 年以上，同时专业理论扎实，工作经验丰富，且熟悉本检验科质量体系。

2. 血液组组长职责

a)规划及落实本专业组的发展计划，制定本专业组的室内质量控制方案；引进国内外的新成果、新技术、新方法，开展新项目；负责本专业检验人员的业务学习、继续教育和技术考核等工作；具有解决本专业组的复杂、疑难问题的能力；

b)制订本专业组工作计划，按期总结；检查督促检验人员贯彻执行各项规章制度的情况，进行考勤考绩、人员安排；组织新员工或离岗 6 个月后再上岗员工的考核和能力评估，没有通过评估的人员应经再培训和再评估，合格后才可继续上岗；

c)组织编写各检验项目的作业指导书及仪器的作业指导书（SOP)，并经常检查执行情况，每年对作业指导书进行一次评审和修改；

d)积极参加 CAP、卫生部和省临床检验中心组织的室间质量评价活动，对无法参加室间质量评价的项目，选择可替代方法进行质量保证；

e)经常深入临床科室征询对检验质量的意见，介绍新的检验项目及其临床意义，有条件时参加临床疑难病例讨论，提高咨询服务能力。

3. 血液学实验室的检验人员配置应满足要求，否则不能保证检验质量，特别是形态学的检查项目。自动推片染片仪器可保证符合复检规则的样品自动制片，自动化数字图像分析系统通过预分析和人工审核，能明显提高复片效率，减少工作人员的劳动强度，节省人力成本。

4. 形态学检查负责人的各种细胞形态识别能力应为实验室中最好，能识别常规工作中发现的各种异常细胞、血液寄生虫等，且必须参加过专门的技术培训，能提供合格证、学分证及岗位培训证等证明材料。形态学检查负责人还需定期对血液实验室工作人员进行形态学的培训和考核，提高全体人员的形态学检查能力。

三、设施和环境条件

1. 工作人员在每个检测日按要求记录室内温度和湿度是否满足检测条件。当条件不在检测要求范围时，应采取调节中央空调或利用加热器/除湿器/电风扇等相应措施进行帮助纠正。当环境条件无法纠正时，组长必须协助检验科主任尽快向医院有关部门报告处理。并进行相应的记录。

2. 凝血试验中很多试剂、质控品等都需要用去离子水或注射用水进行溶解，因此，实验室所使用水源的水质也是影响凝血实验结果的一个重要环节，故我们应对实验用水制定相应的标准并定期检测，如 pH、微生物含量等指标。

3. 血液实验室用以保存样品、试剂的储存空间,如冰箱以及水浴箱、恒温箱等设备要求放置经校准的温度计,并按要求记录温度。如不符合样品或试剂贮存的温度要求时,需立即查明原因,必要时将冰箱内物品转移到符合要求的冰箱内,并通知医院维修班进行处理,同时做好相应记录。如冰箱温度失控时间较长,应评估冰箱内贮存的试剂、质控品、校准品的有效性后,才能用于临床。

四、实验室设备、试剂和耗材

1. 血细胞分析仪或凝血分析仪新安装时应按法规或制造商建议进行校准,并进行相关的性能验证试验,验证指标至少包括:精密度(包括重复性和中间精密度)、携带污染率、正确度、线性范围及生物参考区间验证等。

2. 仪器设备需要建立仪器档案,应包括(但不限于):设备标识、仪器基本情况记录表、厂家三证、仪器安装/验收报告、设备检测/校准报告、仪器使用说明书、培训记录、维护保养记录、维修记录等。

3. 仪器设备均应有唯一性标识,并张贴在仪器设备的醒目处。标签的内容包括:仪器设备统一编号、名称、型号、负责人、环境温湿度要求等。

4. 投入使用之后的仪器的校准周期应按法规或制造商建议,由实验室设备责任人连同仪器工程师一起对仪器进行校准。同时,在进行校准前,应对仪器进行全面的、系统的保养。

5. 对于已完成校准的仪器,仪器负责人应为仪器贴上校准合格状态标签,同时标签上因标识清楚校准及再校准时间,应精确至年、月、日,以提醒设备负责人不要错过再校准的日期。

6. 设备故障修复后,应首先分析故障原因,如果设备故障影响了方法学性能,可以根据实际情况通过以下合适的方式进行相关的检测、验证:

a)可校准的项目实施校准或校准验证;

b)质控物检测结果在允许范围内;

c)与其他仪器的检测结果比较;

d)使用留样再测结果进行判断。

五、检验前过程

1. 末梢血由于采集时影响因素多、不能复查、与静脉血结果有一定差异等原因,临床上应尽量使用静脉穿刺方式采集样品。对于采集静脉血有困难的患者,如婴儿、大面积烧伤或需频繁采血进行检查的患者除外。

2. 出凝血检验的临床样品宜在 1 小时内离心并分离血浆,4 小时内检测完毕。4℃冷藏对 PT 和 APTT 的结果均有影响,不能及时检测的样品应分离出血浆,加盖保存于−20℃,两周内完成检测。枸橼酸钠抗凝血样品离心条件为 2500g 离心 15 分钟,制备的乏血小板血浆要求血小板数低于 $10×10^9/L$。

六、检验结果质量的保证

1. 血细胞分析仪的室内质控

(1)应尽量使用配套质控物,由于不同品牌的血细胞分析仪白细胞分类计数的原理不同,质控物制备时处理方法也不同,非配套的质控物可能导致仪器不能显示白细胞分类计数结果,因而不能评价白细胞分类计数的重复性;

（2）室内质控要求至少使用 2 个浓度水平（正常和异常水平）的质控物,配套质控物一般有高中低三个不同浓度水平,低值质控的变异系数（CV％）可能较大;

（3）新批号的质控物在中心线确定前,应与旧批号的质控物交叉使用。血细胞分析质控物的中心线确定应在每天的不同时段至少检测 3 天,至少使用 10 个检测结果的均值作为质控图的中心线。如新批号质控物因过关、运输等原因,在旧批号质控物过期前 3 天未能及时送到实验室,则至少使用不同时段的 5 个检测结果的均值作为质控图的中心线。新批号质控品检测数据累积到 20 个数据时,应重新计算均值,作为新批号质控品 L-J 质控图的中心线。

2. 凝血分析仪的室内质控　　出凝血检验的质控物有效期较长,冻干粉易于贮存和运输,因此新批号的质控品需要至少检测 10 天和至少 20 个数据的均值作为质控图的中心线。新批号的质控物在日常使用前,应与旧批号的质控品交叉检测至少 10 天,确定其质控物均值,不能直接使用制造商提供的"标准值"作为靶值,通常实验室确定的质控物均值宜在配套定值质控物的允许范围内。更换新批号试剂或仪器进行重要部件的维修后,应重新确定质控物的均值。

3. 实验室内部结果比对

（1）血液学检验应用说明中规定,血液分析仪、出凝血分析仪等血液学检测设备,确认分析系统的有效性并确认其性能指标符合要求后,每年至少使用 20 份临床样品（含正常和异常水平）进行比对（可分批进行）,且不同项目的样本浓度分布有一定的要求。实验室可以采用每月一次 5 个样本的比对,但半年 30 个样本的浓度分布应大致满足 WS/T 406—2012《临床血液学检验常规项目分析质量要求》行业标准的要求。

（2）使用不同生物参考区间的出凝血分析仪间不宜进行比对,但应进行医疗安全风险评估。操作时,可从临床上选择特殊病情,或用药处理的一些情况,患者凝血项目的检测结果出现正常、轻度异常、明显异常等改变,不同凝血分析仪的检测结果根据其对应的参考区间判断时,应出现一致的正常、轻度异常、明显异常等改变,临床医生根据不同仪器的检测结果进行临床判断时,不会出现相矛盾的解释。

七、结果发布

危急值通常用于患者血液或凝血检验的首次结果,但临床上不同医院、不同专业的医生对于同一处于危急值的结果,有不一样的理解。如患者血小板数 $30 \times 10^9/L$ 的结果对于血液科医生来说,可能不会太重视,但如果该患者入住骨科等科室时,医生可能会非常重视,且需要每次报告处于危急值的结果。同一检验项目不同医院制订的危急值不同,没有通用的危急值可以借鉴,实验室制订危急值时,必须充分和临床科室进行沟通。

（吴新忠）

第三十章

体液学检验应用说明(CNAS-CL41:2012)

第一节　标准描述

1　范围

本文件适用于 CNAS 对医学实验室体液学检验领域的认可。

体液学检验领域包括尿液、脑脊液、胸腹水等各种体液及粪便的常规检验及形态学检验等。

2　规范性引用文件

下列文件对于本文件的应用是必不可少的。凡是注日期的引用文件仅注日期的版本适用于本文件。凡是不注日期的引用文件,其最新版本(包括修改单)适用于本文件。

GB/T 20468—2006 临床实验室定量测定室内质量控制指南

CNAS-RL02 能力验证规则

CNAS-CL31 内部校准要求

3　术语和定义

4　管理要求

4.1　组织和管理责任

4.1.1.2　实验室为独立法人单位的,应有医疗机构执业许可;实验室为非独立法人单位的,其所属医疗机构执业证书的诊疗科目中应有医学实验室,自获准执业之日起,开展医学检验工作至少 2 年。

4.1.2.5　应至少有 1 名具有副高及以上专业技术职务任职资格,从事医学检验工作至少 5 年的人员负责技术管理工作。

4.2　质量管理体系

4.3　文件控制

4.4　服务协议

4.5　受委托实验室的检验

4.6　外部服务和供应

4.7　咨询服务

4.8　投诉的解决

4.9　不符合的识别和控制

4.10　纠正措施

4.11 预防措施

4.12 持续改进

实验室应统计不合格样品(如样品量不足、污染、凝固、储存容器不对、保温措施不当等)的比率,并与临床科室共同进行原因分析,采取相应措施改进工作质量。

4.13 记录控制

4.14 评估和审核

4.15 管理评审

5 技术要求

5.1 人员

5.1.2 体液学检验实验室(以下简称实验室)负责人应具有中级及以上技术职称,从事体液学检验至少 3 年。

认可的授权签字人应具有中级及以上技术职称任职资格,从事申请认可授权签字领域专业技术工作至少 3 年。

有颜色视觉障碍的人员不应从事涉及辨色的体液检验。

5.1.3 实验室的检验人员配置宜满足如下要求:每日 1～200 份体液学标本量时至少配备 2 人;每日 200～500 份体液学标本量时至少配备 3～4 人;若采用自动化仪器进行有形成分筛检,可适当减少人员数量。

5.1.6 应每年评估员工的工作能力。对新进员工,尤其是从事体液学形态识别的人员,在最初 6 个月内应至少进行 2 次能力评估。

当职责变更时,或离岗 6 个月后再上岗时,或政策、程序、技术有变更时,应对员工进行再培训和再评估,合格后才可继续上岗,并记录。

5.2 设施和环境条件

5.2.3 如使用尿干化学试条,其存放条件(如湿度)应符合要求。用以保存临床样品和试剂的设施应设置目标温度和允许范围,并记录。应有温湿度失控时的处理措施,并记录。

5.2.6 应依据所用分析设备和实验过程的要求,制定环境温湿度控制要求并记录。应有温湿度失控时的处理措施并记录。

必要时,实验室可配置不间断电源(UPS)和(或)双路电源以保证关键设备(如需要控制温度和连续监测的分析仪、冰箱等)的正常工作。

5.3 实验室设备、试剂和耗材

5.3.1.4 应按国家法规要求对强检设备进行检定。应进行外部校准的设备,如果符合检测目的和要求,可按制造商校准程序进行。应至少对分析设备的加样系统、检测系统、温控系统进行校准(适用时)。分析设备和辅助设备的内部校准应符合 CNAS-CL 31《内部校准要求》。

用于尿液有形成分分析的水平离心机应有盖;应能提供 400g 的相对离心力(RCF)。应每 12 个月对离心机进行校准。

5.3.1.5 设备故障后,应首先分析故障原因,如果设备故障可能影响了方法学性能,故障修复后,可通过以下合适的方式进行相关的检测、验证:

(a)可校准的项目实施校准验证,必要时,实施校准;

(b)质控物检验;

(c)与其他仪器或方法比对;

(d)以前检验过的样品再检验。

5.4　检验前过程

5.4.2　应针对不同类型的体液样品规定不同的采集方法和要求。对自行采集样品的患者,实验室或相关医护人员应指导其正确采集样品。有特殊采集要求的样品,应在医生或护士的协助下完成采集。

5.4.5　所有体液样品应用密闭容器运送。

5.5　检验过程

5.5.1.2　尿液干化学分析仪性能验证的内容至少应包括阴性和阳性符合率;尿液有形成分分析仪性能验证的内容至少应包括精密度、携带污染率和可报告范围。

5.5.1.3　如可行,尿液样品应全部进行显微镜有形成分检查;如使用自动化仪器做有形成分筛检,实验室应制定尿液有形成分分析的显微镜复检程序,并进行确认:

(a)明确显微镜复检程序制定的依据、方法;

(b)规定验证方法及标准,对复检程序进行验证,假阴性率应≤5%。

5.5.2　应至少使用 20 份健康人尿样品验证尿液有形成分分析仪检验项目的生物参考区间。

5.6　检验结果质量的保证

5.6.2.2　尿液有形成分分析仪红细胞、白细胞计数检验项目,可参照 GB/T 20468—2006《临床实验室定量测定室内质量控制指南》进行室内质控。应至少使用 2 个浓度水平(正常和异常水平)的质控物,每检测日至少检测 1 次,应至少使用 1_{3s}、2_{2s} 失控规则。

定性体液学检验项目应至少使用阴性和阳性质控物进行室内质控,每工作日至少检测 1 次,偏差不超过 1 个等级,且阴性不可为阳性,阳性不可为阴性。

5.6.3.1　应按照 CNAS-RL02《能力验证规则》的要求参加相应的能力验证/室间质评。应保留参加能力验证/室间质评活动的结果和证书。实验室负责人或指定人员应监控能力验证/室间质评的结果,并在结果报告上签字。

5.6.3.2　通过与其他实验室(如已获认可的实验室或其他使用相同检测方法的同级别或高级别实验室)比对的方式确定检验结果的可接受性时,应满足如下要求:

(a)规定比对实验室的选择原则;

(b)样品数量:至少 5 份,包括正常和异常水平;

(c)频率:至少每年 2 次;

(d)判定标准:应有≥80%的结果符合要求。

5.6.4　实验室内部结果比对应符合如下要求:

(a)检验同一项目的不同方法、不同检测系统应至少 6 个月进行结果的比对:

—尿液分析仪的比对应在确认分析系统的有效性及其性能指标符合要求后,至少使用 5 份临床样品(含正常和异常水平)进行比对;

—定性检测偏差应不超过 1 个等级,且阴性不可为阳性,阳性不可为阴性;

—尿液干化学分析仪、尿液有形成分分析仪如型号不同,则不宜比对;

(b)对于尿液中有形成分检查,尿液干化学分析仪、尿液有形成分分析仪、尿液沉渣显微镜检查之间不宜进行比对;

(c)应定期(至少每6个月1次,每次至少5份临床样品)进行形态学检验人员的结果比对、考核并记录；

(d)比对记录应由实验室负责人审核并签字,并应保留至少2年。

5.7 检验后过程

5.8 检验报告

5.8.3 检验报告中的形态学检验项目,应只报告筛查后的最终唯一结果,必要时可另附相关说明。尿液沉渣显微镜检查宜以每高/低倍视野中的形态数量报告结果。

5.9 结果发布

5.10 实验室信息管理

附录A(规范性附录)

体液学检验形态学识别要求

A.1 形态学检验人员应能识别的有形成分

A.1.1 尿液中的有形成分

(a)红细胞、白细胞、鳞状上皮细胞、肾小管上皮细胞、移行上皮细胞、吞噬细胞；

(b)宽管型、细胞管型、脂肪管型、颗粒管型、透明管型、红细胞管型、蜡样管型、白细胞管型；

(c)细菌、寄生虫、真菌；

(d)无定形结晶、草酸钙结晶、胆固醇结晶、胱氨酸结晶、三联磷酸盐结晶、尿酸结晶、胆红素结晶、酪氨酸结晶、尿酸铵结晶；

(e)污染物、黏液丝、精子。

A.1.2 脑脊液中的有形成分

淋巴细胞、单核细胞、中性粒细胞、新生隐球菌。

A.1.3 浆膜腔积液中的有形成分

中性粒细胞、淋巴细胞、单核细胞、嗜酸性粒细胞、嗜碱性粒细胞、巨噬细胞、间皮细胞。

A.1.4 关节腔积液中的有形成分

中性粒细胞、淋巴细胞、单核细胞、组织细胞、滑膜细胞、RA细胞、LE细胞。

A.1.5 支气管肺泡灌洗液中的有形成分

中性粒细胞、淋巴细胞、嗜酸性粒细胞、巨噬细胞、红细胞、细胞碎片。

A.1.6 其他体液中的有形成分

红细胞、白细胞、细菌、真菌、寄生虫或卵。

A.2 有形成分识别要求

采取至少50幅显微摄影照片(包括正常和异常有形成分)或其他形式进行形态学考核,检验人员应能正确识别至少80%。

附录B(规范性附录)

临床体液学检验项目认可要求

以下临床体液学检验项目,每一组项目为完整能力,如果实验室开展以下项目组合,则申请该组中任一项目时,应同时申请其他项目;同一项目使用不同仪器/方法报告结果时,全部仪器/方法均应申请认可。

B.1　尿常规十项(葡萄糖、潜血、白细胞、pH、酮体、亚硝酸盐、蛋白质、比重、尿胆原、胆红素)、尿有形成分分析[仪器和(或)手工]。

B.2　粪便常规(红细胞、白细胞)、粪便潜血。

B.3　涉及形态识别的体液检验项目的认可,申请实验室应:

(a)至少已检测并签发 30 位患者的检验报告;

(b)在最近 6 个月内,平均每月至少已检测并签发 2 位患者的检验报告。

第二节　条款理解

一、人员

1. 临床体液学实验室负责人即组长应具备大专以上学历且临床工作经验不少于 2 年的中级以上专业职称,同时专业理论扎实,工作经验丰富,且熟悉本检验科质量体系。

2. 体液组组长职责

a)规划及落实本专业组的发展计划,制定本专业组的室内质量控制方案;引进国内外的新成果、新技术、新方法,开展新项目;负责本专业检验人员的业务学习、继续教育和技术考核等工作;具有解决本专业组的复杂、疑难问题的能力;

b)制定本专业组工作计划,按期总结;检查督促检验人员贯彻执行各项规章制度的情况,进行考勤考绩、人员安排;组织新员工或离岗 6 个月后再上岗员工的考核和能力评估,没有通过评估的人员应经再培训和再评估,合格后才可继续上岗;

c)组织编写各检验项目的作业指导书及仪器的作业指导书(SOP),并经常检查执行情况,每年对作业指导书进行一次评审和修改;

d)积极参加 CAP、卫生部和省临床检验中心组织的室间质量评价活动,对无法参加室间质量评价的项目,选择可替代方法进行质量保证;

e)经常深入临床科室征询对检验质量的意见,介绍新的检验项目及其临床意义,有条件时参加临床疑难病例讨论,提高咨询服务能力。

3. 体液学实验室的检验人员配置应满足要求,否则不能保证检验质量,特别是形态学的检查项目。但若采用自动化仪器进行尿液有形成分筛检,如 UF 系列(荧光染色流式细胞计数技术)、IQ 系列(层流平板式流式细胞计数技术)或 Cobio 系列(数字成像自动识别计数技术)等尿沉渣分析仪器,通过筛查,大部分样本可不进行显微镜复检,可减少操作人员的数量。

二、设施和环境条件

1. 工作人员在每个检测日按要求记录室内温度和湿度是否满足检测条件。当条件不在检测要求范围时,应采取调节中央空调或利用加热器/除湿器/电风扇等相应措施进行帮助纠正。当环境条件无法纠正时,组长必须协助检验科主任尽快向医院有关部门报告处理。并进行相应的记录。

2. 体液实验室用以保存试剂、质控的储存空间，如冰箱以及水浴箱、恒温箱等设备要求放置经校准的温度计，并按要求记录温度。如不符合样品或试剂贮存的温度要求时，需立即查明原因，必要时将冰箱内物品转移到符合要求的冰箱内，并通知医院维修班进行处理，同时做好相应记录。

三、试剂与耗材的管理

1. 外部服务和供应的供应商或机构应当是注册合法、证件齐全，其提供的产品应具有生产批准文号或进口注册证，检验科需保留这些复印件。

2. 定量检验项目建议遵循制造商建议的最少校准周期进行校准，同时在试剂批号改变、失控处理涉及时、仪器重要部件更换后性能验证涉及时应做项目校准。建议每台仪器都应建立一本各检测项目校准时间的检查记录本，定期查看各个项目的校准情况，以防错过最少校准周期，特别是一些相对稳定的监测项目。

3. 体液实验室大都会有部分自配试剂，试剂的配制方法、稳定性及瓶间差的评价方案均应在作业指导书中说明，同时在盛装的容器上需要注明名称、浓度、储存要求、配制日期、有效期和配制人。

四、检验结果质量的保证

1. 室内质量控制　体液学检验的应用说明规定尿液有形成分分析仪红细胞、白细胞计数项目应至少使用 2 个浓度水平（正常和异常水平）的质控物，每检测日至少检测 1 次，应至少使用 1_{3s}、2_{2s} 失控规则。目前市场上尿有形成分的商品质控物品种不多，主要有美国伯乐（Biorad）公司的病理水平质控，可检测尿干化学和有形成分（包含红细胞、白细胞、胱氨酸结晶等）的重复性，但只有一个浓度水平。SYSMEX UF 系列的尿沉渣分析仪可提供两个不同浓度水平的有形成分模拟质控物。国内也有一些厂家生产尿液有形成分质控品，应选择适合各实验室有形成分分析仪的室内质控品。当然，实验室也可自己制备适合的有形成分质控物。

2. 复检　体液学检验的应用说明规定，如使用自动化仪器做有形成分筛检，实验室应制定尿液有形成分分析的显微镜复检程序，并进行确认。可自动识别的影像式有形成分分析仪经过人工审核后，其结果不能认为所有样本都经过了显微镜复检，也必须制订复检规则和验证。因为对于明显浑浊样本，或黏液丝干扰的样本，检测误差大。另外，由于检测时吸取的样本少，管型等成分也容易漏检。

3. 实验室内部结果比对　检验同一项目的不同方法、不同检测系统应至少 6 个月进行结果的比对，每次使用 5 份临床样品（含正常和异常水平）。干化学定性检测项目偏差应不超过 1 个等级，且阴性不可为阳性，阳性不可为阴性。尿液干化学分析仪、尿液有形成分分析仪如型号不同，则不宜比对。因为不同型号的干化学分析仪如 GLU、PRO 项目等级划分不一致（不同仪器划分为三个、四个或五个等级），尿沉渣分析仪 RBC、WBC、管型等项目参考区间不一致，也无法进行结果比对。

五、结果报告

体液学应用说明规定检验报告中的形态学检验项目，应只报告筛查后的最终唯一结果，必要时可另附相关说明。尿沉渣分析仪经过筛查后,如能直接报告红细胞、白细胞、上皮细胞、管型、结晶等有形成分结果,按每微升多少个进行定量报告;如果需要显微镜进行复检,则尿液沉渣显微镜检查以每高/低倍视野中的形态数量报告结果即可,不必将每高/低倍视野中的形态数量转换为每微升多少个进行定量报告,除非有制造商提供或实验室自己验证的校准因子。

（吴新忠）

第三十一章
临床化学检验应用说明(CNAS-CL38:2012)

第一节　标准描述

1　范围

本文件规定了 CNAS 对医学实验室临床化学检验领域的认可要求。适用时,医学实验室临床免疫学定量检验领域的认可,应符合本文件要求。

2　规范性引用文件

下列文件对于本文件的应用是必不可少的。凡是注日期的引用文件仅注日期的版本适用于本文件。凡是不注日期的引用文件,其最新版本(包括修改单)适用于本文件。

GB/T 20468—2006　临床实验室定量测定室内质量控制指南

WS/T 407—2012　医疗机构内定量检验结果的可比性验证指南

CNAS-RL02　能力验证规则

CNAS-CL31　内部校准要求

3　术语和定义

4　管理要求

4.1　组织和管理责任

4.1.1.2　医学实验室为独立法人单位的,应有医疗机构执业许可证;实验室为非独立法人单位的,其所属医疗机构的执业许可证书的诊疗科目中应有医学实验室;自获准执业之日起,实验室开展医学检验工作至少 2 年。

4.1.2.5　应至少有 1 名具有副高及以上专业技术职务任职资格,从事医学检验工作至少 5 年的人员负责技术管理工作。

4.2　质量管理体系

4.3　文件控制

4.4　服务协议

4.5　委托实验室的检验

4.6　外部服务和供应

4.7　咨询服务

4.8　投诉的解决

4.9　不符合的识别和控制

5 技术要求

5.1 人员

5.1.2 临床化学实验室(以下简称实验室)负责人至少应具备以下资格:中级技术职称,医学检验专业背景,或相关专业背景经过医学检验培训,2年以上临床化学工作经验。

认可的授权签字人应至少具有中级技术职称,从事相应授权签字领域临床化学工作2年以上。

5.1.5 d)应实施安全培训和应急预案的演练,并记录。

5.1.6 应制定员工能力评估的内容、方法、频次和评估标准。评估间隔以不超过1年为宜;新进员工在最初6个月内应至少接受2次能力评估,并记录。当职责变更时,或离岗6个月以上再上岗时,或政策、程序、技术有变更时,员工应接受再培训和再评估,合格后方可继续上岗,并记录。

5.2 设施和环境条件

5.2.1 应实施安全风险评估,如果设置了不同的控制区域,应制定针对性的防护措施及相应的警示。

5.2.3 用以保存临床样品和试剂的设施应设置目标温度和允许范围,并记录。实验室应有温度失控时的处理措施并记录。

5.2.6 应依据所用分析设备和实验过程对环境温湿度的要求,制定温湿度控制要求并记录。应依据用途(如:试剂用水、生化仪用水),制定适宜的水质标准(如:电导率、微生物含量等),并定期检测。

必要时,可配置不间断电源(UPS)和(或)双路电源以保证关键设备(如需要控制温度和连续监测的分析仪、培养箱、冰箱等)的正常工作。

5.3 实验室设备、试剂和耗材

5.3.1.4 应按国家法规要求对强检设备进行检定。应进行外部校准的设备,如果符合检测目的和要求,可按制造商校准程序进行。应至少对分析设备的加样系统、检测系统和温控系统进行校准。分析设备和辅助设备的内部校准应符合CNAS-CL31《内部校准要求》。

使用配套分析系统时,可使用制造商的溯源性文件,并制定适宜的正确度验证计划;使用非配套分析系统时,实验室应采用有证参考物质、正确度控制品等进行正确度验证或与经确认的参考方法(参考实验室)进行结果比对以证明实验室检验结果的正确度。

如以上方式无法实现,可通过以下方式提供实验室检测结果可信度的证明:参加适宜的能力验证/室间质评,且在最近一个完整的周期内成绩合格;与使用相同检测方法的已获认可的实验室、或与使用配套分析系统的实验室进行比对,结果满意。

5.3.1.5 设备故障修复后,应首先分析故障原因,如果设备故障影响了分析性能,应通过以下合适的方式进行相关的检测、验证：

(a)可校准的项目实施校准验证,必要时,实施校准;

(b)质控物检测结果在允许范围内;

(c)与其他仪器的检测结果比较,偏差符合附录 A.3 的要求;

(d)使用留样再测结果进行判断,偏差符合附录 A.5 的要求。

5.4　检验前过程

5.5　检验过程

5.5.1.2　检验方法和程序的分析性能验证内容至少应包括正确度、精密度和可报告范围。

5.5.1.3　如果使用内部程序,如自建检测系统,应有程序评估并确认正确度、精密度、可报告范围、生物参考区间等分析性能符合预期用途。

5.5.2　生物参考区间评审内容应包括:参考区间来源、检测系统一致性、参考人群适用性等,评审应有临床医生参加。临床需要时,宜根据性别、年龄等划分参考区间。如果建立参考区间,样品数量应不少于 120 例,若分组,每组的样品数量应不少于 120 例。验证参考区间时,每组的样品数量应不少于 20 例。

5.6　检验结果质量的保证

5.6.2.1　应制定室内质量控制程序,可参照 GB/T 20468—2006《临床实验室定量测定室内质量控制指南》,内容包括:

(a)使用恰当的质控规则,检查随机误差和系统误差;

(b)质控物的类型、浓度和检测频度;

(c)应通过实验室实际检测,确定精密度质控物的均值和标准差;更换质控物批号时,应新旧批号平行测定,获得 20 个以上数据后,重新确定新批号质控物的均值。

5.6.2.3　绘制室内质控图,可使用 Levey-Jennings 质控图和(或)Z 分数图。质控图应包括质控结果、质控物名称、浓度、批号和有效期、质控图的中心线和控制界线、分析仪器名称和唯一标识、方法学名称、检验项目名称、试剂和校准物批号、每个数据点的日期和时间、干预行为的记录、质控人员及审核人员的签字。应制定程序对失控进行分析并采取相应的措施,应检查失控对之前患者样品检测结果的影响。

5.6.3.1　应按照 CNAS-RL02《能力验证规则》的要求参加相应的能力验证/室间质评。应保留参加能力验证/室间质评的检测结果、回报表和证书。

5.6.3.2　替代方案

对没有开展能力验证/室间质评的检验项目,应通过与其他实验室(如已获认可的实验室、使用相同检测方法的实验室、使用配套系统的实验室)比对的方式,判断检验结果的可接受性,并应满足如下要求:

(a)规定比对实验室的选择原则;

(b)样品数量:至少 5 份,包括正常和异常水平;

(c)频率:至少每年 2 次;

(d)判定标准:应有≥80%的结果符合要求。

5.6.4　检验结果可比性

实验室用两套及以上检测系统检测同一项目时,应有比对数据表明其检测结果的一致性,实验方案可参考 WS/T 407—2012《医疗机构内定量检验结果的可比性验证指南》,或比对频次每年至少 1 次,样本数量不少于 20,浓度水平应覆盖测量范围;比对结果的偏移应符合附录 A.1 或 A.4 的要求。

比对结果不一致时,应分析原因,并采取必要的纠正措施,及评估纠正措施的有效性。使用不同参考区间的检测系统间不宜进行结果比对。

比对记录应由实验室负责人审核并签字,并应保留至少 2 年。

5.7 检验后过程

5.8 结果报告

5.8.2 报告特性

实验室应与临床相关部门协商并制定常规检验、急诊检验、危急值等结果的传达方式。

5.9 结果发布

5.10 实验室信息管理

附录 A(规范性附录)

临床化学检验分析性能要求

A.1 适用时,性能指标应不低于国家标准、行业标准、或地方法规的要求,如中华人民共和国卫生行业标准 WS/T 403—2012。

A.2 检测系统不精密度要求:以能力验证/室间质评评价界限作为允许总误差(TE_a),重复性精密度$<1/4TE_a$;中间(室内)精密度$<1/3TE_a$;或小于规定的不精密度。

A.3 实验室内分析系统间不定期比对(如设备故障修复后)要求:样品数 $n \geqslant 5$,浓度应覆盖测量范围,包括医学决定水平,至少 4 份样品测量结果的偏差$<1/2TE_a$;或小于规定的偏移。

A.4 实验室内分析系统间定期比对要求:样品数 $n \geqslant 20$,浓度应覆盖测量范围,包括医学决定水平,计算回归方程,计算在医学决定性水平下的系统误差(偏移%),应$<1/2TE_a$。

A.5 留样再测判断标准:依据检测项目样品稳定性要求选取长期限样品,$n \geqslant 5$,覆盖测量范围,考虑医学决定水平,至少 4 份样品测量结果的偏差$<1/3TE_a$;

A.6 没有标准和室间质评要求时,实验室间结果比对合格标准可依据制造商声明的性能标准而制定。

附录 B(规范性附录)

临床化学检验项目认可要求

以下临床化学检验项目,每一组项目为完整能力,如果实验室开展以下项目组合,则申请该组中任一项目时,应同时申请其他项目;同一项目使用不同仪器/方法报告结果时,全部方法均应申请认可。

1. 钾、钠、氯、钙、磷、葡萄糖、尿素、肌酐、尿酸、总胆固醇、甘油三酯、高密度脂蛋白胆固醇、低密度脂蛋白胆固醇、丙氨酸氨基转移酶、天冬氨酸氨基转移酶、肌酸激酶、碱性磷酸酶、谷氨酰转肽酶、总蛋白、白蛋白、总胆红素。

2. 甲胎蛋白(AFP)、癌胚抗原(CEA)、肿瘤抗原 199(CA199)、肿瘤抗原 125(CA125)、

肿瘤抗原 153(CA153)、前列腺特异抗原(PSA)。

3. 三碘甲状腺原氨酸(T_3)、甲状腺素(T_4)、促甲状腺素(TSH)、游离三碘甲状腺原氨酸(fT_3)、游离甲状腺素(fT_4)。

4. 人绒毛膜促性腺激素(HCG)、睾酮(T)、雌二醇(E_2)、泌乳素(PRL)、黄体生成素(LH)、卵泡刺激素(FSH)、孕酮(P)。

5. 免疫球蛋白 G(IgG)、免疫球蛋白 A(IgA)、免疫球蛋白 M(IgM)、补体 C3、补体 C4、C 反应蛋白(CRP)、类风湿因子(RF)、抗链球菌溶血素 O(ASO)。

第二节　条款理解

一、说明

1. CNAS 根据临床化学检验的特点，对 CNAS-CL02《医学实验室质量和能力认可准则》所作的进一步说明，不增加或减少 CNAS-CL02 的要求，与 CNAS-CL02 同时使用。

2. 本文件规定了 CNAS 对医学实验室临床化学检验领域的认可要求。适用时，医学实验室临床免疫学定量检验领域的认可，应符合本文件要求。

二、组织和管理责任

1. 实验室开展医学检验工作至少 2 年，包括独立实验室。

2. 实验室应至少有 1 名具有副高及以上专业技术职务任职资格，从事医学检验工作至少 5 年的人员负责技术管理工作。该人员可以是生化专业组的专职工作人员，也可以是兼职人员。

三、人员

1. 如果不是单独申报，临床化学实验室(以下简称实验室)负责人指生化组长。

2. 申请认可的授权签字人至少具有中级技术职称，从事相应授权签字领域临床化学工作 2 年以上。不具备以上两个条件，不能申报授权签字人。

3. 员工能力评估频次是最低要求。实验室可根据实际情况增加频次，但要和实际工作需求相符合。制定员工能力评估的内容、方法和评估标准不应该形式化，要和实际工作需求相符合。

四、设施和环境条件

1. 当实验室温湿度失控时，是否有处理措施与记录，是否影响检验结果。

2. 定期检测试剂用水和生化仪用水的水质(如：电导率、微生物含量等)，关注水机出水口和生化分析仪进水口水质。

五、实验室设备、试剂和耗材

1. 应至少对生化分析仪加样系统、检测系统和温控系统进行校准。分析设备和辅助设备的内部校准应符合 CNAS-CL31《内部校准要求》。

内部校准(in-house calibration):在实验室或其所在组织内部实施的,使用自有的设施和测量标准,校准结果仅用于内部需要,为实现获认可的检测活动相关的测量设备的量值溯源而实施的校准。

自校准(self-calibration):一般是利用测量设备自带的校准程序或功能(比如智能仪器的开机自校准程序)或设备厂商提供的没有溯源证书的标准样品进行的校准活动,通常情况下,其不是有效的量值溯源活动,但特殊领域另有规定除外。

2. 使用配套分析系统时,可使用制造商的溯源性文件,并制定适宜的正确度验证计划。

3. 使用非配套分析系统验证检验结果的正确度方法:①有证参考物质(需有互通性);②正确度控制品;③经确认的参考方法(参考实验室)进行结果比对。以上三种方法在实际工作中,均存在实际困难。

4. 使用非配套分析系统时,不能进行正确度验证时,可通过以下方式提供实验室检测结果的可信度:

(1)参加适宜的能力验证/室间质评,且在最近一个完整的周期内成绩合格;

(2)与使用相同检测方法的已获认可的实验室进行比对,结果满意;

(3)与使用配套分析系统的实验室进行比对,结果满意。

5. 设备故障修复后,应首先分析故障原因,如果设备故障影响了分析性能,应通过以下合适的方式进行相关的检测、验证:

(a)可校准的项目实施校准验证,必要时,实施校准;

(b)质控物检测结果在允许范围内;

(c)与其他仪器的检测结果比较,偏差符合附录 A.3 的要求;

A.3　实验室内分析系统间不定期比对(如设备故障修复后)要求:样品数 n≥5,浓度应覆盖测量范围,包括医学决定水平,至少 4 份样品测量结果的偏差<1/2TE$_a$;或小于规定的偏移。

(d)使用留样再测结果进行判断,偏差符合附录 A.5 的要求。

A.5　留样再测判断标准:依据检测项目样品稳定性要求选取长期限样品,n≥5,覆盖测量范围,考虑医学决定水平,至少 4 份样品测量结果的偏差<1/3TE$_a$;

以上 4 种验证方式的选择,视具体情况而定。当怀疑影响检验结果时,应评估已检测的标本,评估方法需满足检测和临床要求。

六、检验过程

1. 检验方法和程序的分析性能验证是针对配套系统而言,验证内容至少应包括正确度、精密度和可报告范围,验证方法可参考 CLSI 的 EP15 和 EP6 文件,或 WS/T 420—2013 行业标准。某些项目的可报告范围包括线性范围和最大稀释倍数。

2. 非配套系统,如自建检测系统、更改配套检测系统方法和程序,应做分析性能确认,确认内容至少应包括正确度、精密度、可报告范围、生物参考区间;低值有意义时,还应评价分析灵敏度、检出限和定量限。检验程序性能特征包括正确度、准确度、精密度、不确定度、分析特异性、分析灵敏度、检出限和定量限、测量区间、诊断特异性和灵敏度。

3. 生物参考区间主要是引用试剂盒说明书提供的参考区间,或引用《全国临床检验操作规程》、相应的卫生行业标准等。原则上,配套的检测系统只需要验证或转移参考区间,不通过时,再考虑建立参考区间。建立、转移、验证参考区间可参考 CLSI 的 C28 文件或卫生行业标准 WS/T 402—2012。

4. 有临床决定值的项目不多,如胆固醇、葡萄糖、前列腺抗原等,通常是引用这些项目的临床决定值。

七、检验结果质量的保证

1. 室内质量控制程序可参照 GB/T 20468—2006《临床实验室定量测定室内质量控制指南》。

2. 应检查失控对之前患者样品检测结果的影响。

3. 对没有开展能力验证/室间质评的检验项目,应通过与其他实验室(如已获认可的实验室、使用相同检测方法的实验室、使用配套系统的实验室)比对的方式,判断检验结果的可接受性。

4. 用两套及以上检测系统检测同一项目时,应有比对数据表明其检测结果的一致性,实验方案可参考 WS/T 407—2012《医疗机构内定量检验结果的可比性验证指南》,或比对频次每年至少 1 次,样本数量不少于 20,浓度水平应覆盖测量范围;比对结果的偏移应符合附录 A.1 或 A.4 的要求。

A.1　适用时,性能指标应不低于国家标准、行业标准、或地方法规的要求,如中华人民共和国卫生行业标准 WS/T 403—2012。

A.4　实验室内分析系统间定期比对要求:样品数 n≥20,浓度应覆盖测量范围,包括医学决定水平,计算回归方程,计算在医学决定性水平下的系统误差(偏移%),应<1/2TE_a。

比对频次每年可多次,多次的样本数量累计不少于 20,浓度水平应覆盖测量范围。

5. 使用相同参考区间的检测系统间原则上应进行结果比对。使用不同参考区间的检测系统间不宜进行结果比对。

(庄俊华　黄宪章)

第三十二章

临床免疫学定性检验应用说明（CNAS-CL39:2012)

第一节 标 准 描 述

1 范围

本文件规定了 CNAS 对医学实验室临床免疫学定性检验领域认可的要求。

临床免疫学定量检验领域的认可,应符合 CNAS-CL38《医学实验室质量和能力认可准则在临床化学检验领域的应用说明》的要求。

临床免疫学定性检验是指基于物质的化学或物理特性将其识别或分类的一组操作。免疫学检验包括:①任何利用抗体与某物质作用而检测该物质的实验室方法。②利用特异性抗原或抗体能够绑定到分析物的配体-绑定实验。定性检验指只提供两种反应结果的检测方法(即阳性/阴性或者是/否)。阳性结果只说明分析信号超过了分析阈值(检出限)或临界值(临界值的设定给出简要的敏感性和特异性组合)。

2 规范性引用文件

下列文件对于本文件的应用是必不可少的。凡是注日期的引用文件仅注日期的版本适用于本文件。凡是不注日期的引用文件,其最新版本(包括修改单)适用于本文件。

CNAS-RL02 能力验证规则

ISO 18113-1:2009 体外诊断医疗器械 制造商提供的信息(标示)第 1 部分:术语、定义和通用要求

ISO/IEC 指南 99:2007 国际计量学词汇 基础通用概念和相关术语

3 术语和定义

3.1 检出限 detection limit/limit of detection

由给定测量程序得到的测得量值,对于此值,在给定声称物质中存在某成分的误判概率为 α 时,声称不存在该成分的误判概率为 β。

注 1:IUPAC 建议 α 和 β 默认值等于 0.05。

注 2:术语"分析灵敏度"有时用于代表检出限,但这样的用法现在不鼓励。

[ISO/IEC 指南 99:2007,定义 4.18]

3.2 临界值 cut-off value

鉴别样品,作为判断特定疾病、状态或被测量存在或不存在的界限的数值或量值。

注 1:测量结果高于临界值判断为阳性而低于临界值判断为阴性。

注 2：测量结果接近临界值判断为非确定性。

注 3：临界值的选择决定检验的诊断特异性和诊断灵敏度。

［ISO 18113-1，定义 A. 3. 13］

3. 3 分析灵敏度 analytical sensitivity

测量示值变化除以相应的被测量值变化所得的商。

注 1：测量程序的灵敏度有可能依赖于被测量值。

注 2：要考察的被测量值改变必须大于分辨率。

注 3：一个测量系统的分析灵敏度是校准曲线的斜率。

注 4：分析灵敏度不应用于表示检出限或定量限，并且不应与诊断灵敏度混淆。

［ISO/IEC 指南 99：2007，定义 4. 12］

3. 4 分析特异性 analytical specificity

测量系统的能力，用指定的测量程序，对一个或多个被测量给出的测量结果互不依赖也不依赖于接受测量的系统中的任何其他量。

注 1：缺乏特异性可被称为分析干扰。

注 2：在免疫化学测量程序中缺少特异性可能由于交叉反应。

注 3：测量程序的特异性不应和诊断特异性混淆。

注 4：ISO/IEC 指南 99：2007 对此概念使用术语选择性而不用特异性。

注 5：改写自 ISO/IEC 指南 99：2007，定义 4. 13。

3. 5 校准物 calibrator

用于体外诊断仪器或系统校准的测量标准。［ISO 18113-1，定义 3. 11］

3. 6 诊断灵敏度 diagnostic sensitivity

体外诊断检验程序可以识别与特定疾病或状态相关的目标标志物存在的能力。

注 1：在目标标志物已知存在的样品中也定义为阳性百分数。

注 2：诊断灵敏度以百分数表达（数值分数乘以 100）。以 $100 \times$ 真阳性值数（TP）除以真阳性值数（TP）加上假阴性值数（FN）的和来计算，或 $100 \times TP/(TP+FN)$。此计算基于从每个对象中只取一个样品的研究设计。

注 3：目标状态由独立于被考察检查程序的标准定义。

［ISO 18113-1，定义 A. 3. 15］

3. 7 诊断特异性 diagnostic specificity

体外诊断检验程序可以识别特定疾病或状态相关的目标标志物不存在的能力。

注 1：在目标标志物已知不存在的样品中也定义为阴性百分数。

注 2：诊断特异性以百分分数表达（数值分数乘以 100）。以 $100 \times$ 真阴性值数（TN）除以真阴性值数（TN）加上假阳性值数（FP）的和来计算，或 $100 \times TN/(TN+FP)$。此计算基于从每个对象中只取出一个样品的研究设计。

注 3：目标状况由独立于被考察检查程序的标准定义。

［ISO 18113-1，定义 A. 3. 16］

3. 8 测量精密度 measurement precision

精密度 precision

在规定条件下，对同一或相似被测对象重复测量得到测量示值或测得量值间的一致程度。

注1：测量精密度通常由不精密度的量度以数字表达，如规定测量条件下的标准差、方差和变异系数。

注2：规定的条件可以是，例如，测量的重复性条件、测量的中间精密度条件、或测量的再现性条件（见 GB/T 6379.5/ISO 5725-5）。

注3：测量精密度用于定义测量重复性、中间测量精密度和测量再现性。

注4：重复测量指在同一或相似样品上以不受以前结果影响的方式得到的结果。

[ISO/IEC 指南 99:2007,定义 2.15]

3.9 测量重复性 measurement repeatability

重复性 repeatability

在一组测量条件下的测量精密度，包括相同测量程序、相同操作者、相同测量系统、相同操作条件和相同地点，并且在短时间段内对同一或相似被测对象重复测量。

注1：在临床化学上，术语批内或序列内精密度有时用于表示此概念。

注2：在评估体外诊断医疗器械时，通常选择重复性条件来代表基本不变的测量条件（被称为重复性条件），此条件产生测量结果的最小变异。重复性信息可对故障排除目的有用处。

注3：重复性可以用结果分散性特征术语定量表达，如重复性标准差、重复性方差和重复性变异系数。相关统计术语在 GB/T 6379.2/ISO 5725-2 中给出。

注4：改写自 ISO/IEC 指南 99:2007,定义 2.20 和 2.21。

3.10 测量再现性 measurement reproducibility

再现性 reproducibility

在包括了不同地点、不同操作者、不同测量系统的测量条件下对同一或相似被测对象重复测量的测量精密度。

注1：在临床化学上，术语室间精密度有时用于指此概念。

注2：在评估体外诊断医疗器械时，通常选择再现性条件来代表最大改变的条件（被称为再现性条件），此条件产生独立实验室间比较结果时遇到的测量结果变异，如发生在室间比对计划中（例如，能力比对、外部质量保证或实验室标准化试验）。

注3：再现性可以用结果分散性特征术语定量表达，如再现性标准差、再现性方差和再现性变异系数。相关统计术语在 GB/T 6379.2/ISO 5725-2 中给出。

注4：不同测量系统可使用不同测量程序。

注5：应在实际程度上给出改变或不改变条件的说明。

注6：改写自 ISO/IEC 指南 99:2007,定义 2.24 和 2.25。

3.11 中间测量精密度 intermediate measurement precision

中间精密度 intermediate precision

在一组测量条件下的测量精密度，这些条件包括相同的测量程序、相同地点并且对相同或相似的被测对象在一长时间段内重复测量，但可包含其他相关条件的改变。

注1：应在实际程度规定改变和未改变的条件，特别是如校准物、试剂批号、设备系统、操作者和环境条件等变量。

注2：在体外诊断医疗器械评价中，一般选择的中间精密度条件代表体外诊断医疗器械

在一长时间段内的实际使用条件。

注3：相关统计学术语在 GB/T 6379.3/ISO 5725-3 中给出。

注4：中间精密度可用结果的分散性特征术语定量表达。如标准差、方差和变异系数。

注5：改写自 ISO/IEC 指南 99：2007，定义 2.22 和 2.23。

3.12　筛查试验 Screening Test

用于检测整个人群（或者人群中的特定的一部分）中特定待测物或因子的存在情况的试验。

3.13　诊断试验 Diagnostic Test

用于临床怀疑某种特定疾病或状况是否存在的诊断的试验。

3.14　确认试验 Confirmatory Test

用于验证筛查试验或者诊断试验结果的试验。

4　管理要求

4.1　组织与管理责任

4.1.1.2　医学实验室为独立法人单位的，应有医疗机构执业许可证；实验室为非独立法人单位的，其所属医疗机构的执业许可证书的诊疗科目中应有医学实验室；自获准执业之日起，实验室开展医学检验工作至少2年。

4.1.2.5　应至少有1名具有副高及以上专业技术职务任职资格，从事医学检验工作至少5年的人员负责技术管理工作。

5　技术要求

5.1　人员

5.1.2　临床免疫学实验室（以下简称实验室）特殊岗位（如抗 HIV 初筛、产前筛查、新生儿疾病筛查等）工作人员应取得相应上岗证。

实验室负责人至少应具有以下资格：中级技术职称，医学检验专业背景，或相关专业背景经过医学检验培训，2年临床免疫工作经验。从事特殊检验项目的实验室还应符合相关规范的要求。

认可的授权签字人应具有中级及以上专业技术职务任职资格，从事申请认可授权签字领域专业技术工作至少3年。

5.1.6　应制定员工能力评估的内容、方法、频次和评估标准。评估间隔以不超过1年为宜；新进员工在最初6个月内应至少接受2次能力评估，并记录。当职责变更时，或离岗6个月以上再上岗时，或政策、程序、技术有变更时，员工应接受再培训和再评估，合格后方可继续上岗，并记录。

5.2　设施及环境条件

5.2.1　应实施安全风险评估，如果设置了不同的控制区域，应制定针对性的防护措施及合适的警告。

5.2.3　用以保存临床样品和试剂的设施应设置目标温度和允许范围，并记录。实验室应有温度失控时的处理措施并记录。

5.2.6　应依据所用分析设备和实验过程对环境温湿度的要求，制定温湿度控制要求并记录。应有温湿度失控时的处理措施并记录。应依据用途（如：试剂用水、免疫分析仪用水）制定适宜的水质标准（如：电导率、微生物含量等），并定期检测。

必要时,实验室可配置不间断电源(UPS)和(或)双路电源以保证关键设备(如需要控制温度和连续监测的分析仪、培养箱、冰箱等)的正常工作。

5.3　实验室设备

5.3.1.1　实验室应提供仪器校准清单、计划、校准状态;设备新安装时应按法规或制造商建议进行校准,并保留性能测试记录;投入使用之后的校准周期应按法规或制造商建议进行。

5.3.1.2　设备标签至少应提供以下信息:唯一性编码、校准日期及再校准日期。

5.3.1.4　应按国家法规要求对强检设备进行检定。应进行外部校准的设备,如果符合检测目的和要求,可按制造商校准程序进行。应至少对分析设备的加样系统、检测系统和温控系统进行校准。分析设备和辅助设备的内部校准应符合 CNAS-CL 31《内部校准要求》。

5.3.1.5　设备故障修复后,应首先分析故障原因,如果设备故障影响了方法学性能,可通过以下合适的方式进行相关的检测、验证:

(a)可校准的项目实施校准验证,必要时,实施校准;

(b)质控物检测结果在允许范围内;

(c)与其他仪器的检测结果比较;

(d)使用留样再测结果进行判断。

5.3.2.1　实验室应选用有国家批准文号的试剂,特殊项目如艾滋病抗体初筛试剂应有批批检定合格证书。应保留制造商提供的试剂性能参数。

5.3.2.2　应有校准物(适用时)和质控物,如为自制质控物应有制备程序,包括稳定性和均一性的评价方案,以及配制和评价记录。

5.3.2.3　新批号试剂和(或)新到同批号试剂应与之前或现在放置于设备中的旧批号、旧试剂平行检测以保证患者结果的一致性。比对方案应至少利用一份已知阳性、一份弱阳性样品和一份已知阴性的患者样品(HIV 等特殊项目除外)。

不同批号、相同批号不同试剂盒、同一试剂盒内的不同组分不应混用,如果混用则实验室应提供混用的方法及确认程序和结果。

5.3.2.5　检验项目校准及校准验证周期应遵循制造商建议;在试剂批号改变、失控处理涉及时、仪器重要部件更换后性能验证涉及时应做项目校准。

5.3.2.7　应提供试剂和耗材检查、接收或拒收、贮存和使用的记录。商品试剂使用记录还应包括使用效期和启用日期。自配试剂记录包括:试剂名称或成分、规格、储存要求、制备或复溶的日期、有效期、配制人。

5.5　检验过程

5.5.1.1　检验方法和程序的分析性能验证内容应参考试剂盒说明书上明确标示的性能参数进行验证,至少应包括:检出限、符合率(采用国家标准血清盘或临床诊断明确的阴阳性样品各 20 份或与其他分析方法比对),如为定量方法应验证精密度(包括重复性和中间精密度);并应明确检验项目的预期用途,如筛查、诊断、确认。

5.6　检验结果质量的保证

5.6.2.1　实验室设计的内部质量控制方案应包括:

(a)质控物选择:试剂盒自带的为内对照,用于监控试剂的有效性和 Cut Off/检出限的计算。阴阳性质控物为外对照用于监控实验的有效性,实验室在选择时应考虑类型(宜选择人血清基质,避免工程菌或动物源性等的基质)、浓度(弱阳性质控物浓度宜在 $2\sim4$ 倍临界值左右,阴性质控物浓度宜 0.5 倍临界值左右)、稳定性(宜选择生产者声明在一定保存条件下如 $2\sim8℃$ 或 $-20℃$ 以下有效期为 6 个月以上)、均一性。

(b)质控频率:每检测日或分析批,应使用弱阳性和阴性质控物进行质控。实验室应定义自己的质控批长度。

(c)质控物位置:不能固定而应随机放置且应覆盖检测孔位(标本间隔)。

(d)质控记录应包括以下信息:检验项目名称,方法学名称,分析仪器名称和唯一标识,试剂生产商名称、批号及有效期,质控物生产商名称、批号和有效期;质控结果、结论。失控时,应分析造成失控的根本原因,采取纠正措施,必要时引入预防措施。

(e)质控判定规则:

——肉眼判断结果的规则:阴、阳性质控物的检测结果分别为阴性和阳性即表明在控,相反则为失控。

——滴度(稀释度)判定结果的规则:阴性质控物必须阴性,阳性质控物结果在上下 1 个滴度(稀释度)内,为在控。

——数值或量值判定结果的规则:可以使用肉眼判断结果的规则;也可以使用统计学质控规则,至少利用一个偶然误差及一个系统误差规则。阴、阳性质控物的检测结果必须分别为阴性和阳性。

5.6.3.1 应按照 CNAS-RL02《能力验证规则》的要求参加相应的能力验证/室间质评。应保留参加能力验证/室间质评的检测结果、回报表和证书。

5.6.3.2 对没有开展能力验证/室间质评的检验项目,实验室应通过与其他至少 2 个以上实验室(如已获认可的实验室或其他使用相同检测方法的配套系统的同级别或高级别医院的实验室)比对的方式判断检验结果的可接受性,并应满足如下要求:

(a)规定比对实验室的选择原则;

(b)样品数量:至少 5 份,包括阴性和阳性;

(c)频率:至少每年 2 次;

(d)判定标准:应有 $\geqslant80\%$ 的结果符合要求;

(e)结果不一致时,应分析不一致的原因,必要时,采取有效的纠正措施,并定期评价实验室间比对对其质量的改进作用,保留相应的记录。

5.6.4 检验结果可比性

如果采用手工操作或同一项目使用两套及以上检测系统时,应至少每年 1 次进行实验室内部比对,包括人员和不同方法/检测系统间的比对,至少选择 2 份阴性标本(至少 1 份其他标志物阳性的标本)、3 份阳性标本(至少含弱阳性 2 份)进行比对,评价比对结果的可接受性。出现不一致,应分析原因,并采取必要的纠正措施,及评估纠正措施的有效性。有相应的记录。

比对记录应由实验室负责人审核并签字,并应保留至少 2 年。

5.8 结果报告

5.8.1 特殊检验项目的结果报告应符合相关要求,如:当 HIV 抗体筛查试验呈阳性反应时,应报告"HIV 抗体待复检";当 HIV 抗体确证试验呈现不是阴性反应,但又不满足阳性判断标准时,应报告"HIV 抗体不确定(±)",并在备注中注明进一步检测的建议,如"4 周后复查";产前筛查报告应由两个以上相关技术人员核对后方可签发,其中审核人应具备副高级以上检验或相关专业的技术职称。

　　5.9　结果发布

　　5.10　实验室信息管理

附录 A(规范性附录)

临床免疫学定性检验项目认可要求

　　以下临床免疫学定性检验项目,每一组项目为完整能力,如果实验室开展以下项目组合,则申请该组中任一项目时,应同时申请其他项目;同一项目使用不同方法(如乙型肝炎病毒表面抗原既开展 ELISA 法又开展发光法)报告结果时,全部方法均应申请认可。

　　1. 乙型肝炎病毒表面抗原(HBsAg)、乙型肝炎病毒表面抗体(HBsAb)、乙型肝炎病毒 e 抗原(HBeAg)、乙型肝炎病毒 e 抗体(HBeAb)、乙型肝炎病毒核心抗体(HBcAb)、丙型肝炎病毒抗体(抗-HCV)、梅毒螺旋体抗体(非特异＋特异试验)、人类免疫缺陷病毒抗体(抗-HIV)筛查。

　　2. 抗核抗体(ANA)、抗双链 DNA 抗体(DS-DNA)、抗可溶性抗原抗体(ENA)。

　　3. 单纯疱疹病毒 1 型 IgM、IgG 抗体,单纯疱疹病毒 2 型 IgM、IgG 抗体,巨细胞病毒 IgM、IgG 抗体,风疹病 IgM、IgG 抗体,弓形虫 IgM、IgG 抗体。

第二节　条款理解

一、组织与管理责任

　　1. 医学实验室要明确自己的法律地位并能提供详尽的相关执业许可证明。临床免疫学定性检验应用说明明确要求,若医学实验室为独立法人单位时,应有卫生行政管理部门颁发的医疗机构执业许可证;实验室为非独立法人单位的,其所属医疗机构的执业许可证的执业范围中应有医学实验室并获得授权。举例:对于医院实验室而言,在编写质量手册时应附上实验室法律地位的证明以及其所属医院的执业许可证。

　　2. 检验科管理层是全科的领导者和管理者。检验科主任的任用和在任检验科主任的考察、教育、培养以及竞争上岗都是十分重要的问题。检验科主任的个人行为和管理行为对实验室的建设和发展常常起着决定性的作用。因此,医院领导在决定检验科管理层时,最少要考虑以下因素:①检验科管理层中至少要确认一人为第一负责人,同时,管理层中至少有 1 名具有副高以上专业技术职务任职资格,从事医学检验工作至少 5 年的人员负责技术管理工作;②检验科管理层应有能力对所提供的服务负责。

二、人员管理

　　1. 检验科主任负责识别和控制本实验室内特殊岗位的工作,确保需要特定知识、专门技能、相当经验、具备资格等要求的岗位由授权人员从事工作。HIV 初筛实验室人员、检验科关键仪器操作人员、检验报告签发人员等,须取得上级主管部门签发的上岗证书或检验科主任授权方能实施操作。

2. 因地区差异,部分特殊岗位(如抗 HIV 初筛、产前筛查、新生儿疾病筛查等)所取得的相应上岗证可能会具有有效年限,故管理者应定期检查上岗证是否有效,若已过期,必须重新进行培训考核后方可获得上岗操作的资格。

3. 临床免疫学实验室负责人即组长应具备中级以上职称,且临床免疫工作经验 2 年以上,同时专业理论扎实,工作经验丰富,且熟悉本检验科质量体系的专业技术人员担任。免疫组组长职责:

(a)规划及落实本专业组的发展计划,组织编写各检验项目的作业指导书及仪器的作业指导书(即标准操作规程,SOP),并经常检查执行情况,每年对作业指导书进行一次评审;

(b)负责制定本专业组的室内质量控制方案,检查各检验项目的室内质控情况,分析质控数据,提出纠正措施,监督主要检测人员填写月质控报告及总结,并进行初步审核;

(c)积极参加卫计委和省临床检验中心组织的室间质量评价活动,审查、签发室间质评上报表;分析质评成绩,提出改进措施,填写室间质评总结报告;

(d)亲自参加检验工作并掌握特殊检验技术,解决本专业组的复杂、疑难问题;

(e)经常深入临床科室征询对检验质量的意见,介绍新的检验项目及其临床意义,有条件时参加临床疑难病例讨论,主动配合临床医疗工作;

(f)负责本专业检验人员的业务学习、继续教育和技术考核等工作;安排本专业范围内进修、实习人员的学习,切实做好带教工作;

(g)结合临床医疗,制订本专业的科研计划,并不断引进国内外的新成果、新技术、新方法,开展新项目,提高本专业的技术水平;

(h)制订本专业组工作计划,按期总结;检查督促检验人员贯彻执行各项规章制度的情况,进行考勤登记、人员安排;

(i)负责本专业仪器设备和各种设施的管理;负责本专业试剂和实验用品请购计划的审核,负责本专业范围内试剂和低耗品的选择并指定人员保管;

(j)完成医院领导和科主任下达的各项指令性任务;

(k)专业组长外出前,应向科主任提出申请,临时指定人员负责代理。

4. 认可项目授权签字人是经中国合格评定国家认可委员会(CNAS)授权任命。应至少具有中级及以上专业技术职务任职资格,从事申请认可授权签字领域专业技术工作至少 3 年及以上。授权签字人的工作与免疫组组长不同,实验室内只有一个免疫组组长,但可以有 2 个或以上的授权签字人,其职责与组长有一定联系但不完全相同。

认可项目授权签字人职责:

(a)拥有 CNAS 确认的资格,对授予专业领域检验结果的完整性和准确性负责;

(b)应直接参与或监督授权领域的检验工作,掌握授权领域的检验项目检测限制范围;

(c)应掌握授权领域的检验项目依据的标准、方法和作业指导书;

(d)批准授权领域的检验报告,并对相关检验结果进行判断、解释,必要时可参与临床会诊;

(e)应具有良好的专业水平和操作能力,及时发现/解决室内质量控制失控问题,了解授权领域检验项目不确定来源;

(f)应掌握授权领域的仪器作业指导书,执行或监督仪器的保养、定标和质控,发现问题自己不能处理的应及时和维修工程师联系；

（g）应掌握授权领域的质量记录和技术记录、检验报告，行使授权领域的质量记录和技术记录以及检验报告的检查权利；

（h）应了解中国实验室认可的认可条件、实验室义务，只有通过实验室认可的项目才能使用 CNAS 标志。

5. 实验室每年至少一次训练工作人员识别各类风险，预防职业暴露，如涉及包装和运输感染性材料的处理知识、传染病的报告知识，以及掌握控制事故后果的恶化等技能；每年至少进行一次消防安全相关知识的培训，使之能应付消防安全突发事件。同时进行具体的突发事件演练，如血液标本倒洒在地面、不明液体喷洒到眼睛等，理论与实际相结合，从而达到更好的培训效果。

6. 实验室应每年对各级工作人员进行考核并评估员工的工作能力。评估的内容不应千篇一律，应根据工作人员的工作岗位制定具有针对性的评估，从而达到更客观和公正的评估效果。此外，评估的内容应该是一组可以量化的数据，而不是简单的几句概括性陈述。

7. 对于新参加工作的员工，他们对新环境和新工作方式都比较陌生，容易造成医疗差错，影响整个质量体系的有效运作，因此实验室应对新员工进行一系列的系统培训，技能岗前培训可由各组长负责，对新职工进行岗位职责及岗前操作规范和应知应会知识的培训，并对其执行指定工作的能力进行评定。质量体系由质量负责人负责培训。经考核合格后授权上岗。应用说明要求对新进员工在最初 6 个月内至少进行 2 次能力评估，并保存评估记录。建议第二次的能力评估内容应为首次评估中判定为不合格的考核内容，从而提高第二次能力评估的效果。当职责变更时，或离岗 6 个月以上再上岗时，或政策、程序、技术有变更时，应对员工进行再培训和再评估，合格后才可继续上岗，并记录。

三、设施与环境管理

1. 实验室应进行相应的安全风险评估，应该按照风险等级制定针对性的防护措施及合适的警告。

（a）检验科的安全有物品资源安全和生物危害安全。在设计实验室时，应当考虑这些方面的因素。

（b）如果相邻实验室之间有不相容的业务活动，采取有效分隔，并采取措施防止交叉污染，各隔离区域须加以明确标识。如细菌室、HIV 初筛实验室、基因诊断室、细胞室等。

（c）检验科工作人员应凭刷门卡进出实验室。严格控制外来人员进入或使用会影响检验质量的区域。建立外来人员进出制度，设立出入登记本以控制人员进出。

（d）危险物品的存放及处理应当安全，并遵守相关法规。

（e）检验科应有消防安全紧急预案，并指定专人为消防安全管理员专门负责消防安全具体事务，并维持定期培训记录。

（f）实验室须严格按生物安全要求，在需要的地方配备生物安全柜和冲眼器等防护设备。

2. 实验室应依据所用分析设备和实验过程对环境温湿度的设定相应要求。每个仪器或试剂说明书都会有详细的温湿度要求，各实验室应根据所有在用仪器、试剂盒的温湿度要求建立相应的环境温湿度控制要求。建议在设置温度控制界限时一定要把范围设为能满足所有的仪器及试剂盒的说明书要求。尤其是某些手工操作的试剂盒如甲苯胺红不加热试验(TRUST)是有专门的室内反应控制温度。请在编写时加以注意。

3. 工作人员在每个检测日按要求记录室内温度和湿度是否满足检测条件。当条件不在检测要求范围时,应采取调节中央空调或利用加热器/除湿器/电风扇等相应措施进行帮助纠正。当环境条件无法纠正时,组长必须协助检验科主任尽快向医院有关部门报告处理。并进行相应的记录。

4. 实验室所使用水源的水质也是影响实验结果的一个重要环节,故应对实验用水制定相应的标准并定期检测,如电导率、微生物含量等指标。

5. 实验室用以保存样品、试剂的储存空间,如冰箱、水浴箱、恒温箱和培养箱等设备要求放置经校准过的温度计,并按要求记录温度。如不符合样品或试剂贮存的温度要求时,需立即查明原因,必要时将冰箱内物品转移到符合要求的冰箱内,并通知医院维修班进行处理,同时做好相应记录。此外,实验室应建立样品或试剂在不符合要求的环境下保存后产生的影响的评估方案。

6. 以上所述的温度、湿度、电导率等需要监测的指标所使用的监测工具必须进行定期的校准或检定,必要时送去相关检定部门,如实验室所在地方计量检测技术研究所,此类检定中心必须是有相应的校准或检定资质。实验室还应关注对所校准或检定的监测工具开具的校准或检定报告中所提及的相关校准因子或赋值,实验室在日后使用这些经校准或检定后的工具监测温度、湿度时,必须能在相关记录中体现上述校准因子或赋值的作用。

四、实验室设备的管理

1. 设备新安装时应按法规或制造商建议进行校准,并进行相关的性能验证试验,验证指标至少包括:精密度(包括重复性和中间精密度)、正确度、检测线性分析及生物参考区间验证。

2. 仪器设备需要建立仪器档案。应包括(但不限于):设备标识、仪器基本情况记录表、厂家三证、仪器安装/验收报告、设备检测/校准报告、仪器使用说明书、培训记录、维护保养记录、维修记录等。

3. 仪器设备均应有唯一性标识,并张贴在仪器设备的醒目处。标签的内容包括:仪器设备统一编号、名称、型号、负责人、环境温湿度要求等。

4. 投入使用之后的仪器的校准周期应按法规或制造商建议,由实验室设备责任人和仪器工程师共同对仪器进行校准。同时,在进行校准前,应对仪器进行全面的、系统的保养。一般来说,对分析设备校准的基本项目至少应包括加样系统、检测系统和温控系统。

5. 对于已完成校准的仪器,仪器负责人应为仪器贴上校准合格状态标签,标签上应清楚标示校准及再校准时间,应详细至年、月、日,以提醒设备负责人避免错过再校准日期。

6. 设备故障修复后,应首先分析故障原因,如果设备故障影响了方法学性能,可以根据实际情况通过以下合适的方式进行相关的检测、验证:

(a)可校准的项目实施校准或校准验证,必要时,实施校准;

(b)质控物检测结果在允许范围内;

(c)与其他仪器的检测结果比较;

(d)使用留样再测结果进行判断。

五、试剂与耗材的管理

1. 外部服务和供应的供应商或机构应当是注册合法、证件齐全,其提供的产品应具有生产批准文号或进口注册证,检验科需保留上述材料的复印件;特殊项目如艾滋病抗体初筛试剂应有批批检定合格证书。

2. 应用说明要求新旧批号的定性试剂盒必须进行患者标本结果一致性的验证,至少有一份已知阳性、一份弱阳性和一份已知阴性的患者样本,进行平行试验,同时提出部分特殊标本的检测试剂盒如 HIV 可不进行患者标本的一致性验证,笔者建议可使用质控品代替。

3. 定量检验项目建议遵循制造商建议的定标周期进行校准,同时在试剂批号改变、失控处理涉及时、仪器重要部件更换后性能验证涉及时应做项目校准。建议每台仪器建立一份相关检测项目校准时间的记录表,定期查看各个项目的定标情况,以防超出定标周期,特别是一些检测结果相对稳定的检测项目。

4. 由于 ELSIA 定性试验不可预知的影响因素很多,不同批号、相同批号不同试剂盒、同一试剂盒内的不同组分不宜混用,除非实验室已建立相关的混用方法及质量确认程序。

5. 实验室根据实际工作的需要,可能存放有少量的自配试剂、质控品及校准品。该试剂、质控品或校准品的配制方法,稳定性及瓶间差的评价方案均应在作业指导书中说明,同时在容器上需要注明名称、浓度、储存要求、配制日期、有效期和配制人。

六、检验方法的选择和评价

1. 对于将要引入的新方法,实验室在使用前要进行主要性能指标的验证实验。而定性检测需要验证的性能参数至少包括检出限、符合率(采用国家标准血清盘或临床诊断明确的阴阳性样品各 20 份或与其他分析方法比对),如为定量方法应验证精密度(包括重复性和中间精密度)。具体方法可见其他章节相关内容。

2. 建议实验室在选择定性试剂盒时尽量选择试剂说明书已明确声明性能参数的试剂盒,确保实验室在进行性能验证时有明确的验证目标。国外进口试剂盒说明书通常都有详细明确的性能指标参数。

3. 如果在最新一版的应用说明里已有明确详细的验证方法的性能指标,实验室就必须按照应用说明里阐述的方法进行验证,如符合率;但如果说明里暂未提及具体方法、步骤时,实验室可参考相关的定性试验文献进行验证,如 EP12-A2、《临床酶免疫测定技术》等。

4. 检出限的验证可对已知浓度水平的质控物或标本进行等比例稀释,再使用所选择的试剂盒进行检测,比较该方法学所检测的最低浓度与试剂盒说明书提供的最低检测下限是否一致。

5. 精密度的验证可选择不同浓度(最好包括阳性、弱阳性及阴性)的患者血清进行重复性及中间精密度的验证。

七、检验结果质量的保证

1. 应用说明已明确阐述不同的免疫定性试验的质量控制内容,各实验室在编写相关程序时应严格按照说明里所述内容,而特别引起注意的地方是分析批的设置、质控品的选择(必须包括弱阳性和阴性质控品)、质控品的的浓度(弱阳性质控宜选择在 2～4 倍临界值左右,阴性质控物浓度宜 0.5 倍临界值左右)、质控品的位置。

2. 建议质控品可找当地供应商采购,若供应商无法提供可进行自配,如阴性质控物,可使用已知阳性患者血清和已知阴性患者血清进行比例混合,使浓度在 0.5 倍临界值左右,要注意进行自制质控品稳定性和瓶间差的评价并记录下来。

3. 应用说明提供了三种不同的质控判定方法,实验室可根据不同的试验特点,选择不同的质控判定规则。

(a)肉眼判断结果的规则:阴、阳性质控物的检测结果分别为阴性和阳性即表明在控,相反则为失控。

(b)滴度(稀释度)判定结果的规则:阴性质控物必须阴性,阳性质控物结果在上下 1 个滴度(稀释度)内,为在控。

(c)数值或量值判定结果的规则:可以使用肉眼判断结果的规则;也可以使用统计学质控规则,至少利用一个偶然误差及一个系统误差规则。阴、阳性质控物的检测结果必须分别为阴性和阳性。

4. 应按照 CNAS-RL02《能力验证规则》的要求参加相应的能力验证/室间质评。应保留参加能力验证/室间质评的检测结果、回报表和证书。

5. 对于因特殊原因不能或尚未开展能力验证/室间质评的检验项目,如肺炎支原体、结核抗体等检测项目,实验室应自行组织与其他实验室进行检测结果的比对。在编写相关程序时要注意:

(a)比对的实验室数量,至少 2 个以上;

(b)参加比对的实验室性质,建议是已获得认可资格的实验室或其他使用相同检测方法的配套系统的同级别或高级别医院的实验室;

(c)样品数量:至少 5 份,包括阴性和阳性;

(d)频率:至少每年 2 次;

(e)判定标准:应有≥80%的结果符合要求。

(f)结果不一致时,应分析不一致的原因,必要时,采取有效的纠正措施,并定期评价实验室间比对对其质量的改进作用,保留相应的记录。

6. 如果采用手工操作或同一项目使用两套及以上检测系统时,实验室应进行室内比对试验,包括操作人员之间及不同方法学之间。应用说明提出比对样本至少选择 2 份阴性标本(至少 1 份其他标志物阳性的标本)、3 份阳性标本(至少含弱阳性 2 份),出现不一致时,应分析原因,并采取必要的纠正措施,及评估纠正措施的有效性,并有相应的记录。比对记录应由实验室负责人审核并签字,并应保留至少 2 年。

八、特殊项目结果报告管理

1. 应用说明要求特殊检验项目的结果报告应符合相关要求,如:当 HIV 抗体筛查试验,由于国家法规规定所有初筛实验室只有发"阴性"报告的权利,而不允许发"阳性"报告,故当患者标本呈阳性反应时,应报告"HIV 抗体待复检"或"HIV 抗体待确认"。

2. 产前筛查报告应由两个以上相关技术人员核对后方可签发,应用说明要求审核人应具备副高级以上检验或相关专业的技术职称。

（徐　宁）

第三十三章

临床微生物学检验应用说明(CNAS-CL42:2012)

第一节 标 准 描 述

1 范围

本文件规定了 CNAS 对医学实验室临床微生物学检验领域的认可要求。

临床微生物学检验领域中涉及的病毒血清学检验、基因扩增检验、寄生虫检验等应符合相关专业领域应用说明的要求。

2 规范性引用文件

下列文件对于本文件的应用是必不可少的。凡是注日期的引用文件仅注日期的版本适用于本文件。凡是不注日期的引用文件,其最新版本(包括修改单)适用于本文件。

CNAS-RL02 能力验证规则

3 术语和定义

4 管理要求

4.1 组织和管理责任

4.1.1.2 实验室为独立法人单位的,应有医疗机构执业许可;实验室为非独立法人单位的,其所属医疗机构执业证书的诊疗科目中应有医学实验室,自获准执业之日起,开展医学检验工作至少 2 年。

4.1.1.4 e)应根据工作流程及性质定期实施生物安全风险评估,根据生物安全理论和技术的新进展制定、修订相应的生物安全操作和防护规程并进行培训,以减小职业暴露的危险。当工作流程及性质发生变动时,应及时实施再评估。

应制定生物安全事故和危险品、危险设施等意外事故的预防措施和应急预案,并对全体人员进行培训。

至少应规定如下安全要求:

(a)不同控制区域的防护措施及合适的警告;

(b)已知或有潜在经空气、气溶胶传播危险的样品或病原体在生物安全柜内操作;

(c)样品安全运送及处理,如:工作人员接种疫苗,戴手套和进行呼吸道防护(适用时),确保容器密封性,嗅平板时的潜在危害及其防护等;

(d)渗漏样品的处理措施;

(e)工作环境及设备的消毒措施。

4.1.2.5　应至少有 1 名具有副高及以上专业技术职称，从事医学检验工作至少 5 年的人员负责技术管理工作。

5　技术要求

5.1　人员

5.1.2　临床微生物学实验室（以下简称"实验室"）负责人至少应具有以下资格：中级技术职称，医学、医学检验专业背景，或相关专业背景经过医学检验培训，3 年临床微生物工作经验。

授权签字人应具有中级及以上专业技术职称，从事申请认可授权签字领域专业技术工作至少 3 年。

有颜色视觉障碍者不应从事涉及辨色的微生物学检验。

5.1.5　应每年对各级工作人员制订培训计划并进行微生物专业技术及知识、质量保证等培训。

5.1.6　应每年评估员工的工作能力。对新进员工，在最初 6 个月内应至少进行 2 次能力评估。

当职责变更时，或离岗 6 个月以上再上岗时，或政策、程序、技术有变更时，应对员工进行再培训和再评估，合格后才可继续上岗，并记录。

5.2　设施和环境条件

5.2.2　c)实验室内照明宜充足，避免阳光直射及反射，如可能，可在实验室内不同区域设置照明控制，以满足不同实验的需要。应有可靠的电力供应和应急照明。

5.2.6　应依据所用分析设备和实验过程的要求，制定环境温湿度控制要求并记录。应有温湿度失控时的处理措施并记录。

必要时，实验室可配置不间断电源（UPS）和（或）双路电源以保证关键设备（如需要控制温度和连续监测的分析仪、培养箱、冰箱等）的正常工作。

5.3　实验室设备、试剂和耗材

5.3.1.1　生物安全柜的类型和安装应满足工作要求；培养箱的数量和种类（如特殊温度范围和气体要求）、冰箱应满足诊断需要；无菌体液的显微镜检查应配备细胞离心机。

5.3.1.4　设备校准、验证等应符合如下要求：

(a)自动化鉴定仪、血培养仪的校准应满足制造商建议；

(b)每 6 个月进行检定或校准的设备至少应包括浊度仪；

(c)每 12 个月进行检定或校准的设备至少应包括：生物安全柜（高效过滤器、气流、负压等参数）、CO_2 浓度检测仪、细胞离心机、压力灭菌器、游标卡尺、培养箱、温度计、移液器、微量滴定管或自动分配器；

(d)应保存仪器功能监测记录的设备至少应包括：温度依赖设施（冰箱、培养箱、水浴箱、加热块等每日记录温度）、CO_2 培养箱（每日记录 CO_2 浓度）、超净工作台（定期做无菌试验）、压力灭菌器（至少每个灭菌包外贴化学指示胶带、内置化学指示卡，定期进行生物监测）。

5.3.1.5　应制定预防性维护计划并记录的设备至少应包括：生物安全柜、CO_2 培养箱、自动化鉴定仪、血培养仪、压力灭菌器、超净工作台、显微镜和离心机。

如果设备故障影响了方法学性能，在设备修复、校准后，实验室可通过检测质控菌株或已知结果的样品的方式进行性能验证。

5.3.2.3 试剂和耗材验收试验应符合如下要求：

(a)新批号及每一货次试剂和耗材使用前,应通过直接分析参考物质、新旧批号平行实验或常规质控等方法进行验证,并记录;

(b)新批号及每一货次试剂和耗材,如吲哚试剂,杆菌肽,奥普托辛,X、V、X＋V因子纸片等应使用阴性和阳性质控物进行验证;

(c)新批号及每一货次的药敏试验纸片使用前应以标准菌株进行验证;

(d)新批号及每一货次的染色剂(革兰染色、特殊染色和荧光染色)应用已知阳性和阴性(适用时)的质控菌株进行验证;

(e)新批号及每一货次直接抗原检测试剂(无论是否含内质控)应用阴性和阳性外质控进行验证;

(f)培养基外观良好(平滑、水分适宜、无污染、适当的颜色和厚度,试管培养基湿度适宜),新批号及每一货次的商品或自配培养基应检测相应的性能,包括无菌试验、生长试验或与旧批号平行试验、生长抑制试验(适用时)、生化反应(适用时)等,应以质控菌株进行验证;

(g)一次性定量接种环每批次应抽样验证。

5.3.2.7 各种培养基(试剂)的制备过程应有记录,内容至少应包括:

(a)培养基(试剂)名称和类型;

(b)配制日期和配制人员;

(c)培养基(试剂)的体积;

(d)分装体积;

(e)成分及其含量、制造商、批号;

(f)最初和最终 pH(适用时);

(g)无菌措施,包括实施的方式、时间和温度(适用时)。

5.4 检验前过程

5.4.3 e)应包括临床诊断,必要时说明感染类型和(或)目标微生物,宜提供抗菌药物使用信息。

5.4.4.3 c)不同部位样品的采集方法。如:明确说明并执行血培养样品采集的消毒技术、合适的样品量。诊断成人不明原因发热、血流细菌感染时宜在不同部位抽血 2 套,每套 2 瓶(需氧、厌氧各一瓶)。痰样品直接显微镜检查找抗酸杆菌或结核分枝杆菌培养,应送检三份痰样品;最好至少连续 3 日,采集每日清晨第一口痰;

g)延迟运送时,样品的保存方法。

5.4.5 a)明确规定需要尽快运送的样品;

b)合适的运送培养基;

c)安全运送样品的方法(如:密封容器、无样品外漏等)。

5.4.6 b)应制定样品接收标准,如无肉眼可见的渗漏、合适的样品类型/量、正确的保存、预防拭子干燥、适当的运送培养基等;

e)宜评估样品的质量并反馈评估结果(如:血培养标本的血量、套数、污染率等)。不合格的样品(如:痰样品等)宜尽快通知医生、护士或患者(门诊),以便重新采集。

5.5 检验过程

5.5.1.1 细菌培养和鉴定程序应满足如下要求：

(a)所选择的涂片、染色技术、培养基应能从样品中分离、识别相应的病原菌；鉴定方法应符合要求，如：通过血清学、革兰染色、菌落形态、生长条件、代谢反应、生化和酶活性、抗菌药物耐药性谱等特性鉴定；应有处理组织样品的能力；

(b)应明确伤口样品培养程序，深部伤口感染应至少包括样品采集、需氧菌及厌氧菌的培养及鉴定。如果不具备厌氧培养条件，则应将样品置合格的运送系统迅速送有条件的实验室。应有适当的检测苛养菌（如放线菌，快速生长的分枝杆菌等）的方法；

(c)厌氧菌培养时间与样品类型、诊断有关，在第一次培养评估之前应有足够的培养时间（至少48小时）。应有合适的液体培养基及适当的鉴定方法（适用时）。

细菌抗菌药物敏感性试验程序应满足如下要求：

(d)应制定常规药敏试验方法（纸片扩散法、琼脂稀释法、微量肉汤稀释法、E试验或其他）的操作程序［含各类病原体和(或)样品的检测药物、质控标准、结果解释等］；

(e)抗菌药物敏感性试验方法包括纸片扩散法、稀释法（琼脂稀释法、肉汤稀释法）、浓度梯度扩散法（E试验）或自动化仪器检测；实验室应提供与服务相适应的抗菌药物敏感性试验；

(f)抗菌药物敏感性试验方法及结果判断至少应遵循上一年的标准。

分枝杆菌样品应置密闭的防渗漏容器内；某些样品（如：尿液、脑脊液）抗酸染色应浓缩，所有样品培养前应浓缩。应以密闭试管置密封的离心架内离心。

真菌培养宜使用含和不含抗菌药物的两类培养基。经空气传播有高度感染性的真菌样品、含菌丝体的真菌应在生物安全柜内处理。若采用平皿培养，应封盖。

病毒培养时，应详细记录细胞类型、传代数、细胞来源、培养基及生长状况；应检测并记录培养基和稀释剂的无菌试验和pH；应监测细胞病变效应，以优化培养的最佳时间。应比较未经接种或接种无菌物质的单层细胞与接种临床样品的培养物。

法定传染病病原微生物的检验程序应满足如下要求：

(g)检验程序应至少符合国家标准或卫生行业标准；

(h)当培养过程中发现人间传染的高致病性病原微生物（依据《人间传染的病原微生物名录》）时，应按相关法规要求进行处理，或送至相应级别的生物安全实验室进行检验。

5.5.1.2 适用时，检验程序验证内容宜包括精密度、线性、准确度、分析灵敏度、分析特异度、生物参考区间。通常，培养方法的性能特征不包括精密度和线性。

新的鉴定系统使用前，应查阅已发表的完整、科学的系统评估文献作为性能验证的初级证据，再按优先顺序依次选择标准菌株、质控菌株或其他已知菌株对商业鉴定系统（包括自动、半自动、手工）每种板（条/卡/管）的鉴定/药敏结果的符合性进行验证。

5.5.3 j)应包括适宜的培养环境和足够的培养时间；初次分离用非选择性培养基的平板直径应不小于9cm，应只接种一份样品。

5.6 检验结果质量的保证

5.6.2.1 质量控制应满足如下要求：

(a)使用中的染色剂（革兰染色、特殊染色和荧光染色），至少每周（若检测频率小于每周1次，则实验当日）用已知阳性和阴性（适用时）的质控菌株检测；

(b)凝固酶、过氧化氢酶、氧化酶、β-内酰胺酶,实验当日应做阴性和阳性质控,商业头孢菌素试剂的β-内酰胺酶试验可遵循制造商的建议。诊断性抗血清试剂,实验当日至少应做多价血清阴性和阳性质控。定性试验试剂每次检测时应至少包括阳性和阴性质控菌株。不含内质控的直接抗原检测试剂,实验当日应检测阳性和阴性质控;

(c)实验室采用的抗菌药物敏感性试验方法应以质控标准菌株连续检测 20—30 天,每一组药物/细菌超出参考范围(抑菌圈直径或 MIC)的频率应不超过(≤)1/20 或 3/30;也可采用替代质控方案,即连续 5 天,每天对每一组药物/细菌重复测定 3 次,每次单独制备接种物,15 个数据超出参考范围(抑菌圈直径或 MIC)的结果应不超过(≤)1 个,若失控结果为2~3 个,则如前述,再进行 5 天,每天 3 次重复试验,30 个数据失控结果应不超过(≤)3 个。此后,应每周使用标准菌株进行质控。若检测频率小于每周 1 次,则每个检测日应进行质控。采用自动或半自动仪器检测 MIC 时,应按照制造商的要求进行质控。

厌氧菌:应以有效的方法检测厌氧培养环境(如以亚甲蓝试条、厌氧菌或其他适当方法)。

分枝杆菌:抗酸染色应在实验当日用适当的阴性和阳性质控验证;荧光染色应每次实验以阴性和阳性质控验证。

真菌:直接染色(如:抗酸染色,PAS,吉姆萨染色,墨汁染色)检查患者样品时,应在实验当日做阴性和阳性质控(某些染色如吉姆萨染色,玻片本身作为阴性质控。KOH 制备的玻片不需要质控)。

病毒:连续细胞传代时应定期监测支原体污染(宜监测阴性未传代的质控株,而不是培养支原体);应监测用于细胞生长培养液的动物血清的细胞毒性;应具备相应的细胞株用于病毒培养。

5.6.2.2　应贮存与诊断相配套的质控物,以便在染色、试剂、试验、鉴定系统和抗菌药物敏感性试验中使用。

药敏用标准菌株种类和数量应满足工作要求,保存其来源、传代等记录,并有证据表明标准菌株性能满足要求。

5.6.3.1　应按照 CNAS-RL02《能力验证规则》的要求参加相应的能力验证/室间质评。应能提供参加能力验证/室间质评的结果和证书。实验室负责人或指定人员应监控能力验证/室间质评活动的结果,并在结果报告上签字。

5.6.4　应制定人员比对的程序,规定由多个人员进行的手工检验项目比对的方法和判断标准,至少包括显微镜检查、培养结果判读、抑菌圈测量、结果报告,定期(至少每 6 个月 1次,每次至少 5 份临床样品)进行检验人员的结果比对、考核并记录。

5.7　检验后过程

5.8　结果报告

5.8.1　结果报告应与检验的内容一致,如粪便沙门菌、志贺菌培养,报告为"未检出沙门菌、志贺菌"。血培养阴性结果报告应注明培养时间。

5.8.2c)　血液、脑脊液、国家规定立即上报的法定细菌性传染病显微镜检查及培养阳性结果应立即报告临床。应在收到样品 24 小时内报告分枝杆菌抗酸或荧光染色结果。

5.9　结果发布

5.9.1b)　血液、脑脊液样品的培养鉴定应及时发送分级报告,如样品直接涂片或湿片直接镜检、培养结果的判读等阳性发现。其他无菌部位来源样品宜报告直接涂片镜检的阳性结果。

当同一个血培养、脑脊液培养分级报告间的结果不一致时应进行原因分析，必要时与临床沟通或反馈，并记录。

应保存抗菌药物敏感性试验资料，至少每年向临床医师报告流行病学分析结果。

5.10　实验室信息管理

附录 A（规范性附录）

临床微生物学检验项目认可要求

以下临床微生物检验项目，每一组项目为完整能力，如果实验室开展以下项目组合，则申请该组中任一项目时，应同时申请其他项目；同一项目使用不同仪器/方法报告结果时，全部仪器/方法均应申请认可。

A.1　上呼吸道样品培养和鉴定（普通细菌）、化脓链球菌（6B×××）、流感嗜血杆菌（6B×××）。

A.2　下呼吸道样品培养和鉴定（普通细菌）、肺炎链球菌（6B075）、流感嗜血杆菌（6B×××）。

A.3　粪便培养和鉴定（普通细菌）、沙门菌鉴定（6B085）＋血清型分类（6B820）、志贺菌鉴定（6B×××）＋血清型分类（6B825）、弧菌属鉴定（6B×××）＋血清型分类（6B890）。

A.4　脑脊液培养和鉴定（普通细菌）、肺炎链球菌（6B075）、脑膜炎奈瑟菌（6B080）和流感嗜血杆菌（6B×××）。

A.5　普通细菌药敏试验自动化仪器检测法、纸片扩散法和（或）药敏试验（最低抑菌浓度）（6C205）组合申请认可；

A.6　纸片扩散法、药敏试验（最低抑菌浓度）（6C205）。

第二节　条款理解

以下部分将对 CNAS-CL42：2012 临床微生物应用说明中涉及的要点进行分析说明，有针对性地对实验室临床微生物作业指导书的编写和相关认可项目申请及评审表格的填写。对于通用部分、技术和管理要素的内容已经在前面部分进行了详细分析，此处如同微生物应用说明一样，只针对微生物专业的管理和技术要素内容进行讲解和分析。

一、管理要素部分

1. 管理要素要求的 4.1～4.15 已在本书第二篇的医学实验室质量体系文件编写篇中进行了详细分析，本应用说明篇中将不再重复。只对于法人资质和生物安全部分在第二篇中没有涉及，在此处简单展开。4.1.1.2 法人资质部分要求不管是独立或非独立实验室均需要有医疗机构执业许可，而且开展医学检验工作至少 2 年，因为临床微生物检验是提供诊断性的结果，需要有此基本资质规定，此部分内容从原来的 CL-02 移到了每个应用说明中，显示不同专业之间的细微差别，因此实验室需要提供全面的法人资质，此部分内容显得更加细化和贴切。

2. 实验室主任责任 4.1.1.4e)的"建立符合良好规范和适用要求的安全实验室环境"扩展到实验室安全的所有方面,包括生物安全风险评估、生物安全操作和防护规程的修订和培训、生物安全预防措施和应急预案、生物安全培训和要求的具体内容,详细地强化了主任在实验室生物安全方面所应当承担的责任。将 ISO 15190 的内容很好地引入,强化生物安全的内容是最新应用说明的最大特点,也体现了临床微生物的专业特点。因此申请认可的实验室需要建立实验室自己的风险评估办法、生物安全操作 SOP、生物安全的定期培训及记录、生物安全应急预案,对于微生物室尤其强调几点:①不同控制区域的防护措施及合适的警告;②已知或有潜在经空气、气溶胶传播危险的样品或病原体在生物安全柜内操作;③样品安全运送及处理,如工作人员接种疫苗,戴手套和进行呼吸道防护(适用时),确保容器密封性,嗅平板时的潜在危害及其防护等;④渗漏样品的处理措施;⑤工作环境及设备的消毒措施。

3. 对实验室的技术负责人的要求从原来的 5.1 人员部分调整到管理要素的 4.1.2.5,规定实验室应至少有 1 名具有副高及以上专业技术职称从事医学检验工作至少 5 年的人员负责技术管理工作,不作为微生物应用说明的特殊要求,但微生物室可以此条件设立本专业单独的技术负责人。

二、技术要素部分

1. 人员

(1)人员资质:对微生物室负责人、授权签字人的资格做了详细规定:临床微生物学实验室负责人至少应具有中级技术职称,医学、医学检验专业背景,或相关专业背景经过医学检验培训,3 年临床微生物工作经验;授权签字人应具有中级及以上专业技术职称,从事申请认可授权签字领域专业技术工作至少 3 年。在应用说明微生物部分增加对辨色能力的要求,这和微生物工作中对颜色的特殊要求(细菌的生化反应等)有关,实验室需要提供微生物室人员辨色能力的证明。

(2)人员培训:要求实验室每年对各级人员制订微生物培训计划,进行微生物知识、技术和质控的培训,此部分内容可以由科室统一制定计划或者微生物室内部制定,培训内容要完整有针对性,紧跟 CLSI 的最新标准。

(3)人员能力评估:每年对员工进行能力评估,实验室应制定针对微生物专业内容的培训模板,便于在需要的时候使用;对于新员工、岗位变更、离岗超过 6 个月的员工需要加强评估,培训评估的内容包含微生物专业技术及知识、质量保证和生物安全等。对员工的能力评估记录要真实完整,能反映出培训、评估和再培训、再评估的阶段;体现出不同级别员工培训、考核和评估的差异。

2. 设施和环境条件　微生物实验室设施要求合理的分区和风向,在 5.2.2 c)中尤其强调了充足照明和光线的重要性,这与微生物检验中对反射光和透射光的需求有关。另外,还给出不同区域设置不同照明控制的建议,有条件的实验室可以实现。对于稳定电源和应急照明的要求等同于实验室的统一标准。在操作流程方便的位置设置染色水池,在出入口处设置洗手池,在工作环境中设计喷淋装置和洗眼器。实验室的窗户要装纱窗,门要能密封以及有防啮齿类动物进入的设计。

根据 5.2.6 对分析设备和实验过程的要求,微生物实验室要制定环境温湿度控制要求并记录,还要对温湿度失控进行及时处理并记录。必要时,实验室还要配置不间断电源(UPS)和(或)双路电源以保证关键设备(如需要控制温度和连续监测的分析仪、培养箱、冰箱等)的正常工作。

3. 实验室设备、试剂和耗材

(1)微生物检验设备

1)微生物实验室工作需要的基本设备要齐全:包括生物安全柜、足够数量和不同温度范围的培养箱、二氧化碳培养箱、足够数量的冰箱、超低温冰箱、显微镜、压力灭菌器、细胞离心机等。其中生物安全柜的类型和安装要满足实验室工作的要求。

2)开展微生物检验工作的设备可根据实验室的需要进行配置,能满足临床诊治的需求,能保证工作每个环节可以顺利完成,包括但不限于以下设备:自动或半自动微生物鉴定仪、血培养仪、游标卡尺、药敏纸片分配器、自动染色仪、自动接种仪、荧光显微镜、厌氧培养设备等。如果一些仪器有相应的手工方法作为替代也是可以满足要求的。

3)设备的验收和培训:如同实验室其他设备,微生物检验仪器设备安装使用前要验证其能够达到必要的性能,并符合相关检验的要求,而且每件设备要有唯一标签、标识或其他识别方式。设备应始终由经过培训的授权人员操作,设备使用、安全和维护的最新说明,包括由设备制造商提供的相关手册和使用指南,应便于获取查询,实验室应有设备安全操作、运输、储存和使用的程序,以防止设备污染或损坏。

4)设备的校准和验证:自动化鉴定仪、血培养仪的校准应满足制造商建议;每 6 个月进行检定或校准的设备至少应包括浊度仪;每 12 个月进行检定或校准的设备至少应包括:生物安全柜(高效过滤器、气流、负压等参数)、CO_2 浓度检测仪、细胞离心机、压力灭菌器、游标卡尺、培养箱、温度计、移液器、微量滴定管或自动分配器;应保存仪器功能监测记录的设备至少应包括:温度依赖设施(冰箱、培养箱、水浴箱、加热块等每日记录温度)、CO_2 培养箱(每日记录 CO_2 浓度)、超净工作台(定期做无菌试验)、压力灭菌器(至少每个灭菌包外贴化学指示胶带、内置化学指示卡,定期进行生物监测)。

5)设备的维护和维修:微生物室的生物安全柜、CO_2 培养箱、自动化鉴定仪、血培养仪、压力灭菌器、超净工作台、显微镜和离心机需要进行预防性维护,分级制定维护的项目并记录。如果设备故障影响了方法学性能,在设备修复、校准后,实验室可通过检测质控菌株或已知结果的样品的方式进行性能验证。

(2)微生物的试剂和耗材

1)微生物实验室开展工作的主要试剂和耗材:各类培养基、各类染液、接种环和定量接种环、药敏纸片、鉴定卡和药敏卡、手工鉴定试剂和辅助试剂、标准菌株。

2)微生物实验室开展工作其他试剂和耗材:各类细菌鉴定的抗原检测试剂、各类诊断血清、各类诊断类纸片(杆菌肽,奥普托辛,X、V、$X+V$ 因子纸片)、溶痰剂、肥达试剂、外斐试剂等。

3)微生物试剂的接收和储存:实验室要有足够的存储空间和冰箱,保证试剂和耗材的稳定。试剂接收后要有专门的库存管理系统保证试剂的有序使用,试剂和耗材的制造商提供说明书保存并易于获取。

4)微生物试剂的验收:试剂和耗材的验收要遵循但不限于以下内容:新批号及每一货次试剂和耗材使用前,应通过直接分析参考物质、新旧批号平行实验或常规质控等方法进行验证,并记录;新批号及每一货次试剂和耗材应使用阴性和阳性质控物进行验证;新批号及每一货次的药敏试验纸片使用前应以标准菌株进行验证;新批号及每一货次的染色剂应用已知阳性和阴性(适用时)的质控菌株进行验证;直接抗原检测试剂(无论是否含内质控),新批号及每一货次应用阴性和阳性外质控进行验证。培养基外观良好(平滑、水分适宜、无污染、适当的颜色和厚度,试管培养基湿度适宜),新批号及每一货次的商品或自配培养基应检测相应的性能,包括无菌试验、生长试验或与旧批号平行试验、生长抑制试验(适用时)、生化反应(适用时)等,应以质控菌株进行验证。一次性定量接种环每批次应抽样验证。

5)自配试剂和培养基的要求:完整的记录至少包括培养基(试剂)名称和类型,配制日期和配制人员,培养基(试剂)的体积,分装体积,成分及其含量、制造商、批号,如果有必要还要记录 pH(最初和最终)值和无菌措施(包括实施的方式、时间和温度)。自配试剂也要如同接收商品试剂一样进行验证。

4. 检验前过程

(1)微生物检验申请单应包括临床诊断,必要时说明感染类型、感染部位和(或)目标微生物,最好能提供抗菌药物使用信息以及特殊抗生素使用预期。

(2)微生物标本的采集:对采集标本人员进行采样培训指导和(或)提供标本采集手册供查询;不同部位样品的采集方法要特殊要求:明确说明并执行血培养样品采集的消毒技术、合适的样品量、血流细菌感染时宜在不同部位抽血 2 套,每套 2 瓶(需氧、厌氧各一瓶);痰样品直接显微镜检查找抗酸杆菌或结核分枝杆菌培养,应送检三份痰样品,最好至少连续 3 日,采集每日清晨第一口痰;延迟运送时样品的保存方法。

(3)微生物标本运送:明确规定需要尽快运送的样品,选择合适的运送培养基,安全运送样品的方法,特殊标本要求进行床旁接种。

(4)微生物标本的接收:应制定样品的接收标准,如无肉眼可见的渗漏、合适的样品类型/量、正确的保存、预防拭子干燥、适当的运送培养基等。宜评估样品的合格性并反馈评估结果(如血培养标本的血量、套数、污染率等)。不合格的样品(如痰样品等)宜尽快通知医生、护士或患者(门诊),以便重新采集。日常工作中要重视对血培养标本血量、套数和污染率的分析和反馈,做好相应的记录和统计。

5. 检验过程　微生物检验的过程周期较长,需要设计有效的流程保证工作高效有序进行。检验过程包括细菌和真菌的鉴定、细菌和真菌药敏试验、检验程序的验证等内容。

(1)标本的预处理、接种和培养:对于不同的标本类型需要进行必要的预处理(脓痰需要用溶痰剂或痰消化液预处理、组织块需要进行匀浆等),根据是否需要定量选择不同接种方法,不同标本类型选择不同类型的培养基保证能分离出目标菌,接种后的培养基需要按照标本类型和培养目标选择不同的培养环境(普通细菌、厌氧菌、苛养菌、真菌、结核分枝杆菌、病毒)。

(2)细菌的涂片和染色:细菌的涂片染色种类较多,包括革兰染色、抗酸染色、鞭毛染色、荚膜染色、墨汁染色等,根据实验室的目标菌种类配备所需要的染色种类;实验室能完成标本直接涂片染色也可是培养后涂片染色;适当放大倍数的显微镜用于观察,如有可能需配置图像采集设备;制定适当的染色程序和报告程序,重要的涂片要保存(如抗酸染色阳性标本涂片),并自行约定保存期限和依据。

(3)细菌鉴定程序:实验室从样品中分离、识别相应的病原菌鉴定方法应符合要求(如:

通过血清学、革兰染色、菌落形态、生长条件、代谢反应、生化和酶活性、抗菌药物耐药性谱等特性鉴定），有适当的方法对厌氧菌、苛养菌进行鉴定，如果不具备厌氧培养条件，则应有程序表明，样品置合格的运送系统迅速送有条件的实验室；实验室应建立两种及以上的细菌鉴定方法，鉴定程序和步骤应该建立完善的记录。

（4）细菌抗菌药物敏感性试验程序：与服务相适应实验室应该建立两种或以上的药敏试验方法（纸片扩散法、琼脂稀释法、微量肉汤稀释法、E试验或自动化仪器法等），每种方法标准操作程序要完整，包括含各类病原体和（或）样品的检测药物、质控标准、结果解释等；抗菌药物敏感性试验方法及结果判断至少应遵循上一年的标准。

（5）其他微生物培养鉴定的单独要求：分枝杆菌样品注意生物安全，应置密闭的防渗漏容器内，某些样品（如：尿液、脑脊液）抗酸染色应浓缩，所有样品培养前应浓缩，浓缩应以密闭试管置密封的离心架内离心。

真菌培养宜使用含和不含抗菌药物的两类培养基；经空气传播有高度感染性的真菌样品、含菌丝体的真菌应在生物安全柜内处理，若采用平皿培养，应封盖。

病毒培养时，应详细记录细胞类型、传代数、细胞来源、培养基及生长状况；应检测并记录培养基和稀释剂的无菌试验和pH；应监测细胞病变效应，以优化培养的最佳时间。应比较未经接种或接种无菌物质的单层细胞与接种临床样品的培养物。

（6）我国法定传染病病原微生物的检验程序：检验程序应至少符合中华人民共和国卫生行业标准；当培养过程中发现人间传染的高致病性病原微生物（依据《人间传染的病原微生物名录》）时，应按相关法规要求进行处理，或送至相应级别的生物安全实验室进行检验，应用相应的交接记录，菌种保存和管理要符合行业标准的规定。

（7）检验程序的验证：对微生物检验程序的验证内容如有可能需要包括准确度、分析灵敏度、分析特异度、生物参考区间，一般不包括精密度和线性；验证范围包括细菌的培养、涂片染色、药敏试验程序的自动、半自动、手工方法；验证要包括初级验证（系统评估的文献）和符合性验证（标准菌株、质控菌株或其他已知菌株）；验证还要包括培养环境和时间，而且初次分离用非选择性培养基的平板直径应不小于9cm，应只接种一份样品。

6. 检验结果的质量保证

（1）室内质量控制

1）微生物检验需要质量控制的范围：包括细菌接种、各种染色、鉴定和药敏试验涉及的全部培养基、鉴定试剂（凝固酶、过氧化氢酶、氧化酶、β-内酰胺酶）、诊断血清、鉴定板条/卡、药敏卡、药敏纸片、抗原检测试剂等。

2）质量控制的方法：用已知阳性和阴性的质控菌株检测相应的质控对象，要贮存足够数量和种类的配套质控菌株，以适当的贮存和传代方法保证质控菌株的稳定，并要有详细的贮存和使用记录。

3）质量控制频率：每种培养基每个批次都要进行质量验证；革兰染色、特殊染色和荧光染色（用于分枝杆菌染色的除外）的染色剂，至少每周（若检测频率小于每周1次，则实验当日）用已知阳性和阴性（适用时）的质控菌株检测染色程序；分枝杆菌抗酸染色应在实验当日用适当的阴性和阳性质控验证；分枝杆菌的荧光染色应每次实验以阴性和阳性质控验证；真菌直接染色（如：抗酸染色，PAS，吉姆萨染色，墨汁染色）检查患者样品时，应在实验当日做阴性和阳性质控（某些染色如吉姆萨染色，玻片本身作为阴性质控。KOH制备的玻片不需要质控);各种检测试剂(包括各种酶类、血清、抗原试剂)应在试验当日做质控;药敏试验应以质控标准菌株连续检测 20~30 天(每一组药物/细菌超出参考范围的频率应小于 1/20 或 2/30),之后应每周使用标准菌株进行质控,若检测频率小于每周 1 次,则每个检测日应进行质控;采用自动或半自动仪器鉴定和药敏应按照制造商的要求进行质控,一般每个批次进行一次质控。对药敏试验质控提供了一个替代方案:连续 5 天,每天对每一组药物/细菌重复测定 3 次,每次单独制备接种物,15 个数据超出参考范围(抑菌圈直径或 MIC)的结果应不超过(≤)1 个,若失控结果为 2~3 个,则如前述,再进行 5 天,每天 3 次重复试验,30 个数据失控结果应不超过(≤)3 个。这个方案减少了质控周期,具有很好的可操作性。

4)其他微生物检验的质量控制:厌氧菌应以有效的方法检测厌氧培养环境(如以亚甲蓝试条、厌氧菌或适当的程序检测厌氧系统的厌氧条件);病毒连续细胞传代时应定期监测支原体污染(宜监测阴性未传代的质控株,而不是培养支原体);应监测用于细胞生长培养液的动物血清的细胞毒性;应具备相应的细胞株用于病毒培养。

(2)室间质量评价:参加相应的能力验证/室间质评。应能提供参加能力验证/室间质评的结果和证书。实验室负责人或指定负责人应监控能力验证/室间质量评价活动的结果,并在结果报告上签字。

(3)人员比对:应制定人员比对的程序,规定由多个人员进行的手工检验项目比对的方法和判断标准。应定期(至少每 6 个月 1 次,每次至少 5 份临床样品)进行检验人员的结果比对、考核并记录,至少包括显微镜检查、培养结果判读、抑菌圈测量、结果报告。

7. 检验后过程　检验后的微生物临床标本储存要有规定的周期,根据实验室条件设定;检验后的接种平板应立即处理,不要存放;超过周期的临床标本和检验后的接种平板都要在实验室内进行高压蒸汽灭菌后才能送出实验室;标准菌株使用后也要按照以上方法处理;临床分离的阳性菌株要进行详细登记,在合适的条件下储存,并能方便查找。

8. 结果报告　结果报告应与检验的内容一致,如粪便沙门菌、志贺菌培养,报告为"未检出沙门菌、志贺菌";血培养阴性结果报告应注明培养时间;危急值至少应包括血培养阳性结果、脑脊液显微镜检查及培养阳性结果、国家规定立即上报的法定传染病;应在收到样品 24 小时内报告分枝杆菌抗酸或荧光染色结果;微生物检验的报告要求提供必要的备注说明,便于对特殊结果和机制进行解释。

9. 结果发布　血液、脑脊液样品的培养鉴定应及时发送分级报告,如样品直接涂片或湿片直接镜检、培养结果的判读等阳性发现。其他无菌部位来源样品宜报告直接涂片镜检的阳性结果。应保存抗菌药物敏感性试验资料,流行病学分析结果至少每年向临床医师报告。当出现同一个血培养、脑脊液培养分级报告间的结果不一致时应进行原因分析,必要时与临床沟通或反馈并记录。重视分级报告不一致的情况,加强原因分析和对临床的解释工作。

10. 实验室信息管理　实验室建立的信息系统要能够实现与 WHONET 软件的数据对接,而且系统自身要具备相应需求的查询和统计功能;微生物检验结果不适用结果的自动选择和批准。

三、附录要求

临床微生物领域认可涉及的检验项目数并不多,但涵盖的标本类型和具体内容较多,尤其包括大量的手工和经验性的内容，临床微生物工作的标准化需要进行更多的改善。

　　关于附录 A 中认可项目要求的说明：认可申报时附表 2 微生物的检验项目一般只有培养和鉴定（普通细菌）、显微镜检查和药敏试验，检验项目再按照不同的标本类型和不同培养方法细分，说明一栏中需要指明包括菌种的范围。为了体现对苛养菌以及重要致病菌的鉴定能力，附录 A 中对部分标本类型的特殊菌种做了组合要求，分为 6 组，每一组项目为完整能力，申请该组中任一项目时，应同时申请其他项目；同一项目使用不同仪器/方法报告结果时，全部仪器/方法均应申请认可。因此申请时附表 2 中如果有上呼吸道标本（咽拭子等）类型就一定要增加化脓链球菌（6B×××）和流感嗜血杆菌（6B×××），下呼吸道标本（痰等）一定要增加肺炎链球菌（6B075）和流感嗜血杆菌（6B×××），粪便标本一定要增加沙门菌鉴定（6B085）＋血清型分类（6B820）、志贺菌鉴定（6B×××）＋血清型分类（6B825）和弧菌属鉴定（6B×××）＋血清型分类（6B890），脑脊液标本一定要增加肺炎链球菌（6B075）、脑膜炎奈瑟菌（6B080）和流感嗜血杆菌（6B×××）。如果日常检验标本中没有阳性检出，可参考能力验证或室间比对样品、标准菌株或外来阳性菌株的实验室检测结果以证实其检测能力。普通细菌药敏试验在具备自动化仪器检测法时一定要和纸片扩散法和（或）MIC 法同时申请，如无自动化仪器，则按纸片扩散法、药敏试验（最低抑菌浓度）（6C205）申报。说明一栏要注明包括药物的范围。

（陈　茶）

第三十四章

分子诊断应用说明（CNAS-CL36:2012）

第一节 标准描述

1 范围

本文件规定了CNAS对分子诊断领域的认可要求，包括：病原体核酸和人体基因等领域涉及的核酸扩增试验、杂交试验（包括原位杂交试验）、核酸电泳分析等。

2 规范性引用文件

下列文件对于本文件的应用是必不可少的。凡是注日期的引用文件仅注日期的版本适用于本文件。凡是不注日期的引用文件，其最新版本（包括修改单）适用于本文件。

GB/T 20468—2006 临床实验室定量测定室内质量控制指南

CNAS-RL02 能力验证规则

CNAS-CL31 内部校准要求

临床技术操作规范·病理学分册，人民军医出版社，2004

医疗机构临床基因扩增检验实验室工作导则

病理科建设与管理指南（试行），卫办医政发〔2009〕31号

3 术语和定义

4 管理要求

4.1 组织和管理责任

4.1.1.2 实验室为独立法人单位的，应有医疗机构执业许可；实验室为非独立法人单位的，其所属医疗机构执业证书的诊疗科目中应有医学实验室，自获准执业之日起，开展分子诊断工作至少2年。

4.1.2.5 应至少有1名具有副高及以上专业技术职务任职资格，从事分子诊断工作至少5年。

4.2 质量管理体系

4.3 文件控制

4.4 服务协议

4.5 受委托实验室的检验

4.6 外部服务和供应

4.7 咨询服务

4.8　投诉的解决

4.9　不符合的识别和控制

4.10　纠正措施

4.11　预防措施

4.12　持续改进

4.13　记录控制

4.14　评估和审核

4.15　管理评审

5　技术要求

5.1　人员

5.1.2　分子诊断实验室（以下简称实验室）负责人应至少具有中级专业技术职称、从事分子诊断工作至少 3 年。

分子诊断实验室操作人员应经过有资质的培训机构培训合格取得上岗证后方可上岗。

签发分子病理报告的医师应至少具有中级病理学专业技术职务任职资格，并有从事分子病理工作的经历。

认可的授权签字人应至少具有中级专业技术职务任职资格，从事申请认可授权签字领域专业技术工作至少 3 年。

5.1.3　实验室应至少具有 2 名检验/检查人员。

5.1.6　应每年评估员工的工作能力。对新进员工在最初 6 个月内应至少进行 2 次能力评审，保存评估记录。

当职责变更时，或离岗 6 个月以上再上岗时，或政策、程序、技术有变更时，应对员工进行再培训和再评估，合格后才可继续上岗，并记录。

5.2　设施和环境条件

5.2.1　应实施安全风险评估，如果设置了不同的控制区域，应制定针对性的防护措施及合适的警告。

5.2.2　涉及基因扩增检验的实验室原则上分四个独立的工作区域：试剂贮存和准备区；样品制备区；扩增区；扩增产物分析区。如使用自动分析仪（扩增产物闭管检测），扩增区和扩增产物分析区可合并。具体实验室分区应依据其所使用的技术平台及检验项目和工作量而定。

上述每个区域应有充足空间以保证：

-样品处置符合分析前、后样品分区放置；

-仪器放置符合维修和操作要求；

-样品制备区放置生物安全柜、离心机和冰箱等仪器设备；

-打印检验报告时交叉污染的控制。

工作区域应符合如下要求：

c)实验室各分区应配置固定和移动紫外线灯，波长为 254nm，照射时离实验台的高度一般为 60～90cm；

e)样品制备区应配置二级生物安全柜和洗眼器，实验室附近应有喷淋装置。

所有分子病理实验室均应设置独立的标本前处理区，包括切片区和脱蜡区，用于组织切片、脱蜡、水化、染色等。脱蜡、水化及染色应在通风设施中进行。

5.2.3　用以保存临床样品和试剂的设施应设置目标温度和允许范围,并记录。实验室应有温度失控时的处理措施并记录。

5.2.6　不同的实验区域应当有其各自的清洁用具以防止交叉污染。工作结束后应立即对工作区进行清洁,必要时进行消毒及去污染。

应依据所用分析设备和实验过程的要求,制定环境温湿度控制要求并记录。应有温湿度失控时的处理措施并记录。

扩增仪应配备不间断电源(UPS);

应依据用途(如:RNA 检测用水),制定适宜的水质标准(如:应除 RNase),并定期检测。

分子检验各工作区域应有明确的标记。进入基因扩增实验室各工作区应按照单一方向进行,即试剂贮存和准备区→样品制备区→扩增区→扩增产物分析区。不同的工作区域宜使用不同的工作服(如不同的颜色)。工作人员离开各工作区域时,不应将工作服带出。

5.3　实验室设备、试剂和耗材

5.3.1.1　如从事 RNA 检测,宜配备－70℃的冷冻设备。需要时,配备高速冷冻离心机。

标本制备区使用的一次性加样器吸头应带有滤芯。PCR 试验用容器应可密闭,不同工作区域内的设备、物品不能混用。

组织标本前处理区的设备通常应包括切片机、裱片机、切片刀、电热恒温箱、脱蜡缸、水化缸及 HE 染色缸等。

5.3.1.4　应按国家法规要求对强检设备进行检定。应进行外部校准的设备,如果符合检测目的和要求,可按制造商校准程序进行。应至少对分析设备的加样系统、检测系统和温控系统进行校准(适用时)。分析设备和辅助设备的内部校准应符合 CNAS-CL31《内部校准要求》。

应定期对基因扩增仪、加样器、温度计、恒温设备、离心机和生物安全柜等进行校准。

5.3.1.5　设备故障后,应首先分析故障原因,如果设备故障可能影响了方法学性能,故障修复后,可通过以下合适的方式进行相关的检测、验证:

(a)可校准的项目实施校准验证,必要时,实施校准;

(b)质控物检验;

(c)与其他仪器或方法比对,偏差符合附录 A.3 的要求;

(d)以前检验过的样品再检验,偏差符合附录 A.5 的要求。

5.3.2.1　实验室应建立试剂和关键耗材(如离心管、带滤芯的吸头)的验收程序,相应程序中应有明确的判断符合性的方法和质量标准(宜参考附录 A)。

5.3.2.3　实验室应对新批号或同一批号不同货运号的试剂和关键耗材进行验收,验收试验至少应包括:

(a)外观检查:肉眼可看出的,如包装完整性、有效期等;

(b)性能验证:通过实验才能判断的,如试剂的核酸提取效率和核酸扩增效率、试剂的批间差异、关键耗材的抑制物等。

—试剂性能验证记录应能反映该批试剂的核酸提取效率和核酸扩增效率。一般情况下,临床实验室在新批号试剂或关键耗材使用前,应验证试剂批间差异和耗材的抑制物,符合附录 A.6 要求即可视为满足要求。特殊情况下,如实验室怀疑提取试剂有质量问题,可采用凝胶电泳试验比较核酸提取物与核酸标准物确认核酸片段提取的完整性、260nm 紫外波长测定确认核酸提取的产率、260nm/280nm 比值确认核酸提取的纯度。

——用于定性检验的试剂,选择阴性和弱阳性的样品进行试剂批号验证。

——用于定量检验的试剂,应进行新旧试剂批间的差异验证,方法和要求参照附录 A.6 要求。

——耗材的抑制物验收:对关键耗材应检测是否存在核酸扩增的抑制物,方法和要求参照附录 A.6 要求。

5.4　检验前过程

5.4.4.3　应规定分子诊断样品留取的具体要求,如:

(a)使用无 DNase 和(或)无 RNase 的一次性密闭容器;

(b)正确使用抗凝管:通常全血和骨髓样品应进行抗凝处理,EDTA 和枸橼酸盐为首选抗凝剂,不使用肝素抗凝(核酸提取采用吸附法而不受肝素干扰时除外);

(c)用于 RNA(如 HCVRNA)扩增检测的血样品宜进行抗凝处理,并尽快分离血浆,以避免 RNA 的降解;如未作抗凝处理,则宜尽快分离血清。

(d)分泌物、拭子、肿瘤组织等样品留取的注意事项等。

5.4.6e)　基于组织/细胞学形态基础的分子检测项目应由具有病理诊断资质的医师确认样品是否满足检测要求。

5.4.7　样品应尽快处置并以适当方式储存,以尽可能减少核酸降解。超长期储存后的标本,使用前应再次评估标本的完整性。

检测样品若为组织,应采用 10% 中性缓冲的甲醛溶液固定,固定液的量和固定时间应符合检测要求。

5.5　检验过程

5.5.1.2　定量检测方法和程序的分析性能验证内容至少应包括精密度、正确度、线性、测量和(或)可报告范围、抗干扰能力等。定性检测项目验证内容至少应包括测定下限、特异性、准确度(方法学比较或与金标准比较)、抗干扰能力等。验证结果应经过授权人审核。

应使用验证过的核酸抽提和纯化方法,必要时进行核酸定量。

对产前检验,在完成分子诊断前应保留备份培养物并跟踪监测实验的准确性;在检验胎儿标本前,应检验父母一方或双方的突变状态,宜由同一实验室检验;如有足够的标本,应从两份不同标本中提取 DNA 进行双份检验。实验室应了解检验方法受母体细胞污染的影响,应有程序评估并减少这种影响。

应有明确和统一的原位杂交(ISH)阳性信号的标准,并建立本实验室的阳性阈值。组织病理 ISH,应结合组织形态进行结果判读,并采用国际通用的评分标准。

5.6　检验结果质量的保证

5.6.2.1　总则

应制定室内质量控制程序,定量测定可参照 GB/T 20468—2006《临床实验室定量测定室内质量控制指南》。质量控制程序中应有针对核酸检测防污染的具体措施。

应保留 DNA 质量评价记录。需要时,应对 RNA 的质量进行评价,并选择合适的"管家"mRNA 作为内对照以评价所提取 RNA 的完整性,并保留 RNA 质量评价记录及假阴性率监测记录。

对用于基因突变检测的石蜡包埋样品,应有病理医师从组织形态学对肿瘤细胞的存在与否及其数量进行评价,并决定是否需要对肿瘤细胞进行富集。

当分子诊断结果与临床和其他实验结果不符时,应记录并分析原因,适当时采取纠正措施。

5.6.2.2 质控物

定性检测项目,每次实验应设置阴性、弱阳性和(或)阳性质控物。如为基因突变、基因多态性或基因型检测,则应包括最能反映检测情况的突变或基因型样品,每批检测的质控至少应有一种基因突变或基因型。

定量检测项目,每次实验应设置阴性、弱阳性和阳性质控物。

5.6.2.3 质控数据

质控规则应确保试验的稳定性和检验结果的可靠性。

定量检测项目质控图应包括质控结果、质控物名称、浓度、批号和有效期、质控图的中心线和控制界线、分析仪器名称和唯一标识、方法学名称、检验项目名称、试剂和校准物批号、每个数据点的日期和时间、干扰行为的记录、质控人员及审核人员的签字、失控时的分析处理程序和纠正措施等。

定性检测项目:阴阳性符合预期。

5.6.3.1 应按照 CNAS-RL02《能力验证规则》的要求参加相应的能力验证/室间质评。应保留参加能力验证/室间质评的结果和证书。实验室负责人或指定人员应监控室间质评活动的结果,并在结果报告上签字。

5.6.3.2 通过与其他实验室(如已获认可的实验室、使用相同检测方法的实验室、使用配套系统的实验室)比对的方式确定检验结果的可接受性时,应满足如下要求:

(a)规定比对实验室的选择原则;

(b)样品数量:至少 5 份,包括正常和异常水平或不同常见基因突变或基因型;

(c)频率:至少每年 2 次;

(d)判定标准:应有≥80%的结果符合要求。

5.6.4 实验室使用两套及以上检测系统检测同一项目时,应有比对数据表明其检测结果的一致性,比对频次每年至少 1 次,样品数量不少于 20,浓度水平应覆盖测量区间;应定期(至少每年 1 次,每次至少 5 份临床样品)进行检验人员的结果比对、考核并记录。比对结果应符合附录 A 的要求。

使用不同生物参考区间的检测系统间不宜进行比对。

比对记录应由实验室负责人审核并签字,并应保留至少 2 年。

5.7 检验后过程

5.7.2 原始样品、核酸提取物和(或)核酸扩增产物应规定保存期,便于复查。为便于追溯,凝胶图像和斑点杂交条带和(或)通过扫描、拍照等方式保留的结果应作为技术记录保存,保存期限参照相关行业要求。

5.8 结果报告

5.8.3 除了通用要求外,适用时,分子诊断报告内容还应包括方法的局限性、进一步检测的建议、相关咨询人员姓名及联系方式。

5.9 结果发布

5.10 实验室信息管理

附录 A（规范性附录）

分子诊断项目分析性能标准

A.1 应不低于国家标准、行业标准、地方法规要求。

A.2 自建检测系统不精密度要求：以能力验证/室间质评评价界限（靶值±0.4 对数值）作为允许总误差（TE_a），重复性精密度<$3/5TE_a$；中间精密度<$4/5TE_a$。

A.3 设备故障修复后，分析系统比对：5 份样品，覆盖测量区间，至少 4 份样品测量结果偏移<±7.5%。

A.4 实验室内分析系统定期比对：样品数 n≥20，浓度应覆盖测量区间，计算回归方程，系统误差应<±7.5%。

A.5 留样再测判断标准：按照项目稳定性要求选取最长期限样品，5 个样品，覆盖测量区间，至少 4 个样品测量结果偏移<±7.5%。

A.6 试剂批间差异、耗材的抑制物的验收判断标准：选取 5 个旧批号检测过的样品，覆盖测量区间（包括阴性、临界值、低值、中值和高值），至少 4 个样品测量结果偏移<±7.5%，其中阴性和临界值样品必须符合预期。

A.7 没有标准和室间质评要求时，实验室间结果比对合格标准可依据制造商声明的性能标准而制定。

附录 B（规范性附录）

分子诊断领域申请认可项目要求

B.1 以下分子检验项目，每一组项目为完整能力项目，如果实验室开展以下项目组合，则申请该组中任一项目时，应同时申请其他项目（第 3 系列除外，但须至少申请其中的 3 项）。同一项目使用不同仪器/方法报告结果时，全部仪器/方法均应申请认可。

1. 肝炎系列：HBV、HCV（实验室仅开展 1 项者除外）；
2. 优生优育（TORCH）系列：TXO、RV、CMV、HSV；
3. 泌尿生殖道性传播疾病病原体系列：CT、NG、UU、HPV、HSV、TP。

B.2 分子病理检测项目，至少应申请以下任意两个系列，每个系列至少申请一项。同一项目使用不同仪器/方法报告结果时，全部仪器/方法均应申请认可。

1. 突变检测：EGFR、KRAS、BRAF、C-KIT、PDGFRA 等；
2. 扩增系列：Her-2 等；
3. 易位：EWS、Bcl-2、C-MYC、Bcl-6、ALK 等；
4. 基因重排：IGH、IGK、IGL、TCR 等。

第二节 条款理解

一、范围

CNAS 对分子诊断领域的认可包括：病原体核酸和人体基因等领域涉及的核酸扩增试

验、杂交试验(包括原位杂交试验)、核酸电泳分析等。"分子诊断"包括检验医学领域的"分子检验"以及病理学检查领域的"分子病理"。

二、组织和管理责任

1. 分子诊断实验室申请认可必须有实验室验收合格证书(技术审核报告)和卫生行政部门的登记(诊疗科目)。

2. 实验室应至少有 1 名具有副高及以上专业技术职务任职资格,从事分子诊断工作至少 5 年的人员负责技术管理工作。该人员可以是分子诊断专业组的专职工作人员,也可以是兼职人员。

三、人员

1. 从事分子诊断工作的人员需要上岗证书。

2. 如果不是单独申报,分子诊断实验室负责人指分子诊断组组长。

3. 签发分子病理报告的医师应至少具有中级病理学专业技术职务任职资格,并有从事分子病理工作的经历。

4. 申请认可的授权签字人至少具有中级技术职称,从事相应授权签字领域分子诊断工作 3 年以上。不具备以上两个条件,不能申报授权签字人。

5. 操作人员的考核包括但不限于以下内容:

1)标本接收与处理:流程和标本是否合格的要点;

2)试剂耗材质检:为何要质检、如何做;

3)核酸提取:原理和操作技术要领;

4)防污染:措施和意识;

5)质量控制:程序和实际运行情况、失控的分析处理;

6)结果分析与判断:结果审核、报告发放。

6. 员工能力评估频次是最低要求。实验室可根据实际情况,增加频次,但要和实际工作需求相符合。制定员工能力评估的内容、方法和评估标准不应该形式化,要和实际工作需求相符合。

四、设施和环境条件

主要是保证被检测的标本质量、人员安全和环境安全,标本不被交叉污染。

五、实验室设备、试剂和耗材

1. 基因扩增仪校准至少包括温度(样本升降温速率、加热块最高升降温速率、温度范围、温度精度、温度均一性等)、光学系统等性能指标。

2. 建议采用患者标本进行基因扩增试剂质检。PCR 实验时两个关键步骤:从标本中提取核酸和提取核酸的扩增。商品化的质控品和标准曲线的结果良好,并非能反映提取试剂的质量。推荐的试剂质检方案:一般选择已用旧试剂测定过的患者标本 5 份,其中一份阴性,其余 4 份一般要尽可能涵盖高、中、低、临界等浓度梯度。用新试剂重复测定上述 5 份标本,计算偏差(%);判断标准可根据实验室室内质控 RCV 和能力验证允许总误差设定;关注临界值和高值结果。

六、检验前过程

根据不同检测目的特点正确收集、处理、运送和保存标本是保证 PCR 扩增正确可靠的关键。实验室应针对不同的标本类型制定标本采集手册，应有防止核酸降解或造成破坏的措施（特别是用于 RNA 扩增检测的样本），同时应防止对 PCR 扩增有抑制作用的物质（如肝素类抗凝剂）混入标本中。基于组织/细胞学形态基础的分子检测项目的采集应由具有病理诊断资质的医师参与制定和确认样品是否满足检测要求。

样本从采集到检测前这段时间或在运送过程中存在核酸降解的可能，应评估这种损耗对检测结果的影响，特别是检测结果处于临界值的样本。超长期储存后的标本，使用前应再次评估标本的完整性和有效性。

七、检验过程

实验室所用检测方法和检测程序必须经过确认后投入使用。确认计划应包括人员、设备、试剂、检测条件、检测结果判读和检验结论判定，确保其符合预期的要求。定量检测方法和程序的分析性能验证内容至少应包括精密度、正确度、线性、测量和（或）可报告范围、抗干扰能力等。定性检测项目验证内容至少应包括测定下限、特异性、准确度（方法学比较或与金标准比较）、抗干扰能力等。验证结果应经过授权人审核。如检测方法或检测系统的任何变动有可能影响到检测结果时应再次进行性能验证。

应有程序规定用于产前分子诊断的基因扩增试验的培养物样本应备份以便跟踪监测，最好从两份不同标本中提取 DNA 进行双份检验以保证结果的可靠性和准确性。在检验胎儿标本前，宜由同一实验室检验父母一方或双方的突变状态，应有程序评估并减少检验方法受母体细胞污染的影响。

八、检验结果质量的保证

1. 室内质量控制　应建立和实施与检测项目相适应的室内质量控制程序，以保证检验结果达到预期的质量标准，应包括：

（1）应有针对核酸检测防污染的具体措施。

（2）应对 RNA 的质量进行评价。

（3）对用于基因突变检测的石蜡包埋样品，应有对肿瘤细胞的存在与否及其数量进行评价。

（4）质控品的技术要求。

（5）实施质控的频次。

（6）质控品检测数据的适当分析方法。

（7）质控规则的选定。

（8）试验有效性判断的标准和失控的处理程序。

2. 能力验证/室间质评　应按照 CNAS-RL02《能力验证规则》的要求参加相应的能力验证/室间质评。应保留参加能力验证/室间质评的结果和证书。每次能力验证/室间质评结果反馈回来后实验室应有分析总结报告，特别是结果不理想时应积极寻找原因。负责人或指定人员应监控室间质评活动的结果,并在结果报告上签字。

3. 比对试验

(1)通过与其他实验室(如已获认可的实验室、使用相同检测方法的实验室、使用配套系统的实验室)比对的方式确定检验结果的可接受性时,应满足如下要求:

(a)规定比对实验室的选择原则;

(b)样品数量:至少5份,包括正常和异常水平或不同常见基因突变或基因型;

(c)频率:至少每年2次;

(d)判定标准:应有≥80%的结果符合要求。

(2)实验室使用两套及以上检测系统检测同一项目时,应制定比对程序,规定比对规则、比对样本要求、比对频次、比对判断标准和比对结论及处理。但使用不同生物参考区间的检测系统间不宜进行比对。如试验涉及手工操作部分,应定期(至少每年1次,每次至少5份临床样品)进行检验人员的结果比对、考核并记录。

九、检验后过程

应有程序规定原始样品、核酸提取物和(或)核酸扩增产物应规定保存期,便于复查。为便于追溯,凝胶图像和斑点杂交条带和(或)通过扫描、拍照等方式保留的结果应作为技术记录保存,保存期限参照相关行业要求。

（黄宪章　周华友）

第三十五章

实验室信息系统应用说明(CNAS-CL35:2012)

第一节 标准描述

1 范围

本文件规定了 CNAS 对医学实验室认可所涉及的实验室信息系统(LIS)的要求。

2 规范性引用文件

3 术语和定义

4 管理要求

4.1 组织和管理责任

4.2 质量管理体系

4.3 文件控制

实验室应控制质量管理体系要求的文件,包括采用电子化文件时,应对所授权修改的内容有明显标识,确保电子化文件有效性,防止旧版本电子化文件被误用。

4.4 服务协议

4.5 受委托实验室的检验

4.6 外部服务和供应

4.7 咨询服务

4.8 投诉的解决

4.9 不符合的识别和控制

4.10 纠正措施

4.11 预防措施

4.12 持续改进

4.13 记录控制

实验室应确定信息系统中的患者结果数据和档案信息的保存时限。保存时限和检索查询方式应征求临床医护人员意见。

4.14 评估和审核

4.15 管理评审

5 技术要求

5.1 人员

5.1.5　实验室应制定使用信息系统的使用人员、新上岗员工以及信息系统应急预案的培训与考核计划。

应对信息系统使用人员进行培训,使其掌握如何使用新系统及修改过的旧系统。

5.1.6　能力评估

应对员工的操作能力,至少对信息系统新增功能、信息安全防护和执行信息系统应急预案的能力进行每年1次的评估。

5.2　设施和环境条件

5.2.6　为保证计算机系统正常运作,应提供必要的环境和操作条件;计算机及附加设备应保持清洁,放置地点和环境应符合厂商的规定(如通风、静电、温度、湿度)。

计算机的放置应符合消防要求。

应对通行区内的电线和计算机缆线设定保护措施。

应为实验室信息系统(LIS)服务器和数据处理有关的计算机配备不间断电源(UPS),以防止LIS中数据的损坏或丢失。

5.3　实验室设备、试剂和耗材

5.3.1.5　在每次备份或恢复数据文件后,应检查系统有无意外改变。

应对系统硬件及软件进行的更改进行准确识别并记录。应对系统硬件及软件进行的更改进行验证,以确保可以接受。

5.4　检验前过程

5.5　检验过程

5.5.3.1　应建立计算机系统程序手册和作业指导书,可以是电子版,便于所有授权的计算机用户使用,并应可在活动实施地点获得。

5.5.3.2　应明确说明计算机程序的用途、运行方式和它与其他计算机程式的互动。其详细程度应足以支持计算机信息系统管理员做相关故障排除、系统或程序修改。

5.5.3.3　计算机系统程序手册应由实验室负责人或授权人员定期评审和批准;所使用的计算机系统程序手册应现行有效。

5.5.3.4　应制定程序,在火灾、软件或硬件损坏时,有措施保护数据、信息和计算机设备。

5.6　检验结果的质量保证

5.7　检验后过程

5.8　结果报告

5.8.1　总则

应定期核查LIS内的最终检验报告结果与原始输入数据是否一致,应有防止数据传输错误的程序文件和记录。应定期核查数据在处理及存储过程中是否出现错误。

举例:

1)定期核查医生、护士工作站等检验结果查询系统中的数据与原始数据是否一致。

2)新仪器接入LIS时要进行一定数量的仪器与LIS数据的比对。

5.8.3　报告内容

k)LIS中的报告格式应能提供结果解释等备注的功能。

实验室负责人应对LIS中实验室报告的内容和格式进行审核、批准,并征求临床医护人员的意见。

5.9　结果发布

5.9.1　b)LIS应有程序能在计算机发出报告前发现危急值结果并发出预警。应通过相关程序及时通知临床(如医师、护士工作站闪屏)并记录(包括患者相关信息,危急值的接收者、接收的日期和时间,以及实验室通知者、通知的日期和时间)。

5.9.2　LIS宜有程序能在计算机发出报告前发现不合理或不可能的结果,患者数据修改后,原始数据应能显示。LIS中应能显示患者的历史数据,以备检验人员在报告审核时进行检测数据的比较。

5.10　实验室信息管理

5.10.1　实验室信息系统应能满足临床医生检验医嘱和报告单查询,以及实验室检验前和检验中与检验后的信息化、质量监测指标分析等需求。

5.10.3　d)

(a)实验室及网络管理中心应确保:

建立和实施程序,始终保护所有计算机和信息系统中数据的完整性;

计算机程序和其他方法足以保护检验数据和信息的收集、处理、记录、报告、贮存或恢复,防止意外或非法人员获取、修改或破坏。

(b)不应在实验室计算机中非法安装软件。USB接口和光驱使用宜有授权等控制措施。

(c)如果其他计算机系统(如药房或病历记录)的信息可通过实验室的计算机系统获得,应设有适当的计算机安全措施防止非授权获得这些信息。

(d)应设有适当的计算机安全措施,防止通过其他计算机系统(如药房或病历记录)非授权获得任何患者实验室信息及非授权进行更改。

(e)应保护机构内部和外部通过网络传输的数据,以免被非法接收或拦截。

(f)LIS应能识别及记录接触或修改过患者数据、控制文件或计算机程序的人员信息。

(g)实验室应建立有效的备份措施防止硬件或软件故障导致患者数据丢失。定期检查备份的有效性。

(h)实验室应规定备份周期及保存期限。

(i)应记录系统备份期间检测到的错误以及所采用的纠正措施,并报告实验室责任人。

(j)应监控计算机的报警系统(通常是主计算机的控制台,监控硬件和软件性能),并定期检查确保正常运作。

e)手工或自动方法将数据输入计算机或其他信息系统时,在计算机最终验收及报告前,应检查核对输入数据的正确性。

若可能,结果录入应根据特定检验所预定的数值范围进行检查,以便在最终验收和报告前检测不合理或不可能的结果。

f)

(a)应定期核查在不同系统中维护的表格的多个副本(例如实验室信息系统和医院信息系统中的生物参考区间表),以确保在使用过程中所有副本的一致性。应有适当的复制或对照程序,并定期核查。

(b)实验室应对计算机处理患者数据的过程及结果进行定期审核,并记录。

注:处理患者数据的过程及结果是指任何根据录入数据对患者记录所作的修改,包括数值计算、逻辑函数和自动核对结果、添加备注。

(c)LIS应可以完全复现存档的检验结果及其他必要的附加信息,包括测量不确定度、生物参考区间、检验结果所附的警示、脚注或解释性备注。

(d)如果没有其他方式,应可在规定的时限内"在线"检索患者和实验室数据。

(e)应建立程序文件对数据存储媒体正确标识、妥善保存,防止数据存储媒体被未授权者使用。

(f)LIS应对患者结果数据进行备份。

(g)应有程序规定关闭和重启所有或部分系统的要求,以确保数据的完整性,尽量减少对实验室提供服务的影响,并确保重启后系统正常运行。

(h)应对定期维护、服务和维修的记录文档进行保护,以便操作人员追踪到任何计算机所做过的工作。

(i)应制定文件对计算机出现的故障采取纠正措施,并记录。

(j)应制定应对计算机系统突发事件的书面处理方案。

(k)应制定程序处理其他系统停机(例如医院信息系统),以确保患者数据的完整性。应制定验证其他系统恢复和数据文件更换或更新的程序。

(l)应记录所有意外停机、系统降级期(如,反应时间减慢)和其他计算机问题,包括故障的原因和所采取的纠正措施。实验室应将所有严重的计算机故障迅速报告给指定人员。

(m)应制定书面应急计划以应对某些事件,确保在发生计算机或其他信息系统故障时,能快速有效地发出患者结果报告。

第二节　条款理解

一、管理要求

(一) 文件控制

1. 检验科 LIS 管理员按照实验室文件编写要求,建立相关体系文件和作业指导书,并纳入文件控制体系。

2. 文件编写完成后,应与 LIS 软件公司和各专业组长沟通,确认其实际应用价值与结构正确性,然后提交实验室负责人或授权人员审核和批准,所使用的文件应现行有效。

3. LIS 管理员每年对该文件进行审查,以保证其持续改进。如有修改,应随时修订。

4. 文件可供所有授权的计算机用户随时使用,可以是电子文档。信息系统相关文件修改、保存、销毁等程序应满足检验科《文件的编制、控制和管理程序》要求。

(二) 记录控制

1. 保存时效:记录保存应满足国家相关规定要求,如《三级综合医院评审标准实施细则(2013 年版)》要求实验室数据至少保留 3 年以上在线查询资料。

2. 检验科服务器硬盘应有足够空间存储 5 年以上数据。当空间用满时，需要用光盘或移动存储将 2 年前数据导出，并由专人保存以备查询。

3. LIS 提供多种格式的单项和多项查询显示，对未存档数据可修改。

二、技术要求

（一）人员

1. 培训对象　信息系统的使用人员除检验科工作人员外，应包括执行条码打印的护士，查询检验报告的医生，为门诊患者提供报告打印的工作人员，执行标本接收和处理的文员等。

2. 应急预案培训

1)建立应急预案程序：当医院信息处或相关部门需要对硬件部分如网络线路、交换机、服务器或应用程序更新等进行非故障停机检修，或当医院信息系统因各种故障原因造成停机或瘫痪时，检验科应有非故障和故障停机应急处理程序。

2)培训对象：信息系统的使用人员、新上岗员工。

3)能力评估：每年 1 次评估，员工熟悉 LIS 应急处理程序。即在系统恢复前，能按照 LIS 应急处理程序保证患者结果准时和正确格式发放；系统恢复后，对仪器结果重传 LIS 数据库或手工录入，有效确保数据和患者检验报告的完整性。

（二）设施和环境条件

1. 温度　一般情况下，计算机工作温度在 15～30℃，要求变化小于 10℃/h，且不凝露。在计算机设备相关环境安装空调，每日对温度进行控制及记录。

2. 湿度　工作环境相对湿度在 40%～70%，并定期对湿度进行控制及记录。

3. 清洁度　清洁度包括空气含尘量和含有害气体量两方面，要求每日用清洁湿抹布对设备及环境进行除尘，以及采用专用去污膏对主机和外部进行清洁。

4. 电源　交流电范围应在 220V±10% 内，频率应为 50Hz±5%，且有良好的接地。

5. UPS　对服务器和重要的工作电脑要求配备稳压电源和不间断电源(UPS)。

1)选购要求：如果选购 UPS 是为了保护存放重要信息的计算机，确保 UPS 能提供额定值正常范围的保护电压，这样在市电出现停电时，UPS 能瞬间完成切换到后备电源，使计算机在短时断电时仍能顺畅运行，不会出现数据丢失和系统关闭的现象。如果选购的 UPS 是为了保护网络服务器，那么选购的 UPS 除了要具有防浪涌电压功能外，还应具有防止数据线浪涌的功能，以确保 UPS 在市电电源停电时可在满载条件下至少运行 5 分钟以上，从而避免网络交换设备受到市电的干扰。另外，适配服务器的 UPS 最好还要有智能电池管理功能。

2)测试内容：UPS 需定期进行检测，保证能安全运行。主要内容包括启动检查、报警和自动关机检查、电池供电/充电时间检查、市电/电池切换点检查等。检测 UPS 能否对计算机提供断电保护简单的方法就是突然拔掉 UPS 的电源插头，如果计算机能继续正常运行，则认为 UPS 能胜任保护工作。

6. 防火　计算机环境管理要求配备防火设备(悬挂式干粉自动灭火装置)，一旦发生火灾，不可用水灭火，也不可用液体灭火装置，防止触电。

（三）实验室设备、试剂和耗材

1. 硬件更新或维修后，必须有充分的测试证明计算机运行正常，所有工作软件不会因为硬件变更而出现运行错误，测试结果必须记录完整。

2. 所有工作软件均应清楚说明程序的目的、运行方式和与其他程序相互关系。软件初次安装或任何变更都应经过验证，以确认该安装是否可接受并且适用。

3. 系统硬件及软件更改后验证常用方法

1）从网络连接、仪器与系统对接和数据的输入或采集、数据存储、数据传输、数据处理、数据检索、数据完整性及保密性、对未经授权的侵入或修改的防止措施等方面进行验证并记录。

2）核查医生、护士工作站等检验结果查询系统中的数据与原始数据是否一致，并填写相关记录。

3）工程师对接口参数设置进行实时检查或进行定期监控和记录。

4. 所有重大计算机软件和硬件功能故障时，应立即报告技术人员—专业组长—计算机管理员—检验科主任。

（四）检验过程

1. 计算机系统程序手册包括但不限于：

1）实验室信息系统操作手册管理程序；

2）实验室信息系统数据管理程序；

3）实验室信息系统软件及硬件管理程序；

4）实验室信息系统工作站及网络管理程序；

5）实验室信息系统维护及技术支持程序；

6）实验室信息系统服务器安全管理程序；

7）实验室信息系统应急处理程序；

8）数据库修改升级更新程序；

9）实验室信息系统与第三方软件系统接口管理程序。

2. 制定实验室信息系统数据管理程序，以保证在火灾、软件或硬件损坏时，能有效保护数据、信息。常用的措施：

1）对患者的结果档案，采取电子备案的方式，使得副本有一份完整的拷贝（包括原始参考区间和作为说明的解释、脚注）可完全复现已存档的检验结果。此档案信息在符合患者医护需求的时期内随时且能轻易地检索。

2）系统数据库每天由系统自行进行一次硬盘的数据备份。另外，数据库或其他需要保存的数据由专人每月一次存储在移动硬盘或其他介质上或备用数据库中，以保证其可用性，贴上标签并安排专人妥善保存在专用地点，以防止损坏及未授权者使用。

（五）结果报告

1. LIS 提供对可能影响检验结果准确性样品质量的评注（如脂血、溶血、黄疸等）和对结果解释的评注，在系统备注中以建议与解释的方式体现。

2. 实验室负责人应对 LIS 中实验室报告的内容和格式进行审核、批准，并征求临床医护人员的意见等作为管理评审内容之一。

（六）结果发布

LIS 应有程序可对某项检验预先定义参考区间或非正常结果界限，检查输入结果，对于严重不合理或不可能结果能以警示方式显示。

（七）实验室信息管理

1. LIS应有程序可提供标本日志与系统日志功能，可识别并记录任何人对患者数据和系统数据的输入、设置与修改。

2. 所有授权用户按照职位或工作权限不同对用户权限进行设置，以防止有意或无意非授权用户对计算机系统的改动或破坏。LIS个人用户和密码，必须自行妥善管理，防止他人盗用。

3. 外来软盘、U 盘、硬盘、光盘、软件或文件等原则上不能在 LIS 上使用，必须使用时应交由计算机管理员先用杀毒软件进行查杀毒处理，确认其安全性后方可在办公计算机上使用。对 LIS 安装的杀毒软件应定期升级。

4. 为防止系统崩溃，实验室信息系统服务器应作双机备份（信息管理部门负责），保证当其中一台服务器出现故障或遭遇意外时另一台可继续使用，维持系统不至于中断。

5. 工作站电脑和服务器原则上不能连入 Internet，避免病毒侵入系统导致崩溃或患者信息泄漏、丢失等情况出现。部分工作站需对质控数据实时上传参加室间比对和评价时，应由信息处评估处理后才能开放专用 IP 上传数据。

6. 实验室安装新 LIS 之前需要将旧系统数据备份并进行验证，以保证患者数据不会丢失并且保证随时可以检索。

7. 备份错误时应能及时报警，包括系统错误、磁盘空间不足警告、数据库验证错误、超出环境界限等。当报警信息出现时需要实验室系统管理员或信息处维护人员及时做出回应处理，在此后的一定时期内要对该报警问题做到周期性的监测。

8. 核查在不同系统中维护表格的多个副本一致性，主要包括实验室信息系统和医院信息系统中（医生工作站、护士工作站、体检系统、门诊收费系统等）的生物参考区间表、逻辑函数、计算数值、项目名称、浓度单位、收费标准等。

9. 由设备处、信息处或软件开发公司工程师与实验室协商在保证最小影响系统正常运行情况下制定信息系统软件及硬件维护计划表。系统维护中确保患者数据完整性、系统重启动后工作正常，LIS 管理员应对全过程做详细记录。

10. 在购买的硬件或软件合同或说明书上已经明确规定维护周期的，严格按照该合同或说明书进行硬件和软件维护。

（徐建华）

第三十六章

输血医学检验应用说明（CNAS-CL40:2012）

第一节 标 准 描 述

1 范围

本文件规定了 CNAS 对医学实验室输血医学领域输血相容性检验认可的要求,其他检验领域应符合相关领域应用说明的要求。

本文适用于医疗机构、采供血机构的血液检验实验室、输血医学实验室。

2 规范性引用文件

下列文件对于本文件的应用是必不可少的。凡是注日期的引用文件仅注日期的版本适用于本文件。凡是不注日期的引用文件,其最新版本(包括修改单)适用于本文件。

临床输血技术规范,卫医发[2000]184 号

医疗机构临床用血管理办法,第 85 号令(2012)

血站管理办法,中华人民共和国卫生部令第 44 号

血站质量管理规范,卫医发[2006]167 号

血站实验室质量管理规范,卫医发[2006]183 号

CNAS-RL02 能力验证规则

CNAS-CL31 内部校准要求

3 术语和定义

4 管理要求

4.1 组织和管理责任

4.1.1.2 实验室为独立法人单位的,应有医疗机构执业许可证或血站执业许可证;实验室为非独立法人单位的,其所属医疗机构执业许可证(血站执业许可证)的执业范围中应有医学实验室或血液检测,自获准执业之日起,开展输血检验工作至少 2 年。

4.1.1.3 e)应提供工作人员对患者或献血者隐私及结果保密的声明及签字。

4.1.2.5 应至少有 1 名具有副高以上专业技术职务任职资格,从事输血检验工作至少 5 年以上的人员负责技术管理工作。

4.2 质量管理体系

4.3 文件控制

4.4 服务协议

5　技术要求

5.1　人员

5.1.2　医疗机构输血科负责人应具有中级及以上技术职称，所有专业技术人员应有本专业的教育经历，或相关专业背景经过医学检验培训、从事相关工作至少3年。

采供血机构实验室负责人的资质应满足原卫生部颁布的《血站质量管理规范》、《血站实验室质量管理规范》中相关要求。

负责对疑难血型血清学试验检测结果进行审核和专业判断的人员应至少具有5年本岗位工作经验和中级及以上技术职称。

认可的授权签字人应具有中级及以上专业技术职务任职资格，从事申请认可授权签字领域专业技术工作至少3年。

有颜色视觉障碍的人员不应从事涉及辨色的输血相容性检验。

5.1.6　应制定员工能力评估的内容和方法，每年评估员工的工作能力；对新进员工培训结束后在6个月内应至少进行2次能力评估，保存评估记录。

当职责变更时，或离岗6个月以上再上岗时，或政策、程序、技术有变更时，应对员工进行再培训和再评估，合格后才可继续上岗，并记录。

5.2　设施和环境条件

5.2.1　实验室有以下充足空间：

(a)应有血液入库处置区域(适用时)；

(b)应有样品接收、处理区域；

(c)应有独立检测区；

(d)宜有污物处理区：污物存放区、洗消区；

(e)宜有夜间值班休息室；

(f)宜有支持性空间：用于档案存取、库房、示教、参考书籍的存放；

(g)宜有员工生活区：个人物品放置区、进餐区、卫生间、浴室。

应实施安全风险评估，如果设置了不同的控制区域，应制定针对性的防护措施及合适的警告。适用时，应配备必要的安全设施和口罩、帽子、手套等个人防护用品。

5.2.2　d)通讯设备宜有通话录音功能。

5.2.3　应有证据表明所有试剂和血液样品的储存设备的温度有连续的记录，确保温度变化不会超出可接受的温度范围(自动温控记录或人工记录,实验室应规定温度人工记录频次)。如果使用自动除霜冰箱保存样品、试剂,实验室应确保其在制冷过程中的温度波动在允许范围内。

5.2.6　应依据所用分析设备和实验过程的要求,制定环境温湿度控制要求并记录。应有温湿度失控时的处理措施并记录。

必要时,可配置不间断电源(UPS)和(或)双路电源以保证关键设备(如需要控制温度和连续监测的分析仪、培养箱、冰箱等)的正常工作。

5.3　实验室设备、试剂和耗材

5.3.1.4　应按国家法规要求对强检设备进行检定。应进行外部校准的设备,如果符合检测目的和要求,可按制造商校准程序进行。应至少对分析设备的加样系统、检测系统、温控系统进行校准(适用时)。分析设备和辅助设备的内部校准应符合 CNAS-CL31《内部校准要求》。

常规使用的温度计应定期(至少 1 次/年)与检定/校准温度计进行比对,记录并使用修正值。自动温度监测系统应定期校准监测点的准确性。

应每 6 个月对血型血清学离心机定时器和离心力/转速进行校准。

5.3.1.5　设备故障修复后,应首先分析故障原因,如果设备故障影响了方法学性能,故障修复后,可通过以下合适的方式进行相关的检测、验证:

(a)可校准的项目实施校准验证,必要时,实施校准;

(b)质控检验;

(c)与其他仪器或方法比对;

(d)以前检验过的样品再检验。

5.3.2.3　自制质控物应有制备程序,包括均一性和稳定性的评价方案,以及配制和评价记录。

5.3.2.7　自配试剂记录应包括:试剂名称或成分、规格、储存要求、制备或复溶的日期、有效期、配制人。

5.4　检验前过程

5.4.3　申请单包括检验申请单、输血申请单、无偿献血登记表等。除了通用要求外,申请单还应符合卫计委的相关法律法规要求。

5.4.4.3　除通用要求外,实验室对采集活动的指导还应包括以下内容:

- 患者或献血者身份的识别。

- 特殊患者身份的识别,如昏迷患者、新生儿、没有监护人在场的婴幼儿和儿童患者;小儿应通过父母或监护人识别;

- 样品采集过程中患者或献血者出现不良反应的处理。

5.4.5　运送人员应接受有关运送过程中的安全及包装要求的培训。

5.4.6　除了通用要求外,样品接收程序还应确保符合以下要求:

c)将妥协样品(部分不符合标准但继续检测的样品)的有关信息反馈给申请人和样品采集人员以便持续改进样品的质量。

e)应建立接收样品和血液的核对管理制度,应至少包括标识、数量、质量及状态等。有经过培训的人员在样品接收和检测工作之前核对样品与患者或者献血者的信息,确保一致,同时应核实患者的既往输血资料。

f)急诊用血应建立绿色通道和紧急预案。应有急诊样品处理程序和与临床沟通程序，并有相应记录。对稀有血型样品应有明显的标识。

5.5 检验过程

5.5.1.2 输血相容性检测应对符合性进行验证。

5.6 检验结果质量的保证

5.6.2.2 质控物可为商品化质控物或自制质控物。

5.6.3.1 应按照 CNAS-RL02《能力验证规则》的要求参加相应的能力验证/室间质评。应保留参加能力验证/室间质评的结果和证书。实验室负责人或指定人员应监控室间质评活动的结果，并在结果报告上签字。

5.6.3.2 通过与其他实验室（如已获认可的实验室、使用相同检测方法的实验室、使用配套系统的实验室）比对的方式确定检验结果的可接受性时，应满足如下要求：

(a)规定比对实验室的选择原则；

(b)样品数量：至少5份，包括正常和异常水平；

(c)频率：至少每年2次；

(d)判定标准：应有≥80%的结果符合要求。

当实验室间比对不可行或不适用时，实验室应制定评价检验结果与临床诊断一致性的方法，判断检验结果的可接受性。每年评价不少于2次，并记录。

5.6.4 应至少每年1次进行实验室内部比对，包括人员和不同方法/检测系统间的比对，至少选择2份阴性、2份弱阳性、1份阳性样品进行比对，评价比对结果的可接受性。

比对记录应由实验室负责人审核并签字，并应保留至少2年。

5.7 检验后过程

5.7.1 ABO 血型、RhD 血型和抗体筛查结果应与患者或者献血者以前的结果进行比较，如存在差异，实验室应分析原因，采取相应措施，确保结果准确，并记录相关情况。

5.8 结果报告

5.8.1 对所有出现血型定型困难、疑难配血的样品应建立立即报告及记录程序。稀有血型、不规则抗体阳性及配血不相合等应及时报告。

5.9 结果发布

5.10 实验室信息管理

附录 A（规范性附录）

输血医学检验项目认可要求

A.1 输血科检验项目认可要求：ABO 血型正定型、ABO 血型反定型、Rh(D) 血型鉴定、抗体筛查、交叉配血应组合认可。

A.2 血站实验室检验项目认可要求：ABO 血型正定型、ABO 血型反定型、Rh(D) 血型鉴定（包括弱 D 血型鉴定）、抗体筛查、交叉配血、丙氨酸氨基转移酶、乙型肝炎病毒表面抗原、乙型肝炎病毒脱氧核糖核酸（若开展）、丙型肝炎病毒抗体、人类免疫缺陷病毒抗体、梅毒螺旋体抗体（非特异＋特异试验）应组合认可。

第二节　条款理解

一、人员

实验室管理实质上是对人、机、料、法、环整个过程的管理,人员是实验室正常运作和发展的基本条件和核心要素。人员的要求是对人员配置、结构、素质、能力、资质和岗位规定的具体体现要求。应建立与实验室业务相适应的组织结构,人员配备和岗位设置应满足从血液标本接收到实验室报告发出的整个血液检测过程及其支持保障等需求。

1. 实验室管理层要求　输血医学实验室分为医疗机构输血医学实验室和采供血机构输血医学实验室。前者主要指医院输血科或血库,有些大型医院的血库兼具中心血库的功能;后者主要指血液中心、中心血站、血站的检验科和(或)对外出检测报告的血型室和组织配型实验室等。

(1)医疗机构输血医学实验室负责人:医疗机构输血医学实验室应有明确的实验室负责人,负责人可以是一人,也可以是多人,如后者这种情况应规定其中某人为具体的责任人。理想的输血医学实验室负责人应具备临床医学、医学检验专业本科及以上学历的中级职称及以上专业人员,且至少具有3年以上输血科工作的资历;如果实验室负责人专业教育背景为生物化学、化学和生物技术等非临床专业本科及以上学历毕业,则应该有临床输血医学和医学检验专业培训,且至少具有3年以上输血科工作具备中级及以上职称的资历,有时甚至需要更长时间的输血专业培训才能完全胜任负责人岗位和履行相应的职责。

(2)采供血机构实验室负责人:采供血机构实验室应有明确的实验室负责人,负责人可以是一人,也可以是多人,如后者这种情况应规定其中某人为具体的责任人。实验室所隶属血站的法定代表人为血液检测质量的第一责任人,实验室负责人由血站法定代表人任命。实验室负责人为血液检测质量的具体责任人,对血液检测的全过程负责,并具体负责实验室质量体系的建立、实施、监控和持续改进。实验室负责人应具有高等学校医学或者相关专业大学本科以上学历,高级专业技术职务任职资格,5年以上血液检测实验室的工作经历,接受过血液检测实验室管理培训,具有医学检验专业知识及组织领导能力,能有效地组织和实施血液检测业务工作,对血液检测中有关问题能做出正确判断和处理,并能对血液检测过程、检测结果和检测结论承担全面责任。

(3)授权签字人:认可的授权签字人应至少具有中级以上专业技术职务任职资格,从事申请认可授权签字领域专业技术工作至少3年以上。

2. 实验室员工要求　无论是医疗机构输血医学实验室还是采供血机构实验室都应具有高、中、初级专业技术职务任职资格的检验技术人员,比例要与血液检测业务相适应,具备检验技术人员资格者方可从事血液检测的技术工作。

从事输血相容性检测的专业人员应是医院正式职工,且经过上岗培训合格的专业人员,有颜色视觉障碍的人员不应从事涉及辨色的输血相容性检验。采供血机构检验科专业人员应经血液安全培训,经与工作相应的专业培训或进修3个月以上并通过岗位考核。血型血清实验室和人类白细胞抗原实验室专业人员应经血液安全培训,从事相关工作2年以上或血型进修3个月以上。上述3个检测实验室工作人员须经血站法定代表人核准后方可上岗。负责对疑难血型血清学实验检测结果进行专业判断的人员应具有5年以上本岗位工作经验的中级及以上技术职称。

血液检测人员必须接受血液检测岗位职责相关文件的培训和实践技能的培训，并且经过评估表明能够胜任血液检测工作。血液检测人员应经过职业道德规范的培训，保证血液检测结果和结论的真实性、可靠性和保密性。血液检测人员必须结合工作实践接受相关签名的工作程序以及法律责任的培训，并且经过评估表明合格，才能允许在工作文件或记录上签名。必须登记和保存员工的签名，并定期更新以及将先前的记录存档。

3. 实验室专业技术人员能力的维持及记录　必须建立和实施人力资源管理程序，规定各级各类岗位的任职资格、职责、权限、职业道德规范以及培训和考核，并保持所有人员的各种记录。

应制定员工能力评审的内容和方法，每年评审员工的工作能力；对新进员工培训结束后在6个月内应至少进行2次能力评估，保存评估记录。当职责变更时，或离岗6个月以上再上岗时，或政策、程序、技术有变更时，应对员工进行再培训和再评审，合格后才可继续上岗，并记录。

血液检测人员必须接受血液检测岗位职责相关文件的培训和实践技能的培训，并且经过评估表明其能够胜任血液检测工作。应有培训记录，记录应包括满足岗位需求的培训计划、评估标准、培训实施记录、培训评估结果和结论，以及未达到培训的预期要求时所采取的措施。

从事艾滋病病毒检测的初筛实验室人员还须持有艾滋病抗体检测确证中心实验室颁发的专业上岗资格证书，从事核酸检测的实验室人员须持有临床基因扩增实验室技术人员上岗培训合格证书。

二、设施和环境条件

实验室应有足够和适宜的空间保证检验工作的正常进行，其设计应确保用户服务的质量、安全和有效，以及实验室员工、患者和来访者的健康和安全。

1. 实验室空间及分区设计要求　实验室要有足够的空间以保证顺利开展工作，不影响工作质量、质量控制程序、人员安全和对患者的医疗服务，并让实验室资源持续有效。实验室分区设计要有利于检验工作的有效运行，要保证采样和（或）检验原始样品的环境不影响检验结果或对任何测量步骤的质量不产生不利的影响。实验室区域主要分功能性区域、辅助性区域和支持性区域。功能性区域（必备）：血液入库处置室（临床）、标本接受处理室、独立的检测区、血液贮存室（临床）、仪器室（存放血小板振荡仪和融浆机）和发血区（临床）；辅助性区域（宜有）：污物处理区（污物存放、洗消和高压灭菌等）、值班房、库房和资料室等。支持性区域（宜有）：示教室（会议室）、参考书籍存放区、个人物品存放区、卫生间和浴室。

2. 实验室的安全要求　应实施安全风险评估，按生物安全相关要求及工作流程需要进行分区，且有明确的分区标识，并制定针对性的防护措施及合适的警告。适用时，应配备必要的安全设施和口罩、帽子、手套等个人防护用品。实验室设计要使工作人员感到合理和舒适，同时有措施将可能的伤害和职业暴露风险降到最低，并保护患者、员工和来访者免受某些已知风险的伤害。

3. 环境条件的监控 应有证据表明所有试剂和血液样品的储存设备的温度有连续的记录,确保温度变化不会超出可接受的温度范围。各种血液制品储存条件按中华人民共和国行业标准血液储存要求(WS 399—2012)的规定执行。血液储存设备使用人工监控时,应至少每4小时监测温度记录1次,使用自动温度监测管理系统时,应至少每日人工记录温度2次,2次记录间隔8小时以上。血液储存设备的温控记录至少应保存到血液发出后1年,以保证可追溯性。试剂储存冰箱应每日人工记录1次,如果使用自动除霜冰箱保存样品、试剂,实验室应确保其在制冷过程中的温度波动在允许范围内(2~8℃)。

应依据所用分析设备和实验过程的要求,制定环境温湿度控制要求并记录。应有温湿度失控时的处理措施并记录。特别注意高温、低温、干燥和潮湿地区对仪器和检测结果的影响,理想的检测实验室室内温度和湿度宜相对恒定。必要时须配置不间断电源(UPS)和(或)双路电源以保证储血冰箱和其他关键设备(如需要控制温度和连续监测的分析仪、培养箱等)的正常工作。

三、实验室设备、试剂和耗材

实验室应配置与所提供服务相适应的设备、试剂和耗材。设备在安装时及常规使用中应能够显示出达到的性能标准,并符合相关检验要求。设备性能主要指准确度、精密度、线性范围、干扰试验、可报告范围和参考区间等。检测试剂检测能力要满足相应的检验要求、试剂标示和相关的国家标准等。

温度计、分光光度计、天平、砝码等须强检的设备应按国家法规对强检设备每年进行强检1次。并不需要每年把实验室所有的温度计都送去强检,但至少每年有1支温度计进行强检,其余温度计每年与之比对,记录并使用修正值。自动温度监测系统应定期校准监测点的准确性,记录并使用修正值。

必须建立和实施仪器、设备的评估、确认、维护、校准和持续监控等管理制度,以保证仪器、设备符合预期使用要求。计量器具应符合检定要求,有明显的定期检定合格标识。全自动血型分析仪,全自动生化分析仪和血细胞分析仪等应进行外部校准的设备,如果符合检测目的和要求,可按制造商校准程序进行。应至少每年对分析设备的加样系统、检测系统、温控系统进行校准(适用时)1次。分析设备和辅助设备的内部校准应符合 CNAS-CL31《内部校准要求》。但注意本专业实验室应每6个月对血型血清学离心机定时器和离心力/转速进行校准。

在发现设备故障后,应停止使用,标明状态,防止误用。设备故障修复后,应首先分析故障原因,如果设备故障影响了方法学性能,故障修复后,可通过以下合适的方式进行相关的检测、验证:

(a)可校准的项目实施校准验证,必要时,实施校准;

(b)质控检验;

(c)与其他仪器或方法比对;

(d)以前检验过的样品再检验。

如实验室使用自制质控品,则应有程序规定自制质控品的质量要求和标准,包括均一性、稳定性和符合性的评价方案,配制方法,以及有效期、保存条件、分装要求、冻融次数等规定。实验室最好使用配套的检测试剂，如使用自制的检测试剂，则自配试剂记录应包括：试剂名称或成分、规格、储存要求、制备或复溶的日期、有效期、配制人等，同时应评价自制检测试剂是否满足检测需求。

四、检验前过程

在医疗机构中，检验前程序是指临床医师开出输血申请单（检验申请单）、患者准备、样本采集、运送、贮存和前处理等多个环节；在采供血机构中，检验前程序是指献血者填写无偿献血登记表、体检、血液初筛、献血过程贴签、献血、留样、保存、运送、贮存和前处理等多个环节。

申请单包括检验申请单、输血申请单、无偿献血登记表等。除了通用要求外，申请单还应符合卫计委的相关法律法规要求，可采用《临床输血技术规范》附件七临床输血申请书的格式。检验申请单（输血申请单）必须包括足够的信息，以识别患者（献血者）、样本和申请者，同时应提供相应的资料（如临床资料或无偿献血登记表等）。

采供血机构应建立和实施标本送检程序，应包括受检者身份的唯一性标识、检测委托方的标识与联系方式、标本类型、标本容器要求、包装要求、采集和接收时间、申请检测项目、缓急的状态、检测结果送达地点等；应建立和实施标本采集程序，应对标本采集前的准备、标本的标识、标本采集、登记和保存过程实施有效控制，确保标本质量。对标本采集过程中所使用的材料进行安全处置。采集标本须征得受检者的知情同意，应防止标本登记和标识发生错误；应对标本采集人员进行培训和咨询；应建立和实施标本运送程序，确保标本运送安全和标本质量；应建立标本运送记录；血液标本如需分样完成多项目检测，分次检测的部分样品应可追溯至最初原始标本。采供血机构检验申请单至少包括献血者唯一性标识、品种标识、血型标识和有效期标识，标签上不应有献血者姓名。

医疗机构申请单至少包含患者唯一性标识、申请者及报告送达地、样本类型、检验项目、患者相关临床资料（至少包括姓名、性别、出生年月和临床诊断）、原始样本采集日期和时间、实验室收到样本日期和时间等。采集样本前应当面核对患者姓名、性别、年龄、病案号、病室/门诊、床号、血型和诊断，再采集血样。

除通用要求外，实验室对采集活动的指导还应包括以下内容：患者或献血者身份的识别；特殊患者身份的识别，如昏迷患者、新生儿、没有监护人在场的婴幼儿和儿童患者；小儿应通过父母或监护人识别；样品采集过程中患者或献血者出现不良反应的处理措施。

应建立标本运送程序，运送人员应定期接受有关运送过程中的安全及包装要求的培训，培训内容还包括保本运送类型、运送条件、冷藏要求（适用时）、运送时效、运送注意事项、意外情况处置、生物安全等。

应建立和实施标本接收和处理程序，应包括标本的质量要求、标本的接收时间和质量检查，标本标识和标本信息的核对，标本的登记，标本的处理，以及拒收标本的理由和回告方式。建立标本接收和处理记录。将妥协样品（部分不符合标准但继续检测的样品）的有关信息反馈给申请人和样品采集人员以便持续改进样品的质量。应建立接收样品和血液的核对管理制度或程序，应至少包括标识、数量、质量及状态等。急诊用血应建立绿色通道和紧急预案，应有急诊样品处理程序和与临床沟通程序，并有相应记录。对稀有血型样品应有明显的标识。有经过培训的人员在样品接收和检测工作之前核对样品与患者或者献血者的信息,确保一致,同时应核实患者的既往输血资料。

五、检验过程

无论是采用原卫生部《全国临床检验操作规程》第 3 版的操作程序,还是遵循厂家提供的方法,实验室均应对检验方法的性能进行验证。性能的验证不仅仅局限于血型的符合性,还应包括凝集程度、检测能力、抗干扰能力等性能进行验证,同时,验证项目还应包括不规则抗体的筛查和交叉配血试验。

对于全自动血型仪等配套检测试剂,厂家应提供其试剂的检测能力涵盖亚洲人群的相关文件。如全自动血型仪或生化分析仪使用了非配套的检测试剂,应评价非配套的检测试剂的适用性及检测性能均能满足临床要求或达到配套检测试剂的检测性能。实验室应将验证程序文件化,并记录验证结果,验证结果应由适当的授权人员审核并记录审核过程。

采供血机构应确定血液检测项目和方法,并符合国家的有关规定。血液检测方法和检测程序必须经过确认后投入使用。确认计划应包括人员、设备、试剂、检测条件、检测结果判读和检验结论判定,确保其符合预期的要求。严格遵从既定的检测程序,对检测过程进行监控,确保检测条件、人员、操作、设备运行、结果判读以及检测数据传输等符合既定要求。

六、检验结果质量的保证

实验室应设计质量控制程序以验证达到预期的结果质量。无论是采供血机构还是医疗机构输血医学实验室均应建立质量控制程序,选择合适的质控物,设定适当的靶值和控制线,适用合适的质控规则,以便对检验项目、检验方法和检验过程进行质量控制。质控物可为商品化质控物或自制质控物,如实验室使用自制质控品,则应有程序规定自制质控品的质量要求和标准。只要可能,实验室宜选择临床决定值水平或与其值接近的质控物浓度,以保证决定值的有效性。定性试验质控物应有阴性、弱阳性和阳性三个水平,定量试验质控品应涵盖中值和异常值两个水平。实验室应使用与检验系统响应方式尽可能接近患者样品的质控物。

应按照 CNAS-RL02《能力验证规则》的要求参加相应的能力验证/室间质评。应保留参加能力验证/室间质评的结果和证书。每次能力验证/室间质评结果反馈回来后应进行分析并写总结报告,实验室负责人或指定人员应监控室间质评活动的结果,并在结果报告上签字。

实验室应建立参加实验室间比对的程序并文件化。通过与其他实验室(如已获认可的实验室、使用相同检测方法的实验室、使用配套系统的实验室)比对的方式确定检验结果的可接受性时,应满足如下要求:

(a)规定比对实验室的选择原则;

(b)样品数量:至少 5 份,包括正常和异常水平;

(c)频率:至少每年 2 次;

(d)判定标准:应有≥80%的结果符合要求。

当实验室间比对不可行或不适用时,实验室应制定评价检验结果与临床诊断一致性的方法,判断检验结果的可接受性。每年评价不少于 2 次,并记录。应至少每年 1 次进行实验室内部比对,包括人员和不同方法/检测系统间的比对,特别是涉及手工操作项目、不同检测系统之间、使用了非配套和配套试剂的检测系统之间等。至少应选择2份阴性、2份弱阳性、1份阳性样品进行比对,评价比对结果的可接受性。比对记录应由实验室负责人审核并签字,并应保留至少2年。

七、检验后过程

ABO血型、RhD血型和抗体筛查结果应与患者或者献血者以前的结果进行比较,理想的做法是使用信息系统,使本次结果自动与患者(献血者)上次检验结果进行比较,如结果复核程序包括自动选择和报告,应制定复核标准、批准权限并文件化。如使用手工复核,实验室应制定程序确保检验结果在被授权者发布前应得到复核。如存在差异,实验室应分析原因,采取相应措施,确保结果准确,并记录相关情况。

八、结果报告

因患者因素、样本因素、实验室因素或方法学的局限等因素等造成检测困难,或检验延误可能影响患者医疗时,实验室应有通知检验申请者的方法。特别是对所有出现血型定型困难、疑难配血的样品应建立立即报告及记录程序。稀有血型、不规则抗体阳性及配血不相合等应及时报告。在医疗机构输血医学实验室,报告的准确及时非常重要,建立疑难血型鉴定和疑难配血程序和预案有利于患者的抢救,保证临床输血安全。

（周华友）

参 考 文 献

1. JJF 1129—2005 尿液分析仪校准规范

2. GB/T 20468—2006 临床实验室定量测定室内质量控制指南

3. WS/T 347—2011 血细胞分析的校准指南

4. WS/T 359—2011 血浆凝固实验血液标本的采集及处理指南

5. WS/T 405—2012 血细胞分析参考区间

6. WS/T 406—2012 临床血液学检验常规项目分析质量要求

7. WS/T 407—2012 医疗机构内定量检验结果的可比性验证指南

8. CNAS-RL02 能力验证规则

9. CNAS-CL31 内部校准要求

10. ISO 18113-1:2009 体外诊断医疗器械 制造商提供的信息(标示)第1部分:术语、定义和通用要求

11. ISO/IEC 指南 99:2007 国际计量学词汇·基础通用概念和相关术语

12. 中华医学会. 临床技术操作规范·病理学分册[M]. 北京:人民军医出版社,2004

13. 医疗机构临床基因扩增检验实验室工作导则

14. 临床输血技术规范,卫医发[2000]184号

15. 医疗机构临床用血管理办法,第85号令(2012)

16. 血站管理办法,中华人民共和国卫生部令,第44号

17. 血站质量管理规范,卫医发[2006]167号

18. 血站实验室质量管理规范,卫医发[2006]183号

第四篇 医学实验室认可不符合项案例分析

本篇中所有不符合项和观察项均来源于中国合格评定国家认可委员会(CNAS)派出的评审组专家对国内医学实验室的评审结果,从中选出典型案例按专业进行分类,通过对典型的规范性不符合项案例、规范性观察项案例以及不规范不符合项案例的分析,给实验室对照参考,为实验室自我识别问题所在并整改提供帮助,同时总结经验、举一反三对照改进工作,也为评审员和技术专家准确理解条款、规范不符合项描述、把握评审标准和尺度、掌握评审方法提供帮助。但由于这些不符合项是既往评审所发现,现场已无法重现,一些客观事实也无法追溯,尤其是不能准确了解评审员开具该不符合项的出发点,因而本篇所描述的一些案例分析可能存在理解的不同或分析的结果与评审员的初衷有较大出入,并不意图作为评审员和实验室认可工作的标准,仅供参考。为了符合 CNAS 的保密要求,文中所涉及的实验室、人员、文件名称等均删去或以××代替。

在每一节的不规范不符合项案例分析中,若不规范不符合项存在的问题是"判断结论不准确",则"正确对应条款"用"N/A"表示;若是"条款应用不恰当",则"原始对应条款"是该不符合项开具时对应的原始条款,"正确对应条款"则是修正后的正确对应条款。其他若有不适合的内容,则用"N/A"表示,如不符合项存在的问题的"判断结论不准确",则"正确对应条款"、"规范性描述"和"整改内容提示"用"N/A"表示。

同时需要说明的是,原始不符合项对应的条款是准则 CNAS-CL02:2008,为了更好地帮助实验室转换为 CNAS-CL02:2012,本文将条款均修改对应为新版准则 CNAS-CL02:2012。

第三十七章

不符合项概述

第一节 不符合项定义与分级

一、术语和定义

不符合项定义:按照 CNAS-GL09:2014《实验室认可评审不符合项分级指南》,不符合项指实验室的管理或技术活动不满足要求。"要求"指 CNAS 发布的认可要求文件,包括认可规则、认可准则、认可说明和认可方案中规定的相关要求,以及实验室自身管理体系和相应检测或校准方法中规定的要求。在描述不符合项时应给出充分的证据,以确保可追溯性,应客观地说明发现的问题。

不符合项通常包括(但不限于)以下几种类型:

a)缺乏必要的资源,如设备、人力、设施等;

b)未实施有效的质量控制程序;

c)测量溯源性不满足相关要求;

d)人员能力不足以胜任所承担的工作;

e)操作程序,包括检测或校准的方法,缺乏技术有效性;

f)实验室管理体系文件不满足 CNAS 认可要求;

g)实验室运作不满足其自身文件要求;

h)实验室未定期接受监督评审、未缴纳费用等。

观察项定义:指对实验室运作的某个环节提出需关注或改进的建议。

观察项通常包括以下几种类型:

a)实验室的某些规定或采取的措施可能导致相关的质量活动达不到预期效果,但尚无证据表明不符合情况已发生;

b)评审组对实验室管理体系的运作已产生疑问,但在现场评审期间由于客观原因无法进一步核实,对是否构成不符合不能作出准确的判断;

c)现场评审中发现实验室的工作不符合相关法律法规(例如环境保护法、职业健康安全法等)要求;

d)对实验室提出的改进建议。

二、不符合的分级及分类

根据不符合项对实验室能力和管理体系运作的影响,CNAS 将不符合项分为严重不符合项和一般不符合项。

严重不符合项:影响实验室诚信或显著影响技术能力、检测或校准结果准确性和可靠性,以及管理体系有效运作的不符合。严重不符合项可能导致现场跟踪验证、暂停、不予认可或撤销实验室的认可资格或相关检测或校准项目。严重不符合项往往与实验室的诚信和技术能力有关。例如:

a)实验室提交的申请资料不真实,如未如实申报工作人员、检测或校准经历、设施或设备情况等;

b)评审中发现实验室提供的记录不真实或不能提供原始记录;

c)实验室原始记录与报告不符,有篡改数据嫌疑;

d)实验室不做试验直接出报告;

e)实验室在能力验证活动中串通结果,提交的结果与原始记录不符,或不能提供结果的原始记录;

f)人员能力不足以承担申请认可的检测或校准活动;

g)实验室没有相应的关键设备或设施；

h)实验室对检测或校准活动未实施有效的质量控制；

i)实验室管理体系某些环节失效；

j)实验室故意违反 CNAS 认可要求，如超范围使用认可标识，涉及的报告数量较大；

k)实验室在申请和接受评审活动中存在不诚信行为；

l)实验室发生重大变化不及时通知 CNAS，如法人、组织机构、地址、关键技术人员等变动。

一般不符合项：偶发的、独立的对检测或校准结果、质量管理体系有效运作没有严重影响的不符合项。如果一般不符合项反复发生，则可能上升为严重不符合项。在实验室认可评审中经常发现一般不符合项，如：设备未按期校准；试剂或标准物质已过有效期；对内审中发现的不符合项采取的纠正措施未经验证；检测或校准活动中某些环节操作不当；原始记录信息不完整，无法再现原有试验过程等。

在实验室内部审核中，通常也把不符合项按照性质分为三类：

1. 体系性不符合(文-标不符)　体系性不符合是指制定的质量管理体系文件与有关法律法规、认可准则、合同等的要求不符。

2. 实施性不符合(文-实不符)　实施性不符合是指未按文件规定实施。

3. 效果性不符合(实-效不符)　质量管理体系文件虽然符合认可准则或其他文件要求，但未能实现预期目标。文件规定不完善、原因分析不到位等都会导致效果性不符合。

还有一类问题虽未构成不符合，但有发展成不符合的趋势。这类问题可作为"观察项"向受审方提出，以引起重视并做出相应的预防措施。

第二节　不符合项的提出与处理

一、不符合项的提出

1. CNAS 评审组可在文件评审、现场评审中提出不符合项，并分析其对实验室能力和管理体系有效运作的影响，评估其严重程度，以做出合理的认可推荐意见。在描述不符合项时应给出充分的证据，以确保可追溯性；应客观地说明发现的问题，不可带有主观的推测；对事实的描述应为不符合项分级提供足够的信息。

注：以上对不符合项的描述要求也适用于观察项。

2. 当评审组无法判定评审发现是否为严重不符合项时，评审组应将发现的事实提交评审主管，获得评审主管的指导。

3. 当评审主管认为评审组对认可推荐意见不准确时，评审主管经与评审组和实验室核实后，有权重新做出认可推荐意见，并通报实验室和评审组长。

二、CNAS 对不符合项的处理措施

1. 初评

(1)对严重不符合项的处理措施:如果评审组发现严重不符合项时,评审组可根据评审总体发现做出以下推荐意见:

a)现场跟踪验证;

b)不推荐认可相关检测或校准项目;

c)不推荐认可。

如果评审中发现实验室存在诚信问题,评审组应于评审后立即将评审报告提交 CNAS 秘书处。

(2)对一般不符合项的处理措施:实验室应在 3 个月内采取纠正措施并完成纠正。

2. 监督或复评审

(1)对严重不符合项的处理措施:如果评审组判定不符合项构成严重不符合项时,评审组可根据评审总体情况做出以下推荐意见:

a)限期实验室在 1 个月内采取纠正措施并完成纠正,并进行现场跟踪验证;

b)暂停或撤销相关检测或校准项目;

c)暂停或撤销认可资格。

对暂停或撤销部分认可项目或认可资格的推荐意见,评审组应在评审后立即将此信息通报 CNAS 秘书处。

(2)对一般不符合项的处理措施:对于一般不符合项,CNAS 要求实验室在 2 个月内完成整改。

如果实验室未在规定的期限内完成整改,评审组应在评审报告中说明此情况,建议暂停对该机构的认可或部分能力的认可,直至其完成纠正措施并验证有效性。

三、实验室对不符合项整改的基本要求

对于评审员开具的不符合项,经实验室确认后,实验室可按立即纠正、原因分析、采取纠正措施以及纠正措施有效性的验证等步骤整改。

实验室整改的基本步骤可包括:

a)立即将发现的不良现象加以控制或消除;

b)举一反三,排查其他地方是否存在类似问题,一并纠正;

c)调查分析产生问题的原因;

d)针对原因提出纠正措施;

e)彻底付诸实施,控制纠正措施的执行情况;

f)验证纠正措施的有效性。

对不符合项进行整改时,应注意以下几个方面:

a)一般只针对所提出的不符合项进行,但若有其他问题也应指出;

b)原因是否彻底分析清楚,是否抓住要害;

c)实施过程中有无困难,是否需要其他部门配合和支持;

d)涉及文件更改、体系调整的是否已有效执行;

e)是否在要求的时限内完成；

f)最终的效果如何(要重新抽样检查确认)；

g)有无必要记录,记录控制效果；

h)没有完成或无法完成的要提交实验室管理者进行决策。

第三节 不规范不符合项归类

在医学实验室评审中,由于医学实验室认可起步比较晚,评审员对认可准则的理解不透彻或经验不足等原因,导致评审开具的不符合项和观察项等有部分不符合规范。

不规范不符合项存在的问题主要有如下情况：

1)评审员主观要求；

2)描述不简洁；

3)概括性描述,无客观事实；

4)描述不准确；

5)事实不明确；

6)证据不充分；

7)依据不准确；

8)证据不客观；

9)判断结论不准确(应为观察项,判断为不符合项)；

10)多条款要求,应拆分；

11)不是最小条款；

12)语句不通顺；

13)事实描述不清楚；

14)事实描述逻辑不清楚；

15)不可追溯；

16)直接引用准则条款；

17)直接引用准则要求；

18)事实描述中增加要求；

19)只描述要求,无不符合项事实；

20)描述中出现假设情况；

21)专业判断不正确；

22)替实验室找原因；

23)其他。

我们可把这些情况大致归纳为以下六类：

(1)未描述客观事实:直接叙述结论、引用条款或提出要求,未描述现场相关发现。

(2)事实描述不清:缺乏对现场发现的客观描述,事实要点(5W+1H)不完整、语言表达不顺畅、逻辑不清楚,造成无法追溯。

(3)事实描述不简洁:对现场发现描述不够精练,核心事实不突出;额外增加分析、总结等内容。

（4）判断依据不客观：未严格依据准则及相关领域应用指南进行判断，主观引用国际/国内标准、业内书籍及其他非强制标准作为证据，或仅根据个人经验进行判断。

（5）判断结论不准确：对准则理解不够深入，尺度掌握不佳，造成错误判定不符合项，或观察项判定为不符合项（如"宜"条款）；另外，将法规要求与准则混淆。

（6）条款应用不恰当：应用条款不准确或同时应用多个条款。

（柯培锋　胡冬梅　李军燕　周亚莉　黄宪章）

第三十八章

管理要素不符合项

第一节 规范性不符合项案例

【案例】1

【不符合项描述】CL02:2012,4.3.2.4 文控程序缺乏定期评审文件条款要求。

【不符合条款】CNAS-CL02:2012,4.3 h)

【条款要求】4.3 h)中要求,应制定程序确保定期评审文件并按期更新文件以确保其仍然适用。

【整改内容提示】准则要求必须对文件进行定期评审,文件评审就是评审文件的适用性和有效性,并输出提出文件修订的建议。评审的文件应包括内部文件如质量手册、程序文件、SOP、记录和表格以及外部受控文件等。评审内容主要包括文件的适用性和有效性,以及是否需要修改或者增补。文件评审应根据文件性质分类进行。应规定什么层次的文件由哪个层次的人员评审,什么时候应该评审,评审的内部包括哪些等。如:质量负责人负责组织管理评审前质量手册和程序文件的评审,组长负责每年一次的 SOP 评审。对于未更改的文件,评价其有效性和适用性。对于技术更新或者更改的文件,修改之前应该回答为什么要做这样的变更,其依据是什么,本实验室是否能够满足新版的要求,例如,实验室环境条件、现有设备、人员技术能力是否能够满足新版的要求,是否需要改造环境设施、新添设备、培训人员,是否要增加相关文件如质量计划、作业指导书等。

【案例】2

【不符合项描述】实验室文件控制程序中对技术记录没有明确审批权限。

【不符合条款】CNAS-CL02:2012,4.3 a)

【条款要求】所有文件包括计算机系统中维护的文件,在发布前应经授权人员审核并批准。

【整改内容提示】实验室应在文件控制程序中规定哪些文件由哪些人员审核,哪些人员批准。如管理要素的程序和记录可规定由质量负责人审核,实验室主任批准。技术要素的程序和记录可由技术负责人审核,实验室主任批准;作业指导书的审核可由专业组长负责,由质量负责人或者技术负责人批准等。应细化审批权限。

【案例】3

【不符合项描述】实验室同时采用干湿化学的检验方法检测同一生化项目(肌酐等十项)且发出检验报告,但两种方法的检验结果存在较大差异,实验室未能提供与临床相关部门就此项内容进行评审的记录。

【不符合条款】CNAS-CL02:2012,4.4.2

【条款要求】实验室应评审服务协议,评审记录包括对协议的任何修改和相关讨论。如果检验或者协议会发生变化,应该与服务对象进行评审,包括所用方法在内的各项要求,并形成文件,确保检验程序满足协议要求和临床需要。

【整改内容提示】干湿化学的很多项目由于方法学差异,参考范围也可能不同,这在一定程度上会影响临床医生的诊疗,实验室应就两种方法的局限性、可比性、临床应用等方面与临床医生进行评审,使临床医生不至于使用因检测方法的不同而得出不同的检验结果,从而造成病情的误判。与临床医生进行两种方法的局限性、可比性和临床应用等方面的评审,评审内容可包括是否可调整仪器参数,使两种方法在一定的线性范围内可比,或者分别设置不同参考区间,告诉医生不能只以结果的绝对值来诊疗,而应该结合参考区间判断。

【案例】4

【不符合项描述】实验室与××国际医疗中心签订的用户合同中缺少明确的标本采集、结果报告的约定。

【不符合条款】CNAS-CL02:2012,4.5.1

【条款要求】应定期评审与委托实验室的协议,以确保满足准则的相关要求。

【整改内容提示】实验室的委托协议必须包括检验前和检验后程序的各项要求,特别是标本采集要求、标本采集时间及运送和保存及检验前的其他注意事项、检验报告时间、危急值报告等关键环节的约定。实验室应细化这些要求,与委托方协商,并达成协议,明确界定职责,共同遵守,以保证检验质量。

【案例】5

【不符合项描述】实验室未对从事计量检定/校准的××计量科学研究院服务质量进行评价,并纳入合格供应商名录。

【不符合条款】CNAS-CL02:2012,4.6

【条款要求】实验室应对影响检验质量的关键试剂、供应品及服务的供应商进行评价与选择;保存评价记录并列出核准使用的名录。

【整改内容提示】很多实验室只对试剂和供应品的供应商进行评价,但忽视了对提供外部服务的供应商进行必要的评价。应该理解本要素的要求,该要素是包括外部服务与供应的,而不只是供应。外部服务包括计量院校准服务、设备维修维护服务、血液中心、疾控中心等影响检验质量的服务,这些均要求实验室对其进行评价。

【案例】6

【不符合项描述】2009年客户满意度调查结果时有患者投诉报告结果超过时限(1小时),实验室不能提供书面调查和整改报告。

【不符合条款】CNAS-CL02：2012，4.8

【条款要求】实验室应按要求保存投诉、调查及实验室所采取的纠正措施的记录

【整改内容提示】重新调查当时投诉的原因，并提出整改措施，形成报告。同时核查关于投诉处理的程序文件，是否包括了满意度调查时发生的投诉以及其他各种类型投诉的处理程序，如没有需增加，并对人员进行培训，负责接收投诉的人员应记录好投诉内容，及时上报。相关负责人应进行调查、整改并记录，并纳入管理评审。

【案例】7

【不符合项描述】查不符合项记录，未有评估或考虑其临床意义或影响范围。

【不符合条款】CNAS-CL02：2012，4.9

【条款要求】当发现检验过程任何之处有不符合其程序或所制定质量管理体系的要求，或不符合临床医师的要求之处时，实验室管理层应有应对政策并实施程序以确保采取有效措施：考虑不符合检验的临床意义，必要时，通知申请检验的临床医师。

【整改内容提示】当发现不符合项时，实验室应对不符合项的严重性和临床意义进行评价，评价时可考虑以下因素：对质量管理体系正常运行的影响、对检测结果准确性的影响、对医护人员、患者的影响等。并应针对这些影响采取适当措施，当需要时，还应通知临床医生。

【案例】8

【不符合项描述】编号为××的《不符合工作报告和纠正记录》中，没有记录该不符合项产生的根本原因。

【不符合条款】CNAS-CL02：2012，4.10

【条款要求】纠正措施程序应包括调查过程以确定问题产生的根本原因。

【整改内容提示】不符合项记录与纠正表格，应包括对不符合产生的根本原因的调查，以期举一反三，消除不符合。可在记录表格中增加"不符合原因分析"，并在不符合项控制的程序文件中规定，落实识别不符合项根本原因的责任人。

【案例】9

【不符合项描述】免疫室不能提供特定蛋白IgM的单点校准记录。

【不符合条款】CNAS-CL02：2012，4.13

【条款要求】所有记录应妥善保存，便于检索。记录可存储于任何适当的媒介，但应符合国家、区域或地方法规的要求。记录应包括仪器维护记录，包括内部及外部校准记录。

【整改内容提示】所有质量和技术记录包括室内质控、校准记录、仪器维护记录、人员记录等均应按照文件的规定期限妥善保存，可采用电子版，也可用纸质版，但需符合当地法规要求。

【案例】10

【不符合项描述】查××内审记录，缺少4.1、4.2、4.4、4.5等要素。

【不符合条款】CNAS-CL02：2012，4.14.5

【条款要求】应根据准则要求和实验室规定要求对体系的所有管理及技术要素定期进

行内部审核,以证实体系运作持续符合质量管理体系的要求,宜在一年内完成一次完整的内部审核。

【整改内容提示】不管采取什么方式的内部审核,都应在一年内至少完成一次覆盖所有管理要素和技术要素的内审。可以在一个时间段内审几个要素,也可以一次性内审所有要素,但一年内应该完成一次所有要素的内审。可以重点审核某一特定活动,但不能忽视其他要求的活动。

【案例】11

【不符合项描述】2008 年管理评审报告中多项决议如"4. 整改效果正在跟踪论证中"等未在 2009 年工作计划中体现。

【不符合条款】CNAS-CL02:2012,4.15.4

【条款要求】管理评审输出包括质量管理体系及其过程有效性的改进,实验室管理层应确保管理评审决定的措施在规定时限内完成。

【整改内容提示】管理评审结果如果包括了改进要求,则改进的目标、目的和相应措施(包括责任人、时限等),应作为输出列入来年的工作计划中。

第二节　不规范不符合项案例分析

【案例】1

【原始描述】现场查看该公司质量管理体系文件,未能提供指定质量监督员的任命文件。

【存在问题】条款应用不恰当

【原始对应条款】CNAS-CL02:2008,4.1.5 g)

【正确对应条款】CNAS-CL02:2012,5.1.7

【条款要求】实验室应保持全体人员的相关记录,包括相关教育和专业资质、培训、经历和能力评估等。

【案例分析】质量监督员应该由管理层授权,并保存授权记录;应是人员要素的问题,而不是组织和管理要素的问题。

【条款要求】条款要求实验室管理层应授权专人从事特定工作,如采样、检验、操作特定类型的仪器等。

【案例分析】特定工作包括了质量和技术工作,质量监督员是从事实验室管理体系质量监督的专门人员,所以质量监督员也应该由管理层授权,并保存授权记录(任命可以看作授权的一种类型);且该不符合项属于人员授权以及岗位描述的记录问题,应属 5.1 人员要素;如果实验室根本没有质量监督员,则是 4.1 组织和管理要素的问题。

【规范性描述】公司未能提供质量监督员的授权记录。

【整改内容提示】管理层(一般由质量主管)对质量监督员进行授权,并在人员技术档案里记录其岗位描述包括职责、权限和任务等。

【案例】2

【原始描述】2006 年 12 月已对原有各室组长进行了改选与换岗,但在体系文件里未更改过来,2008 年 11 月 26 日的内审检查表中未审查出来;体系文件仍用了 2005.8.1 版本,现质量负责人由林××改为陈××,但在体系文件中尚未变更。

【存在问题】描述不简洁;判断条款不准确

【原始对应条款】CNAS-CL02:2008,4.1.5

【正确对应条款】CNAS-CL02:2012,4.3 h)

【条款要求】条款要求实验室应制定、文件化并维护程序,以对构成质量文件的所有文件和信息(来自内部或外部的)进行控制。维护包括各种修改和更新。

【案例分析】该描述过于烦琐。但最主要的是判断条款不准确,评审员把条款对应到 4.1.5(实验室管理层应负责质量管理体系的设计、实施、维持及改进)中,况且,对应到该条款时也未对应至最小条款。判断条款不准确。该不符合项应该是文件未及时更新,属于文件控制的内容。

【规范性描述】查实验室现行有效质量体系文件(文件名××,文件编号××,版本号××,生效日期××)发现:文件未依据改选与换岗后的实际情况更新。

【整改内容提示】改选与换岗后,相关文件,包括授权书、任命书等文件记录及时更新,并通知实验室相关人员。

【案例】3

【原始描述】检验科作业指导书××-106、107、108、132、133、136 规定,检验前血清标本保存于 4℃。现场评审发现,血清样本保存于-20℃。

【存在问题】条款应用不恰当

【原始对应条款】CNAS-CL02:2008,4.2.1

【正确对应条款】CNAS-CL02:2012,5.7.2

【条款要求】原始样品及其他实验室样品的保存应符合经批准的政策。作业指导书也是批准的政策之一。

【案例分析】作业指导书也是批准的政策之一,该不符合项应是工作人员未按照作业指导书的要求执行所致。实验室应按照厂家说明书或者 SOP 的要求贮存标本。如果实验室需要改变贮存标本要求,就应该细化标本贮存的温度要求并验证,如哪些标本可置于 4℃,哪些可置于-20℃,哪些可置于 4℃ 也可以置于-20℃ 或者置于-20℃ 会更好。实验室应该细化贮存温度,当需要改变时,需验证,然后按照 SOP 执行。

【整改内容提示】①按照厂家说明书或者检验项目的贮存要求细化标本贮存程序;②当需改变贮存环境时,则需要验证;③对人员进行培训。

【案例】4

【原始描述】中心未细化质量目标,如"准确"的目标未规定各项目的 RCV 指标和允许偏移范围;"规范"的目标无方法学先进性、适宜性等的评价;"优质"的目标未分别规定各项目的 TAT 和危急值,满意度指标未覆盖患者和员工的贡献。

【存在问题】判断依据不客观

【原始对应条款】CNAS-CL02:2008,4.2.3

【正确对应条款】判断依据不客观,无法对应条款。

【条款要求】原始对应条款的要求是:实验室应明确实验室拟提供的服务范围、质量体系目标、服务标准等。

【案例分析】"准确"、"规范"、"优质"等应该是该实验室的质量方针,实验室应有细化的质量目标与之对应,但具体的质量目标应由实验室根据自身情况制定,而不能由评审员主观要求实验室必须规定某项具体目标。

【规范性描述】中心未细化与质量方针对应的质量目标。

【整改内容提示】实验室制订与质量方针对应的质量目标,如"准确"的目标可规定各项目的 RCV 指标和允许偏移范围、能力验证试验结果、比对要求等。

【案例】5

【原始描述】样品传送表格中采样时间栏填了医嘱时间。

【存在问题】条款应用不恰当

【原始对应条款】CNAS-CL02:2008,4.3.2 h)

【正确对应条款】CNAS-CL02:2012,5.4.4.3 f)

【条款要求】必要时,应有原始样本采集日期和时间。

【案例分析】此项要求以"必要时"表示,即不是强制要求,但如果实验室在其"样品传送表"中设置了"采样时间",则因实验室管理体系的要求而成为了强制要求。在一些医院里,标本采集时间特别是体液和粪便标本的采集时间由于难以控制和记录,或者是实验室信息系统(LIS)设置原因,错误地把医嘱时间作为标本采集时间。对于某些特定的检验项目,错误的采样时间会造成实验室人员对标本合格性的误判,最常见的就是医生开完医嘱后,护士会隔一段时间甚至是几天才采集标本,这就给实验室判断标本的合格性带来错误的信息,从而影响了检验结果的正确性和可靠性,甚至会导致临床医生采取了错误的诊疗措施。

【整改内容提示】实时登记标本采集时间,可采集标本后立即登记时间或者利用 LIS 进行控制;实验室负责对采样时间进行监控;对采样人员定期进行培训。

【案例】6

【原始描述】实验诊断科不能提供对委托实验室的选择依据及对委托实验室定期评价的资料。

【存在问题】条款应用不恰当

【原始对应条款】CNAS-CL02:2008,4.5.1 b)

【正确对应条款】CNAS-CL02:2012,4.5.1

【条款要求】实验室应制定文件化程序用于选择与评估受委托实验室和对各个学科的复杂检验提供意见和解释的顾问。

【案例分析】CNAS-CL02:2008,4.5.1 b)是评审并评估与受委托实验室和顾问的协议。此不符合项并不是描述评审协议,而是选择与评估依据。

【规范性描述】实验诊断科不能提供对委托实验室的选择依据及对委托实验室定期评价的资料。

【整改内容提示】实验室细化对委托实验室的选择依据:如受委托方实验室的仪器设备状况;环境条件及人员素质;是否通过了实验室认可;其质量管理体系和被委托项目的质量保证情况;是否有能力在规定时间内完成被委托检测任务。如果被委托方是对形态学等相关学科提供二次意见的会诊者,则应对会诊者的资格进行调查,包括会诊者的教育水平、在本专业从事的年限及地位等。实验室定期评价受委托实验室的相关指标(见以上的选择依据),并保存相关记录和资料,需要时,向受委托实验室索取相关证明或证书备案。

【案例】7

【原始描述】未能提供两批试剂间质量符合性的原始验证记录。

【存在问题】事实描述不清,条款应用不恰当

【原始对应条款】CNAS-CL02:2008,4.6

【正确对应条款】CNAS-CL02:2012,5.3.2.3

【条款要求】每当试剂盒的试剂组分或试验过程改变,或使用新批号或新货运号的试剂盒之前,应进行性能验证。

【案例分析】该不符合项事实描述不清,未描述是什么试剂,哪两批试剂,质量符合性是指什么,原始验证记录又是指什么。

【规范性描述】未能提供两批试剂间(试剂名称,批号)质量符合性(如比对结果之间的一致性、稳定性、批间差异等)的验证记录。

【整改内容提示】实验室应针对各专业领域的不同,制定不同批号试剂间质量的验证程序和要求如批间差异等。此可通过检验质控样品并验证结果的可接受性而实现,还可利用临床样品使用两批试剂平行检测而确定。

【案例】8

【原始描述】查未见相应专业人员按计划与临床医师就利用实验室服务和咨询科学问题进行定期交流的记录。

【存在问题】条款应用不恰当

【原始对应条款】CNAS-CL02:2008,4.7 e)

【正确对应条款】CNAS-CL02:2012,4.7

【条款要求】实验室应建立与用户沟通的相关安排,如为选择检验和使用服务提供建议、为临床病例提供建议、为检验结果解释提供专业判断、推动实验室服务的有效利用以及咨询科学和后勤事务等。

【案例分析】该不符合项是整个4.7咨询服务的要求,而不只是咨询科学问题。

【整改内容提示】实验室制订咨询服务计划,并定期安排人员按计划与临床医护人员及患者进行交流。交流的内容可包括实验室服务和科学问题,如:检测试验的适用范围;如何就某疾患合理选用检验项目及其组合;检测的方法、检测原理、检测临床意义;正常参考范围;检测的局限性、允许误差及危急值;检测的干扰因素;定期复查的次数和时间;项目的样品类型、留取样本时的注意事项;检测结果报告时限等。

【案例】9

【原始描述】编号100424因客户投诉而采取纠正措施的记录,在调查过程中未能确定问题产生的根本原因,且纠正措施与问题的严重性不相适应。

【存在问题】事实描述不清

【原始对应条款】CNAS-CL02:2008,4.10

【正确对应条款】CNAS-CL02:2012,4.10

【条款要求】实验室应采取纠正措施以消除产生不符合的原因。纠正措施应与不符合的影响相适应。

【案例分析】该描述事实不清且判定过于主观,评审员认为调查过程未能确定根本原因,以及纠正措施与问题的严重性不适应,但未列出客观事实加以描述。

【规范性描述】事实描述不清,无法重现。描述时应明确投诉的事实,调查过程的结果,采取的纠正措施,纠正措施与问题的严重性如何不相适应等。

【整改内容提示】细化针对投诉而采取纠正以及纠正措施的程序,当要采取纠正措施时,应首先调查产生问题的根本原因,判断问题的严重性以及评价临床意义,如对质量管理体系正常运行的影响、对检测结果准确性的影响、对医护人员、患者的影响等,适用时,应导出预防措施。

【案例】10

【原始描述】室内质控、室间质评、内审中发现的不符合项等出现系统性的倾向和重复投诉等未引入预防措施。

【存在问题】条款应用不恰当

【原始对应条款】CNAS-CL02:2008,4.11 a)

【正确对应条款】CNAS-CL02:2012,4.11

【条款要求】实验室应确定措施消除潜在不符合的原因以预防其发生。预防措施应与潜在问题的影响相适应。

【案例分析】预防措施是未发生的事情,实验室适用时应提出预防措施。室内质控、室间质评、内审中发现的不符合项等出现系统性的倾向和重复投诉等,实验室要引入预防措施。

【整改内容提示】室内质控、室间质评、内审中发现的不符合项等出现系统性的倾向和重复投诉等,实验室要引入预防措施。引入预防措施时,实验室应评审数据和信息以确定潜在不符合存在于何处,确定不符合的根本原因,评估预防措施的需求以防止不符合的发生,确定并实施所需的预防措施,记录预防措施的结果,评审采取的预防措施的有效性。

【案例】11

【原始描述】未规定数据分析,趋势分析等要求。

【存在问题】判断结论不准确

【原始对应条款】CNAS-CL02:2008,4.11

【正确对应条款】N/A

【条款要求】条款中的说明了预防措施是事先主动识别改进可能性的过程,而不是对已发现的问题或投诉的反应。除对操作程序进行评审之外,预防措施还可能涉及数据分析,包括趋势和风险分析以及外部质量保证。

【案例分析】不能依据准则条款里的"注"来判断不符合项,"注"不是强制性要求,不开不符合项,可开观察项。

【规范性描述】N/A

【整改内容提示】N/A

【案例】12

【原始描述】2010-7-28 四病区主任投诉 7 月 24 日 442 床患者血糖监测结果可疑。经核查后发现原因是操作人员将 833 床和 442 床的标本弄错。实验室分析发现问题的原因后进行了整改,如对 LIS 中数据更改进行了授权。但是,实验室也没有将该纠正措施所致的操作程序的改变纳入实验室质量手册和程序文件中。

【存在问题】事实描述不简洁

【原始对应条款】CNAS-CL02:2012,4.10

【正确对应条款】CNAS-CL02:2012,4.10

【条款要求】实验室应记录纠正措施的结果。

【案例分析】该不符合项描述不简洁,其描述的主要内容是实验室进行了部分操作程序的更改,但质量体系文件未更新。而且评审员也不能主观的要求实验室一定要在质量手册或者程序文件中更改,实验室也可以在其他文件中如 SOP 中更改。

【规范性描述】实验室未将 2010-7-28 四病区主任投诉后的纠正措施(如对 LIS 中数据更改进行了授权)所致的操作程序的改变文件化。

【整改内容提示】把投诉后的纠正措施(如对 LIS 中数据更改进行了授权)所致的操作程序的改变文件化,如可将其在质量手册、程序文件或者 SOP 中更新,并还应评审其采取的纠正措施的有效性。

【案例】13

【原始描述】查临检自配试剂,未见称量等配制记录、工作记录。

【存在问题】条款应用不恰当

【原始对应条款】CNAS-CL02:2008,4.13

【正确对应条款】CNAS-CL02:2012,4.13 f)

【条款要求】实验室记录包括仪器打印记录、工作记录、室内质控、室间质评等。

【案例分析】实验室自配试剂应有配制记录、工作记录。

【规范性描述】实验室不能提供临检自配试剂(××)的称量等配制记录、工作记录。

【整改内容提示】记录自配试剂(××)的称量等配制记录和工作记录,包括配制人、配制日期、成分、有效期等。

【案例】14

【原始描述】现全科只有一名内审员。

【存在问题】判断结论不准确

【原始对应条款】CNAS-CL02:2008,4.14.2

【正确对应条款】N/A

【条款要求】N/A

【案例分析】该描述不够规范和客观。应该描述实验室的规模和工作需求,证明一名内审员是不够的,且应写出内审员的工号或者除名字之外的其他标识,可开具观察项。

【规范性描述】实验室专业领域覆盖了临检、生化、免疫、微生物等,但全实验室仅有一名内审员(工号:××)。(此为观察项)

【整改内容提示】培训内审员,最好每个专业领域都涉及。可进行内部培训或者外部培训,并进行考核,考核评估合格后,颁发合格证书,并由实验室主任授权。

【案例】15

【原始描述】关于管理评审报告和输出的结果,实验室××文件写到:将评审输出的结果通知相应的实验室人员。如属普遍性问题应该告知全科室人员。

【存在问题】判断结论不准确

【原始对应条款】CNAS-CL02:2008,4.15.4

【正确对应条款】N/A

【条款要求】应记录管理评审的发现和措施,并告知实验室员工。

【案例分析】实验室质量手册如此规定是符合认可准则要求的,该事实不构成不符合项。

【规范性描述】N/A

【整改内容提示】N/A

【案例】16

【原始描述】组织机构图关键岗位不明确、人员分工不合理

【存在问题】事实描述不清,条款应用不恰当

【原始对应条款】CNAS-CL02:2008,5.1.1

【正确对应条款】CNAS-CL02:2012,4.1.2.5

【条款要求】明确实验室的组织和管理结构,以及实验室与其他机构的关系。应确保对职责、权限和相互关系进行规定、文件化并在实验室内传达。此应包括指定一人或多人负责实验室每项职能,指定关键管理和技术人员的代理人。

【案例分析】概括性描述,无客观事实,应描述哪些岗位不明确、哪些分工不合理,而且,一个实验室的人员和岗位设置有其自身的特点,很难作为不符合项,最多属于观察项。

【规范性描述】无客观事实,无法追溯和复原不符合项。

【整改内容提示】无客观事实,无法追溯和复原不符合项,无法针对不符合项整改。

【案例】17

【原始描述】每日 CBC 标本量均为 400～450 个/天,只有三名技术人员,人员配备不足,体液标本平均约 400 个/天,只有 3.5 名技术人员,人员配备不足。

【存在问题】判断结论不准确

【原始对应条款】CNAS-CL02:2008,5.1.5

【正确对应条款】N/A

【条款要求】实验室主任应确保有适当数量的具备所需的教育、培训和能力的员工,以提供满足患者需求和要求的实验室服务。

【案例分析】事实描述清楚,判断结论不准确。人力资源因实验室类型和管理模式而异,尽量不开不符合项,可开观察项。

【规范性描述】N/A

【整改内容提示】N/A

【案例】18

【原始描述】实验室《员工个人档案》中无明确的"人员岗位授权"。

【存在问题】判断结论不准确

【原始对应条款】CNAS-CL02:2008,5.1.3

【正确对应条款】N/A

【条款要求】实验室应对所有人员的岗位进行描述,包括职责、权限和任务。

【案例分析】员工档案的内容在 CNAS-CL02:5.1.2 中有规定,授权不一定在个人档案中体现,实验室有统一的授权表等也可接受,这种情况不一定就是不符合项。

【规范性描述】实验室未能提供人员岗位(岗位名称或仪器名称)授权记录。

【整改内容提示】实验室应对影响检测的关键设备和岗位进行授权,人员岗位授权可在人员技术档案里体现,也可由实验室统一授权,在授权表中体现,或者以其他方式如岗位描述的方式体现,均视为符合要求。

【案例】19

【原始描述】工作场所无生活用品垃圾袋;医用生物垃圾袋,有的长期处于打开状态,有的无法用脚踏打开;部分医用生物袋内有生活用品,门诊反复应用同一铁条处理医用生物垃圾;消毒液浸泡不当,有的消毒液仅有一半,有的内含一次性用品,如尿杯等。

【存在问题】条款应用不恰当

【原始对应条款】CNAS-CL02:2008,5.2.4

【正确对应条款】CNAS-CL02:2012,5.2.2 c)

【条款要求】检验设施应保证检验的正确实施。这些设施可包括能源、照明、通风、噪声、供水、废物处理和环境条件。

【案例分析】5.2.4 是员工设施要求,包括洗手间、休息室等。

【规范性描述】N/A

【整改内容提示】依据废弃物处置等相关生物安全管理条例完善作业指导书,并进行整改和人员培训。

【案例】20

【原始描述】门诊、检验中心环境温湿度监控、冰箱记录表无控制范围;抗 HIV 初筛实验室冰箱冷冻室储存质控品和阳性标本,但无监控记录。

【存在问题】事实描述不简洁

【原始对应条款】CNAS-CL02:2012,5.2.6

【正确对应条款】CNAS-CL02:2012,5.2.6

【条款要求】当有相关规定要求或环境因素可能影响结果的质量时,实验室应监测、控制并记录环境条件。宜注意无菌、灰尘、电磁干扰、辐射、湿度、电力供应、温度、声音和振动水平。

【案例分析】记录表格上不一定要有控制范围,这种要求可以通过多种方式如在 SOP 中体现、在 LIS 中体现等。描述中提及的设备应有唯一性标识。

【规范性描述】实验室未能提供抗 HIV 初筛实验室用于储存质控品和阳性标本的冰箱冷冻室(仪器编号:××)的温度监控记录。

【整改内容提示】在 SOP 中或者其他文件中完善环境记录程序和要求,并明确控制范围。同时进行人员培训。在接下来的时间里,提供监控记录。补记之前的温湿度监控记录是典型的不诚信行为,是有些实验室的习惯性错误做法,一定要注意避免。

【案例】21

【原始描述】《检验方法的选择和方法的确认程序》(编号:××)中标本收集的方法,与CLSI EP9-A2 要求不符。

【存在问题】判断结论不准确

【原始对应条款】CNAS-CL02:2008,5.3.1.2

【正确对应条款】N/A

【条款要求】设备(在安装时及常规使用中)应显示出能够达到规定的性能标准,并且符合相关检验所要求的规格。

【案例分析】国外标准不作为实验室强制要求,不能用国外文件的条款开不符合项。

【规范性描述】N/A

【整改内容提示】N/A

【案例】22

【原始描述】查 2009 年 1—4 月的检验申请单,部分缺乏患者的相关资料,如:年龄、性别,缺乏采集日期和时间,且未在结果报告中注明。

【存在问题】客观事实描述不清(未能客观描述事实,无法追溯)

【原始对应条款】CNAS-CL02:2008,5.4.3

【正确对应条款】N/A

【条款要求】检验申请表应包括足够的信息以识别患者或经授权者的申请,同时提供患者的临床资料。检验申请表应留有空间描述有关内容。

【案例分析】条款中有"相关时"的,要视情况决定是否开不符合项,可开观察项。且在该不符合项描述中,"部分"一词缺可追溯性,至少应举 1～2 例说明,如哪天哪个序号的申请单。

【规范性描述】查 2009 年 1—4 月的生化检验申请单,部分血糖检测(验单号:××等)缺乏患者的相关资料,如:年龄、性别,缺乏采集日期和时间,且未在结果报告中注明。

【整改内容提示】N/A

【案例】23

【原始描述】未规定并记录取血后各样本送达时间。

【存在问题】条款应用不恰当;多条款要求

【原始对应条款】CNAS-CL02:2008,5.4.6

【正确对应条款】CNAS-CL02:2012,5.4.5a)/5.4.6d)

【条款要求】5.4.5a)实验室应制定文件化程序监控样品运送,确保运送时间适合于申请检验的性质和实验室专业特点;5.4.6d)应在登记本、工作单、计算机或其他类似系统中记录接收的所有样品。应记录样品接收和(或)登记的日期和时间。如可能,也应记录样品接收者的身份。

【案例分析】多条款要求,应拆分

【规范性描述】N/A

【整改内容提示】实验室应依据检验项目的性质制定程序规定申请的检验项目的运送时间,并应记录相关的各个关键时间点,如采集时间、运送时间、接收时间等。

【案例】24

【原始描述】没有操作卡等卡片文件供操作人员使用。

【存在问题】判断结论不准确

【原始对应条款】CNAS-CL02:2008,5.5.3

【正确对应条款】N/A

【条款要求】所有程序应文件化并使相关人员可在工作站得到。已文件化的程序及必要的指导书应使用实验室工作人员通常可理解的语言。在有完整手册可供参考的前提下,可以利用总结有关键信息的卡片文件或类似系统供工作人员在工作台上快速查阅。卡片文件或类似系统应与完整手册的内容相对应。任何类似节略性程序均应是文件控制系统的一部分。

【案例分析】条款要求的是可以有操作卡片便于工作人员使用,但并不是要求必须有操作卡。只要工作站有操作程序指导书供人员使用就满足此条款要求。

【规范性描述】N/A

【整改内容提示】N/A

【案例】25

【原始描述】检验科的检验报告进行修正后,报告中未包括原始结果和修正结果。

【存在问题】判断结论不准确

【原始对应条款】CNAS-CL02:2008,5.9.3

【正确对应条款】N/A

【条款要求】a)当原始报告被修改后,应将修改后的报告清晰地标记为修订版,并包括参照原报告的日期和患者识别;

b)使用者知晓报告的修改;

c)修改记录可显示修改时间和日期,以及修改人的姓名;

d)修改后,记录中仍保留原始报告的条目。

已用于临床决策且被修改过的结果应保留在后续的累积报告中，并清晰标记为已修改。如报告系统不能显示修改、变更或更正，应保存修改记录。

【案例分析】条款并没有要求要在报告中显示原始结果和修正结果，不是强制要求。

【规范性描述】N/A

【整改内容提示】N/A

【案例】26

【原始描述】危急值报告登记表（编号：××）2010/02/03 的登记，没复核的日期和时间。2010-01-15 的登记，没复核的结果。

【存在问题】判断结论不准确

【原始对应条款】CNAS-CL02:2008,5.9.1

【正确对应条款】N/A

【条款要求】应保持检验结果出现危急值时所采取措施的记录。记录应包括日期、时间、实验室责任人、通知的人员及检验结果。在执行本要求中遇到的任何困难均应记录。

【案例分析】危急值报告没有要求一定要复核。

【规范性描述】N/A

【整改内容提示】N/A

（柯培锋　庄俊华）

第三十九章

临床血液学、体液学检验不符合项

第一节 规范性不符合项案例

【案例】1

【不符合项描述】临检专业组病房血液分析仪 2100(仪器编号:××)校准时缺少手动吸样模式校准程序。

【不符合条款】CNAS-CL02:2012,5.3.1.4

【条款要求】设备应显示出能够达到规定的性能标准。管理层应制订计划用于定期监测并证实设备、试剂及分析系统已适当校准并处于正常功能状态。

【整改内容提示】血液分析仪若有开管、闭管和预稀释模式,实验室也在使用这三种模式,则应分别对这三个模式进行校准。若哪个模式没有校准,则不能使用该模式。

【案例】2

【不符合项描述】在进行血常规检验项目(仪器编号:××)检测时仅使用一个浓度水平的室内质控物(质控品批号:××)。

【不符合条款】CNAS-CL02:2012,5.6.2.1

【条款要求】实验室应设计质量控制程序以验证达到预期的结果质量。

【整改内容提示】对血液分析质控物的选择,实验室宜使用配套质控物,使用非配套质控物时应评价其质量和适用性;应至少使用 2 个浓度水平(正常和异常水平)的质控物,根据检验样品量定期实施,检测当天至少 1 次。

【案例】3

【不符合项描述】血液检查室已停用的两台血液分析仪(ADVIA 120,编号××和Beckman Coulter 750,编号××)仍贴绿色"合格"标识,与《仪器管理程序》(编号××)4.2.3 的规定不符。

【不符合条款】CNAS-CL02:2012,5.3.1.5

【条款要求】无论何时,只要发现设备故障,应停止使用。清楚标记后妥善存放至其被修复,应经校准、验证或检测表明其达到规定的可接受标准后方可使用。

【整改内容提示】只要发现设备故障,或因任何原因而停止使用,均应清楚标记后妥善存放,以防止误用。可在仪器设备上贴上红色停用标签等方式提醒工作人员勿误用。当至其被修复后,还应经校准、验证或检测表明其达到规定的可接受标准后方可使用。

【案例】4

【不符合项描述】①科室人员培训有计划、有培训,但无培训效果评价;②形态学培训后,未制定具体考核与能力评估方式。

【不符合条款】CNAS-CL02:2012,5.1.5

【条款要求】应在培训后评审员工执行指定工作的能力,应定期评估培训效果。

【整改内容提示】人员培训应遵循 PDCA 循环管理程序,即:P(plan)——计划;D(design)——设计(原为 do,执行);C(check)——检查;A(action)——处理。应在培训后对培训制定具体的考核方式与能力评估方式来评价培训效果。

【案例】5

【不符合项描述】在临检组、门诊速检组的现场核查时,实验室未能提供人员形态学检测的比对记录。

【不符合条款】CNAS-CL02:2012,5.6.4

【条款要求】应规定比较程序和所用设备和方法,以及建立临床适宜区间内患者样品结果可比性的方法。此要求适用于相同或不同的程序、设备、不同地点或所有这些情况。

【整改内容提示】人员形态学检测,应保证人员对形态学的检测结果的一致性,这就要求要对人员形态学的检测进行定期的比对,并对比对不通过的人员进行再培训,再评估,再比对。比对和培训应形成记录。

【案例】6

【不符合项描述】检验科门诊进行尿沉渣显微镜检查时未按程序(编号××)的要求对标本进行离心处理。

【不符合条款】CNAS-CL02:2012,5.5.1.1

【条款要求】实验室应使用检验程序,包括选择/分取样品,程序应符合实验室服务用户的需求并适用于检验。

【整改内容提示】用于尿沉渣显微镜检查时,尿标本必须按照相关标准要求进行离心,实验室也应按照该要求制定作业指导书并执行。

【案例】7

【不符合项描述】尿液常规 SOP 文件(文件编号:××)显微镜复检标准缺少干化学检查复检标准。

【不符合条款】CNAS-CL02:2012,5.5.1.1

【条款要求】实验室应使用检验程序,包括选择/分取样品,程序应符合实验室服务用户的需求并适用于检验。如果使用内部程序,则应适当确认其符合预期之用途并完全文件化。

【整改内容提示】尿液干化学检查不能完全替代镜检,应该制订干化学检查的镜检标准,如什么情况下需要镜检,什么情况下可以直接发报告等,这些标准均应细化并经验证适用后再使用。

【案例】8

【不符合项描述】在审核血液细胞学作业指导书(编号××)时,发现"血细胞镜检筛选标准"没有经过验证。

【不符合条款】CNAS-CL02:2012,5.5.1.2

【条款要求】实验室进行的独立验证,应通过获取客观证据(以性能特征形式)证实检验程序的性能与其声明相符。验证过程证实的检验程序的性能指标,应与检验结果的预期用途相关。实验室应将验证程序文件化,并记录验证结果。验证结果应由适当的授权人员审核并记录审核过程。

【整改内容提示】血细胞镜检筛选标准的制定应该有依据,并且应得到验证,验证记录应得到保存。

【案例】9

【不符合项描述】D-二聚体、纤维蛋白(原)降解产物两项目无室间质评,室间比对未按照同系统比对。

【不符合条款】CNAS-CL02:2012,5.6.3.1

【条款要求】实验室应参加适于相关检验和检验结果解释的实验室间比对计划(如外部质量评价计划或能力验证计划)。

【整改内容提示】所有检验项目均应参加外部质量评价计划组织的室间质评或者室间比对,当确实无正式的室间比对计划可供利用时,则可采用与其他实验室进行比对作为替代试验以确保同一系统检验结果的一致性。实验室应按以下顺序参加实验室间比对活动:能力验证计划、室间质评计划、室间比对。

【案例】10

【不符合项描述】对没有 PT 和室间质量评价的 UF-100 检测项目,实验室无通过其他方式(如与其他实验室进行比对)判断该检验程序可接受性的记录。

【不符合条款】CNAS-CL02:2012,5.6.3.2

【条款要求】当无实验室间比对计划可利用时,实验室应采取其他方案并提供客观证据确定检验结果的可接受性。

【整改内容提示】同上一案例。

第二节 不规范不符合项案例分析

【案例】1

【原始描述】门诊化验室尿、便标本的接收与报告单发放在一个窗口,且工作人员接收、检测标本与发放报告单时不换手套,存在造成交叉污染的可能。

【存在问题】判断结论不准确

【原始对应条款】CNAS-CL02:2008,5.2.6

【正确对应条款】N/A

【条款要求】相邻实验室部门之间如有不相容的业务活动,应有效分隔。在检验程序可产生危害,或不隔离可能影响工作时,应制定程序防止交叉污染。

【案例分析】该不符合项证据不足,不足以形成不符合项,可开观察项。

【规范性描述】N/A

【整改内容提示】标本与报告单在同一窗口发放,且工作人员不换手套,确实存在着交叉污染的可能,但该不符合项证据不足,不足以形成不符合项,可开观察项。实验室可通过患者自助打印报告单的模式解决,既可以解决交叉污染问题,又可以解决患者隐私问题。

【案例】2

【原始描述】BC5500 全自动血细胞分析仪(仪器编号:××)不能提供校准报告;2009/4/20 该仪器有故障维护记录(记录编号:××),实验室未能提供检查故障之前对检验结果影响的处理记录;也不能提供维修后仪器性能验证报告。

【存在问题】多条款要求

【原始对应条款】CNAS-CL02:2008,5.3.1.4

【正确对应条款】第一个客观事实对应 CNAS-CL02:2012,5.3.1.4,第二个事实对应 CNAS-CL02:2012,5.3.1.5

【条款要求】5.3.1.4 要求设备应定期进行校准;5.3.1.5 要求设备应在故障排除后对之前的检验结果进行评估或检查,并采取应急措施或纠正措施。

【案例分析】多条款要求,该不符合项描述的为两个客观事实,分别对应两个条款,5.3.1.4 和 5.3.1.5,产生这样的问题主要原因是相关评审员在判断条款号时有误,故出现多条款要求以及条款应用不恰当的情况。

【规范性描述】分成两个不符合项:①BC5500 全自动血细胞分析仪(仪器编号:××)不能提供校准报告;②2009/4/20,BC5500 全自动血细胞分析仪(仪器编号:××)有故障维护记录(记录编号:××),实验室未能提供检查故障之前对检验结果影响的处理记录;也不能提供维修后仪器性能验证报告。

【整改内容提示】对于影响检验结果的关键仪器、设备,在安装时及常规使用中,应定期进行期间核查或者校准。血细胞分析仪应每 6 个月校准一次。校准应由厂家有资格的工程师执行,校准工程师也应取得相关授权,实验室人员协助校准。校准操作手册应至少遵循制造商的建议,可制订为校准作业指导书供工程师和实验室人员使用。校准后应进行性能验证,并形成校准报告。校准报告需实验室负责人确认。

对于维修后检验结果的验证,当仪器故障是关键部件的故障时,会影响检验结果时,如光路系统、加样系统等,则应对故障维修后仪器的性能进行验证,验证可通过校准和校准验证、执行室内质控、比对试验、留样再测等相应方式完成,实验室应根据故障的性质选择以上几种方式的组合进行性能验证。当故障影响到检验结果时,还应对故障前的检验结果进行验证,验证方式可采用留样再测方式进行,如随机抽取最接近故障发生前的时间段的 5 个标本,浓度覆盖线性范围,在故障维修后进行重新检测,当有 80% 以上的标本可比时,则可认为临床可接受。否则,需往前(时间段)继续抽取标本验证,到合格的时间段为止,然后,将不合格的时间段的报告收回,这些标本全部重新检测,重新发报告。

【案例】3

【原始描述】在门诊临检实验室发现 2009 年 6 月 28 日一份血常规标本(样本编号为××)已经血凝,按照规定应该登记并报告给临床医生,但实验室未能提供相关登记记录。

【存在问题】条款应用不恰当

【原始对应条款】CNAS-CL02:2008,5.4.7

【正确对应条款】CNAS-CL02:2012,5.4.6

【条款要求】应用实验室制定并文件化的样品接受或拒收的标准。

【案例分析】CNAS-CL02:2008,5.4.7 是要求登记全部接收的原始样本,而不是要求对不合格标本的登记。该不符合项应该是属于不合格标本拒收的范围,条款应是 CNAS-CL02:2012,5.4.6。

【规范性描述】××

【整改内容提示】实验室应登记不合格标本的处理并跟踪,应根据检测项目的不同和检验方法的要求,对各项目制定有关接受或拒收原始样品的标准,并且应该文件化,同时对人员进行培训。该案例中的初始条款 5.4.4 是原始样品采集和处理要求。

【案例】4

【原始描述】需进一步完善血细胞计数的室内质控的 SOP 文件,明确室内质控的方法、评价标准及失控的原因分析、纠正措施。

【存在问题】未描述客观事实,多条款要求。

【原始对应条款】CNAS-CL02:2008,5.6.1

【正确对应条款】"明确室内质控的方法"对应 CNAS-CL02:2012,5.6.2.1;明确"评价标准及失控的原因分析、纠正措施"对应 CNAS-CL02:2012,5.6.2.3。

【条款要求】CNAS-CL02:2012,5.6.2.1 要求实验室应设计质量控制程序以验证达到预期的结果质量。5.6.2.3 要求实验室应制定程序以防止在质控失控时发出患者结果。当违反质控规则并提示检验结果可能有明显临床错误时,应拒绝接受结果,并在纠正错误情况并验证性能合格后重新检验患者样品。实验室还应评估最后一次成功质控活动之后患者样品的检验结果。

【案例分析】评审员不应用"应"、"需"等主观建议。该不符合项只是描述要求,未明确不符合的事实。

【规范性描述】无客观事实,无法追溯。

【整改内容提示】实验室应建立室内质控 SOP 文件,内容包括室内质控的操作方法、频次、浓度要求、均值和 SD 设置、新旧批号交替方法、评价标准及失控原因分析、纠正措施以及失控后的验证、失控对失控之前标本的影响评估等。

【案例】5

【原始描述】现场检查发现临检组 14 台血细胞分析仪只有编号为 A3135,A1773,F1716,IR 14150708,IR 10770623 等 5 台分析仪进行校准,其余 9 台未能提供仪器校准记录(仅有仪器比对记录)。

【存在问题】条款应用不恰当

【原始对应条款】CNAS-CL02:2008,5.6.4

【正确对应条款】CNAS-CL02:2012,5.3.1.4

【条款要求】实验室应制定文件化程序,对直接或间接影响检验结果的设备进行校准,内容包括:

a)使用条件和制造商的使用说明;

b)记录校准标准的计量学溯源性和设备的可溯源性校准;

c)定期验证要求的测量准确度和测量系统功能;

d)记录校准状态和再校准日期;

e)当校准给出一组修正因子时,应确保之前的校准因子得到正确更新;

f)安全防护以防止因调整和篡改而使检验结果失效。

计量学溯源性应追溯至可获得的较高计量学级别的参考物质或参考程序。

【案例分析】有关校准的不符合项应属于 5.3.1.4,5.6.4 是检验结果的可比性要求。

【规范性描述】N/A

【整改内容提示】所有关键测量仪器应按要求定期进行校准,血细胞分析仪应每 6 个月校准一次,校准还要包括手工模式(开盖模式)和自动进样模式(闭盖模式),而不能通过比对试验代替校准。比对只是证明结果的一致性,而校准是证实仪器是否合格,是保证仪器检测准确性的前提。

【案例】6

【原始描述】2009 年 6 月 10 日实验室参加卫生部全血分析室间质量评价,WBC 项目结果不合格,已执行纠正措施,但未对 6 月 10 日所发出的该项目的实验结果进行评估。

【存在问题】条款应用不恰当

【原始对应条款】CNAS-CL02:2008,4.10.1

【正确对应条款】CNAS-CL02:2012,4.9 e)

【条款要求】当发现检验过程有不符合其程序或所制定的质量管理体系要求时,实验室应有政策并实施程序,考虑不符合检验的临床意义,适用时通知申请检验的临床医师。

【案例分析】该不符合项描述规范,但判断条款不准确。

【规范性描述】N/A

【整改内容提示】实验室应建立室间质评管理程序,对参加室间质评不合格的项目,实验室应采取措施,包括原因分析,整改措施,以及对患者标本的影响及临床意义的评估等,对临床意义的评估可通过留样再测、临床相关指标以及临床资料等进行评估。

【案例】7

【原始描述】血细胞计数在不同仪器间比对的 SOP 文件(编号××)没有明确界定作为参比仪器的标准,比对中发现的问题如何分析等内容。

【存在问题】条款应用不恰当

【原始对应条款】CNAS-CL02:2008,5.3.1

【正确对应条款】CNAS-CL02:2012,5.6.4

【条款要求】应规定比较程序和所用设备和方法,以及建立临床适宜区间内患者样品结果可比性的方法。此要求适用于相同或不同的程序、设备、不同地点或所有这些情况。

【案例分析】该不符合项属于不同仪器设备的比对,而不是关于设备的配置问题。

【规范性描述】N/A

【整改内容提示】仪器设备的比对,在选择参比系统时,应在比对的 SOP 中明确规定参比仪器的标准,比如,可选择参加能力验证或者室间质评成绩好的系统或者是配套的、稳定的系统等作为参比系统。比对试验还应规定何时进行比对,比对样本的多少,浓度范围以及比对方法、比对结果的判断标准等,还应明确当比对不通过时,该如何处理以及整改等。

【案例】8

【原始描述】血液室编号××的冰箱冷冻室存放凝血质控物,未监控温度。

【存在问题】条款应用不恰当

【原始对应条款】CNAS-CL02:2008,5.2.3

【正确对应条款】CNAS-CL02:2012,5.2.6

【条款要求】当有相关规定要求或环境因素可能影响结果的质量时,实验室应监测、控制并记录环境条件。

【案例分析】5.2.3 是要求实验室应提供适宜的空间和条件保存试剂或者其他供应品,5.2.6 是要求要监控、控制环境条件。

【规范性描述】N/A

【整改内容提示】实验室应实时监控所有冰箱的温度,并实时记录。节假日时,也应监控并记录,除非当天该冰箱未贮存试剂。当冰箱温度失控时,应分析原因,并评估失控对关键试剂的影响。

【案例】9

【原始描述】门诊尿沉渣水平离心机(设备编号:××)校准报告无转速数据评价。

【存在问题】条款应用不恰当

【原始对应条款】CNAS-CL02:2012,5.3.1

【正确对应条款】CNAS-CL02:2012,5.3.1.2

【条款要求】设备(在安装时及常规使用中)应显示出能够达到规定的性能标准,并且符合相关检验所要求的规格。

【案例分析】5.3.1 是仪器设备的大条款,应细化到最小条款,5.3.1.2 是仪器设备的性能问题。尿沉渣检验时,应将尿标本离心后才能进行检测。尿沉渣的离心应符合相关标准,所以,离心机的转速应进行校准。

【规范性描述】N/A

【整改内容提示】应请计量所等有资质的机构,对尿沉渣分析的水平离心机的转速进行校准,并保留校准记录。

(柯培锋 周华友)

第四十章

临床化学检验不符合项

第一节 规范性不符合项案例

【案例】1

【不符合项描述】现场核查发现急诊 Vitros 950(仪器编号:××)及 Vitros 5.1 FS(仪器编号:××)均有多个项目包含修正因子,但生化科相关程序文件中未明确规定修正因子的产生、记录、备份、更新等过程。

【不符合条款】CNAS-CL02:2012,5.3.1.4 e)

【条款要求】若校准给出一组修正因子,实验室应有程序确保之前的修正因子及所有备份得到正确更新。

【整改内容提示】所有仪器设备经过校准后产生的修正因子,包括仪器、移液管、温度计等,其修正因子均应有程序规定如何记录、备份以及更新修正因子,并应设防以防止被篡改。对于分析仪器,实验室可以把修正因子输入仪器或是仪器自动记录并计算,对于移液管或者温度计,实验定应该使用该修正因子。

【案例】2

【不符合项描述】查 2009 年 6 月 1 日 7180 型分析仪(仪器编号:××)更换灯泡和密封圈记录,科室未能提供更换之后的校准验证记录。

【不符合条款】CNAS-CL02:2012,5.3.1.7 j)

【条款要求】实验室应保存确认设备可持续使用的性能记录包括全部校准和(或)验证的报告/证书复件,包含日期、时间、结果、调整、接受标准以及下次校准和(或)验证日期,以满足本条款的部分或全部要求。

【整改内容提示】在涉及仪器的关键部件(如光路系统、加样系统、比色系统等影响到仪器性能)的更换时,实验室应在更换后进行校准,再采用适当的方式验证,如检测质控品、留样再测、仪器比对等确保其性能满足要求,这可由实验室的技术负责人或技术骨干等根据仪器故障的具体情况选择以上几种验证方式的一种或者其组合。

【案例】3

【不符合项描述】临床化学的室内质控,其标准差没有按照国家标准 GB/T 20468—

2006 的规定,由实际测量值计算而得,而是按 1/4PT 来确定。

【不符合条款】CNAS-CL02:2012,5.6.2;CNAS-CL38:2012 的 5.6.2.1 c)

【条款要求】实验室应设计内部质量控制体系以验证检验结果达到预期的质量标准。CNAS-CL38:2012 的 5.6.2.1 c)应制定室内质量控制程序,可参照 GB/T 20468—2006《临床实验室定量测定室内质量控制指南》,应通过实验室实际检测,确定精密度质控物的均值和标准差。

【整改内容提示】室内质控的 SD 应该按照统计质量控制的要求由实际测量值来确定,而不能以质量目标或者 1/4 允许误差来确定。

【案例】4

【不符合项描述】强生 Vitros 250(仪器编号:××)与日立 7170A(仪器编号:××)共有 ALT 等 13 项相同检验项目为临床出具报告,未按要求做比对。

【不符合条款】CNAS-CL02:2012,5.6.4

【条款要求】当同样的检验应用不同程序或设备,或在不同地点进行,或以上各项均不同时,应规定比较程序和所用设备和方法,以及建立临床适宜区间内患者样品结果可比性的方法,以验证在整个临床适用区间内检验结果的可比性。

【整改内容提示】检测系统如果使用了相同的参考区间,就应该按要求进行比对实验,如果使用的是不同的参考区间,不建议进行比对。对于生化专业,比对试验一年的标本不得少于 20 个,具体如何计划比对,实验室可根据实际情况操作,如可一年一次,一次用覆盖线性范围内的 20 个标本比对,也可以一个季度一次,每次 5 个标本比对,浓度覆盖线性范围。

【案例】5

【不符合项描述】实验室仪器性能验证未向制造商索取检测程序,厂方提供的报告未覆盖全部主要参数,如生化室日立 7600(仪器编号:××)、OLYMPUS AU2700(仪器编号:××)无加样准确度数据。

【不符合条款】CNAS-CL02:2012,5.3.1.2

【条款要求】实验室应在设备安装和使用前验证其能够达到必要的性能,并符合相关检验的要求。

【整改内容提示】实验室应在仪器的使用前进行仪器的校准,并在常规使用中定期进行校准。生化分析仪的校准应由厂家派出工程师和实验室人员一起,根据校准程序进行校准,校准至少包括三个系统:加样系统、温控系统、光路系统等。校准后还应进行验证,并由实验室负责人确认校准结果。

【案例】6

【不符合项描述】《检验标本采集手册》(文件编号:××)中肝功采用肝素锂抗凝血样,而使用血清的生物参考区间。

【不符合条款】CNAS-CL02:2012,5.5.2

【条款要求】当特定的生物参考区间或决定值不再适用服务的人群时,应进行适宜的改变并通知用户。如果改变检验程序或检验前程序,实验室应评审相关的参考区间和临床决定值(适用时)。

【整改内容提示】检验项目的参考范围与标本类型有关,如果标本类型改变,则应该验证或者评审新的标本类型的生物参考区间,可通过临床评审、正常人群标本的验证等,并与临床形成合同评审。

【案例】7

【不符合项描述】生化室储水桶无电导率、微生物含量的监控。

【不符合条款】CNAS-CL02:2012,5.2.6

【条款要求】有相关的规定要求,或可能影响样品、结果质量和(或)员工健康时,实验室应监测、控制和记录环境条件。应关注与开展活动相适宜的光、无菌、灰尘、有毒有害气体、电磁干扰、辐射、湿度、电力供应、温度、声音、振动水平和工作流程等条件,以确保这些因素不会使结果无效或对所要求的检验质量产生不利影响。

【整改内容提示】生化分析仪对水质的要求比较高,实验室应该根据仪器的说明书对水质的要求,包括电导率和微生物含量等,对水质进行定期监测。制水机如果有储水桶,则因为储水桶有可能因为长时间储水,会导致电导率和微生物含量的变化,也应该定期进行监测,而不只是监测制水机出水口。

【案例】8

【不符合项描述】病房生化室观察到工作人员将血清标本从原始管加入样品杯,样品杯未进行任何标识,仅通过样品架号和位置确认。

【不符合条款】CNAS-CL02:2012,5.4.6

【条款要求】取自原始样品的部分样品应可追溯至最初的原始样品。

【整改内容提示】若有对标本进行分杯,应采取措施可把分杯的样品追溯至最初的原始样品,如可在分杯的样品杯上加上唯一性标识,与原始样品进行对应。如通过日期编号、条形码或者其他编号方式进行一一对应。防止样品杯位置一变,就无法追溯原始样品。

【案例】9

【不符合项描述】实验室同时采用干湿化学的检验方法检测同一生化项目(肌酐等十项)且发出检验报告,但两种方法的检验结果存在较大差异,实验室未能提供与临床相关部门就此项内容进行评审的记录。

【不符合条款】CNAS-CL02:2012,5.6.4

【条款要求】当不同测量系统对同一被测量(如葡萄糖)给出不同测量区间以及变更检验方法时,实验室应告知结果使用者在结果可比性方面的任何变化并讨论其对临床活动的影响。

【整改内容提示】干湿化学的很多项目由于方法学差异,参考范围也可能不同,这在一定程度上会影响临床医生的诊疗,实验室应就两种方法的局限性、可比性、临床应用等方面与临床医生进行评审,使临床医生不至于使用因检测方法的不同而得出不同的检验结果,从而造成病情的误判。实验室应定期与临床医生进行两种方法的局限性、可比性和临床应用等方面的评审,评审内容可包括是否可调整仪器参数,使两种方法在一定的线性范围内可比,或者分别设置不同参考区间,告诉医生不能只以结果的绝对值来诊疗,而应该结合参考区间判断,并形成合同评审。

【案例】10

【不符合项描述】生化组验证 ALT 等项目的线性范围上限未覆盖厂家声称的检测上限,但可报告范围依据厂家线性上限和稀释验证结果共同确定。

【不符合条款】CNAS-CL02:2012,5.5.1.2

【条款要求】实验室应从制造商或方法开发者获得相关信息,以确定检验程序的性能特征。实验室进行的独立验证,应通过获取客观证据(以性能特征形式)证实检验程序的性能与其声明相符。验证过程证实的检验程序的性能指标,应与检验结果的预期用途相关。

【整改内容提示】线性范围的验证时,应该根据厂家的声明范围进行验证,如果不能验证到整个范围,应该在验证报告中说明,并通知服务对象,当超出实验室验证的范围时,应提示结果超出实验室的验证的线性范围,可能不可靠,建议临床医生结合临床考虑,或者报告验证的上限。可报告范围应根据实验室验证的线性范围和稀释验证结果共同确定,不应依据厂家线性来确定。

【案例】11

【不符合项描述】生化专业无项目校准计划;部分项目(如 TG 等)校准日程在项目 SOP 中提及,但未遵循制造商建议,也未评估;核查校准记录表,发现实际校准也未全部按照 SOP 执行。

【不符合条款】CNAS-CL02:2012,5.3.1.4

【条款要求】实验室应制定文件化程序,对直接或间接影响检验结果的设备进行校准,内容包括:

a)使用条件和制造商的使用说明;

b)记录校准标准的计量学溯源性和设备的可溯源性校准;

c)定期验证要求的测量准确度和测量系统功能;

d)记录校准状态和再校准日期;

e)当校准给出一组修正因子时,应确保之前的校准因子得到正确更新;

f)安全防护以防止因调整和篡改而使检验结果失效。

【整改内容提示】实验室可指定仪器设备管理人员,制订校准计划,由管理人员负责定期检查校准计划,按时校准,防止过期了仍未校准。且该人员可负责检查校准的效果,检查是否按照校准 SOP 进行校准。

【案例】12

【不符合项描述】内分泌 49 床患者测甲功、电解质、肝功能抽血 15ml,远高于需要量,检验科未和病房讨论合理采血量。

【不符合条款】CNAS-CL02:2012,5.4.4.2 c)

【条款要求】实验室对采集前活动的指导应包括原始样品采集的类型和量,原始样品采集所用容器及必需添加物。

【整改内容提示】实验室应定期评审静脉穿刺取血(及取其他样品如脑脊液)所需的样品量,以保证采样量既不会不足也不会过多。评审时可根据检测项目的样品需要量,容器的死腔量,并考虑复查样品量等进行评估。并与临床进行沟通讨论,同时,加强对采样人员的培训,并落实。

【案例】13

【不符合项描述】2008.4.22测"ALB"QC失控,重做3次QC都失控,但仍未纠正就发出检验报告。

【不符合条款】CNAS-CL02:2012,5.6.2.3

【条款要求】实验室应制定程序以防止在质控失控时发出患者结果。当违反质控规则并提示检验结果可能有明显临床错误时,应拒绝接受结果,并在纠正错误情况并验证性能合格后重新检验患者样品。实验室还应评估最后一次成功质控活动之后患者样品的检验结果。

【整改内容提示】质控失控后,应调查原因,而不只是盲目重做质控。调查原因时,应从试剂,仪器状态,校准品、质控品特别是校准品、质控品的保存和溶解分装,环境温湿度,人员操作等查找原因,并立即采取纠正措施,待验证合格后,才能进行检测发报告。

【案例】14

【不符合项描述】7600生化仪(仪器编号:××)英文原文说明书要求每月更换反应杯,记录文件中(表格编号:××)10/5、15/6、30/7、次年28/6、14/2为换比色杯日期,其中最长为10个月才换一次比色杯。

【不符合条款】CNAS-CL02:2012,5.3.1.5

【条款要求】实验室应制定文件化的预防性维护程序,该程序至少应遵循制造商说明书的要求。

【整改内容提示】对于关键仪器设备,实验室应制订预防性维护计划并记录,而且,这个维护计划至少应遵循制造商的建议。如果做不到,或者需要更改维护计划,则应进行验证,特别是更换反应杯或者灯泡,如果要延长使用时间,则需要验证,并保存记录。

【案例】15

【不符合项描述】现场观察生化室发现,实验室工作人员(工号:××)在接收待检样本时,未对样本的送检时限进行核查。

【不符合条款】CNAS-CL02:2012,5.4.6 e)

【条款要求】授权人员应评估已接收的样品,确保其满足与申请检验相关的接受标准。

【整改内容提示】实验室应监控标本采集与运送的各个时间点,从医生开医嘱、标本采集、标本运送时间、标本到达实验室时间、实验室接收时间、检测时间、报告时间等均应监控。实验室在接收标本时应核查标本从采集到实验室的时间,若超出时间,应回退或者采取其他措施,特别是对检验时间要求严格的一些生化项目,确保其满足与申请检验相关的接受标准。

【案例】16

【不符合项描述】在 7170 生化仪(仪器编号:××)上没有采用原作业指导书上确认过的程序,也没证实所用检验程序适合预期用途,例如:没有采用确认的质控程序而是脱离仪器质控程序自行操作质控程序。

【不符合条款】CNAS-CL02:2012,5.5.3

【条款要求】当实验室拟改变现有的检验程序,而导致检验结果或其解释可能明显不同时,在对程序进行确认后,应向实验室服务的用户解释改变所产生的影响。

【整改内容提示】作业指导书应该写所做的,做所写的,如果使用了改变过的程序,则应该确认其程序符合要求。如果使用配套系统,则应验证其性能,包括正确度,精密度,可报告范围。如果改变了检验程序,使用非配套系统,则应该验证其正确度,精密度,可报告范围,分析干扰,参考区间,必要时,还应验证其灵敏度等。

【案例】17

【不符合项描述】全自动干式生化仪 Vitros 5.1 FS(急诊化验室,仪器编号:××)与Modular 全自动生化仪(临床化学室,仪器编号:××),共有 10 项检测项目其参考区间相同,实验室未在整个临床适用区间内验证检验结果的可比性。

【不符合条款】CNAS-CL02:2012,5.6.4

【条款要求】应规定比较程序和所用设备和方法,以及建立临床适宜区间内患者样品结果可比性的方法。此要求适用于相同或不同的程序、设备、不同地点或所有这些情况。

【整改内容提示】同一项目不同仪器或不同方法检测,应按要求进行比对。但如果参考区间不同、临床应用不同或者针对的人群不同,就不宜比对。例如干湿化学仪器,如果使用相同的参考区间,当临床要求或者临床适用时,就必须比对。涉及比对不可比而需调整仪器结果的系数的,还应征得临床的意见,并与临床医生进行合同评审。比对试验应该每年至少采用 20 个标本(覆盖浓度范围)进行比对,实验室可根据实际情况分配 20 个标本的检测时间,例如,可以一季度 5 个标本,也可以每半年 10 个标本,也可以一年 20 个标本均可。

【案例】18

【不符合项描述】《生化组纯水机水质监测程序》(编号××)未规定水质微生物含量以及电导率的要求。

【不符合条款】CNAS-CL02:2012,5.2.6

【条款要求】有相关的规定要求,或可能影响样品、结果质量和(或)员工健康时,实验室应监测、控制和记录环境条件。应关注与开展活动相适宜的光、无菌、灰尘、有毒有害气体、电磁干扰、辐射、湿度、电力供应、温度、声音、振动水平和工作流程等条件,以确保这些因素不会使结果无效或对所要求的检验质量产生不利影响。

【整改内容提示】生化纯水机应该制定程序监测其用水质量,用水质量包括但不限于微生物含量要求以及电导率要求,电导率测试仪还应该定期进行校准。微生物含量可不用天天检测,实验室可根据仪器说明书及实际情况规定间隔时间。

【案例】19

【不符合项描述】 生化 2 室质控品更换批号时未重新统计靶值,室内质量控制方案(编号××)中也未做规定。

【不符合条款】 CNAS-CL02:2012,5.6.2.1;CNAS-CL38:2012 的 5.6.2.1 c)

【条款要求】 实验室应设计内部质量控制体系以验证检验结果达到预期的质量标准。

【整改内容提示】 室内质控的批号更换时,实验室应该平行检测新旧质控品,重新统计新批号质控品的均值和标准差,操作程序应该写入相关的作业指导书或者程序文件中。

【案例】20

【不符合项描述】 现场评审时发现生化室编号为 SH01 罗氏 P800 生化分析仪试剂舱放置两套总胆红素(TBIL)检测试剂,实验室只用其中的一套 TBIL 试剂进行质控品的检测,未能对余下的一套 TBIL 试剂进行有效的质量控制。

【不符合条款】 CNAS-CL02:2012,5.6.2.2

【条款要求】 应定期检验质控物。检验频率应基于检验程序的稳定性和错误结果对患者危害的风险而确定。

【整改内容提示】 由于试剂间存在着批间差,实验室应该保证每瓶试剂都能得到质量控制。实验室应该两套试剂均检测质控品,否则应收起另一套试剂,当更换试剂时,再做质控。

【案例】21

【不符合项描述】 核查生化组参加卫生部临床检验中心 2011 年化学第 3 次能力验证的原始结果,发现操作者对每份样本测量 3 次,选择其中一次结果或求均值报告,不符合科室《室间质量评价管理程序》中 4.6.4"PT 样本的检测次数＝常规检测患者样本的次数"的规定。

【不符合条款】 CNAS-CL02:2012,5.6.3.3

【条款要求】 实验室应尽量按日常处理患者样品的方式处理实验室间比对样品。

实验室间比对样品应由常规检验患者样品的人员用检验患者样品的相同程序进行检验。

【整改内容提示】 实验室应规定室间质评操作应符合 GB/T 20470 的相关要求,应与患者标本检测报告的相同的流程检测室间质评标本,不得多次检测取均值上报,也不能与其他实验室交流结果或者互换标本检测核对。

第二节　不规范不符合项案例分析

【案例】1

【原始描述】 BN100 特种蛋白分析仪的仪器说明书规定:每隔 9 个样本应做一个质控样。查检验科为每天做一个质控样品。

【存在问题】 判断结论不准确,条款应用不恰当

【原始对应条款】 CNAS-CL02:2008,5.3.2

【正确对应条款】CNAS-CL02:2012,5.6.2.1

【条款要求】实验室应设计质量控制程序以验证达到预期的结果质量。

【案例分析】该不符合项应进一步查看实验室有无 SOP 的规定并做相关的验证。如有,不是不符合项,如没有,可开不符合项或者观察项。而且这是属于室内质控问题,不是设备使用问题。

【规范性描述】BN100 特种蛋白分析仪(仪器编号:××)的仪器说明书规定:每隔 9 个样本应做一个质控样。查检验科为每天做一个质控样品。

【整改内容提示】实验室应该依据仪器说明书制定仪器 SOP,包括仪器操作、校准、质控操作等,当质控操作偏离说明书要求时,实验室应该做验证,并形成记录,写进 SOP。

【案例】2

【原始描述】生化室 1 号和 2 号冰箱有 0℃和－20℃冷冻室但没有监控记录。

【存在问题】事实描述不清,条款应用不恰当

【原始对应条款】CNAS-CL02:2008,5.2.3

【正确对应条款】CNAS-CL02:2012,5.2.6

【条款要求】有相关的规定要求,或可能影响样品、结果质量和(或)员工健康时,实验室应监测、控制和记录环境条件。应关注与开展活动相适宜的光、无菌、灰尘、有毒有害气体、电磁干扰、辐射、湿度、电力供应、温度、声音、振动水平和工作流程等条件,以确保这些因素不会使结果无效或对所要求的检验质量产生不利影响。

【案例分析】①是否需监控应视冰箱功能而定;②条款判定不恰当。

【规范性描述】用于贮存试剂和质控品、校准品的生化室 1 号和 2 号冰箱有 0℃和－20℃冷冻室但没有监控记录。

【整改内容提示】并不是所有冰箱都要监控温度,当会影响检验质量时,如用于贮存试剂、质控品、校准品、标本等的冰箱时,就必须监控温度。

【案例】3

【原始描述】OLYMPUS AU5400(仪器编号:××)在搬迁后未做性能校验。2008/5/11 Vitors950 干生化仪(仪器编号:××)发生故障,有故障维护记录,未见检查故障之前对检验结果影响的处理记录,也未见维修后仪器性能验证报告。

【存在问题】条款应用不恰当

【原始对应条款】CNAS-CL02:2008,5.3.1.2

【正确对应条款】CNAS-CL02:2012,5.3.1.5

【条款要求】当发现设备故障时,应停止使用并清晰标识。实验室应确保故障设备已经修复并验证,表明其满足规定的可接受标准后方可使用。实验室应检查设备故障对之前检验的影响,并采取应急措施或纠正措施。当设备脱离实验室的直接控制时,实验室应保证在其返回实验室使用之前验证其性能。

【案例分析】此不符合项为设备维护和维修的要求,不是设备验收问题。

【规范性描述】OLYMPUS AU5400(仪器编号:××)在搬迁后未做性能验证;2008/5/11 Vitors950 干生化仪(仪器编号:××)发生故障,有故障维护记录,但实验室未能提供检

查故障之前对检验结果影响的处理记录,也未能提供维修后仪器性能验证报告。

【整改内容提示】仪器脱离了实验室的控制,或者搬迁后重新启用,均需对其检查,并确保其性能满足要求。实验室可通过对正确度、精密度、可报告范围进行验证,或者通过校准和校准验证、室内质控或者仪器比对等方式进行验证。应验证合格后方可重新投入使用。

当仪器有故障时,应立即停止标本检测,做好标记以防误用。当维修完成后,应先对仪器的性能做评估,当是仪器的关键部件损坏或者更换时,如比色系统、加样系统、温控系统等,均应进行校准后并进行校准验证或者进行室内质控检测,或者留样再测,或者仪器比对等。实验室可根据实际情况选择相应的组合进行验证。当故障修复前已有标本检测时,应对这些标本进行评估。可采用留样再测方式、临床评估方式等对标本进行评估。

【案例】4

【原始描述】新更新临床生化贝克曼 2 号仪器、强生干化学仪器及日本东营全自动糖化血红蛋白仪正式投入临床应用前缺少室间比对结果。

【存在问题】判断结论不准确

【原始对应条款】CNAS-CL02:2008,5.3.1.2

【正确对应条款】N/A

【条款要求】实验室应在设备安装和使用前验证其能够达到必要的性能,并符合相关检验的要求。

【案例分析】准则要求设备应显示出能够达到的性能的指标,并未要求必须参加室间比对,此不符合项为评审员判定不准确。

【规范性描述】N/A

【整改内容提示】室间比对和与以前仪器比对只是性能验证的一部分,但并不是必需。实验室可通过正确度验证的各种方法来保证其正确度。同时,还要验证其精密度、可报告范围等。

【案例】5

【原始描述】DSI-903 电解质分析仪(仪器编号:××)2009 年 7 月 5 日有检测 Na^+ 标本,手工输入实验室信息系统,但仪器无作业指导书、无使用记录;2009 年 08 月 02 日现场观察显示仪器停用,但无停用时间。

【存在问题】条款应用不恰当

【原始对应条款】CNAS-CL02:2008,5.3.5

【正确对应条款】第一个不符合项对应 CNAS-CL02:2012,5.3.1.3,第二个对应 CNAS-CL02:2012,5.3.1.5。

【条款要求】5.3.1.3 设备应始终由经过培训的授权人员操作。设备使用、安全和维护的最新说明,包括由设备制造商提供的相关手册和使用指南,应便于获取;

5.3.1.5 当发现设备故障时,应停止使用并清晰标识。实验室应确保故障设备已经修复并验证,表明其满足规定的可接受标准后方可使用。

【案例分析】该不符合项为多条款要求,第一点描述的是无仪器作业指导书,对应5.3.1.3,第二点是仪器停用后无标识,对应 5.3.1.5。

【规范性描述】不符合项 1:DSI-903 电解质分析仪(仪器编号:××)2009 年 7 月 5 日有

检测 Na⁺ 标本,手工输入实验室信息系统,但仪器无作业指导书、无使用记录。

不符合项 2:2009 年 08 月 02 日现场观察 DSI-903 电解质分析仪(仪器编号:××)显示仪器停用,但无停用时间。

【整改内容提示】实验室应该根据厂家说明书要求和建议制定仪器作业指导书,包括任何操作,写之所做,做之所写。包括手工输入数据或者结果等,均应有操作程序。所有关键仪器,只要发现设备故障,应停止使用,实验室可使用诸如红色标签等清楚标记,以防止其他人员误用。

【案例】6

【原始描述】生化分析仪零件维护后无校准。

【存在问题】事实描述不清

【原始对应条款】CNAS-CL02:2008,5.3.1.5

【正确对应条款】××

【条款要求】当发现设备故障时,应停止使用并清晰标识。实验室应确保故障设备已经修复并验证,表明其满足规定的可接受标准后方可使用。

【案例分析】准则要求的是设备故障修复后应进行校准、验证或检测表明其达到规定的可接受标准,并未要求常规的设备维护之后也需要校准。此不符合项属于评审员对条款理解不准确。

【规范性描述】无事实,无法复现不符合项。

【整改内容提示】实验室应根据仪器设备的维护情况判断哪些维护需要校准。通常在影响检验性能的如加样系统、光路系统、比色系统等进行维护后才需进行校准。对检验性能影响不大的不一定要校准。但如果设备故障或维护影响了分析性能,应通过以下合适的方式进行相关的检测、验证:

(a)可校准的项目实施校准验证,必要时,实施校准;

(b)质控物检测结果在允许范围内;

(c)与其他仪器的检测结果比较;

(d)使用留样再测结果进行判断。

【案例】7

【原始描述】卫生部临床检验中心反馈室间质评 2008 年 6 月 19 日检测结果 5 个浓度的氯离子均高于靶值,偏移大于 5%,超出范围。查验 6 月 18 日的氯离子的室内质控,两水平均大于靶值−3SD,失控,由于未及时正确处理室内质控,引起该项目室间质评全部脱靶。

【存在问题】事实描述不清

【原始对应条款】CNAS-CL02:2012,5.6.3.1

【正确对应条款】CNAS-CL02:2012,5.6.3.1

【条款要求】实验室应参加适于相关检验和检验结果解释的实验室间比对计划(如外部质量评价计划或能力验证计划)。实验室应监控实验室间比对计划的结果,当不符合预定的评价标准时,应实施纠正措施。

【案例分析】事实描述不清晰,评审员只是在为实验室找原因。应只描述清楚客观事实即可。

【规范性描述】卫生部临床检验中心室间质评结果反馈显示:2008 年 6 月 19 日检测结果 5 个浓度的氯离子均高于靶值,偏移大于 5‰,超出范围。实验室未进行分析和评估。

【整改内容提示】实验室应制定程序,用于室间质评的操作以及结果回报后的处理与反馈。对于不合格的项目,实验室应分析可能的原因,核对当天的质控以及校准记录,查看当天的仪器的维护或者维护情况,以及人员的操作,核对原始记录等,当可能会影响当天的患者结果时,还应评估对患者的临床影响。

【案例】8

【原始描述】C 反应蛋白(CRP)检测项目不同地点(免疫室和门诊检验室)、用不同仪器(IMMAGE 和快速指血法)测定,没有比对文件规定和记录。

【存在问题】判断结论不准确

【原始对应条款】CNAS-CL02:2012,5.6.4

【正确对应条款】CNAS-CL02:2012,5.6.4

【条款要求】应规定比较程序和所用设备和方法,以及建立临床适宜区间内患者样品结果可比性的方法。此要求适用于相同或不同的程序、设备、不同地点或所有这些情况。当不同测量系统对同一被测量(如葡萄糖)给出不同测量区间以及变更检验方法时,实验室应告知结果使用者在结果可比性方面的任何变化并讨论其对临床活动的影响。

【案例分析】这两台仪器的参考区间不同,临床应用不同,不宜比对。

【规范性描述】N/A

【整改内容提示】如果不同检测系统检测同一项目,采用了同一生物参考区间,就必须比对。若参考区间不同,则不宜比对,但实验室应告知结果使用者在结果可比性方面的变化及其对临床活动的影响。当临床要求时,实验室可通过比对试验来调整参考区间,使其在一定的线性内可比,符合临床要求。

【案例】9

【原始描述】提供不出备生化仪用水的型号为先路 XL-200 纯水机的操作规程。

【存在问题】条款应用不恰当

【原始对应条款】CNAS-CL02:2008,5.2.6

【正确对应条款】CNAS-CL02:2012,5.3.1.3

【条款要求】设备使用、安全和维护的最新说明,包括由设备制造商提供的相关手册和使用指南,应便于获取。

【案例分析】5.2.6 条款要求的是要定期监测环境、水质等,而该不符合项的客观描述是没有作业指导书,应属于 5.3.1.3。

【规范性描述】实验室未能提供制备生化仪用水的型号为先路 XL-200 纯水机(仪器编号:××)的操作规程。

【整改内容提示】对于一些比较重要的仪器和设备,实验室均应根据说明书制定作业指导书供操作人员使用。

【案例】10

【原始描述】现场核查实验室室内质控：HDL-Chol、LDL-Chol、apoA、apoB、使用单水平质控物；2009 年 11 月尿素、磷、总胆固醇实际标准差分别为 0.07mmol/L、0.01mmol/L、0.03mmol/L，而设定的标准差分别为 0.15mmol/L、0.02mmol/L、0.08mmol/L；与程序文件（编号××）和作业指导书（编号××）规定的不符合。

【存在问题】条款应用不恰当

【原始对应条款】CNAS-CL02：2008，5.5.3 k)

【正确对应条款】CNAS-CL02：2012，5.6.2.1；CNAS-CL38：2012 的 5.6.2.1

【条款要求】实验室应设计质量控制程序以验证达到预期的结果质量。应制定室内质量控制程序，可参照 GB/T 20468—2006《临床实验室定量测定室内质量控制指南》，内容包括：

(a)使用恰当的质控规则，检查随机误差和系统误差；

(b)质控物的类型、浓度和检测频度；

(c)应通过实验室实际检测，确定精密度质控的均值和标准差；更换质控物批号时，应新旧批号平行测定，获得 20 个以上数据后，重新确定新批号质控物的均值。

【案例分析】5.5.3 k)是要求仪器设备要有质量控制程序的作业指导书，而不是设计质量控制以验证检验结果达到预期的质量标准。

【规范性描述】现场核查生化仪（仪器编号：××）实验室室内质控：HDL-Chol、LDL-Chol、apoA、apoB、使用单水平质控物；2009 年 11 月尿素、磷、总胆固醇实际标准差分别为 0.07mmol/L、0.01mmol/L、0.03mmol/L，而设定的标准差分别为 0.15mmol/L、0.02mmol/L、0.08mmol/L；与程序文件（编号××）和作业指导书（编号××）规定的不符合。

【整改内容提示】生化检验项目的室内质控水平应该至少检测两个水平，一个病理值，一个正常值，应该采用统计质量控制进行均值和标准差的设定，即均值和标准差均应通过统计实际的数值而定。

【案例】11

【原始描述】2008 年 10 月进行 AU640 生化分析仪线性范围验证，实验室未能提供相关原始记录。

【存在问题】条款应用不恰当

【原始对应条款】CNAS-CL02：2008，5.2.2

【正确对应条款】CNAS-CL02：2012，4.13

【条款要求】应在对影响检验质量的每一项活动产生结果的同时进行记录。实验室应规定与质量管理体系（包括检验前、检验和检验后过程）相关的各种记录的保存时间。

【案例分析】实验室的性能验证不能只提供报告，而应保存好原始记录。

【规范性描述】N/A

【整改内容提示】实验室只保存仪器的性能验证报告是不够的，性能验证的实验原始记录以及其他原始记录等均应妥善保存，并随时可供相关人员查阅。

【案例】12

【原始描述】实验室 ALT 采用的参考值范围为 13～52U/L,且生物参考区间验证方案提到的是"厂家提供",参考人群的纳入对象为 15 岁以上,而厂家提供的有三个区间:成人 13～69U/L,男性 21～72U/L,女性 9～52U/L ,实验室没有经过建立生物参考区间的相关实验而擅自改变了参考区间应用于临床。

【存在问题】条款应用不恰当

【原始对应条款】CNAS-CL02:2008,5.5.3 n)

【正确对应条款】CNAS-CL02:2012,5.5.2

【条款要求】当特定的生物参考区间或决定值不再适用服务的人群时,应进行适宜的改变并通知用户。如果改变检验程序或检验前程序,实验室应评审相关的参考区间和临床决定值(适用时)。

【案例分析】该不符合项的客观事实是实验室更改了参考区间,但未评审。而 5.5.3 n)是要求作业指导书应该包括生物参考区间。

【规范性描述】N/A

【整改内容提示】如果实验室改变了参考区间,就必须评审,而且,还要根据厂家说明或者相关权威资料的要求根据年龄段、性别分别评审,当需要时,应建立生物参考区间。

【案例】13

【原始描述】生化组校准品、质评品复溶分装后的唯一性标识与《外部服务与供应品采购管理程序》(编号××)的规定不符。

【存在问题】事实描述不清

【原始对应条款】CNAS-CL02:2012,5.3.2.7 a)

【正确对应条款】CNAS-CL02:2012,5.3.2.7 a)

【条款要求】应保存影响检验性能的每一试剂和耗材的记录,包括但不限于以下内容:

a)试剂或耗材的标识;

b)制造商名称、批号或货号;

c)供应商或制造商的联系方式;

d)接收日期、失效期、使用日期、停用日期(适用时);

e)接收时的状态(例如:合格或损坏);

f)制造商说明书;

g)试剂或耗材初始准用记录;

h)证实试剂或耗材持续可使用的性能记录。

当实验室使用配制试剂或自制试剂时,记录除上述内容外,还应包括制备人和制备日期。

【案例分析】该不符合项没有描述清楚客观事实,唯一性标识没有具体指明是哪些要求。

【规范性描述】生化组校准品、质评品复溶分装后的唯一性标识(名称、数量、储存要求、制备日期、效期、配制人等)与《外部服务与供应品采购管理程序》(编号××)的规定不符。

【整改内容提示】所有试剂包括分装后的校准品、质控品等均应记录名称、数量、储存要求、制备日期、效期、配制人等，有些实验室的分装后的试管太小无法在管上记录全部信息，但可通过如在记录表上或者信息系统上记录详细信息，然后在试管上记录简要信息等方法完成。

（柯培锋　庄俊华）

第四十一章

临床免疫学定性检验不符合项

第一节 规范性不符合项案例

【案例】1

【不符合项描述】乙肝二对半无试剂批间比对程序及记录。

【不符合条款】CNAS-CL02:2012,5.3.2.3

【条款要求】每当试剂盒的试剂组分或试验过程改变,或使用新批号或新货运号的试剂盒之前,应进行性能验证。

【整改内容提示】两对半等免疫试剂批间差异有可能较大,应建立批间比对程序,批号改变时,应做批间比对。新批号试剂和(或)新到同批号试剂应与之前或现在放置于设备中的旧批号、旧试剂平行检测以保证患者结果的一致性。比对方案应至少利用一份已知阳性、一份弱阳性样品和一份已知阴性的患者样品(HIV 等特殊项目除外)。不同批号、相同批号不同试剂盒、同一试剂盒内的不同组分不应混用,如果混用则实验室应提供混用的方法及确认程序和结果。

【案例】2

【不符合项描述】Olympus BX51 荧光显微镜(仪器编号:××)汞灯的使用已超过 200 小时,荧光免疫室未按《Olympus BX51 荧光显微镜操作规程》要求进行更换。

【不符合条款】CNAS-CL02:2012,5.3.1.5

【条款要求】实验室应制定文件化的预防性维护程序,该程序至少应遵循制造商说明书的要求。

【整改内容提示】实验室的设备维护计划应该按照仪器说明书的建议建立要求,并定期进行维护。当未能按照厂家要求进行维护或者更换相关的关键部件,实验室应该验证其有效性,并记录。

【案例】3

【不符合项描述】在现场观察免疫室采用酶联免疫方法检测感染性项目时,操作人员不能提供分注后追溯原始样本的文件化规定和编码规则的依据。

【不符合条款】CNAS-CL02:2012,5.4.6

【条款要求】取自原始样品的部分样品应可追溯至最初的原始样品。

【整改内容提示】实验室应在原始样本与分注后的样品试管上标记唯一性标识,以防止混淆标本。

【案例】4

【不符合项描述】免疫组在更换检测乙肝两对半的试剂生产商时,未对前后试剂进行对比。

【不符合条款】CNAS-CL02:2012,5.3.2.3

【条款要求】每当试剂盒的试剂组分或试验过程改变,或使用新批号或新货运号的试剂盒之前,应进行性能验证。

【整改内容提示】乙肝两对半的试剂批间结果差别比较大,所以,实验室在更换试剂前,应该对新版试剂做性能验证,并进行前后试剂的对比,当符合要求后,方可使用新批号试剂。比对方案应至少利用一份已知阳性、一份弱阳性样品和一份已知阴性的患者样品(HIV 等特殊项目除外)。

【案例】5

【不符合项描述】2008 年 6 月 2 日实验室报告特定蛋白仪"IgM 及大部分项目定标不通过"工程师维修记录更换加样泵后重新校准,但实验室无校准项目清单及校准数据记录。

【不符合条款】CNAS-CL02:2012,5.3.1.5;CNAS-CL39:2012 的 5.3.1.5

【条款要求】设备故障修复后,应首先分析故障原因,如果设备故障影响了方法学性能,可通过以下合适的方式进行相关的检测、验证:

a)可校准的项目实施校准验证,必要时,实施校准;

b)质控物检测结果在允许范围内;

c)与其他仪器的检测结果比较;

d)使用留样再测结果进行判断。

【整改内容提示】实验室仪器发生故障后,当更换了关键部件后,应重新校准,并通过合适的方式如校准验证、检测质控品、比对试验、留样再测等验证其性能的可接受性,并保存记录。

【案例】6

【不符合项描述】使用 E170、DiaSorin LIAISON、CHEMCLIN-600 等的肿瘤标志物、激素、病毒抗原和抗体检测的性能验证未按检测试剂说明书提示的性能指标及标准进行验证。

【不符合条款】CNAS-CL02:2012,5.5.1.2

【条款要求】实验室应从制造商或方法开发者获得相关信息,以确定检验程序的性能特征。实验室进行的独立验证,应通过获取客观证据(以性能特征形式)证实检验程序的性能与其声明相符。验证过程证实的检验程序的性能指标,应与检验结果的预期用途相关。

【整改内容提示】对于免疫性能指标的验证,检验方法和程序的分析性能验证内容应参考试剂盒说明书上明确标示的性能参数进行验证,至少应包括:检出限、符合率(采用国家标准血清盘或临床诊断明确的阴阳性样品各 20 份或与其他分析方法比对),如为定量方法应验证精密度(包括重复性和中间精密度);并应明确检验项目的预期用途,如筛查、诊断、确认。当有偏离时,也应进行偏离可接受性的验证。

【案例】7

【不符合项描述】免疫组参加卫生部临床检验中心的 2010 年室间质评分析中,质控物 1023 和 1012 号标本的 ssA 项目出控(应为阳性,报告为阴性),没有针对失控原因采取适当的纠正措施。

【不符合条款】CNAS-CL02:5.6.3.1

【条款要求】实验室应参加适于相关检验和检验结果解释的实验室间比对计划(如外部质量评价计划或能力验证计划)。实验室应监控实验室间比对计划的结果,当不符合预定的评价标准时,应实施纠正措施。实验室宜参加满足 GB/T 27043/ISO/IEC 17043 相关要求的实验室间比对计划。

【整改内容提示】实验室应该制定室间质评程序,包括如何进行室间质评标本的检测,结果的回报,以及不合格结果的原因分析及纠正措施等,需要时,还应对合格的结果进行趋势性分析。

【案例】8

【不符合项描述】在进行临床发光免疫检验项目检测时仅使用一个浓度水平的室内质控物。

【不符合条款】CNAS-CL02:5.6.2.1

【条款要求】实验室应设计质量控制程序以验证达到预期的结果质量。

【整改内容提示】对于定量检测项目,实验室应至少使用两个浓度水平的质控物进行室内质控,可包括一个病理值和一个正常值两个水平。

【案例】9

【不符合项描述】免疫室室内质控程序(编号××)中未对定性测定项目的质控做出规定。

【不符合条款】CNAS-CL39:2012,5.6.2.1

【条款要求】实验室应设计质量控制程序以验证达到预期的结果质量。包括质控物的选择、质控频率、质控物以及质控记录、质控判定规则等。

【整改内容提示】按照 CNAS-CL39:2012《医学实验室质量和能力认可准则在免疫定性检验领域的应用说明》的要求:

(a)纯定性试验如斑点渗滤等,除检测装置的内对照外,每检测日或分析批,应使用弱阳性和阴性质控物进行质控。实验室应定义自己的质控批长度。阴、阳性质控物的检测结果分别为阴性和阳性即表明在控,相反则为失控。

(b)根据滴度或稀释度判定阴阳性结果的试验,如凝集试验,每检测日或分析批,应使用弱阳性(可为检测下限的 2~4 倍的浓度)和阴性质控物进行质控。实验室应定义自己的质控批长度。阳性质控结果在均值上下一个滴度或稀释度以及阴性质控结果为阴性即为在控,否则为失控。

(c)用数值判定结果的项目如 ELISA、发光技术等质控物的类型(宜选择人血清基质,避免工程菌或动物源性等的基质)、浓度(弱阳性质控物浓度宜在 2～4 倍临界值左右,阴性质控物浓度宜 0.5 倍临界值左右)和位置(不能固定而应随机放置且应覆盖到每个检测孔位)、稳定性(宜选择生产者声明在一定保存条件下如 2～8℃或－20℃以下有效期为 6 个月以上)、分析频率的选择应满足临床要求的分析范围的测定。

(d)用数值判定结果的项目如 ELISA、发光技术等可使用 Levey-Jennings 质控图,质控图应包括以下信息:分析仪器名称和唯一标识,方法学名称,检验项目名称,试剂生产商名称、批号及有效期,质控物生产商名称、批号和有效期;横坐标(X 轴)每个点表明的是分析批或检测日期,当检测日有多个批次时均应标出;纵坐标(Y 轴)用吸光度值或含量点图。质控物批号改变时应重新绘制新的质控图,不应随试剂批号的改变而绘制新质控图。中间精密度较大的免疫项目可用试剂批号作为质控批号,但批长度应大于 2 个月,每 12 个月需评价中间精密度。

【案例】10

【不符合项描述】免疫室 2008 年 12 月 24—26 日乙肝表面抗原弱阳性质控均为低于 CUTOFF 失控,无失控记录、纠偏措施和是否影响患者结果评价。

【不符合条款】CNAS-CL02:2012,5.6.2.3

【条款要求】实验室应制定程序以防止在质控失控时发出患者结果。当违反质控规则并提示检验结果可能有明显临床错误时,应拒绝接受结果,并在纠正错误情况并验证性能合格后重新检验患者样品。实验室还应评估最后一次成功质控活动之后患者样品的检验结果。

【整改内容提示】实验室应制定室内质控失控处理程序,建议设计室内质控失控处理记录表,内容包括原因分析、纠正与纠正措施以及对患者结果的影响评估等。

【案例】11

【不符合项描述】在免疫室申请的认可的乙型肝炎两对半、自身抗体,和丙肝抗体、梅毒特异性抗体、艾滋病抗体和甲肝抗体检验项目中对所选用的方法和程序未见明确的评估记录。

【不符合条款】CNAS-CL02:2012,5.5.1.2

【条款要求】在常规应用前,应由实验室对未加修改而使用的已确认的检验程序进行独立验证。实验室应从制造商或方法开发者获得相关信息,以确定检验程序的性能特征。实验室进行的独立验证,应通过获取客观证据(以性能特征形式)证实检验程序的性能与其声明相符。验证过程证实的检验程序的性能指标,应与检验结果的预期用途相关。

【整改内容提示】检验方法和程序的分析性能验证内容应参考试剂盒说明书上明确标示的性能参数进行验证,至少应包括:检出限、符合率(采用国家标准血清盘或临床诊断明确的阴阳性样品各 20 份或与其他分析方法比对),如为定量方法应验证精密度(包括重复性和中间精密度);并应明确检验项目的预期用途,如筛查、诊断、确认。

【案例】12

【不符合项描述】实验室不能提供 2010 年 4 月抗 Sm 抗体、抗 RNP 抗体、抗 SS-A 抗体、抗 SS-B 抗体、抗 Scl-70 抗体、抗 Jo-1 抗体室内质控结果的记录。

【不符合条款】CNAS-CL02:2012,4.13 k)

【条款要求】实验室记录包括质量控制记录。

【整改内容提示】记录应包括室内质控记录,实验室必须及时记录。应在对影响检验质量的每一项活动产生结果的同时进行记录。

【案例】13

【不符合项描述】Centaur 分析仪(仪器编号:××)上没有采用原作业指导书上确认过的程序,也没证实所用检验程序适合预期用途,例如:没有采用确认的质控程序而是脱离仪器质控程序自行操作质控程序。

【不符合条款】CNAS-CL02:2012,5.5.1.3

【条款要求】当对确认过的检验程序进行变更时,应将改变所引起的影响文件化,适当时,应重新进行确认。

【整改内容提示】作业指导书应该写所做的,做所写的,如果使用了改变过的程序,则应该确认其程序符合要求。如果使用配套系统,则应验证其性能,包括正确度,精密度,可报告范围。如果改变了检验程序,使用非配套系统,则应该验证其正确度、精密度、可报告范围、分析干扰和参考区间,必要时,还应验证其灵敏度等。

【案例】14

【不符合项描述】病毒室检测系统用于检测患者标本前未做最低检测限验证,如表面抗原等。

【不符合条款】CNAS-CL02:2012,5.5.1.2

【条款要求】在常规应用前,应由实验室对未加修改而使用的已确认的检验程序进行独立验证。实验室应从制造商或方法开发者获得相关信息,以确定检验程序的性能特征。实验室进行的独立验证,应通过获取客观证据(以性能特征形式)证实检验程序的性能与其声明相符。验证过程证实的检验程序的性能指标,应与检验结果的预期用途相关。

【整改内容提示】检验方法和程序的分析性能验证内容应参考试剂盒说明书上明确标示的性能参数进行验证,至少应包括:检出限,精密度(包括重复性和中间精密度)、符合率(采用国家标准血清盘或临床诊断明确的阴阳性样品各 20 份或与其他分析方法比对);并应明确检验项目的预期用途,如筛查、诊断、确认。

【案例】15

【不符合项描述】ADVIA Centaur 免疫化学发光分析仪(仪器编号:××)检测项目 C-肽的线性验证范围是 0.1~6.58,但该项目检测程序中设置的线性范围是 0.05~30,即目前应用的 6.59~30 浓度范围并未进行验证,同样情况出现在 FSH、E2 PROL 及 BNII 特种蛋白检测系统中的 CRP 等项目中。不符合 MY-120 的 5.4 及 MY-326 的 5.3.1 SOP 文件条款。

【不符合条款】CNAS-CL02:2012,5.5.1.2

【条款要求】实验室应从制造商或方法开发者获得相关信息,以确定检验程序的性能特征。实验室进行的独立验证,应通过获取客观证据(以性能特征形式)证实检验程序的性能与其声明相符。验证过程证实的检验程序的性能指标,应与检验结果的预期用途相关。

【整改内容提示】实验室使用的线性范围均应得到验证,当验证的范围小于设置的或者厂家说明的范围时,则在报告中应该说明:超出的那段结果未得到验证,结果可能不可靠,建议实验室服务对象结合临床考虑。

【案例】16

【不符合项描述】免疫组抗核抗体间接免疫荧光检测、自身抗体印迹检测没有弱阳性质控。

【不符合条款】CNAS-CL02:2012,5.6.2.1

【条款要求】实验室应设计质量控制程序以验证达到预期的结果质量。

【整改内容提示】纯定性试验如斑点渗滤等,除检测装置的内对照外,每检测日或分析批,应使用弱阳性和阴性质控物进行质控。实验室应定义自己的质控批长度。阴、阳性质控物的检测结果分别为阴性和阳性即表明在控,相反则为失控。

【案例】17

【不符合项描述】免疫室室内质控定性实验,采用定量实验的质控规则和方法绘制质控图,与体系的质量控制程序文件(编号××):2.1~2.4不符。

【不符合条款】CNAS-CL02:2012,5.6.2.1

【条款要求】实验室应设计质量控制程序以验证达到预期的结果质量。

【整改内容提示】纯定性试验如斑点渗滤等,除检测装置的内对照外,每检测日或分析批,应使用弱阳性和阴性质控物进行质控。实验室应定义自己的质控批长度。阴、阳性质控物的检测结果分别为阴性和阳性即表明在控,相反则为失控。

根据滴度或稀释度判定阴阳性结果的试验,如凝集试验,每检测日或分析批,应使用弱阳性(可为检测下限的2~4倍的浓度)和阴性质控物进行质控。实验室应定义自己的质控批长度。阳性质控结果在均值上下一个滴度或稀释度以及阴性质控结果为阴性即为在控,否则为失控。用数值判定结果的项目如ELISA、发光技术等才可使用Levey-Jennings质控图。

【案例】18

【不符合项描述】乙肝表面抗原ELISA(手工加样及水浴箱温浴)法与乙肝表面抗原ELISA全自动酶标仪AP960法未做比对试验。

【不符合条款】CNAS-CL02:2012,5.6.4

【条款要求】应规定比较程序和所用设备和方法,以及建立临床适宜区间内患者样品结果可比性的方法。此要求适用于相同或不同的程序、设备、不同地点或所有这些情况。当不同测量系统对同一被测量(如葡萄糖)给出不同测量区间以及变更检验方法时,实验室应告知结果使用者在结果可比性方面的任何变化并讨论其对临床活动的影响。

【整改内容提示】如果采用手工操作或同一项目使用两套及以上检测系统时,应至少每年1次进行实验室内部比对,包括人员和不同方法/检测系统间的比对,至少选择2份阴性标本(至少1份其他标志物阳性的标本)、3份阳性标本(至少含弱阳性2份)进行比对,评价比对结果的可接受性。出现不一致,应分析原因,并采取必要的纠正措施,及评估纠正措施的有效性。有相应的记录。比对记录应由实验室负责人审核并签字,并应保留至少2年。

【案例】19

【不符合项描述】感染项目(如肝炎标志物)定性检查结果报:"阴性"、"阳性"、"可疑"。但实验室未能提供相应的文件规定。

【不符合条款】CNAS-CL02:2012,5.8.1

【条款要求】实验室应规定报告的格式和介质(即电子或纸质)及其从实验室发出的方式。

【整改内容提示】实验室的报告格式和内容需与临床医生讨论决定,并形成合同评审。同时文件中也应有所规定。

第二节　不规范不符合项案例分析

【案例】1

【原始描述】全自动免疫分析仪E170和E601检测的数据传输至LIS后可以未经授权进行修改。

【存在问题】条款应用不恰当

【原始对应条款】CNAS-CL02:2008,4.13

【正确对应条款】CNAS-CL02:2012,5.10.2

【条款要求】实验室应确保规定信息系统管理的职责和权限,包括可能对患者医疗产生影响的信息系统的维护和修改。实验室应规定所有使用系统人员的职责和权限,特别是从事以下活动的人员:

a)访问患者的数据和信息;

b)输入患者数据和检验结果;

c)修改患者数据或检验结果;

d)授权发布检验结果和报告。

【案例分析】本案例是关于信息系统信息修改的授权问题,而不是记录的内容。

【规范性描述】N/A

【整改内容提示】计算机和LIS应该对各个权限进行规定并授权,如修改数据、查询结果、修改账单、安装软件、修改程序等。授权可在个人技术档案中体现,也可在信息系统中规定,方式可多种多样。

【案例】2

【原始描述】实验室沈××无临床免疫专业培训记录、无特定蛋白仪岗位的授权,从事报告单审核及报告。

【存在问题】条款应用不恰当

【原始对应条款】CNAS-CL02:2008,5.1.5

【正确对应条款】CNAS-CL02:2012,5.3.1.3

【条款要求】设备应始终由经过培训的授权人员操作。

【案例分析】5.1.5是要求实验室应为工作人员提供培训以及需要培训的内容,而该不符合项是要求提供人员培训和授权等记录。应归入5.3.1.3。

【规范性描述】实验室沈××(工号:××)无临床免疫专业培训记录,但从事报告单审核及报告。

【整改内容提示】实验室应定期培训所有员工,包括标本采集、标本处理、质量保证、质量管理以及其他专业知识等。实验室的关键设备应始终由经过培训的授权人员操作。实验室还应对关键仪器的操作以及信息系统的权限进行授权。

【案例】3

【原始描述】抗HIV初筛实验室冰箱冷冻室储存质控品和阳性标本,但无监控记录。

【存在问题】事实描述不清

【原始对应条款】CNAS-CL02:2012,5.2.6

【正确对应条款】CNAS-CL02:2012,5.2.6

【条款要求】有相关的规定要求,或可能影响样品、结果质量和(或)员工健康时,实验室应监测、控制和记录环境条件。应关注与开展活动相适宜的光、无菌、灰尘、有毒有害气体、电磁干扰、辐射、湿度、电力供应、温度、声音、振动水平和工作流程等条件,以确保这些因素不会使结果无效或对所要求的检验质量产生不利影响。

【案例分析】描述中提及的设备应有唯一性标识。

【规范性描述】实验室未能提供抗HIV初筛实验室用于储存质控品和阳性标本的冰箱冷冻室(仪器编号:××)的监控记录。

【整改内容提示】储存标本的冰箱应实时记录温度,即使是检验后的标本,为了复核或者复查,仍要记录温度。

【案例】4

【原始描述】免疫实验室对感染性血清学阳性标本检测后保存无专人严格管理,存在安全隐患。

【存在问题】判断结论不准确

【原始对应条款】CNAS-CL02:2012,5.7.2

【正确对应条款】CNAS-CL02:2012,5.7.2

【条款要求】实验室应制定文件化程序对临床样品进行识别、收集、保留、检索、访问、储存、维护和安全处置。

【案例分析】不一定需要专人管理,建议开观察项。

【规范性描述】N/A

【整改内容提示】对检测后的感染性血清学阳性标本应妥善保存,应保存于符合要求的冰箱里,最好设置专人严格管理,防止标本丢失。

【案例】5

【原始描述】E501 常规化学仪和 E601 电化学发光仪均未有备用仪器。

【存在问题】判断结论不准确

【原始对应条款】CNAS-CL02：2008，5.3.1.1

【正确对应条款】N/A

【条款要求】实验室应配备其提供服务所需的全部设备（包括样品采集、样品准备、样品处理、检验和储存）。

【案例分析】准则中未规定每台设备需配备备用机，该不符合项证据不充分，是评审员超准则要求。

【规范性描述】N/A

【整改内容提示】N/A

【案例】6

【原始描述】BN100 特种蛋白分析仪的仪器说明书规定：每隔 9 个样本应做一个质控样。查检验科为每天做一个质控样。

【存在问题】条款应用不恰当

【原始对应条款】CNAS-CL02：2008，5.3.1

【正确对应条款】CNAS-CL02：2012，5.6.1

【条款要求】实验室应在规定条件下进行检验以保证检验质量。

【案例分析】关于质量控制方面，应属于 5.6.1，该不符合项应进一步查看实验室有无SOP 的规定并做相关的验证。

【规范性描述】BN100 特种蛋白分析仪（仪器编号：××）的仪器说明书规定：每隔 9 个样本应做一个质控样。查检验科为每天做一个质控样。

【整改内容提示】实验室应该根据厂家说明书的要求运行质控，若变更质控程序，如减少质控次数等，则应验证，并在 SOP 中做相关的规定。

【案例】7

【原始描述】全自动酶标加样仪（编号××）无 2007、2008 年校验报告，2006 年厂商校验报告无携带污染率数据，常规实验中怀疑污染而复测连续阳性第二孔（如 2009 年 3 月 5 日表面抗原）；酶标洗板仪交验报告无溶液残留量数据。

【存在问题】条款应用不恰当

【原始对应条款】CNAS-CL02：2008，5.3.1.5

【正确对应条款】CNAS-CL02：2012，5.3.1.4

【条款要求】要求设备应定期进行校准。

【案例分析】该不符合项是校准问题，而不是故障问题。且应描述清楚设备的唯一性标识。

【规范性描述】全自动酶标加样仪（编号××）无 2007、2008 年校准报告，2006 年厂商校验报告无携带污染率数据，常规实验中怀疑污染而复测连续阳性第二孔（如 2009 年 3 月 5 日表面抗原）；酶标洗板仪（仪器编号：××）校准报告无溶液残留量数据。

【整改内容提示】酶标加样仪、酶标洗板仪等仪器的校准应该遵照厂家建议或者相关行业标准进行校准,如酶标加样仪需对携带污染率进行评估,酶标洗板仪应对溶液残留量进行评估。

【案例】8

【原始描述】宝迪和拜耳公司校准或验证 Centaur 化学发光分析仪时,用质控血清评价仪器准确性的方法不正确。

【存在问题】条款应用不恰当

【原始对应条款】CNAS-CL02:2008,5.3.1.4

【正确对应条款】CNAS-CL02:2012,5.5.1.2

【条款要求】在常规应用前,应由实验室对未加修改而使用的已确认的检验程序进行独立验证。实验室应从制造商或方法开发者获得相关信息,以确定检验程序的性能特征。实验室进行的独立验证,应通过获取客观证据(以性能特征形式)证实检验程序的性能与其声明相符。验证过程证实的检验程序的性能指标,应与检验结果的预期用途相关。

【案例分析】关于性能验证的内容应属于 5.5.2,5.3.1.4 是仪器校准内容。该不符合项应写明仪器的唯一性标识,但不应写公司名字。实验室用质控血清评价仪器的准确性的方法是不正确的,正确度验证不应使用室内质控品来评价。

【规范性描述】实验室校准或验证 Centaur 化学发光分析仪(仪器编号:××)时,用质控血清评价仪器准确性的方法不正确。

【整改内容提示】实验室用质控血清评价仪器的准确性的方法是不正确的,正确度验证不应使用室内质控品来评价。正确度验证可采用以下几种方法:①能力验证;②校准验证;③回收试验;④干扰试验;⑤EP10-A3 临床实验室定量方法的初步评价-偏移的初步分析;⑥EP15-A2 用户对正确度性能的验证(定值参考物的测量偏移);⑦方法比对试验等。

【案例】9

【原始描述】免疫检测项目质控品分装后缺少信息,如:未有记录分装人签字;同样情况自配试剂(如次氯酸钠、75%乙醇)标识信息量不足,如:配制人、配制日期、有效期等。

【存在问题】条款应用不恰当

【原始对应条款】CNAS-CL02:2008,5.3.2.4

【正确对应条款】CNAS-CL02:2012,5.3.2.7

【条款要求】应保存影响检验性能的每一试剂和耗材的记录。

【案例分析】5.3.2.4 库存系统的要求问题,但该不符合项是试剂的分装信息的记录问题。

【规范性描述】N/A

【整改内容提示】实验室应制定程序规定试剂的使用记录和分装记录。试剂应记录分装人员、到货时间、投入使用时间等信息,自配试剂还应有配制人、试剂成分和名称、配制日期、有效期、贮存要求等信息。

【案例】10

【原始描述】××化学发光仪(仪器编号:××)仪器操作 SOP 文件未按实际工作流程编写,照抄了厂方的程序。

【存在问题】判断结论不准确

【原始对应条款】CNAS-CL02:2008,5.5.3

【正确对应条款】N/A

【条款要求】检验程序应文件化,并应用实验室员工通常理解的语言书写,且在适当的地点可以获取。任何简要形式文件(如卡片文件或类似应用的系统)的内容应与文件化程序对应。只要有程序文件的全文供参考,工作台处可使用用作快速参考程序的作业指导书、卡片文件或总结关键信息的类似系统。检验程序可参考引用产品使用说明的信息。

【案例分析】只要厂商的程序符合要求,并被证明其程序适合其预期用途,SOP 就应该按照厂商要求制定。

【规范性描述】N/A

【整改内容提示】仪器的作业指导书应基于仪器说明书而制定,当厂家说明书符合要求,语言可被工作人员理解时,也可以使用厂家的说明书,但应受控。或者直接抄写厂家说明书均可。

【案例】11

【原始描述】SOP(编号××)规定,每周做一次质控;查检验科质控记录,存在两周做一次质控的情况。该程序所使用的设备(编号××)的使用说明书规定,每 24 小时做一次质控。

【存在问题】条款应用不恰当

【原始对应条款】CNAS-CL02:2008,5.5.3

【正确对应条款】CNAS-CL02:2012,5.6.1

【条款要求】实验室应设计质量控制程序以验证达到预期的结果质量。

【案例分析】5.5.3 是关于仪器作业指导书的问题,而不是质量控制的问题,室内质控的不符合项,均应对应 5.6.1。

【规范性描述】N/A

【整改内容提示】实验室应根据厂家要求执行室内质控,当偏离时,应评价或者验证。发光技术等可使用 Levey-Jennings 质控图。

【案例】12

【原始描述】现场发现 IMMULITE 2000 型全自动化学免疫分析仪 HCG 检测项目,定标记录是 2010 年 8 月 25 日一次,直至 2011 年 1 月 14 日才见定标记录,两次定标相隔时间是 119 个工作日,厂家要求的定标周期是 28 天,未见延长定标周期相关支持性资料。

【存在问题】条款应用不恰当

【原始对应条款】CNAS-CL02:2008,5.5.3

【正确对应条款】CNAS-CL02:2012,5.3.1.4

【条款要求】实验室应制定文件化程序,对直接或间接影响检验结果的设备进行校准,内容包括：

　　a)使用条件和制造商的使用说明；

　　b)记录校准标准的计量学溯源性和设备的可溯源性校准；

　　c)定期验证要求的测量准确度和测量系统功能；

　　d)记录校准状态和再校准日期；

　　e)当校准给出一组修正因子时,应确保之前的校准因子得到正确更新；

　　f)安全防护以防止因调整和篡改而使检验结果失效。

　　【案例分析】5.5.3是对应作业指导书的制定,校准应属于5.3.2条款。

　　【规范性描述】N/A

　　【整改内容提示】实验室应遵照厂家说明进行仪器校准,不能随意延长校准周期。当需延长周期时,实验室应进行验证,并保存相关支持性资料。

　　【案例】13

　　【原始描述】免疫组两对半检测有复检记录,但在相关的SOP中(编号××)无复检的标准要求。

　　【存在问题】条款应用不恰当

　　【原始对应条款】CNAS-CL02:2008,5.5.3

　　【正确对应条款】CNAS-CL02:2012,5.5.3 j)

　　【条款要求】所有程序应文件化并使相关人员可在工作站得到。除文件控制标识外,检验程序文件应包括程序性步骤等。

　　【案例分析】作业指导书中应包括复检标准要求及复检步骤等,这属于程序性步骤,应对应最小条款。

　　【规范性描述】N/A

　　【整改内容提示】作业指导书应写之所做,做之所写。如果实验室对两对半检测要求复检,则应在作业指导书中规定什么情况要复检,如何复检,复检的标准是什么,复检的可接受标准又是什么等。

　　【案例】14

　　【原始描述】实验操作人员对抗Sm抗体、抗RNP抗体、抗SS-A抗体、抗SS-B抗体、抗Scl-70抗体、抗Jo-1抗体测定的原始样品进行了1:101稀释,但SOP文件未见稀释倍数的描述。

　　【存在问题】条款应用不恰当

　　【原始对应条款】CNAS-CL02:2008,5.5.3

　　【正确对应条款】CNAS-CL02:2012,5.5.3 j)

　　【条款要求】所有程序应文件化并使相关人员可在工作站得到。除文件控制标识外,检验程序文件应包括程序性步骤等。

　　【案例分析】该不符合项为SOP中没有规定描述,应该判为5.5.3 j),应用最小条款。

　　【规范性描述】N/A

【整改内容提示】所有的操作应该在 SOP 中描述,包括对样品的稀释以及稀释倍数。

【案例】15

【原始描述】所有酶免项目灰区统一规定为 20% 下限,未做评价和验证。

【存在问题】条款应用不恰当

【原始对应条款】CNAS-CL02:2008,5.5.1.2

【正确对应条款】CNAS-CL02:2012,5.5.1.3

【条款要求】实验室应对以下来源的检验程序进行确认:

a)非标准方法;

b)实验室设计或制定的方法;

c)超出预定范围使用的标准方法;

d)修改过的确认方法。

【案例分析】该不符合项为定性试验性能验证内容,且为实验室设计或制定的方法,属于 5.5.1.3。

【规范性描述】N/A

【整改内容提示】实验室应制定程序确定、评价和验证灰区下限,该不符合项中,如果对酶免定性项目的灰区统一规定为 20% 下限,应该利用相关文件如 CLSI EP12-A2《定性检测性能评价的用户协议》对该选定的灰区进行评价和验证。

【案例】16

【原始描述】酶免室内质控失控规则均定为 3S,RCV 一般在 19%~25% 间,而灰区下限为 20%,经常有下限失控被忽略。

【存在问题】事实描述不清

【原始对应条款】CNAS-CL02:2012,5.6.2.3

【正确对应条款】CNAS-CL02:2012,5.6.2.3

【条款要求】实验室应制定程序以防止在质控失控时发出患者结果。当违反质控规则并提示检验结果可能有明显临床错误时,应拒绝接受结果,并在纠正错误情况并验证性能合格后重新检验患者样品。

【案例分析】该不符合项只描述现象,没有把客观事实描述清楚。

【规范性描述】酶免室内质控失控规则均定为 3S,RCV 一般在 19%~25% 间,而灰区下限为 20%,经常有下限失控被忽略,如××年××月××日,××项目失控被忽略。

【整改内容提示】灰区下限 20% 有可能低于临界值,如果室内质控做得低于临界值,事实上下限已经失控了,而原则上却还仍然符合事先设定的 3S 规则。所以,在制定室内质控规则的时候,应该说明对酶免弱阳性室内质控下限的基本要求,如至少要能做出该项目的室内质控阳性,即弱阳性室内质控应大于临界值。

【案例】17

【原始描述】查 2007-10-12 参加卫生部第二次肌钙蛋白 I 室间质评三个批号全部失控

(结果偏高),实验室分析原因是对超出线性范围样本的稀释方法不正确,但查阅相关文件(编号××)未见更改的操作方法。

【存在问题】条款应用不恰当

【原始对应条款】CNAS-CL02:2008,5.6.3

【正确对应条款】CNAS-CL02:2012,4.10

【条款要求】实验室应制定文件化程序用于:

a)评审不符合;

b)确定不符合的根本原因;

c)评估纠正措施的需求以确保不符合不再发生;

d)确定并实施所需的纠正措施;

e)记录纠正措施的结果;

f)评审采取的纠正措施的有效性。

【案例分析】该不符合项属于纠正措施的内容,而不是室间比对内容。另外,对操作程序的所有的更改必须文件化,以防止再次发生。

【规范性描述】N/A

【整改内容提示】实验室应将超出线性范围的样本的稀释方法文件化,防止稀释错误。

【案例】18

【原始描述】实验室在参加2010年全国自身抗体室间质评(第一次)中,抗SM抗体项目为不满意结果(样本编号为××),实验室提供不出实施有效纠正措施的证据。

【存在问题】条款应用不恰当

【原始对应条款】CNAS-CL02:2008,4.10

【正确对应条款】CNAS-CL02:2012,5.6.3.1

【条款要求】实验室应参加适于相关检验和检验结果解释的实验室间比对计划(如外部质量评价计划或能力验证计划)。实验室应监控实验室间比对计划的结果,当不符合预定的评价标准时,应实施纠正措施。

【案例分析】室间质评的不符合项应属于5.6.4。

【规范性描述】N/A

【整改内容提示】室间质评有项目不合格时,实验室应分析原因,并采取纠正措施。

【案例】19

【原始描述】查阅了相关的文件和观察现场操作,发现C反应蛋白(CRP)检测项目不同地点(免疫室和门诊检验室)、用不同仪器(IMMAGE和快速指血法)测定,没有比对文件规定和记录。

【存在问题】判断结论不准确

【原始对应条款】CNAS-CL02:2008,5.6.4

【正确对应条款】N/A

【条款要求】当不同测量系统对同一被测量(如葡萄糖)给出不同测量区间以及变更检验方法时,实验室应告知结果使用者在结果可比性方面的任何变化并讨论其对临床活动的影响。

【案例分析】这两台仪器的参考区间不同,临床应用不同,不宜比对,但实验室必须告知临床医生或者患者,这两个仪器的结果的可比性的相关问题,如是否采用各自的参考区间,临床如何判读结果等。

【规范性描述】N/A

【整改内容提示】N/A

（柯培锋　徐　宁）

第四十二章

临床微生物学检验及其他专业领域不符合项

第一节　临床微生物学检验规范性不符合项案例

【案例】1

【不符合项描述】微生物检验室在进行真菌培养时仅采用35℃培养箱而没有采用25℃培养箱。

【不符合条款】CNAS-CL02:2012,5.3.1.1

【条款要求】实验室应配备其提供服务所需的全部设备(包括样品采集、样品准备、样品处理、检验和储存)。

【整改内容提示】实验室进行真菌培养时,应配置25℃、37℃。当需要时,还应配置42℃培养箱。

【案例】2

【不符合项描述】编号××脉动真空灭菌器,实验室未能提供其进行灭菌监测的效果评价。

【不符合条款】CNAS-CL02:2012,5.3.1.2

【条款要求】设备(在安装时及常规使用中)应显示出能够达到规定的性能标准,并且符合相关检验所要求的规格。灭菌器应定期检查其灭菌效果。

【整改内容提示】对于真空灭菌器,实验室应该制定程序规定,在每次消毒时,应用消毒指示条或者消毒指示带监测每次的消毒效果。并且,还应每个月用生物指示剂监测消毒效果。

【案例】3

【不符合项描述】《服务指南暨原始样本采集手册》、《微生物检验标本接收、处理制度》,抽查37份脑脊液(CSF)报告,其中13份标本从采样到接收时间超过2小时,未在报告中说明。

【不符合条款】CNAS-CL02:2012,5.4.6 c)

【条款要求】如果患者识别或样品识别有问题,运送延迟或容器不适当导致样品不稳定,样品量不足,样品对临床很重要或样品不可替代,而实验室仍选择处理这些样品,应在最终报告中说明问题的性质,并在结果的解释中给出警示(适用时)。

【整改内容提示】实验室应该规定所有标本的送检时限,特别是脑脊液等这些特殊标本。实验室可通过培训送检人员、护理人员等完成这项工作。可通过信息系统控制标本各个时间点。但如果接受了不合格标本,又确实不能回退或者无法重新取样,实验室应评估不合格标本对检测结果的影响,并应在报告中说明问题的性质,提示使用检验结果的人员。

【案例】4

【不符合项描述】外购的血平板、中国蓝、SS、TCBS培养基,实验室未提供其无菌试验、生长试验记录。

【不符合条款】CNAS-CL42:2012,5.3.2.3 f)

【条款要求】每当试剂盒的试剂组分或试验过程改变,或使用新批号或新货运号的试剂盒之前,应进行性能验证。影响检验质量的耗材应在使用前进行性能验证。

【整改内容提示】培养基外观良好(平滑、水分适宜、无污染、适当的颜色和厚度,试管培养基湿度适宜),新批号及每一货次的商品或自配培养基应检测相应的性能,包括无菌试验、生长试验或与旧批号平行试验、生长抑制试验(适用时)、生化反应(适用时)等,应以质控菌株进行验证。

【案例】5

【不符合项描述】冰箱内储存的自制培养基(如中国蓝培养基)没有明确标识培养基名称、配制时间和使用的有效期。

【不符合条款】CNAS-CL42:2012,5.3.2.7

【条款要求】应保存影响检验性能的每一试剂和耗材的记录,包括但不限于以下内容:

a)试剂或耗材的标识;

b)制造商名称、批号或货号;

c)供应商或制造商的联系方式;

d)接收日期、失效期、使用日期、停用日期(适用时);

e)接收时的状态(如合格或损坏);

f)制造商说明书;

g)试剂或耗材初始准用记录;

h)证实试剂或耗材持续可使用的性能记录。

当实验室使用配制试剂或自制试剂时,记录除上述内容外,还应包括制备人和制备日期。

【整改内容提示】各种培养基(试剂)的制备过程应有记录,内容至少应包括:

a)培养基(试剂)名称和类型;

b)配制日期和配制人员;

c)培养基(试剂)的体积;

d)分装体积;

e)成分及其含量、制造商、批号；

f)最初和最终 pH(适用时)；

g)无菌措施,包括实施的方式、时间和温度(适用时)。

【案例】6

【不符合项描述】不能提供各类培养箱关键培养温度温度计校准后合理应用其修正因子的佐证。

【不符合条款】CNAS-CL02:2012,5.3.1.4 e)

【条款要求】当校准给出一组修正因子时,应确保之前的校准因子得到正确更新。

【整改内容提示】对温度要求比较高的仪器设备如培养箱等,其温度计需校准,并须应用其修正因子。

【案例】7

【不符合项描述】微生物实验室生物安全柜于 2004 年 5 月使用至今未检测和评价高效过滤器的性能。

【不符合条款】CNAS-CL02:2012,5.3.1.2

【条款要求】设备应显示出能够达到规定的性能标准。

【整改内容提示】

(1)制订生物安全柜的年度检定计划,并对执行情况定期进行跟踪监督。

(2)联系生产厂家或者第三方检定机构对生物安全柜进行规范化检定,出具检定报告,如果过滤器不能达到检定要求,需要及时更换过滤器。

【案例】8

【不符合项描述】微生物室对自制的克氏双糖铁培养基的室内质控没有进行产 H_2S 试验及不产酸和不产气的试验记录。

【不符合条款】CNAS-CL02:2012,5.6.2.1

【条款要求】实验室应设计内部质量控制体系以验证检验结果达到预期的质量标准。

【整改内容提示】

(1)制定或完善微生物室内质控的内容,要求包括克氏双糖铁培养基 H_2S、产酸和产气验证的内容,确定适用的标准菌株和具体操作。

(2)用沙门标准菌株对目前正在使用的克氏双糖铁培养基按照 SOP 进行室内质控测定,并记录结果,且今后均按照 SOP 规定的频率执行。

(3)对微生物室使用的其他自制培养基均要检查是否按照要求进行了相应的室内质控来确保其检测效果。

【案例】9

【不符合项描述】微生物室技术人员未按 SOP(编号××)血培养检测操作程序进行血培养阳性标本的初步药敏实验。

【不符合条款】CNAS-CL02:2012,5.5.3

【条款要求】实验室应使用检验程序,应符合实验室服务用户的需求并适用于检验。检验程序应文件化,并应用实验室员工通常理解的语言书写,且在适当的地点可以获取。

【整改内容提示】

(1)分析未按照 SOP 执行阳性血培养初步药敏实验的原因。

(2)对微生物室技术人员进行血培养阳性标本处理的培训,强调初步药敏的重要性和操作方法。

(3)对血培养阳性标本的处理进行定期监督检查。

【案例】10

【不符合项描述】微生物药敏试验采用了全自动细菌鉴定仪和 K-B 法药敏两种方法,缺少两种方法的比对实验。

【不符合条款】CNAS-CL02:2012,5.6.4

【条款要求】应规定比较程序和所用设备和方法,以及建立临床适宜区间内患者样品结果可比性的方法。此要求适用于相同或不同的程序、设备、不同地点或所有这些情况。

【整改内容提示】

(1)对于两种药敏方法检测相同药物的结果需要进行结果比对实验,实验室应该制定比对的要求和具体的操作程序。

(2)定期进行两种药敏方法药敏结果的比对实验,对比对结果进行评估,对出现结果不可比时要制定纠正解决的办法。

【案例】11

【不符合项描述】微生物实验室接收了不合格原始样品(包括让步样本,如 2010 年 12 月 1 日病案号××送检的痰标本),未在最终检测报告中进行说明。

【不符合条款】CNAS-CL02:2012,5.4.6 c)

【条款要求】如果患者识别或样品识别有问题,运送延迟或容器不适当导致样品不稳定,样品量不足,样品对临床很重要或样品不可替代,而实验室仍选择处理这些样品,应在最终报告中说明问题的性质,并在结果的解释中给出警示(适用时)。

【整改内容提示】

(1)实验室程序文件和微生物组的 SOP 应该制定对临床样本的接收和拒收的标准。

(2)实验室要制定程序要求对于接收的不合格标本应该拒收,如果出现让步样本应该在最终检测报告中进行说明。

【案例】12

【不符合项描述】实验室不能提供该领域负责人参加生物安全培训(如样本的运输、生物安全柜的正确使用等)记录。

【不符合条款】CNAS-CL02:2012,5.1.5 d)

【条款要求】实验室应为员工提供健康与安全的培训。

【整改内容提示】

(1)实验室要制订员工的继续教育计划,计划的内容应该包括每年的生物安全培训,尤其是微生物领域负责人。计划要包括外部培训和内部培训的内容。

(2)实验室内部每年至少进行两次生物安全的培训。

(3)参加外部和内部的培训内容要进行完整记录并存档备查。

【案例】13

【不符合项描述】微生物科缺少对检验用毕标准菌株的销毁规定及记录。

【不符合条款】CNAS-CL02:2012,5.7.2

【条款要求】样品的安全处置应符合地方法规或有关废物管理的建议。

【整改内容提示】

(1)微生物室按照国家和地方法规规定的要求进行标准菌株的保存、使用和销毁,并记录;制定相应的 SOP 和记录表格,定期进行核实。

(2)菌株的销毁要符合实验室医疗垃圾处理规范,并进行规处理、范交接和记录。

【案例】14

【不符合项描述】实验室不能提供游标卡尺的定期检定/校准验证证明。

【不符合条款】CNAS-CL02:2012,5.3.1.4 c)

【条款要求】实验室应制定文件化程序,对直接或间接影响检验结果的设备进行校准,内容包括定期验证要求的测量准确度和测量系统功能。

【整改内容提示】

(1)制订微生物室游标卡尺的年度检定计划,并对执行情况定期进行跟踪监督。

(2)联系第三方检定机构(计量所或计量局)定期对游标卡尺进行检定,出具检定报告,不能达到检定要求要及时更换。

【案例】15

【不符合项描述】现场评审时观察到:微生物室技术人员未按操作程序将已接种标本的培养平板(包括血平板、麦康凯平板)放于 35℃普通培养箱,而是放置于 35℃二氧化碳孵箱。

【不符合条款】CNAS-CL02:2012,5.5.3

【条款要求】当实验室拟改变现有的检验程序,而导致检验结果或其解释可能明显不同时,在对程序进行确认后,应向实验室服务的用户解释改变所产生的影响。

【整改内容提示】

(1)实验室细菌培养的条件应该按照实验室 SOP 规定的内容进行规范操作,如果 SOP 规定内容与实际操作不符而需要对 SOP 内容进行修改时,要经过微生物技术管理层讨论,依据权威专业书籍或杂志进行修改。

(2)对实验室微生物 SOP 内容要定期进行使用人员的培训和宣贯,尤其是对内容进行调整后,一定要进行培训并考核。

【案例】16

【不符合项描述】艰难梭菌培养、鉴定和分枝杆菌抗酸染色无能力验证(室间质评)而采用实验室间比对,根据行业要求比对频率应至少每 6 个月一次,实验室执行的为一年一次。

【不符合条款】CNAS-CL02:2012,5.6.3.2

【条款要求】当无实验室间比对计划可利用时,实验室应采取其他方案并提供客观证据确定检验结果的可接受性。这些方案应尽可能使用适宜的物质。

【整改内容提示】对于没有能力验证的实验室间比对项目程序文件和 SOP 规定内容需要遵循行业标准,如果不符标准要按照标准进行修改并实施。艰难梭菌培养和鉴定、分枝杆菌抗酸染色的比对频率要修改为半年一次,修改相应的文件并执行,做好记录备查。

【案例】17

【不符合项描述】微生物阳性报告基本信息不全、无抗生素敏感试验的判断范围和必要的结果解释。

【不符合条款】CNAS-CL02:2012,5.8.1

【条款要求】每一项检验结果均应准确、清晰、明确并依据检验程序的特定说明报告。实验室应规定报告的格式和介质(即电子或纸质)及其从实验室发出的方式。实验室应制定程序以保证检验结果正确转录。报告应包括解释检验结果所必需的信息。当检验延误可能影响患者医疗时,实验室应有通知检验申请者的方法。

【整改内容提示】

(1)按照认可规范中对微生物阳性报告的要素规定逐一进行核对,补充缺少的信息,联系医院信息科和 LIS 公司对报告的格式进行修改完善。

(2)LIS 中增加对抗生素敏感性实验判断的范围,能够保证药敏结果的准确判断。

(3)参照全文文献和书籍,尤其是 CLSI 文件,建立微生物阳性结果的解释库,便于需要时可以选择报告。

(4)对 LIS 的补充调整,报告格式的修改完成后要进行全体科室成员的培训和考核,保证全体人员正确使用,并定期进行考核。

(柯培锋　陈　茶)

第二节　临床微生物学检验不规范不符合项案例分析

【案例】1

【原始描述】检验科在程序文件(编号××)《急诊检验程序》的"检验项目危急值表"中明确指出血培养阳性应即时回报。但是夜间微生物标本由生化值班人员完成,而值班人员只完成标本接种和上机,对血培养仪报阳性的标本没有做任何处理。

【存在问题】条款应用不恰当

【原始对应条款】CNAS-CL02:2008,5.8.3 l)

【正确对应条款】CNAS-CL02:2012,5.9.1 b)

【条款要求】当检验结果处于规定的"警示"或"危急"区间内时:

—立即通知医师(或其他授权医务人员),包括送至受委托实验室检验的样品的结果(见4.5);

—保存采取措施的记录,包括日期、时间、负责的实验室员工、通知的人员,以及在通知时遇到的任何困难。

【案例分析】该不符合项是有危急值报告程序,但执行记录效果不好。不属于5.8.3 1),5.8.3是对报告中的内容的要求。

【规范性描述】N/A

【整改内容提示】

(1)完善血培养阳性报告制度,如增加阳性报告登记表等,对阳性的报告全部登记。

(2)对全体人员特别是夜班人员进行血培养报阳处理培训。

【案例】2

【原始描述】东院检验组微生物室对为二氧化碳培养箱提供气体的气瓶未进行固定。

【存在问题】判断结论不准确

【原始对应条款】CNAS-CL02:2008,5.2.1

【正确对应条款】N/A

【条款要求】实验室的设计应确保用户服务的质量、安全和有效,以及实验室员工、患者和来访者的健康和安全。实验室应评估和确定工作空间的充分性和适宜性。

【案例分析】对为二氧化碳培养箱提供气体的气瓶进行固定并不是必须要求,只要实验室能够把相关风险降到最低,符合相关要求即可。在此不能判为不符合项,但可判为观察项。

【规范性描述】N/A

【整改内容提示】可通过固定气瓶或者为气瓶单独设立一个空间存放,增加固定设计。

【案例】3

【原始描述】编号为××生物安全柜中紫外线消毒灯,不能提供其消毒累计的使用时间记录。

【存在问题】判断结论不准确

【原始对应条款】CNAS-CL02:2008,5.2.6

【正确对应条款】N/A

【条款要求】应关注与开展活动相适宜的光、无菌、灰尘、有毒有害气体、电磁干扰、辐射、湿度、电力供应、温度、声音、振动水平和工作流程等条件,以确保这些因素不会使结果无效或对所要求的检验质量产生不利影响。

【案例分析】应用说明对这方面并未做特别要求,此事实应属于观察项。

【规范性描述】N/A

【整改内容提示】应用说明对紫外线消毒灯的消毒累计使用时间记录并没有强制要求,但紫外线消毒灯是有使用时间要求的,当超出时间时,将影响消毒效果,实验室可记录其消毒累积时间,还应定期监测消毒效果。

【案例】4

【原始描述】实验室没有提供培养和鉴定(厌氧菌)检验项目的实验室间比对结果。

【存在问题】条款应用不恰当

【原始对应条款】CNAS-CL02:2008,5.6.3.2

【正确对应条款】CNAS-CL02:2012,5.6.3.1

【条款要求】实验室应参加如外部质量评价计划组织的实验室间比对活动。实验室管理层应监控外部质量评价结果,当未达到控制标准时,还应参与实施纠正措施。

【案例分析】5.6.3.2 当无实验室间比对计划可利用时,实验室应采取其他方案并提供客观证据确定检验结果的可接受性。该不符合项是未参加室间质评或比对,应属于5.6.3.1。

【规范性描述】N/A

【整改内容提示】按照认可规则要求,申报认可的项目应该每年参加两次的能力验证试验或者替代试验,当确实无能力验证试验时,可通过室间比对替代。

【案例】5

【原始描述】住院号××患者等"培养+药敏"2008年11月9日检验申请单"诊断"栏为空,没有说明感染类型和(或)目标微生物。执行原始样品采集日期和时间/实验室收到样品的日期和时间不规范,只标明了日期,没有标明时间。

【存在问题】条款应用不恰当

【原始对应条款】CNAS-CL02:2008,5.4.4.2

【正确对应条款】CNAS-CL02:2012,5.4.3

【条款要求】检验申请表或电子申请表宜留有空间以填入相关要求的内容。

【案例分析】此不符合项是检验申请单的内容,而不是标本采集前的指导的内容。

【规范性描述】N/A

【整改内容提示】标本类型、感染类型和(或)目标微生物以及采样时间对微生物检验非常重要,应该填写相关内容。应该对临床医生进行强化培训。

【案例】6

【原始描述】查阅检验报告(条码编号××),见尿培养出大肠埃希菌,但未报告尿液菌落计数结果。

【存在问题】条款应用不恰当

【原始对应条款】CNAS-CL02:2008,5.8.3

【正确对应条款】CNAS-CL02:2012,5.8.1

【条款要求】每一项检验结果均应准确、清晰、明确并依据检验程序的特定说明报告。实验室应规定报告的格式和介质(即电子或纸质)及其从实验室发出的方式。

【案例分析】该不符合项是报告的格式要求,而不是报告的内容要求。

【规范性描述】N/A

【整改内容提示】

(1)完善尿液微生物检验SOP的内容,要求包括尿液菌落计数内容,并详细说明具体计数方法。

(2)对LIS中尿液微生物检验报告的格式增加菌落计数结果记录位置,并同时核对报告其他要素是否完整。

（3）对修改过的 SOP 和 LIS 报告格式进行全体微生物检验人员培训考核,保证熟练掌握。

【案例】7

【原始描述】微生物科试剂培养基室存放标准菌株的冰箱（编号××）没有双锁管理。

【存在问题】判断结论不准确

【原始对应条款】CNAS-CL02:2012,5.2.3

【正确对应条款】CNAS-CL02:2012,5.2.3

【条款要求】危险品的储存和处置设施应与物品的危险性相适应,并符合适用要求的规定。

【案例分析】存放标准菌株的冰箱并没有要求一定要双锁管理,实验室可以通过其他方式进行管理,只要能够确保安全即可。可开为观察项。

【规范性描述】N/A

【整改内容提示】

（1）完善微生物科标准菌株保存 SOP 的内容,详细规定菌株保存冰箱的管理办法,为了确保生物安全,最好实行双锁管理。

（2）按照 SOP 的要求对菌株保存冰箱实行双锁管理,要求两个不同人员分别保管两把钥匙,必须两个人同时在时才能打开冰箱。通告全科人员具体流程,严格执行,互相监督。

【案例】8

【原始描述】观察到 2010 年 1 月 11 日标本号条形码××的痰培养,痰涂片进行标本质量评价的涂片结果没有记录。

【存在问题】条款应用不恰当

【原始对应条款】CNAS-CL02:2012,5.4.6

【正确对应条款】CNAS-CL02:2012,5.4.6 e)

【条款要求】授权人员应评估已接收的样品,确保其满足与申请检验相关的接受标准。

【案例分析】该不符合项是描述没有对接收的样品进行评估,应对应 5.4.6 e),原始条款没有对应到最小条款。

【规范性描述】N/A

【整改内容提示】

（1）完善痰标本微生物检验 SOP 的内容,要求痰涂片进行标本质量评价,并详细介绍具体操作方法和判断标准。

（2）设计合适的表格或其他形式记录痰涂片质量评价结果,并在 LIS 痰培养报告中增加相应的记录。

（3）对修改过的 SOP 和 LIS 报告格式进行全体微生物检验人员培训考核,保证熟练掌握。

【案例】9

【原始描述】微生物阳性结果报告单缺项,报告单无原始标本采集时间和日期、接收样

品的时间及发布时间

【存在问题】条款应用不恰当

【原始对应条款】CNAS-CL02:2012,5.8.1

【正确对应条款】CNAS-CL02:2012,5.8.3

【条款要求】检验报告要求有标本采集时间、接收时间和报告时间等标识。

【案例分析】该不符合项是对检验报告单的要求,而不是结果报告的总则的内容。

【规范性描述】N/A

【整改内容提示】

(1)分析阳性报告中缺少采集时间、接收时间和发布时间的原因。

(2)针对不同原因进行具体解决,如果是 LIS 设计有缺陷,要求进行 LIS 的完善;如果漏记录,则要对 SOP 进行核对修改,对人员进行培训。

【案例】10

【原始描述】实验室不能提供头孢哌酮/舒巴坦药敏试验结果判定标准的依据。

【存在问题】条款应用不恰当

【原始对应条款】CNAS-CL02:2008,5.6.1

【正确对应条款】CNAS-CL02:2012,5.5.1.1

【条款要求】实验室应选择预期用途经过确认的检验程序,应记录检验过程中从事操作活动的人员身份。每一检验程序的规定要求(性能特征)应与该检验的预期用途相关。

【案例分析】5.6.1 是室内质控的要求,但该不符合项是检验程序的问题。

【规范性描述】N/A

【整改内容提示】

(1)CLSI 中没提供头孢哌酮/舒巴坦的判断标准,但实验室若要为临床提供头孢哌酮/舒巴坦的药敏结果,则需要对结果的判断依据进行说明。

(2)可以依据较为权威的文献报道的标准作为结果判断的依据,或者只为临床报告试验结果而不提供判定结果,在报告备注解释中进行说明。

(柯培锋 陈茶)

第三节 其他专业领域规范性不符合项案例分析

【案例】1

【不符合项描述】实验室仪器性能验证未向制造商索取检测程序,厂方提供的报告未覆盖全部主要参数,如基因室 ABI7500(仪器编号:××)无 2008 年荧光本底数据。

【不符合条款】CNAS-CL02:2012,5.3.1.4

【条款要求】实验室应制定文件化程序,对直接或间接影响检验结果的设备进行校准,内容包括使用条件和制造商的使用说明、定期验证要求的测量准确度和测量系统功能等。

【整改内容提示】①完善仪器校准 SOP 内容,应包括所有校准参数的记录,如光路系统校准中括目标区校正、背景校正和纯荧光校正;②仪器校准应有实验室工作人员陪同并进行相关条件检查。

【案例】2

【不符合项描述】HBV DNA 检测试剂盒中的阳性对照、标准品放置在试剂准备区；11 月 17 日的安排的现场试验中，跟踪观察见操作人员区域界定不清，如将未使用完的试剂盒从标本制备区又放回试剂准备区，各工作区的工作服放置在同一房间。

【不符合条款】CNAS-CL02：2012，5.2.6

【条款要求】相邻实验室部门之间如有不相容的业务活动，应有效分隔。在检验程序可产生危害，或不隔离可能影响工作时，应制定程序防止交叉污染。

示例：检验过程存在危险物质，如分枝杆菌、放射性核素；未隔离将会影响工作，如扩增核酸；需要安静且不受干扰的工作环境，如细胞病理学筛检过程；需要控制工作环境条件，如大型计算机系统。

【整改内容提示】①评估违规操作后给实验带来的污染风险，从而评估对已发报告的影响；②完善基因扩增工作流程 SOP，避免再次发生类似问题；③对人员进行培训考核，并定期评估其能力。

【案例】3

【不符合项描述】输血科实验室不能提供校准间隔内对温度监测器温度传输结果准确性的评价证据。

【不符合条款】CNAS-CL02：2012，5.3.1.7 j)

【条款要求】实验室应保存影响检验性能的每台设备的记录，包括确认设备可持续使用的性能记录。

【整改内容提示】输血专业对贮血冰箱等的温度的监控要求较严格，当实验室没有冷链时，应每 6 小时记录一次冰箱温度。采用冷链监测温度的实验室，应该定期验证温度传输的结果准确性，并评价。

【案例】4

【不符合项描述】输血检验的定性实验采用定量实验的规则。

【不符合条款】CNAS-CL02：2012，5.6.2.1

【条款要求】实验室应设计质量控制程序以验证达到预期的结果质量。

【整改内容提示】抗筛检查、交叉配血室内质控一般要求做一个阴性质控和一个弱阳性（包括 IgM、IgG 两种抗体）质控。血型正定型室内质控检测应检测阴性和强阳性标本，反定型应检测阴性、弱阳性、强阳性标本。判断结果时，以凝集强度为标准，阳性标本相差一个"＋"的凝集强度以内为在控。实验室还应至少每年 1 次进行实验室内部比对，包括人员和不同方法/检测系统间的比对，至少选择 2 份阴性、2 份弱阳性、1 份阳性样品进行比对，评价比对结果的可接受性。

【案例】5

【不符合项描述】冷冻切片时组织块上没有病理号或其他的患者标识。

【不符合条款】CNAS-CL02:2012,5.4.6

【条款要求】原始样品应可追溯到具体的个体。

【整改内容提示】原始样品应可追溯到具体的个体,特别是病理标本等这些特殊标本。应确保在检查过程中始终以病理号作为原始样品、取材样品(包埋盒)、蜡块或切片的唯一性标识。

【案例】6

【不符合项描述】未能提供实验室信息管理系统(LIS)检验数据备份和数据传输准确性验证程序及记录。

【不符合条款】CNAS-CL02:2012,5.10.3

【条款要求】用于收集、处理、记录、报告、存储或检索检验数据和信息的系统应:

a)　在引入前,经过供应商确认以及实验室的运行验证;在使用前,系统的任何
变化均获得授权、文件化并经验证;

注:适用时,确认和验证包括:实验室信息系统和其他系统,如实验室设备、医院患者管理系统及基层医疗系统之间的接口正常运行。

b)　文件化;包括系统每天运行情况的文档可被授权用户方便获取;

c)　防止非授权者访问;

d)　安全保护以防止篡改或丢失数据;

e)　在符合供应商规定的环境下操作,或对于非计算机系统,提供保护人工记录
和转录准确性的条件;

f)　进行维护以保证数据和信息完整,并包括系统失效的记录和适当的应急和纠正
措施;

g)　符合国家或国际有关数据保护的要求。

实验室应验证外部信息系统从实验室直接接收的电子及相关硬拷贝(如计算机系统、传真机、电子邮件、网站和个人网络设备)的检验结果、相关信息和注释的正确性。当开展新的检验项目或应用新的自动化注释时,实验室应验证从实验室直接接收信息的外部信息系统再现这些变化的正确性。

【整改内容提示】实验室应制定信息系统程序,内容包括如何备份数据,什么时候备份,以及数据传输准确性的验证,如仪器到 LIS、LIS 到 HIS 等各个环节的验证,定期进行验证并记录。

【案例】7

【不符合项描述】没有建立专门的程序来监控实验室去离子水的质量是否达到规定的标准。

【不符合条款】CNAS-CL02:2012,5.2.6

【条款要求】当有相关规定要求或环境因素可能影响结果的质量时,实验室应监测、控制并记录环境条件。

【整改内容提示】实验室应依据仪器和(或)试剂使用的特定要求,制定适宜的水质标准,并定期检测和记录。应有失控处理措施,并记录。

【案例】8

【不符合项描述】荧光显微镜(仪器编号:××)没有校准或2年内没有进行荧光强度的检测。

【不符合条款】CNAS-CL02:2012,5.3.1.4

【条款要求】实验室应制定文件化程序,对直接或间接影响检验结果的设备进行校准,内容包括:

a)使用条件和制造商的使用说明;

b)记录校准标准的计量学溯源性和设备的可溯源性校准;

c)定期验证要求的测量准确度和测量系统功能;

d)记录校准状态和再校准日期;

e)当校准给出一组修正因子时,应确保之前的校准因子得到正确更新;

f)安全防护以防止因调整和篡改而使检验结果失效。

【整改内容提示】荧光显微镜应该定期进行荧光强度的检测。实验室要根据厂家的程序,派人与厂家工程师一起定期对荧光强度进行检测,并定期进行校准。

【案例】9

【不符合项描述】细胞学标本没有标签。

【不符合条款】CNAS-CL02:2012,5.4.4.3 e)

【条款要求】样品容器应至少有两种标识(例如,患者姓名和另一种标识信息)。送检玻片应至少有一种标识(不能单独使用患者姓名作为标识),两种更佳,实验室接收后在送检玻片上所作的新标识不应毁去玻片原有的标识。每张玻片及每个容器均应分别标识。对样品容器和玻片的标识方法应文件化。

【整改内容提示】实验室应该制定程序,说明如何对细胞学标本进行标识。样品容器应至少有两种标识(例如,患者姓名和另一种标识信息)。送检玻片应至少有一种标识(不能单独使用患者姓名作为标识),两种更佳,实验室接收后在送检玻片上所作的新标识不应毁去玻片原有的标识。每张玻片及每个容器均应分别标识。对样品容器和玻片的标识方法应文件化。

此外,由临床医师或细胞病理人员进行的细胞学样品采集,应记录采集者的姓名、科室/单位、采集过程和采集日期,对于有特殊要求的检查(例如需进行雌孕激素受体免疫组化检测的样品)应记录采集及固定时间;采集过程记录除操作过程、患者情况外,应包括对所采集样品的性状和数量的描写。

(柯培锋 周华友)

参 考 文 献

1. CNAS-CL02:2012《医学实验室质量和能力认可准则》

2. CNAS-GL09:2014《实验室认可评审不符合项分级指南》

3. CNAS-CL35:2012《医学实验室质量和能力认可准则在实验室信息系统的应用说明》

4. CNAS-CL36:2012《医学实验室质量和能力认可准则在分子诊断领域的应用说明》

5. CNAS-CL37:2012《医学实验室质量和能力认可准则在组织病理学检查领域的应用说明》

6. CNAS-CL38：2012《医学实验室质量和能力认可准则在临床化学检验领域的应用说明》

7. CNAS-CL39：2012《医学实验室质量和能力认可准则在临床免疫学定性检验领域的应用说明》

8. CNAS-CL40：2012《医学实验室质量和能力认可准则在输血医学领域的应用说明》

9. CNAS-CL41：2012《医学实验室质量和能力认可准则在体液学检验领域的应用说明》

10. CNAS-CL42：2012《医学实验室质量和能力认可准则在临床微生物学检验领域的应用说明》

11. CNAS-CL43：2012《医学实验室质量和能力认可准则在临床血液学检验领域的应用说明》

12. CNAS-CL51：2014《医学实验室质量和能力认可准则在细胞病理学检查领域的应用说明》

第五篇 仪器检定与校准

计量溯源性是国际间相互承认测量结果的前提条件,中国合格评定国家认可委员会(CNAS)将计量溯源性视为测量结果有效性的基础,并确保获认可的测量活动的计量溯源性满足国际规范的要求。根据 CNAS-CL02《医学实验室质量和能力认可准则》的要求,实验室应制定文件化程序,对直接或间接影响检验结果的设备进行校准,对分析设备校准的基本项目至少应包括加样系统、检测系统和温控系统,相关法规规定属于强制检定管理的测量设备,应按规定检定。

检定是有法制计量部门或法定授权组织按照检定规程,通过实验,提供证明来确定测量器具的示值误差满足规定要求的活动。校准是在规定条件下,为确定测量仪器或测量系统所指示的量值,或实物量具或参考物质所代表的量值,与对应的由标准所复现的量值之间关系的一组操作。内部校准是在实验室或其所在组织内部实施的,使用自有的设施和测量标准,校准结果仅用于内部需要,为实现获认可的检测活动相关的测量设备的量值溯源而实施的校准。"内部校准"与"自校准(self-calibration)"是不同的术语,"自校准"一般是利用测量设备自带的校准程序或功能(比如智能仪器的开机自校准程序)或设备厂商提供的没有溯源证书的标准样品进行的校准活动,通常情况下,其不是有效的量值溯源活动,但特殊领域另有规定除外。

国家食品药品监督管理局 2005 年 12 月 7 日发布了半自动生化分析仪中华人民共和国医药行业标准(YY/T 0014—2005),规定了除紫外-可见分光光度法对各种样品进行定量分析的半自动生化分析仪的校准要求及实验方法。2008 年 4 月 25 日又发布了全自动生化分析仪中华人民共和国医药行业标准(YY/T 0654—2008),标准中规定了全自动生化分析仪的要求、试验方法、检验规则等。近几年,相关的行业标准也陆续出台,全自动发光免疫分析仪的校准应符合 YY/T 1155—2009(2011 年 06 月 01 日实施)的要求,酶标分析仪的校准应符合国家质量监督检验检疫总局 2008 年 05 月 21 日实施的 JJG 861—2007 酶标分析仪检定规程的要求,血细胞分析仪的校准应符合 WS/T 347—2011《血细胞分析的校准指南》的要求,尿液分析仪的校准应符合 JJF 1129—2005《尿液分析仪校准规范》的要求等,其他暂无相关参考行业标准的仪器,可参照中国合格评定国家认可委的相关规定或设备生产厂商的建议执行校准。

实验室应建立校准/检定程序规范仪器设备的校准/检定,保证仪器设备的正常使用,使测量数据或检测结果具有良好的溯源性。校准程序一般包括:校准物的名称、来源、溯源性及其保存方法;校准的具体方法和步骤;校准周期;实施责任人等。除此之外,所有对分析检测结果的准确性有影响的实验设备,在投入使用前都要求进行校准/检定,如稀释器具:量筒、量杯和容量瓶、分析天平、温度计、湿度计,pH 计,紫外-可见分光光度计等。

第四十三章

公共仪器的检定

第一节 概 述

实验室常用公共仪器主要包括:移液器、玻璃量具,普通温度计、温湿度计,电子温度计,酸度计,分光光度计和电子天平等。计量器具的检定主要用于确保计量器具能够满足检测任务要求,在贮存和使用过程中处于受控状态,确保用于测量过程控制及计量质量检测的仪器、仪表、量器、衡器等的工作状态完好可靠;以及由上述仪器、仪表、量器、衡器等所提供的测量数据、控制参数准确无误。计量器具的检定,则是查明和确认计量器具是否符合法定要求的程序,它包括检查、加标记和(或)出具检定证书。检定具有法制性,其对象是法制管理范围内的计量器具。

国家规定的强检目录上的量具,检验医学主要有玻璃液体温度计、砝码、天平、酸度计、血气酸碱平衡分析仪、火焰光度计、分光光度计、比色计、水质监测仪和电子血球计数器等,如果用于贸易结算、安全防护、医疗卫生、环境监测,还有如果用于作为计量标准器的,这些必须进行强制检定;行业标准中很少要求强制检定的;除此之外,均可以进行校准;当然校准也是需要建立计量标准并取得计量标准资质证书后,方能进行。

2011 年中国合格评定国家认可委的 CNAS-CL31《内部校准要求》文件要求,实验室根据实际情况进行校准。实验室也可以根据检定要求进行校准。

第二节 移液器的检定

一、检定基本要求

(一) 检定环境

室温为 18~25℃,测定中波动范围≤1℃/h。

(二) 检定用具

1. 德国赛多利斯电子天平(十万分之一精度)(Max 80g,d=0.01mg;Max 220g,d=0.1mg)。

2. 玻璃皿,小烧杯,试剂广口瓶(500ml),秒表(分辨力 0.1 秒)。

3. 测定液体,去离子水,提前 24 小时放入实验室内,水温与室温温差不超过 2℃(水温18~25℃,电导率<2.0μS/cm)。

4. 点温度计。

5. 真空表:0～0.1MPa,分辨力:0.01MPa。

6. 抽气辅助设备(100ml)。

（三）选定检定体积

1. 按照国标 JJG 646—2006 选定的检定体积,见表 43-1 和表 43-2。

表 43-1　在标准温度 20℃时可调移液器容量允许误差和重复性

（此为国际 JJG 646—2006 的要求）

标称容量(μl)	检定点(μl)	容量允许误差±(%)	测量重复性 CV:≤(%)
20	5	8.0	3.0
	10	4.0	2.0
	20	4.0	2.0
40	20	4.0	2.0
	40	3.0	1.5
50	25	4.0	2.0
	50	3.0	1.5
100	10	8.0	4.0
	20	4.0	2.0
	50	3.0	1.5
	100	2.0	1.0
200	20	4.0	2.0
	100	2.0	1.0
	200	1.5	1.0
1000	100	2.0	1.0
	500	1.0	0.5
	1000	1.0	0.5
5000	1000	1.5	0.5
	2000	1.0	0.5
	5000	1.0	0.5

表 43-2　在标准温度 20℃时固定移液器容量允许误差和重复性

标称容量(μl 或 mm³)	容量允许误差(%)	重复性(%)
5	±6.0	≤|3.0|
10	±4.0	≤|2.0|
20～25	±3.0	≤|1.5|

续表

标称容量(μl 或 mm³)	容量允许误差(%)	重复性(%)
50	±3.0	≤|1.5|
100～150	±2.0	≤|1.0|
200～600	±1.5	≤|0.7|
1000	±1.0	≤|0.5|

2. 最小可调体积。

3. 工作中需要使用的体积。

(四) 通用技术要求

1. 外观要求　移液器塑料件外壳表面应平整、光滑,不得有明显的缩痕、废边、裂纹、气泡和变形等现象,金属件表面镀层应无脱落、锈蚀和起层。主体应有下列标记:产品名称、制造厂或商标、标称容量、型号规格、出厂编号。

2. 活塞　按动移液器的活塞时,上、下移动应灵活,分挡界限明显。

3. 调节器　移液器的显示窗在容量调节动作时,应转动灵活,数字指示清晰、完整。

4. 吸液嘴　由聚丙烯材料制成,不得有明显的弯曲现象,内壁应光洁、平整,排液后不得有残留液体存在,移液器应采用相应配套的吸液嘴。

5. 密合性　移液器在 0.04MPa 的压力下,5 秒内不得有漏气现象。

二、检定步骤

(一) 检定准备

调节好电子天平及点温度计,准备好去离子水及检定用容器等。

(二) 外观检查

目测、触摸或使用放大镜等观察被检移液器,应符合外观要求。

(三) 密合性检验

1. 用一只装满清水的透明广口试剂瓶,瓶塞上分别有三个孔,将真空表、测试玻璃管及抽气设备(可选用玻璃注射器)分别安装在瓶塞上。

2. 将已安装吸液嘴的待检移液器连接在浸入液体 5cm 的测试玻璃管上端,启动抽气设备,使真空表指针指示在 0.04MPa,达到平衡后,持续 5 秒,此时测试玻璃管下端不得有气泡产出。

(四) 容量检定

采用衡量法对移液器进行检定。

1. 检定前准备　所选用的吸液嘴应与被检移液器的吸引杆配套,在移液器的吸引杆的下端,轻轻转动吸液嘴,以保证移液器的密封性;并在完成几次吸液、排液过程中应没有挂水现象。

2. 检定步骤

(1)将移液器调至拟检定体积,选择合适的吸头。

(2)吸去离子水 3 次,以使吸头湿润,用滤纸拭干吸头外壁。

(3)垂直握住移液器,将吸头浸入液面3mm以下,缓慢(1~3秒)地吸取去离子水(或蒸馏水)。

(4)将吸头离开液面,用滤纸拭干吸头外壁。

(5)将移液器吸头尖端停靠在玻璃皿内壁,缓慢一致地将移液器压至第一挡,等待1~3秒,再压第二挡,使吸头里的液体完全排出。

(6)记录称量值,测定值记录到小数点后五位。

(7)重复(1)~(6)称量6次,取均值作为最后移液器吸取去离子水的重量,测定去离子水水温,然后查表43-3中的去离子水的k值进行计算:水的重量×k值=实际体积。

表 43-3 1ml 水在不同温度时 k 值表

水温/℃	k(t)/(cm³/g)	水温/℃	k(t)/(cm³/g)	水温/℃	k(t)/(cm³/g)
15.0	1.004213	18.4	1.003261	21.8	1.002436
15.1	1.004183	18.5	1.003235	21.9	1.002414
15.2	1.004153	18.6	1.003209	22.0	1.002391
15.3	1.004123	18.7	1.003184	22.1	1.002369
15.4	1.004094	18.8	1.003158	22.2	1.002347
15.5	1.004064	18.9	1.003132	22.3	1.002325
15.6	1.004035	19.0	1.003107	22.4	1.002303
15.7	1.004006	19.1	1.003082	22.5	1.002281
15.8	1.003977	19.2	1.003056	22.6	1.002259
15.9	1.003948	19.3	1.003031	22.7	1.002238
16.0	1.003919	19.4	1.003006	22.8	1.002216
16.1	1.003890	19.5	1.002981	22.9	1.002195
16.2	1.003862	19.6	1.002956	23.0	1.002173
16.3	1.003833	19.7	1.002931	23.1	1.002152
16.4	1.003805	19.8	1.002907	23.2	1.002131
16.5	1.003777	19.9	1.002882	23.3	1.002110
16.6	1.003749	20.0	1.002858	23.4	1.002089
16.7	1.003721	20.1	1.002834	23.5	1.002068
16.8	1.003693	20.2	1.002809	23.6	1.002047
16.9	1.003665	20.3	1.002785	23.7	1.002026
17.0	1.003637	20.4	1.002761	23.8	1.002006
17.1	1.003610	20.5	1.002737	23.9	1.001985
17.2	1.003582	20.6	1.002714	24.0	1.001965
17.3	1.003555	20.7	1.002690	24.1	1.001945
17.4	1.003528	20.8	1.002666	24.2	1.001924

水温/℃	k(t)/(cm³/g)	水温/℃	k(t)/(cm³/g)	水温/℃	k(t)/(cm³/g)
17.5	1.003501	20.9	1.002643	24.3	1.001904
17.6	1.003474	21.0	1.002619	24.4	1.001884
17.7	1.003447	21.1	1.002596	24.5	1.001864
17.8	1.003420	21.2	1.002573	24.6	1.001845
17.9	1.003393	21.3	1.002550	24.7	1.001825
18.0	1.003367	21.4	1.002527	24.8	1.001805
18.1	1.003340	21.5	1.002504	24.9	1.001786
18.2	1.003314	21.6	1.002481	25.0	1.001766
18.3	1.003288	21.7	1.002459		

(8)填写《移液器检定记录表》,参考被检移液器的允差范围,确定是否要进行调节。

(五)注意事项

检定周期为1年。加样器、吸管的允差范围因生产厂家、规格和型号的不同而不同,因此检定时须按规定的允差范围来进行检定。

(六)参考标准

中华人民共和国国家计量检定规程 JJG 646—2006《移液器》

【计算示例】在23.7℃时,10ml 刻度吸管放出的去离子水重9.95634g,则该吸管在20℃的容积为:9.95634g×1.002026=9.977(ml)。

第三节 常用玻璃量器的检定

一、检定基本要求

(一)范围

适用于新购买和使用中的滴定管、分度吸量管、单标线吸量管、单标线容量瓶、量筒、量杯等常用玻璃量器的检定。

(二)概述

玻璃量器按器型式分为量入式和量出式两种。按其准确度不同分为A级和B级,其中量筒和量杯不分级。

(三)检定环境

室温为18~25℃,测定中波动范围≤1℃/h。

(四)检定用具

1. 德国赛多利斯电子天平(十万分之一精度),(Max 80g,d=0.01mg;Max 220g,d=0.1mg)。

2. 玻璃皿,小烧杯。

3. 测定液体,去离子水,提前24小时放入实验室内,水温与室温温差不超过2℃(水温

18～25℃,电导率＜2.0μS/cm)。

4. 点温度计。

（五）检定点

1. 滴定管

1～10ml:半容量和总容量两点;

25ml:0～5ml、0～10ml、0～15ml、0～20ml、0～25ml 五点;

50ml:0～10ml、0～20ml、0～30ml、0～40ml、0～50ml 五点;

100ml:0～20ml、0～40ml、0～60ml、0～80ml、0～100ml 五点。

2. 分度吸量管

(1)0.5ml 及以下的检定点:半容量和总容量两点;

(2)0.5ml 以上的检定点;总容量的 1/10。若无 1/10 分度线则检 2/10 点;半容量和总容量,共三点。

3. 量筒、量杯　总容量的 1/10。若无 1/10 分度线则检 2/10 点;半容量和总容量,共三点。

（六）通用技术要求

1. 材质

(1)玻璃量器通常采用钠钙玻璃或硼硅玻璃制成;

(2)滴定管、分度吸量管和量筒允许由蓝线乳白衬背的双色玻璃管制成。

2. 外观要求

(1)不允许有影响计量读数及使用强度等缺陷,具体要求应符合现行国家标准;

(2)分度线与量的数值应清晰、完整、耐久,具体要求应符合现行国家标准;

(3)主体应有下列标记:产品名称、制造厂或商标、标称容量、型号规格(量入式用"In",量出式用"Ex",吹出式用"吹"或"Blow out")等基本标记。

3. 密合性

(1)滴定管玻璃活塞的密合性要求:当水注至最高标线时,活塞在关闭的情况下停留 20 分钟后,渗漏量应不大于最小分度值。

(2)滴定管塑料活塞的密合性要求:当水注至最高标线时,活塞在关闭的情况下停留 50 分钟后,渗漏量应不大于最小分度值。

(3)具塞量筒、量瓶的口与塞的密合性要求:当水注入至最高标线,塞子盖紧后颠倒 10 次,每次颠倒时,在倒置状态下至少停留 10 秒,不应有水渗出。

4. 计量性能要求　流出时间、等待时间及容量允差均应按照国标 JJG 196—2006 的规定。

二、检定步骤

（一）检定准备

调节好电子天平及点温度计,准备好去离子水及检定用容器等。

（二）外观检查

目测或使用放大镜等观察,应符合外观要求。

（三）密合性检验

1. 具塞滴定管

（1）将不涂油脂的活塞芯擦干净后用水湿润,插入活塞套内,滴定管应垂直地夹在检定架上,然后充水至最高标线处,活塞在关闭情况下静置 20 分钟(塑料活塞静置 50 分钟)渗漏量应符合国标要求。

（2）对于三通活塞的滴定管,除了进行上述方法的检定外,对进液孔液应进行相同方法检定。检定时把滴定管内的水排空,进液孔与一支充有水的进水管连接,进水管的液位应高于被检滴定管最高标线 250mm,活塞在任意关闭状态下静置 20 分钟,渗漏量应符合国标要求。

（3）对于座式滴定管和夹式滴定管,将水充至最高标线,去掉注液管活塞以上的水,垂直静置 20 分钟后,两只活塞渗漏量应符合国标要求。

2. 量瓶和具塞量筒　将水充至最高标线,塞子应擦干,不涂油脂,盖紧后用手指压住塞子,颠倒 10 次,每次颠倒时,在倒置状态下停留 10 秒,不应有水渗出。

（四）流出时间

1. 滴定管

（1）将滴定管垂直夹在检定架上,活塞芯涂上一层薄而均匀的油脂,不应有水渗出;

（2）充水于最高标线,流液口不应接触接水器壁;

（3）将活塞完全开启并计时,使水充分地从流液口流出,直到液面降至最低标线为止的流出时间应符合规定要求。

2. 分度吸量管和单标线吸量管

（1）注水至最高标线以上约 5mm,然后将液面调至最高标线处;

（2）将吸量管垂直放置,并将流液口轻靠接水器壁,此时接水器倾斜约 30°,在保持不动的情况下流出并计时,以流至口端不流时为止,其流出时间应符合规定要求。

（五）容量检定

采用衡量法进行检定。

1. 检定前准备　容量检定前须对量器进行清洗,清洗方法为:用重铬酸钾的饱和溶液和浓硫酸的混合液(调配比例为 1∶1)或用 20% 发烟硫酸进行清洗。然后用水冲净,器壁上不应有挂水等沾污现象,使液面与器壁接触处形成正常弯月面。清洗干净的被检量器须在检定前 4 小时放入实验室内。

2. 检定步骤

（1）取一只容量大于被检玻璃量器的洁净有盖称量杯,去皮;

（2）将被检玻璃量器内的纯水放入称量杯后,称得纯水质量;

（3）凡使用需要实际值的检定,其检定次数至少 2 次,2 次检定数据的差值应不超过被检玻璃容量允差的 1/4,取均值作为最后去离子水的重量,测定去离子水水温,然后查附表 43-3 中的去离子水的 k 值进行计算:水的重量×k 值＝实际体积。

（4）对于单标线容量瓶只进行一次检定。

（5）填写《玻璃量具检定记录表》,参考被检移液器的允差范围,确定是否合格。

（六）注意事项

玻璃量器的检定周期为 3 年,其中无塞滴定管为 1 年。

（七）参考标准

中华人民共和国国家计量检定规程 JJG 196—2006《常用玻璃量器》（表 43-4～表 43-9）。

表 43-4 滴定管计量要求一览表

标称容量/ml		1	2	5	10	25	50	100
分度值/ml		0.01		0.02	0.05	0.1	0.1	0.2
容量允差/ml	A	±0.010		±0.010	±0.025	±0.04	±0.05	±0.10
	B	±0.020		±0.020	±0.050	±0.08	±0.10	±0.20
流出时间/s	A	20～35		30～45		45～70	60～90	70～100
	B	15～35		20～45		35～70	50～90	60～100
等待时间/s					30			
分度线宽度/mm					≤0.3			

表 43-5 单标线吸量管计量要求一览表

标称容量/ml		1	2	3	5	10	15	20	25	50	100
容量允差/ml	A	±0.007	±0.010	±0.015		±0.020	±0.025	±0.030	±0.05	±0.08	
	B	±0.015	±0.020	±0.030		±0.040	±0.050	±0.060	±0.10	±0.16	
流出时间/s	A		7～12		15～25		20～30		25～35	30～40	35～45
	B		5～12		10～25		15～30		20～35	25～40	30～45
分度线宽度/mm						≤0.4					

表 43-6 分度吸量管计量要求一览表

标称容量 /ml	分度值 /ml	容量允差/ml				流出时间/s				分度线宽度 /mm
		流出式		吹出式		流出式		吹出式		
		A	B	A	B	A	B	A	B	
0.1	0.001 0.005	—	—	±0.002	±0.004					
0.2	0.002 0.01	—		±0.003	±0.006			3～7		
0.25	0.002 0.01	—		±0.004	±0.008			2～5		
0.5	0.005 0.01 0.02	—	—	±0.005	±0.010			4～8		A级：≤0.3； B级：≤0.4
1	0.01	±0.008	±0.015	±0.008	±0.015			4～10		
2	0.02	±0.012	±0.025	±0.012	±0.025			4～12	3～6	

标称容量 /ml	分度值 /ml	容量允差/ml				流出时间/s				分度线宽度 /mm
		流出式		吹出式		流出式		吹出式		
		A	B	A	B	A	B	A	B	
5	0.05	±0.025	±0.050	±0.025	±0.050	6～14				
10	0.1	±0.05	±0.10	±0.05	±0.10	7～17		5～10		
25	0.2	±0.10	±0.20	—		11～21				
50	0.2	±0.10	±0.20	—		15～25		—		

表 43-7 单标线容量瓶计量要求一览表

标称容量/ml		1	2	5	10	25	50	100	200	250	500	1000	2000
容量允差 /ml	A	±0.010	±0.015	±0.020	±0.020	±0.03	±0.05	±0.10	±0.15	±0.15	±0.25	±0.40	±0.60
	B	±0.020	±0.030	±0.040	±0.040	±0.06	±0.10	±0.20	±0.30	±0.30	±0.50	±0.80	±1.20
分度线宽度/mm							≤0.4						

表 43-8 量筒计量要求一览表

标称容量/ml		5	10	25	50	100	250	500	1000	2000
分度值/ml		0.1	0.2	0.5	1	1	2 或 5	3	10	20
容量允差/ml	量入式	±0.05	±0.10	±0.25	±0.25	±0.5	±1.0	±2.5	±5.0	±10
	量出式	±0.10	±0.20	±0.50	±0.50	±1.0	±2.0	±5.0	±10	±20
分度线宽度/mm		≤0.3			≤0.4				≤0.5	

表 43-9 量杯计量要求一览表

标称容量/ml	5	10	20	50	100	250	500	1000	2000
分度值/ml	1	1	2	5	10	25	25	50	100
容量允差/ml	±0.2	±0.4	±0.5	±1.0	±1.5	±3.0	±6.0	±10	±20
分度线宽度/mm			≤0.4				≤0.5		

第四节 温度计/温湿度计的检定

一、检定基本要求

(一) 范围

本规程适用于测量范围在 5～50℃、30％～95％RH 的机械式温湿度计等的首次检定、后续检定和使用中检验。

(二) 环境

温度:15~25℃,温度波动应不超过±3℃/6h;相对湿度:≤75%RH。

(三) 检定器具

1. 检定温湿度计的标准器可选用以下两种设备之一。

(1)精密露点仪:应选用配铂电阻温度计的精密露点仪,能同时显示露点、相对湿度和温度。其技术指标应满足表 43-10 的要求。

表 43-10 精密露点仪技术指标

项目	测量范围	最大允许误差
温度	5~50℃	±0.1℃
露点	0℃DP~40℃DP	±0.2℃DP

(2)通风干湿表:应选用电动数字式通风干湿表,同时能显示相对湿度和温度,其技术指标应能满足表 43-11 的要求。通风干湿表应与大气压力计配套使用。

表 43-11 通风干湿表技术指标

项目	测量范围	最大允许误差
温度	5~50℃	±0.1℃
相对湿度	40%~70%RH(20℃时)	±1.0%RH
	大于70%RH(20℃时)	±1.7%RH

2. 配套设备

(1)温湿度检定箱:温湿度检定箱必须有自动调温调湿功能,箱内工作室有效容积应不小于 40L,且应配有开门和大面积透明观察箱,其技术指标均应满足表 43-12 的要求。当检定对象为干湿表时,箱内风速应不大于 0.2m/s。

表 43-12 温湿度检定箱技术指标

项目	技术指标
温度范围	5~50℃
湿度范围	40%~90%RH(20℃时)
温度均匀度	0.3℃
温度波动度	±0.2℃
湿度均匀度	1.0%RH(20℃时)
湿度波动度	±0.8%RH(20℃时)

(2)大气压力计:用于实验室环境大气压力测量,其最小允许误差应不超过±200Pa。

(3)温湿度计:用于环境实验室温湿度测量,其最大允许误差应满足:温度±2℃,相对湿度±5%RH。

(四) 通用技术要求

1. 外观 温湿度计外形结构应完好,无明显机械损伤,表面应无划痕和锈蚀。温湿度计上应标有制造厂名(或厂标)、型号、出厂编号及计量器具制造许可证标志和编号。

2. 指针式温湿度计和干湿表的其他要求

(1)刻度板位置应正确而不偏斜,刻度线应清晰均匀。

(2)湿度刻度范围应不小于30％～90％RH,最小刻度应不大于2％RH,并能保证可读数至1％RH。每整10％RH或20％RH刻度标以相应的数字,且刻度长度为最长。

(3)温度刻度范围应不小于10～40℃,最小刻度不应大于1℃,并能保证可读数至0.5℃。每整10℃刻度标以相应的数字,且刻度长度为最长。

(4)指针应平直,能灵活转动,自由复位。

(5)玻璃液体温度计的液柱应显示清晰,无气泡和断柱。

(6)干湿表格部件应齐全,上水套应清洁。

3. 记录式温湿度计的其他要求

(1)湿度刻度范围应不小于30％～95％RH,温度刻度范围应不小于10～40℃。

(2)湿度最小刻度应不大于2％RH,并能保证可读数至1％RH。温度最小刻度不应大于1℃,并能保证可读数至0.5℃。

(3)笔尖画线流利、不挂纸、不断线,画线宽度不超过0.3mm。

(4)记录器应能正常工作。笔挡杆能平稳移动,向外能使笔尖离开记录纸,向内能使笔尖靠上记录纸。

(五) 计量性能要求

1. 温度示值误差不超过:±2.0℃

2. 相对湿度示值误差不超过

(1)±5％RH(40％～70％RH,20℃);

(2)±7％RH(40％RH以下或70％RH以上,20℃)。

3. 温度回差/湿滞误差

(1)温度回差应不大于0.5℃;

(2)湿滞误差应不大于3％RH。

4. 重复性

(1)温度重复性:≤0.5℃;

(2)湿度重复性:≤2％RH。

二、检定步骤

(一) 通用技术要求检查

用目测或手动方式检查温湿度计应符合规定要求,检查不合格的,停止检定,并判定该仪器不合格。

(二) 示值误差检定

1. 准备工作　将标准器的探头置于温湿度检定箱工作室的中心位置,被检定仪器置于温湿度检定箱工作室的有效空间内,放置的方式与数量应不影响箱内空气循环。检定箱的工作室应保证气密性,且不得放置潮湿或强吸湿性材料。

2. 温度示值误差检定　温度检定点为:15℃,20℃,30℃。检定箱的温度达到设定值后,应再稳定30分钟后开始读数,先读标准器,后读被检仪器,间隔5分钟后重复读数一次。

取两次读数的算术平均值为标准器和被检器的温度示值。(T_B 和 T)

示值误差:

$$\Delta T = T - T_B - d_1 \qquad\qquad \text{(式 43-1)}$$

其中 d_1 为标准器温度修正值。

3. 湿度示值误差检定　依照从低湿到高湿的顺序进行检定,检定点依次为 40%RH, 60%RH,80%RH。湿度检定时,箱内温度调定在 20℃。检定的湿度达到设定值后,应再稳定 30 分钟后开始读数,先读标准器,后读被检仪器,间隔 5 分钟后重复读数一次。取两次读数的算术平均值为标准器和被检器的温度示值。(H_B 和 H)。干湿表的湿度示值由干球温度读数和湿球温度读数通过相应的差算包后计算得到。

示值误差为:

$$\Delta H = H - H_B \qquad\qquad \text{(式 43-2)}$$

(三) 温度回差和湿滞误差检定

1. 温度回差的检定　依次按:10℃,20℃,30℃,40℃,30℃,20℃,10℃的顺序进行温度示值误差检定。在同一检定点上正、反行程温度示值误差的差值,即温度回差。

2. 湿滞误差检定　在 20℃下,依次按:40%RH,60%RH,80%RH,60%RH,40%RH 的顺序进行湿度示值误差检定。在同一检定点上正、反行程温度示值误差的差值,即湿滞误差。

(四) 重复性检定

1. 温度重复性检定　依次按 10℃,20℃,30℃,40℃ 的顺序进行示值误差检定,连续重复进行 3 次。计算出在各检定点上 3 次检定的示值误差之间的最大差值,即温度重复性。

2. 湿度重复性检定　在 20℃下,依次按:40%RH,60%RH,80%RH 的顺序进行示值误差检定,连续重复 3 次。计算出在各检定点上 3 次检定的示值误差之间的最大差值,即湿度重复性。

(五) 检定周期

检定周期一般不超过 1 年。凡在使用过程中经过修理或示值调整的,均需重新检定。

(六) 参考标准

中华人民共和国国家计量检定规程　JJG 205—2005《机械式温湿度计》。

第五节　pH 计的检定

一、检定基本要求

(一) 概述

实验室 pH(酸度)计是一种电化学分析仪器,主要用来测量水溶液的 pH。该仪器主要由测量电极和电计两部分组成。电计由阻抗转换器、放大器、功能调节器和显示器等部分组成。测量电极包括指示电极和参比电极。常用的指示电极有玻璃电极、氢电极、氢醌电极、锑电极等。参比电极主要指外参比电极,最常用的外参比电极有银/氯化银电极、甘汞电极等。利用 pH(酸度)计测量溶液的 pH 时,都采用比较法测量。首先用指示电极、参比电极和 pH 标准缓冲溶液组成电池,其电动势输入电计,对仪器进行"校准"。然后换以被测溶液和同一对电极组成电池,电池电动势也输入到电计中。经比较,电计显示值即为被测溶液的 pH。

(二) 检定环境条件

检定的环境条件应符合表 43-13 的规定。

表 43-13　检定环境条件

仪器级别	室温/℃	相对湿度/%	标准溶液和点击系统的温度恒定性/℃	干扰因素
0.001	23±3	≤85	±0.2	
0.01	23±10	≤85	±0.2	
0.02	23±10	≤85	±0.2	附近无强的机械振动和电磁干扰
0.1	23±15	≤85	±0.5	
0.2	23±15	≤85	±1.0	

注:当使用直流电位差计检定 0.001 级仪器时,室温要求为(20±3)℃

(三) 检定器具

1. pH 标准溶液,应使用经政府计量行政部门批准的 pH 有证标准物质。标准溶液的配制方法和 pH 见相应的标准物质证书。0.001 级仪器,应使用一级标准物质,其他级别的仪器可使用二级标准物质。

2. pH(酸度)计检定仪(以下简称检定仪)或直流电位差计等标准直流电位信号源,其准确度应高于被检电计测量准确度的 3~5 倍。0.001 级的仪器应使用 0.0006 级的检定仪,其他级别的仪器可使用 0.003 级的检定仪。

3. 在检定过程中,应使用高绝缘输出接头、屏蔽导线等。

4. 温度计,温度范围为 0~60℃,温度误差应不大于 0.1℃。

5. 检定 0.1 级及 0.1 级以下的仪器,取高阻器 R 阻值为 300MΩ,检定 0.1 级以上的仪器取 R 阻值为 1000 MΩ。

(四) 通用技术要求

1. 外观

(1)仪器外表应光洁平整,色泽均匀。仪器各功能键应能正常工作,各紧固件无松动、显示清晰完整。

(2)仪器铭牌应表明制造厂名、商标、名称、型号、规格、出厂编号以及出厂日期,铭牌应清晰。

2. 玻璃电极　玻璃电极无裂纹、爆裂现象。电极插头应清洁、干燥。

3. 参比电极　参比电极内应充满溶液,液接界无吸附杂质,电解质溶液能正常渗漏(可用滤纸拭之或在一点时间内于盐桥口析出晶体)。

(五) 计量性能要求

1. 电计示值误差　由分度和非线性产生的示值误差,在量程范围内任一点上应不超过表 43-14 的规定。

2. 电计输入电流　电计的输入电流应不超过表 43-14 的规程。

3. 电计输入阻抗引起的示值误差　向电计输入相当于 3pH 单位的电位值,在电计输入端串联与未串联电阻 R 的情况下，产生的电计示值变化应不超过表 43-14 的规程。

4. 电计温度补偿器引起的示值误差　在任一补偿温度下，当向电计输入与该补偿温度下相当的 3pH 单位的电位时，电计示值与实际值之差应不超过表 43-14 的规定。

5. 电计示值重复性　电计示值重复性（单次测量的标准偏差）应不超过表 43-14 的规定。

6. 仪器示值总误差　仪器的示值总误差应不超过表 43-14 的规定。

7. 仪器示值重复性　仪器示值重复性（单次测量的标准偏差）应不超过表 43-14 的规定。

表 43-14　计量性能要求

计量性能		仪器级别				
		0.2 级	0.1 级	0.02 级	0.01 级	0.001 级
分度值或最小显示值(pH)		0.2	0.1	0.02	0.01	0.001
电计的检定	电计示值误差　　pH(pH)	±0.1	±0.05	±0.01	±0.01	±0.002
	误差　　　　E/mV	±2% FS	±1% FS	±0.1% FS	±0.1% FS	±0.03% FS
	输入电流/A	$1×10^{-11}$	$1×10^{-11}$	$1×10^{-12}$	$1×10^{-12}$	$1×10^{-12}$
	输入阻抗引起的示值误差(pH)	±0.06	±0.03	±0.01	±0.01	±0.001
	近似等效输入阻抗/Ω	$3×10^{11}$	$3×10^{11}$	$1×10^{12}$	$1×10^{12}$	$3×10^{12}$
	温度补偿器误差(pH)	±0.1	±0.05	±0.01	±0.01	±0.001
	电计示值重复性(pH)	0.1	0.05	0.01	0.01	0.001
	温度探头测温误差/℃	±1.0	±0.5	±0.5	±0.5	±0.4
配套检定	仪器示值误差(pH)	±0.2	±0.1	±0.02	±0.02	±0.01
	仪器示值重复性(pH)	0.1	0.05	0.01	0.01	0.005

注：数字显示仪器的最大允许误差，为表中给定 pH±最小显示值

二、检定步骤

(一) 仪器外观检查

目测及手感检查仪器外观整洁，铭牌标示清楚，各功能键正常工作，各紧固件无松动；电极完好，表面无吸附杂质。

(二) 电计示值误差的检定

1. pH 示值误差的检定　按图 43-1 接好线路，开关 K 接通，高阻 R 短路。仪器温度补偿器调到 25℃（或温度补偿器某一中间温度点）。根据仪器说明书校准仪器。然后用检定仪向电计输入标准信号 pH 输入，分别记下电计示值 pH 示值。重复测量两次（用输入增加和减少的方式各做一次），取平均值 $\overline{pH}_{示值}$，按式 43-3 计算电计示值误差。

$$\Delta pH_{示值} = \overline{pH}_{示值} - pH_{输入} \tag{式 43-3}$$

对指针式仪器，在 pH7～8 或 pH7～6 范围内，应每隔 0.2pH 间隔检定一点，在其他范围内，应每隔 1pH 检定一点。对于数显式仪器，在全量程范围内，每隔 1pH 检定一点。对多

量程的仪器,各量程按相应的仪器级别要求进行检定。级别相同时,对同一量值,在不同量程下检定的示值误差的变化应不大于该级别电计的重复性。

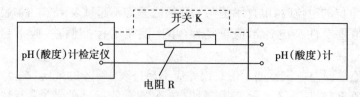

图 43-1　检定原理图

2. mV 示值误差的检定　按图 43-1 接好线路,开关 K 接通,高阻 R 短路。将电计"pH-mV"选择开关置于 mV 挡。调节检定仪,使其输出毫伏电位信号,输入仪器,测量并记录电计度数。毫伏示值检定点为:$\pm 1, \pm 2, \pm 4, \pm 10, \pm 40, \pm 80, \pm 100, \pm 200, \pm 300, \pm 400,$ $\pm 500, \pm 600, \pm 700, \pm 800, \pm 900, \cdots \pm mV$ 满量程(分别按输入增加和输入减少的方法各做一次)。分别计算电计示值(两次读数的平均值作为平均值)与相应输入值 mV 输入之差$\triangle mV$。

$$\Delta mV = \overline{mV}_{示值} - mV_{输入} \qquad (式 43\text{-}4)$$

其$\dfrac{|\Delta mV|}{mV_{满量程}} \times 100\%$均不超过表 43-14 的规定。

(三) 电计输入电流的测定

仪器温度补偿器放至 25℃ 位置(或温度补偿器某一中间温度点),调节检定仪,使其输出信号为 pH7(或电计等电位 pH),记录高阻开关 K 接通或断开的情况下,电计示值的变化,重复测定三次,取平均值,按下式计算输入电流。

$$I = \frac{|\Delta pH_{电流}| \cdot k}{R} \times 10^{-3} \qquad (式 43\text{-}5)$$

式中:$|\Delta pH_{电流}|$——三次测量输入电流引起电计示值误差变化的平均值,取绝对值;

　　　　k——玻璃电极的理论斜率;

　　　　R——串联电阻的阻值,Ω。

(四) 电计输入阻抗引起的示值误差的检定

按图 43-1 接好线路,开关 K 接通,高阻 R 短路。仪器温度补偿器放至 25℃ 位置(或温度补偿器某一中间温度点),调节检定仪使其输出相当于 pH 等电位值+6pH 单位的信号,记下电计示值 pH_1。开关 K 断开高阻 R 接通,调节检定仪,使其输出信号为 pH_7(或电计等电位值),调节仪器使其示值为 pH_7(或电计等电位值)。再调节检定仪使其输出相当于 pH 等电位值+6pH 单位的信号,并记下电计示值 pH_2。上述操作重复三次,取平均值,计算输入阻抗引起的误差。

$$\Delta pH_{阻抗} = \frac{1}{2}(pH_1 - pH_2) \qquad (式 43\text{-}6)$$

式中:$\triangle pH$ 阻抗——电计输入阻抗引起的示值误差;

　　　　pH_1, pH_2——分别为电计示值的平均值。

用同样方法检定输入 pH 等电位值+6pH 单位时,输入阻抗引起的误差$\triangle pH'$阻抗,取$\triangle pH$ 阻抗和$\triangle pH'$阻抗中较大者作为此误差。

（五）电计温度补偿器引起的示值误差的检定

1. 电计手动温度补偿器引起的示值误差的检定 按图 43-1 接好线路,开关 K 接通,高阻 R 短路。分别将温度补偿器放至 25℃ 以外的刻度(根据需要选择包括温度补偿器两端在内的有标称的刻度点不少于 5 个),在每一检定点输入该温度下相当于 pH 等电位值＋6pH 单位的信号,记下电计示值。重复测定两次,取平均值。将平均值与电计标称值之差(△pH'温度)换算成每 3pH 单位的△pH 温度:

$$\Delta pH_{温度}=\frac{1}{2}\times\Delta pH'_{温度} \tag{式 43-7}$$

2. 电计自动温度补偿器引起的示值误差的检定 按图 43-1 接好线路,开关 K 接通,高阻 R 短路。将温度探头放至恒温水浴槽中,将恒温水浴调至 25℃ 以外的温度(根据需要选择包括温度补偿器在内的有标称的刻度点不少于 5 个),在每一检定点输入该温度相当于 pH 等电位值＋6pH 单位的信号,记下电计示值。重复测定两次,取平均值。将平均值与电计标称值之差(△pH'温度)换算成每 3pH 单位的△pH 温度:

$$\Delta pH_{温度}=\frac{1}{2}\times\Delta pH'_{温度} \tag{式 43-8}$$

不同级别 pH(酸度)计温度探头测温度误差应符合表 43-14 要求。

（六）电计示值重复性的检定

按图 43-1 接好线路,开关 K 断开,高阻 R 接通。温度补偿器放至 25℃,调节检定仪,使其向电计输入 pH 等电位值＋3pH 单位的信号,记下电计示值 pH_i。上述操作重复 6 次,以单次测量的标准偏差表示重复性。

$$s=\sqrt{\frac{\sum(pH_i-\overline{pH})^2}{5}} \tag{式 43-9}$$

式中:s——单次测量的标准偏差;

pH_i——第 i 次测量的电计示值;

$\overline{pH}$——6 次测量 pH_i 的平均值。

（七）仪器示值误差的检定

当待测溶液的 pH 在 3～10pH 范围内,在仪器正常工作条件下,选用 25℃ 饱和酒石酸氢钾溶液、0.05mol/kg 邻苯二甲酸氢钾溶液、0.025mol/kg 磷酸氢二钠和 0.025mol/kg 磷酸二氢钠混合溶液、0.03043mol/kg 磷酸氢二钠和 0.008695mol/kg 磷酸二氢钠混合溶液、0.01mol/kg 硼砂溶液中的 3～5 种溶液。仪器用一种标准溶液校准后(具有两点校准或多点校准式仪器,应该选用两种或多种溶液校准,校准溶液与测量溶液的 pH 之差以不超过 3pH 单位为宜),测量另一种标准溶液。重复"校准"和"测量"操作三次,取平均值作为仪器示值 $\overline{pH}$ 仪器,此示值与该溶液在测定温度下的标准值之差为仪器示值误差△pH 仪器。

$$\triangle pH\ 温度＝pH\ 仪器－pH\ 标准 \tag{式 43-10}$$

（八）仪器示值重复性的检定

仪器用标准溶液校准后,测量另一种标准溶液,重复"校准"和"测量"操作 6 次,以单次测量的标准偏差表示重复性。计算公式与式 43-9 相同。(此项目可结合仪器示值误差的检定进行)。

（九）检定结果的处理

1. 检定合格的仪器,发给检定证书。检定证书上应给出各项检定结果和仪器级别。新生产的仪器必须全面符合表 43-14 规定方为合格仪器。

2. 使用中的和修理后的仪器,当电计检定符合本规程规定时,为电计合格;若使用该仪器原带电极进行配套检定超出本规程规定时,检定单位可以选用别的合格的电极重新进行配套检定。更换电极后配套检定合格的仪器仍为合格仪器,发给检定证书,但应将该仪器原带电极配套检定结果通知送检单位。

3. 仪器可以根据用户的要求,选择检定 pH 挡或 mV 挡,也可两挡均检定,并在检定证书中注明。

4. 根据检定结果判为不合格的仪器,允许降级使用。降到下一级时,必须符合该级别仪器的各项要求;不符合要求的仪器,发给检定结果通知书,并注明不合格项目。

(十) 检定周期

检定周期一般不超过 1 年。

第六节　紫外-可见分光光度计的检定

一、检定基本要求

(一) 范围

适用于波长范围 190～900nm,波长连续可调的紫外-可见分光光度计的首次检定、后续检定和使用中的检验。

(二) 检定环境

1. 温度 10～25℃;

2. 相对湿度不大于 85%;

3. 电源:电压为(220±22)V;频率为(50±1)Hz;

4. 仪器不应受强光直射,周围无强磁场、电场干扰,无强气流及腐蚀性气体。

(三) 检定器具

1. 波长标准物质

(1)干涉滤光片:峰值波长标准不确定度≤1nm,光谱带宽<15nm;

(2)附有 1nm、2nm、5nm 三个光谱带宽下波长标准值的氧化钬、镨钕、镨铒滤光片;

(3)氧化钬溶液,质量浓度为 40g/L。

2. 透射比标准物质

(1)质量分数为 0.060 00/1000 重铬酸钾的 0.001mol/L 高氯酸标准溶液;

(2)紫外光区透射比滤光片;

(3)光谱中性滤光片,其透射比标称值为 10%、20%、30%。

3. 杂散光标准物质

(1)止滤光片,使用波长分别为 220nm、360nm、420nm,半高波长分别为 260nm、400nm、470nm,截止波长分别不小于 225nm、365nm、430nm,截止区吸光度不小于 3,透光区平均透射比不低于 80%;

(2)碘化钠标准溶液,浓度为 10.0g/L;

(3)亚硝酸钠标准溶液,浓度为 50.0g/L。

4. 标准石英吸收池 规格为 10.0mm。其透射比配套误差不大于 0.2%。

5. 检定用设备

(1)调压变压器:输出功率不小于 500W,输出电压 0~250V;

(2)兆欧表:实验电压 500V,10 级;

(3)万用表:不低于 2.5 级;

(4)秒表:分度值不大于 0.1 秒。

(四) 通用技术要求

1. 安全性能 仪器的绝缘电阻不低于 20MΩ。

2. 标志 仪器应有下列的标志:名称、型号、编号、制造厂名、出厂日期、工作电源电压、频率。国产仪器应该有制造生产许可标志及编号。

3. 外观 仪器各紧固件均应紧固良好,各调节旋钮、按键和开关均能正常工作,电缆线的接插件均能紧密配合且接地良好。仪器能平稳地置于工作台上,样品架定位正确。指示器刻线粗细均匀、清晰,数字显示清晰完整,可调节部件不应有卡滞、突跳及显著的空回。

4. 吸收池 吸收池不得有裂纹,透光面应清洁,无划痕和斑点。

(五) 计量技术要求

为便于描述计量性能要求,将仪器的工作波长分为两段,分别是 A 段(190~340nm)、B 段(340~900nm)。按照计量性能的高低将仪器划分为Ⅰ、Ⅱ、Ⅲ、Ⅳ共 4 个级别。

1. 波长最大允许误差 仪器的波长最大允许误差如表 43-15 的要求。

表 43-15 波长最大允许误差

级别	A 段	B 段
Ⅰ	±0.3	±0.5
Ⅱ	±0.5	±1.0
Ⅲ	±1.0	±4.0
Ⅳ	±2.0	±6.0

2. 波长重复性 仪器的波长重复性如表 43-16 的要求。

表 43-16 波长重复性

级别	A 段	B 段
Ⅰ	≤0.1	≤0.2
Ⅱ	≤0.2	≤0.5
Ⅲ	≤0.5	≤2.0
Ⅳ	≤1.0	≤3.0

3. 噪声与漂移　仪器的噪声与漂移如表 43-17 的要求。

表 43-17　噪声与漂移

级别	透射比为 0%噪声	透射比为 100%噪声	漂移
Ⅰ	≤0.05	≤0.1	≤0.1
Ⅱ	≤0.1	≤0.2	≤0.2
Ⅲ	≤0.2	≤0.5	≤0.5
Ⅳ	≤0.5	≤1.0	≤1.0

4. 最小光谱带宽　仪器的最小光谱带宽误差应不超过标称光谱带宽的±20%。

5. 透射比最大允许误差　仪器的透射比最大允许误差如表 43-18 的要求。

表 43-18　透射比最大允许误差

级别	A 段	B 段
Ⅰ	±0.3	±0.3
Ⅱ	±0.5	±0.5
Ⅲ	±1.0	±1.0
Ⅳ	±2.0	

6. 透射比重复性　仪器的透射比重复性如表 43-19 的要求。

表 43-19　透射比重复性

级别	A 段	B 段
Ⅰ	≤0.1	≤0.1
Ⅱ	≤0.2	≤0.5
Ⅲ	≤0.5	≤0.5
Ⅳ	≤1.0	≤1.0

7. 基线平直度　仪器的基线平直度如表 43-20 的要求。

表 43-20　基线平直度

级别	A 段	B 段
Ⅰ	±0.001	±0.001
Ⅱ	±0.002	±0.002
Ⅲ	±0.005	±0.005
Ⅳ	±0.010	±0.010

8. 杂散光　仪器的杂散光如表 43-21 的要求。

表 43-21 杂散光

级别	A 段	B 段	
	220nm	360nm	420nm
Ⅰ	≤0.1	≤0.1	≤0.2
Ⅱ	≤0.2	≤0.2	≤0.5
Ⅲ	≤0.5	≤0.5	≤1.0
Ⅳ	≤1.0	≤1.0	≤2.0

二、检定步骤

(一) 通用技术要求的检查

1. 安全性能 用 500V 兆欧表,测量仪器电源进线端与机壳(或接地端子)间的绝缘电阻。测试时电源插头不能接入电网,电源开关置于接通位置,用导线将电源插头的相线与零线短路,用兆欧表读取电源插头的相线与仪器接地端子之间的绝缘电阻。

2. 外观、标志及吸收池 目视或手动按规定要求进行检查。

(二) 波长最大允许误差及波长重复性

1. 标志物质的选择 根据仪器选择标准物质,参见表 43-22。可供选择的标准物质是:①低压石英汞灯;②氧化钬滤光片;③氧化钬溶液;④标准干涉滤光片;⑤镨钕滤光片;⑥镨铒滤光片;⑦仪器的氘灯。

表 43-22 检波长标准器的选择

级别	A 段	B 段
Ⅰ	①,②,③	①,②,③,⑤,⑥,⑦
Ⅱ	①,②,③	①,②,③,⑤,⑥,⑦
Ⅲ	①,②,③	①,②,③,④,⑤,⑥,⑦
Ⅳ	①,②,③	①,②,③,④,⑤,⑥,⑦

根据仪器的工作波长范围正确选择测量波长,A 段、B 段每间隔 100 nm 至少选择一个波长检定点。

2. 检定

(1)非自动扫描仪器:使用溶液或滤光片标准物质时,选取仪器的透射比或吸光度测量方式,在测量的波长点用空气作空白调整仪器透射比为 100%(μA),插入挡光板调整透射比为 0%,然后将标准物质垂直置于样品光路中,读取标准物质的光度测量值,重复上述步骤在波长检定点附近单向逐点测出能量最大值对应的峰值波长,记录 λ,连续测量 3 次。

(2)自动扫描仪器:根据选择的测定波长设定仪器的扫描波长范围(如果波长扫描范围较宽允许分段扫描)、常用光谱带宽、慢速扫描,小于仪器波长重复性指标的采样间隔(如果不能设定波长采样间隔,应选取较慢的扫描速度)。使用溶液或滤光片标准物质时,采用透射比或吸光度测量方式,根据设定的扫描参数用空气作空白进行仪器的基线校正,用挡光板进行暗电流校正,然后将标准物质垂直置于样品光路中,设置合适的记录范围,连续扫描 3 次,分别检出(或测量)透射比谷值或吸光度峰值波长 λ_i。

使用低压石英汞灯时,按照 6.3.2.2 a)连续扫描 3 次,分别检出(或测量)能力的峰值波长 λ_i。

3. 结果计算　将每个测量波长按照式 43-11 计算波长示值误差:

$$\triangle\lambda = \lambda - \lambda_s \qquad \text{(式 43-11)}$$

式中:λ——3 次测量的平均值;

λ_s——波长标准值。

按照式 43-12 计算波长重复性:

$$\delta = \lambda_{max} - \lambda_{min} \qquad \text{(式 43-12)}$$

式中:λ_{max},λ_{min}——分别为 3 次测量波长的最大值和最小值。

(三) 噪声与漂移

根据仪器的工作波段范围选取 A 段 250nm,B 段 500nm,500nm 为漂移的测量波长。

设置仪器的扫描参数为:时间扫描方式(或定波长扫描),光谱带宽 2nm,(固定光谱带宽的仪器不设),时间采用间隔(或积分时间)1 秒,光度测量方式为透射比,记录范围 99%～101%(非扫描仪器不设),在每个测量波长处置参比光束皆为空气空白,调整仪器的透射比为 100%,扫描 2 分钟,测量图谱上最大值与最小值之差(非扫描仪器,记录 2 分钟内的最大值与最小值),即为仪器透射比 100%噪声。在样品光路中插入挡光板调整仪器的透射比为 0%,扫描 2 分钟,测量图谱上最大值与最小值之差(非扫描仪器,记录 2 分钟内的最大值与最小值),即为仪器透射比 0%噪声。

波长切换时,允许见光温度 5 分钟。

自动扫描仪器,按照上述要求测试透射比 0%和 100%噪声后,波长置于 500nm 处,扫描 30 分钟,读出扫描图谱包络线的最大值和最小值之差即为仪器的透射比 100%线漂移。

(四) 最小光谱带宽

具有氘灯的仪器选择氘灯的 656.1nm 特征谱线,没有氘灯的仪器选择汞灯 546.1nm (或 253.7nm)的特征谱线,选择最小光谱带宽,按照波长检定方法记录氘灯或汞灯的特征谱线图谱,测量半峰宽即为最小光谱带宽。

(五) 透射比最大允许误差和重复性

1. 检定

(1)用标准物质及标准吸收池,分别在 235nm、257nm、313nm、350nm 处测量透射比三次,或紫外区透射比滤光片测量。

(2)用透射比标称值为 10%,20%,30%的光谱中性滤光片,分别在 440nm、546nm、635nm 处,以空气为参比,测量透射比三次。

2. 结果计算　按式 44-13 计算透射比示值误差:

$$\Delta T = T - T_s \qquad \text{(式 43-13)}$$

式中:T——3 次测量的平均值;

T_s——透射比标准值。

按照式 44-14 计算透射比重复性:

$$\delta T = T_{max} - T_{min} \qquad \text{(式 43-14)}$$

式中：T_{max}，T_{min}——分别为 3 次测量透射比的最大值和最小值。

（六）基线平直度

按仪器要求进行基线校正后，设置仪器光谱带宽 2nm（无光谱带宽调整挡的仪器不设），扫描速度中速，取样间隔 1nm，参照仪器说明书设定合适的吸光度量程，在波长下限加 10nm，波长上限减 50nm 进行扫描，测量图谱中起点的吸光度与偏离起始点的吸光度（取最大偏离点）之差即为基线平直度（在更换光源或接收器时允许有瞬间跳动）。

（七）电源电压的适用性

用调压器输入 220V 电压，选择波长在 250nm、500nm、1500nm 处，调整透射比示值为 100%，改变输入电压，分别记录仪器在 198V 和 242V 时的透射比示值，并计算与 100% 的差值即为电源电压的适用性。

（八）杂散光

选择规定的杂散光测量标准物质，在响应的波长处测量标准物质的透射比，其透射比值即为仪器在该波长出的杂散光。

1. A 段用碘化钠标准溶液（或截止滤光片）于 220nm，亚硝酸钠标准溶液（或截止滤光片）于 360nm（钨灯），10nm 标准石英吸收池，蒸馏水作参比，光谱带宽 2nm（无光谱带宽调整挡的仪器不设）测量其透射比示值。

2. B 段棱镜式仪器，用截止滤光片，在波长 420nm 处，以空气作参比，测量其透射比示值。

3. 对于需要测量仪器的低杂散光值时，使用衰减片，先测出衰减片的透射比值，再以衰减片为参比，测量上述标准物质透射比值，两者透射比值的乘积即为杂散光。

（九）吸收池的配套性

仪器所附的同一光径吸收池中，装蒸馏水于 220nm（石英吸收池）、440nm（玻璃吸收池）处，将一个吸收池的透射比为调至 100%，测量其他各池的透射比值，其差值即为吸收池的配套性。

对透射比范围只有 0～100% 挡的仪器，可用 95% 代替 100%。

（十）检定周期

检定周期一般不超过 1 年，在此期间内，仪器经修理或对测量结果有怀疑时，应及时进行检定。

第七节　电子天平的检定

一、检定基本要求

（一）范围

适用于电子天平的首次检定、后续检定和使用中检验。

（二）检定环境条件

温湿度要求：检定应在稳定的环境温度下进行，除特殊情况外，一般为室内温度。

（三）检定器具

1. 标准砝码　应配备一组标准砝码，其扩展不确定度（k=2）不得大于被检天平在该载荷下最大允许误差绝对值的 1/3。该标准砝码的磁性不得超过相应要求。

2. 其他相关测量用的器具

(1)分度值不大于 0.2℃的温度计;

(2)相对准确度不低于 5％RH 的干湿度计;

(3)非常规检查时所用的有关仪器设备。

3. 检定环境　室温为 5~40℃,湿度为 40％~80％。内部检定期间所记录的最大温差不大于 5℃。

二、检定步骤

1. 外观检查　仪器外观整洁,说明性标记清楚。

2. 预热　使用前连接电源为天平预热(24 小时以上)。

3. 水平状态检查和调节　检查天平是否在水平状态,否则调节天平至水平状态。

4. 开机　开启天平,使其处于待机状态。

5. 天平自校,内部定标,调零。按 CAL 健,天平自动检定完成后,显示为 0.00000g。

6. 天平重复性

(1)天平应处于工作状态。

(2)试验载荷选择 80％~100％最大砝码的单个砝码,测试次数不小于 6 次。

(3)测量中每次加载前可置零。

(4)天平的重复性等于 E_{max}(加载时天平示值误差的最大值)$-E_{min}$(加载时天平示值误差的最小值),≤|最大允许误差 MPE=0.5×5/1000|。

7. 偏载误差

(1)试验载荷选择接近常规工作的单个砝码,放置位置如下图,每个位置测试次数不小于 6 次。

(2)测量中每次加载前可置零。

(3)天平的偏载误差≤|最大允许误差 MPE|。

8. 示值误差

(1)天平应处于工作状态。

(2)试验载荷选择系列砝码中的较小的单个砝码,逐渐地往上加载,直至加到天平的最大秤量,然后逐步卸下载荷,直到零载荷为止。

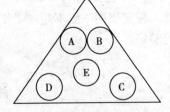

图 43-2　砝码放置图

(3)测量中每次加载前不可置零。

(4)天平的示值误差≤最大允许误差 MPE。

9. 注意事项　除每年一次的由省或市计量院实行的常规检定外,在进行重大检定测量活动前都应对使用的电子天平进行检定。

（林海标　彭桉平）

第四十四章

临床血液体液学检验仪器校准

第一节 血细胞分析仪校准

临床血液学实验室都应该建立适合本实验室使用的血细胞分析校准程序。校准程序的内容一般包括：所用校准物的来源、名称、溯源性及其保存方法；校准的具体方法和步骤；何时进行校准、由何人负责实施等。

实验室应对每一台血液分析仪定期进行校准，同一台仪器使用不同吸样模式时，也应分别进行校准。血细胞分析仪的校准应符合 WS/T 347—2011《血细胞分析的校准指南》的要求。

血液分析仪校准后，为了监测仪器的检测结果是否发生漂移，应开展室内质量控制。

一、校准前准备

（一）校准前性能要求

1. 背景计数　应符合仪器说明书标示的性能要求。

2. 携带污染率　应符合仪器说明书标示的性能要求。

3. 精密度　应符合仪器说明书标示的性能要求，同时应满足临床需要。

4. 线性要求　应符合仪器说明书标示的性能要求，同时应满足临床需要。

（二）校准的环境条件

1. 环境温度　要求在 18～25℃范围内。

2. 环境湿度　相对湿度（RH）要求在 20%～85%范围内。

（三）校准物的来源和选择

1. 校准物的来源　制造商推荐使用的校准物或校准实验室提供的定值新鲜血，要求定值溯源至参考方法。

2. 校准物的选择　使用配套检测系统的实验室，可使用制造商推荐的校准物，也可使用新鲜血作为校准物；使用非配套检测系统实验室，只能使用新鲜血进行仪器校准。

二、校准过程

（一）校准项目

WBC、RBC、Hb、PLT、HCT/MCV。

(二) 校准方法

按仪器说明书规定的程序进行校准,如说明书规定的程序不完善时,也可按如下程序进行校准。

1. 仪器的准备 先用仪器的专用清洗液对仪器内部各通道及测试室处理 30 分钟。确认仪器的背景计数及精密度在说明书标示的范围内时,才可进行校准。

2. 校准物的准备

(1)使用仪器制造商推荐的配套校准物。

1)将校准物从冰箱内(2~8℃)取出后,要求在室温(18~25℃)条件下放置约 15 分钟,使其温度恢复至室温;

2)检查校准物是否超出有效期,是否有变质或污染;

3)轻轻地将校准物反复颠倒混匀,并置于两手掌间慢慢搓动,使校准物充分混匀;

4)打开盖子时,应垫上纱布或软纸,使溅出的校准物被吸收;

5)将两管校准物合在一起,混匀后再分装于 2 个管内;其中一管用于校准物的检测,另一管用于校准结果的验证。

(2)使用新鲜血作为校准物

1)由校准实验室采集新鲜血分装于 3 个试管中;

2)取其中 1 管,用标准检测系统连续检测 11 次。计算第 2~11 次检测结果的均值,以此均值作为新鲜血的定值;

3)其他 2 管新鲜血作为定值的校准物,用于仪器的校准及校准结果的验证。

3. 校准物检测 取 1 管校准物,连续检测 11 次,第 1 次检测结果不用,以防止携带污染。

4. 校准判断

(1)仪器若无自动校准功能,则将第 2~11 次的各项检测结果手工记录于工作表格中,计算均值,均值的小数点后数字保留位数较日常报告结果多一位;有自动校准功能的仪器可直接得出均值。

(2)用上述均值与校准物的定值比较以判别是否需要调整仪器。

(3)计算各参数的均值与定值相差的百分数(不计正负号)。计算见下面公式:

$$\frac{均值-定值}{定值}\times100\% \qquad (式\ 44\text{-}1)$$

与表 44-1 中的标准数据进行比较。

表 44-1 血细胞分析校准的判定标准

参数	偏移	
	一列	二列
WBC	1.5%	10%
RBC	1.0%	10%
Hb	1.0%	10%
HCT	2.0%	10%
MCV	1.0%	10%
PLT	3.0%	15%

5. 校准系数调整

(1)各参数均值与定值的差异全部等于或小于附表的第一列数值时,仪器不需进行调整,记录检测数据即可。

(2)若各参数均值与定值的差异大于表 44-1 中的第二列数值时,需请仪器维修人员检查原因并进行处理;若各参数均值与定值的差异在表中第一列与第二列数值之间时,需对仪器进行调整,调整方法可按说明书的要求进行。

(3)若仪器无自动校准功能,则将定值除以所测均值,求出校准系数。将仪器原来的系数乘以校准系数,即为校准后的系数。将校准后的系数输入仪器更换原来的系数。

6. 校准结果的验证 将用于校准验证的校准物充分混匀,在仪器上重复检测 11 次。去除第 1 次结果,计算第 2～11 次检测结果的均值,再次与表 44-1 的数值对照。如各参数的差异全部等于或小于第一列数值,证明校准合格。如达不到要求,须请维修人员进行检修。

(三)复校时间间隔

1. 对于开展常规检测的实验室,要求每半年至少进行一次血液分析仪的校准。

2. 以下情况应进行血液分析仪的校准:

(1)血液分析仪投入使用前(新安装或旧仪器重新启用);

(2)更换部件进行维修后,可能对检测结果的准确性有影响时;

(3)仪器搬动后,需要确认检测结果的可靠性时;

(4)室内质量控制显示系统的检测结果有漂移时(排除仪器故障和试剂的影响因素后);

(5)比对结果超出允许范围;

(6)实验室认为需进行校准的其他情况;

(7)对其他相关设备的校准:所有对血液分析仪检测结果的准确性有影响的实验设备,在投入使用前要求进行校准。如稀释器具(使用半自动血液分析仪时)、天平(用于稀释器具的校准)、温度计(用于冰箱温度的监测)、温湿度计(用于实验环境温湿度的监测)等。

(王会敏 吴新忠)

第二节 尿液分析仪校准

临床体液学检验使用的仪器主要有尿液分析仪。尿液分析仪是根据尿液中的被测成分与尿试纸条上相应测试块进行独立反应产生颜色的变化,用于定性、定量测量尿液成分。试纸条上色块颜色变化的深度与尿液中相对应的成分成比例关系,从而实现对尿液的相对密度(SG)、pH、白细胞(WBC 或 LEU)、亚硝酸盐(NIT)、蛋白质(PRO)、葡萄糖(GLU)、酮体(KET)、尿胆原(URO 或 UBG)、胆红素(BIL)、红细胞(RBC 或 BLD)和维生素 C(VC)等多项成分的检测。

临床体液学实验室都应该建立适合本实验室使用的尿液分析仪校准程序。校准程序的内容一般包括:所用校准物的准备,校准的具体方法和步骤,何时进行校准等。

尿液分析仪的校准应符合 JJF 1129—2005《尿液分析仪校准规范》的要求。

一、校准前检查

1. 环境条件 环境温度要求在 20～30℃,相对湿度不大于 85%。室内应防潮、避光、防热、无腐蚀性物品,通风良好。

2. 仪器外观　外表应光滑平整,不应有影响工作性能的机械损伤;显示屏应平整洁净无划痕,读数清晰;各装置、调节器、开关及按键功能良好。

3. 试纸条　与仪器配套使用的试纸条应切口整齐,无变色、无分层、基片平直、无掉块现象,且在使用保质期内。

二、空白液和工作标准溶液的准备

(一) 试剂配制

1. 人工原尿　称取 20.0g 尿素,10.0g 氯化钠、1.0g 肌酐、2.0g 氯化钾,3.5mg 食用色素柠檬黄,溶解后定容至 250.0ml。

2. 尿酸钠溶液　称取 0.75g 尿酸钠,溶解后定容至 500.0ml。

3. 560mmol/L 葡萄糖溶液　称取 25.2225g 无水葡萄糖,溶解后定容至 250.0ml。

4. 10mmol/L 亚硝酸钠水溶液　称取 0.344g 亚硝酸钠,溶解后定容至 500.0ml。

5. 2mmol/L 胆红素溶液　称取 0.375g 胆红素,溶解后定容至 500.0ml。

6. 5mmol/L 尿胆原溶液　称取 0.485g 尿胆原冻干粉,溶解后定容至 500.0ml。

(二) 空白溶液

取人工原尿 25.0ml,尿酸钠溶液 18.0ml,缓冲液约 20ml,加入适量水使其约为 90ml,摇匀,然后用 pH 计测量,并调节 pH 至 5.5,用氯化钠调密度至 1.005,加水至 100.0ml。

(三) 工作标准溶液

1. 1号工作标准溶液　称取牛血清白蛋白 0.2g,8000 个/μl 白细胞溶液 5ml,5000 个/μl 红细胞溶液 3ml,560mmol/L 葡萄糖溶液 5ml,10mmol/L 亚硝酸钠水溶液 3ml,丙酮 0.1ml,2mmol/L 胆红素溶液 5ml,5mmol/L 尿胆原 5ml,人工原尿 150.0ml,尿酸钠溶液 90.0ml,缓冲液 150.0ml,0.1mol/L 氢氧化钠溶液 50.0ml,摇匀,然后用 pH 计测量,并加入 0.1mol/L 氢氧化钠溶液,使 pH 至 6.5,用氯化钠调密度至 1.015,加水至 1000.0ml。

2. 2号工作标准溶液　称取牛血清白蛋白 2.0g,8000 个/μl 白细胞溶液 25ml,5000 个/μl 红细胞溶液 30ml,560mmol/L 葡萄糖溶液 75ml,10mmol/L 亚硝酸钠水溶液 10ml,丙酮 0.6ml,2mmol/L 胆红素溶液 37.5ml,5mmol/L 尿胆原 20ml,人工原尿 150.0ml,尿酸钠溶液 90.0ml,缓冲液 150.0ml,0.1mol/L 氢氧化钠溶液 50.0ml,摇匀,然后用 pH 计测量,并加入 0.1mol/l 氢氧化钠溶液,使 pH 至 7.5,用氯化钠调密度至 1.025,加水至 1000.0ml。

三、仪器校准

1. 仪器准备　接通仪器电源,预热 10 分钟。

2. 空白计数　按照仪器和试纸条的说明书要求,取适量空白液倒入一试管中,将一试纸条浸入空白液中(所有色块必须全部浸入空白液),2 秒后取出沥干多余液体,置于仪器上进行测量,连续测量 3 次,观察测量值。测量值应符合表 44-2 要求。

表 44-2　空白溶液的浓度及不确定度

参数	SG	pH	WBC (个/μl)	NIT (μmol/L)	PRO (g/L)	GLU (mmol/L)	KET (mmol/L)	URO (μmol/L)	BIL (μmol/L)	RBC (个/μl)
测量结果	1.000~1.010	5.0~6.0	0	0	0	0	0	≤3.4	0	0
扩展不确定度	0.001	0.02				10%(k=3)				

注:表中 SG、pH 两项指标是在 25℃时的值

3. 标示值的校准

(1)工作标准液测量:分别取适量的 1 号和 2 号工作标准溶液,按上述操作方法连续测量 5 次,5 次测量值应符合表 44-3 要求。

表 44-3　工作标准溶液的浓度及不确定度

参数	SG	pH	WBC (个/μl)	NIT (μmol/L)	PRO (g/L)	GLU (mmol/L)	KET (mmol/L)	URO (μmol/L)	BIL (μmol/L)	RBC (个/μl)
1 号溶液	1.015	6.50	40	30	0.2	2.8	1.0	25	10	15
2 号溶液	1.025	7.50	200	100	2.0	42	6.0	100	75	150
扩展不确定度	0.001	0.02				10%(k=3)				

注:表中 SG、pH 两项指标是在 25℃时的值

(2)仪器调校:当某检测项目 1 号和 2 号工作标准溶液的检测结果与标示值不一致时,需要对该项目进行灵敏度的调整,调整完后,重新做标示值的校准,直到检测结果符合要求。

4. 复校时间间隔　正常使用情况下,被校尿液分析仪的复校时间间隔(有效期)为 1 年。以下情况应进行尿液分析仪的校准:

(1)尿液分析仪投入使用前(新安装或旧仪器重新启用);

(2)更换部件进行维修后,可能对检测结果的准确性有影响时;

(3)仪器搬动后,需要确认检测结果的可靠性时;

(4)室内质控检测结果超出允许范围(排除仪器故障和试剂的影响因素后);

(5)实验室认为需进行校准的其他情况。

（何文军　吴新忠）

第四十五章

临床化学检验仪器校准

第一节 概 述

生化分析仪主要是根据光电比色原理来测量特定化学成分的仪器,其检测结果对临床疾病的诊断和治疗监测有直接的影响。国家食品药品监督管理局 2008 年 4 月 25 日发布了全自动生化分析仪中华人民共和国医药行业标准(YY/T 0654—2008),标准中规定了全自动生化分析仪(以下简称分析仪)的要求、试验方法、检验规则等。2005 年 12 月 7 日发布了半自动生化分析仪中华人民共和国医药行业标准(JJG 464—2011),规定了除紫外-可见分光光度法外对各种样品进行定量分析的半自动生化分析仪的校准要求及实验方法等。此外,2013 年中国合格评定国家认可委员会的 CNAS-CL39 文件"5.3 实验室设备"条款中规定实验室应提供仪器校准清单、计划、校准状态;设备新安装时应按法规或制造商建议进行校准;投入使用之后的校准周期应按法规或制造商建议进行。生化分析仪校准的基本项目至少应包括杂散光、吸光度线性范围、吸光度准确性、吸光度稳定性、吸光度重复性、样品交叉污染率、加样系统的准确性与重复性、温度准确度及波动、临床项目的批内精密度等。

第二节 全自动生化分析仪校准

一、杂散光

1. 要求 吸光度不小于2.3。
2. 实验方法 用蒸馏水作参比,在 340nm 处测定 50g/L 的亚硝酸钠标准溶液;或以空气作参比,在 340nm 处测定 JB400 型截止型滤光片的吸光度。

注:两种方法等效,制造商可任选其一。

二、吸光度

1. 线性范围

(1)要求:相对偏移在±5%范围内的最大吸光度应不小于 2.0,各测定值的相对偏移不大于±5%。

（2）实验方法

1）340nm 吸光度不低于 2.0。以蒸馏水为空白的重铬酸钾溶液为原液,用蒸馏水稀释出相对浓度分别为 1、2、3、4、5、6、7、8、9 和 10 原液的系列溶液。

2）设定一个单试剂项目,波长为 340nm,试剂和样本均为待测溶液;通过反应曲线或反应数据查找试剂空白段的吸光度。

3）按照浓度由低到高的顺序,每个浓度重复测定 2 次。

4）以相对浓度为横坐标,吸光度为纵坐标,画出散点图。

5）用最小二乘法对所有数据进行线性拟合,按照式 45-1、式 45-2 和式 45-3 计算每一个点的相对偏移;

$$相对偏移＝100×[A－(a+b×C)]/(a+b×C) \qquad (式 45-1)$$

式中:A 为实际测定的吸光度,a 为线性拟合的截距,b 为线性拟合的斜率。

$$b＝(n\sum A×C－\sum A\sum C)/(n\sum C2－(\sum C)2) \qquad (式 45-2)$$

$$a＝(\sum A/n)－b×(\sum C)/n \qquad (式 45-3)$$

式中:A 为吸光度;C 为相对浓度;n 为总的测定点数。

2. 准确度

（1）要求:应符合表 45-1 的规定。

表 45-1　吸光度准确度要求

吸光度值	允许误差
0.5	±0.025
1.0	±0.07

（2）实验方法:以蒸馏水作参比,在分析仪上测定 340nm 处吸光度分别为 0.5（以蒸馏水为空白,允许偏差为±5%）和 1.0（以蒸馏水为空白,允许偏差为±5%）的重铬酸钾标准溶液的吸光度,重复测定三次,计算三次测量值的算术平均值和标准值之差,应符合 2.2.1 中表45-1 的要求。

3. 稳定性

（1）要求:吸光度的变化应不大于 0.01。

（2）实验方法:对分析仪的 340nm 和 600～700nm 波长范围内任一波长进行吸光度稳定性测定。340nm 的测定溶液为吸光度为 0.5（以蒸馏水为空白,允许偏差为±5%）的重铬酸钾标准溶液,600～700nm 波长范围内任一波长测定溶液吸光度为 0.5（以蒸馏水为空白,允许偏差为±5%）硫酸铜标准溶液。

按照下面的设定条件 a）、b）,在分析仪上测定上述溶液的吸光度,计算其中最大与最小值之差。

a）测定时间为仪器标称的最长反应时间或 10 分钟。

b）测定间隔为仪器的读数间隔或 30 秒。

4. 重复性

（1）要求:用变异系数表示,应不大于 1.5%。

（2）实验方法

1)设定一个单试剂项目:波长为 340nm,试剂量为全自动生化分析仪标称的最小试剂量、样本量全自动生化分析仪标称的最小样本量、反应时间为全自动生化分析仪标称的最长反应时间或 10 分钟、读数间隔为全自动生化分析仪的测定周期或 30 秒;

2)以 340nm 吸光度为 1.0(允许偏差为±5%)的重铬酸钾溶液为试剂和样本,连续进行 20 个测试,查看反应曲线或反应数据,最后一点的吸光度值为该溶液吸光度值,共得到 20 个吸光度值;

3)计算吸光度值变异系数 CV。

三、温度的准确度与波动度

1. **要求**　温度值在设定值±0.3℃,波动度不大于±0.2℃。

2. **试验方法**　将精度不低于 0.1℃的温度检测仪的探头,或分析仪制造商提供的相同精度、且经过标定的专用测温工具,放置于制造商指定的位置,在温度显示稳定后,每隔一个分析仪的读数间隔或 30 秒测定一次温度值,测定时间为分析仪标称的最长反应时间或 10 分钟。计算所有次温度值的平均值和最大与最小值之差。平均值与设定温度值之差为温度准确度,最大值与最小值之差的一半为温度波动度。

四、样品交叉污染率

1. **要求**　样品交叉污染率应不大于 0.5%。

2. **实验方法**

(1)用 0.05mol/L 的硫酸配制饱和重铬酸钾溶液。

(2)设定一双试剂项目,其中波长为 340nm,第一试剂量为允许的最大第一试剂量,第二试剂量为允许的最大第二试剂量,样本量为允许的最大样本量,反应时间为允许的最长反应时间。

(3)按照设定的项目参数,以 0.05mol/L 的硫酸同时为试剂和样本,连续进行 20 个测试,从反应曲线上最后一点得到该溶液的吸光度,计算 20 次吸光度的平均值 A 和标准差 s。

(4)将饱和重铬酸钾溶液用 0.05mol/L 硫酸准确稀释 500 倍,按照设定的项目参数,以该稀释液同时为试剂和样本,连续进行 20 次测试,从反应曲线上最后一点得到该溶液的吸光度。计算 20 次吸光度的平均值,乘以 500 即为饱和重铬酸钾的理论吸光度 A。

(5)制造商应提供专门的测试软件,可以任意指定测试开始时的起始反应杯号。按照设定项目参数,连续申请 3 个测试,指定起始的反应杯号,测试试剂和样本为饱和重铬酸钾溶液。测试完毕后再连续申请 3 个测试,测试试剂和样本为 0.05mol/L 的硫酸,指定与前面相同的起始反应杯号,以保证 0.05mol/L 的硫酸与饱和重铬酸钾溶液用相同反应杯,从反应曲线上最后一点得到所测溶液的吸光度。

(6)0.05mol/L 硫酸的三次测定结果中,第一次吸光度为 A1,第三次吸光度为 A3。如果 A1 小于第(3)条中的平均值加 2 倍标准差,可认为交叉污染满足要求;如果 A1 大于第(3)条中的平均值加 2 倍标准差,按照上面公式计算交叉污染率。

(7)重复上述实验五次,得到五个交叉污染率,计算五个交叉污染率的均值。

(8)结果应符合标准的规定,五个交叉污染率的均值小于 0.1。

五、加样准确度与重复性

1. 要求

(1)对仪器标称的样品最小、最大加样量,以及在 $5\mu l$ 附近的一个加样量,进行检测,加样准确度误差不超过 $\pm 5\%$,变异系数不超过 2%。

(2)对仪器标称的试剂最小、最大加样量,进行检测,加样准确度误差不超过 $\pm 5\%$,变异系数不超过 2%。

2. 实验方法

(1)将全自动生化仪、蒸馏水等置于恒温、恒湿的实验室内平衡数小时后开始试验,准备一微量样本杯,先盛有约适量蒸馏水和一薄层液状石蜡(液状石蜡的作用是防止水分挥发),并在分度值为 0.01mg 的电子天平上调零。分别控制试剂针和样本针往微量管中加入规定量蒸馏水,再在电子天平上称量其重量。

(2)每种规定加入量重复称量 20 次,每次的实际加入量等于加入蒸馏水重量除以当时温度下蒸馏水的密度。

(3)按计算变异系数 CV。

(4)按计算加样误差。

(5)结果应符合标准的要求,见表 45-2。

表 45-2 加样误差与重复性要求

加样器类别	加入体积	误差	重复性
样品加样器	最小加入体积	不超过 $\pm 4\%$	CV $\leqslant 2\%$
	最大加入体积	不超过 $\pm 3\%$	CV $\leqslant 1\%$
试剂加样器	最小加入体积	不超过 $\pm 3\%$	CV $\leqslant 2\%$
	最大加入体积	不超过 $\pm 2\%$	CV $\leqslant 1\%$

六、临床项目的批内精密度

1. 要求 变异系数(CV)应满足表 45-3 的要求。

表 45-3 临床项目批内精密度要求

项目名称	浓度范围	CV 要求
ALT	30~50U/L	$\leqslant 5.0\%$
BUN	9.0~11.0mmol/L	$\leqslant 2.5\%$
TP	50.0~70.0g/L	$\leqslant 2.5\%$

2. 实验方法 用制造商指定的试剂、校准品及相应的测定程序,对表 45-3 中规定的项目和浓度范围,使用正常值质控血清或新鲜患者血清进行重复性检测。每个项目重复测定 20 次,计算变异系数。

第三节　血气分析仪校准

一、校准前确认

1. 要求

(1)确认仪器安装房间温度、湿度符合要求：温度合格范围为15～32℃,湿度合格范围为20％～80％。

(2)确认仪器连接电源符合要求：合格范围为220V±10％。

2. 实验方法

(1)使用经计量局检验合格的温湿度计,放置于血气分析仪前置条码扫描器前方,等待5分钟后读数。

(2)使用经计量局检验合格的电压计或数字万用表测量血气分析仪电源插座电压。

二、校准内容

首先确认分析仪处于正常工作状态,质控结果质控。以丹麦雷度ABL-800型号为例,仪器校准主要内容如下。

(一)电极检测

1. 要求　各电极的信号(mV值)应在表45-4的可接受范围内,视为合格。

表45-4　常用电极信号可接受范围表

电极名称	可接受范围(mV)
pH	−4000～4000
Reference	−8000～8000
PO_2	−4000～4000
PCO_2	−4000～4000
Na	−4000～4000
K	−4000～4000
Ca	−4000～4000
Cl	−4000～4000
Glu	−4000～4000
Lac	−4000～4000

2. 实验方法　点击主屏幕"菜单"键,点击"登录",键入维修密码并按"确认",重新点击主屏幕"菜单"键,点击"应用"键,点击"服务"键,点击"Analyzing Unit Service"进入主要部件服务菜单,点击"Electrodes"进入电极检测程序,查看电极"Signal"数值。

(二)加热器检测

1. 要求　进入加热器检测程序。查看"Temperature"数值,如实测温度均在表45-5正常范围内,视为合格。

表 45-5　各部件加热器可接受范围表

部件名称	温度范围
进样口预热器(inlet preheater)	36.50~40.00
pH/BG 测量池(pH/BG meas. chamber)	36.89~37.39
血氧检测溶血池(oximetry hemolyzer)	36.50~37.50
血氧检测光电管(oximetry photodiode)	44.70~45.30

2. 实验方法　点击主屏幕"菜单"键,点击"登录",键入维修密码并按"确认",重新点击主屏幕"菜单"键,点击"应用"键,点击"服务"键,点击"Analyzing Unit Service"进入主要部件服务菜单,点击"Thermostatting"进入加热器检测程序,查看"Temperature"数值。

(三) 血氧单元检测

1. 要求　进入血氧单元检测程序,点击"Lamp Unit Status",如数值在表 45-6 正常范围内,视为合格。

表 45-6　血氧单元检测参数可接受范围表

参数	可接受范围
卤素电压(halogen voltage)	3.90~4.10V
卤素强度(halogen intensity)	2000~3900
氖素电压(neon voltage)	275~325V
氖素强度(neon intensity)	>50%

2. 实验方法　点击主屏幕"菜单"键,点击"登录",键入维修密码并按"确认",重新点击主屏幕"菜单"键,点击"应用"键,点击"服务"键,点击"Analyzing Unit Service"进入主要部件服务菜单,点击"OXI System"进入血氧单元检测程序,点击"Lamp Unit Status",记录数值。

(四) 液体传感器检测

1. 要求　进入液体传感器检测程序,如液体传感器实测数值在表 45-7 正常范围内,视为合格。

表 45-7　液体传感器检测各参数可接受范围表

参数	可接受范围
入口处下部(inlet lower)	<40
入口处(inlet)	<40
pH/BG 上部(pH/BG upper)	<40
血氧测定处(oximetry)	<40

2. 实验方法　点击主屏幕"菜单"键,点击"登录",键入维修密码并按"确认",重新点击

主屏幕"菜单"键,点击"应用"键,点击"服务"键,点击"Analyzing Unit Service"进入主要部件服务菜单,点击"Liquid Sensors"进入液体传感器检测程序,记录当前实测数值。

(五) 液体阀检测

1. 要求　进入电磁阀检测程序,依次开关电磁阀,检测指标见 V1、V2、V3、V4、V5、V6、V7、V8,观察电磁阀是否有动作,电磁阀是否有漏气以及其他问题存在,如能正常工作视为合格。

2. 实验方法　点击主屏幕"菜单"键,点击"登录",键入维修密码并按"确认",重新点击主屏幕"菜单"键,点击"应用"键,点击"服务"键,点击"Analyzing Unit Service"进入主要部件服务菜单,点击"Fluidic Module Valves"进入电磁阀检测程序。依次开关电磁阀 V1、V2、V3、V4、V5、V6、V7、V8 并观察和记录其工作状态。

(六) 性能验证

1. 准确性　鉴于血气检测的特殊性,正确度评价标本较难获得,一般可测量原厂配套质控品,来确认血气分析仪准确性。

(1)首先确认血气分析仪使用试剂和质控品均在效期内。

(2)依次测试配套不同浓度水平的质控品,同时打印测量结果,并与质控品靶值单进行核对,确认测量结果是否均在靶值范围内,如各水平质控各项参数均在范围内,视为合格。如有参数脱靶,请工程师维护机器,确保机器准确性。

2. 精密度　通过对不同浓度水平的质控品连续测量(每个水平 10 次测试),对每一项测量结果计算标准差与变异系数,标准差与变异系数在规定范围内视为合格。如标准差与变异系数超出范围,请工程师维护机器,确保机器精密性。

(徐建华　石　文)

第四十六章

临床免疫学检验仪器校准

第一节 概 述

临床免疫学检验分为定量检验和定性检验。根据检测原理的不同,定量检测方法主要有直接化学发光法、电化学发光法、增强免疫发光法、免疫荧光法及酶联免疫吸附试验(ELISA)等。定性检测方法主要包括 ELISA、免疫荧光法、免疫印迹、凝集法等。ELISA 的检测系统有半自动和全自动系统。半自动系统主要包括:加样枪、洗板机、酶标仪。全自动系统有各种品牌的全自动酶免疫分析仪。构成全自动酶免疫分析仪的主要元件有全自动加样系统、孵育系统、洗板系统和比色系统等。本章节将以发光免疫分析仪、ELISA 常用分析仪为代表,介绍临床免疫学检验仪器的校准。

根据 2013 年中国合格评定国家认可委员会的 CNAS-CL39 文件"5.3 实验室设备"条款中规定:实验室应提供仪器校准清单、计划、校准状态;设备新安装时应按法规或制造商建议进行校准;投入使用之后的校准周期应按法规或制造商建议进行;对分析设备校准的基本项目至少应包括加样系统、检测系统和温控系统。

第二节 全自动发光免疫分析仪校准

根据中华人民共和国医药行业标准 YY/T 1155—2009(2011 年 06 月 01 日实施)的要求,各品牌全自动发光免疫分析仪的各种参数需满足该标准。

一、反应区温度控制的准确性和波动度校准

将精度不低于 0.1℃的温度检测仪的探头,或分析仪生产企业提供的相同精度,且经过标定的测温工装,放置生产企业指定的位置,在温度显示稳定后,每隔 1 分钟或 30 秒测定一次温度值,测定时间为 10 分钟,计算所有温度值的平均值、最大值与最小值之差。平均值和设定温度值之差为温度准确性,最大值与最小值之差为温度波动。温度准确性应在设定值 ±0.5℃内,波动度不超过 1.0℃。

二、分析仪稳定性校准

将分析仪开机处于稳定工作状态后,用生产企业指定的临床检验项目的校准品和试剂,上机测试相应正常值质控品或患者新鲜样品,重复测定 3 次,计算测定结果的平均值 $\overline{x}_1$,过 4 小时、8 小时后分别再上机重复测试 3 次,计算测定结果的平均值 $\overline{x}_n$。以第一次测定结果为基准值,按公式 46-1 计算相对偏移(a,%)

$$a = \frac{(\overline{x}_n - \overline{x}_1)}{\overline{x}_1} \times 100\%$$ (式 46-1)

分析仪开机处于稳定状态后,测定结果的相对偏移不超过 $\pm 10.0\%$。

三、批内测量重复性校准

用生产企业指定的临床检验项目的校准品和试剂,上机测试相应正常值质控品或患者新鲜样品,重复测定 20 次,计算测定结果的平均值 $\overline{x}$ 和标准差 s,按公式 46-2 计算相对偏移(CV,%)。

$$CV = \frac{s}{\overline{x}} \times 100\%$$ (式 46-2)

批内测量重复性($CV\%$)$\leqslant 8.0\%$。

四、线性相关性

用生产企业指定的临床检验项目的标准品和试剂,并准备浓度比不小于 2 个数量级的线性上限样品和线性下限样品,用线性下限样品将线性上限样品按比例稀释成至少 5 个不同浓度的样品,混合均匀后将各个浓度的样品分别重复测定 3 次,记录各样品的测量结果,并计算各样品 3 次测量的平均值(y_i),以稀释浓度(x_i)为自变量,以测量的平均值(y_i)为因变量求出线性回归方程,按计算公式 46-3 计算线性回归的相关系数(r)。

$$r = \frac{\sum [(x_i - \overline{x})(y_i - \overline{y})]}{\sqrt{\sum (x_i - \overline{x})^2 (y_i - \overline{y})^2}}$$ (式 46-3)

在不小于 2 个数量级的浓度范围内,线性相关系数(r)$\geqslant 0.99$。

五、携带污染率的校准

用生产企业指定的临床检验项目的试剂,并准备该检测项目的高浓度样品($A_{原}$)和零浓度样品,按照高浓度样品、高浓度样品、高浓度样品、零浓度样品、零浓度样品、零浓度样品的顺序为一组,在分析仪上进行测定,共进行 5 组测定。每一组的测定中,第 4 个样品的测定值 A_4,第 6 个样品的测定值 A_6;按公式 46-4 计算携带污染率。

$$k = \frac{A_4 - A_6}{A_{原} - A_6}$$ (式 46-4)

携带污染率 $\leqslant 10^{-5}$。

第三节　酶免疫分析仪校准

一、加样系统的校准

全自动酶免疫分析仪的加样原理一般是通过特定活塞移动产生负压,使钢针吸取到相应容量的液体。手动的微量加样器(又称加样枪)的加样原理是利用空气垫加样或利用无空气垫的活塞正移动加样。其校准要求是根据微量加样器常用的加样量进行每年至少1次校准。

无论是微量加样器还是全自动酶免分析仪的加样系统,经典的校准方法是22℃蒸馏水称重法(国际标准 ISO/DIS 865-1)。即加样针在吸取刻度指示量的蒸馏水,经过万分之一天平称重后计算 CV 值。CV 要求在10%以内。

另一种加样量校准方法是双波长比色法。其原理是利用甲基橙染料在450nm有最大的吸收峰,620nm的吸收值可以作为参比波长。在特定的酶标板内,甲基橙的浓度与加液体积成正比。根据 Lambert-Beer 定律,和设定的标准量程的加样器曲线比较,通过浓度-体积的换算来进行校准。

对于独立式的移液系统和分析仪自带的样本移液器,除了要进行加样量的校准,实验室还应具备评估它是否存在携带污染的程序。

实际应用中,如果分析物浓度具有很宽的临床范围,以至于微量残留便会造成显著临床影响,这样的分析物更应该评估携带污染问题(例如,血清肿瘤标记物)。因此,实验室在研究携带污染情况时应选择这类分析物做代表性例证。对于使用一次性移液管的自动化移液器则无需评估携带污染情况。

一种研究携带污染效应的推荐方法是检测已知的高浓度患者样本,紧接着检测已知的低浓度样本,看低浓度样本的结果是否受到了影响。如果检测到携带污染的存在,实验室应确定,分析物浓度超过多少时,后续样本才会受到影响,并在程序中规定该值。应审查每次分析运行的结果,保证结果不会超出此水平。如果检测到结果超出了规定水平,那么应规定合适的纠正措施(例如:重复检测后续样本)。

一般情况下,应在仪器初次使用时就进行携带污染的检测(实验室可使用仪器制造商进行的携带污染研究数据)。在对仪器的移液组件进行较大维护或修理后,建议再次进行携带污染检测。

二、孵育系统的校准

孵育方式主要有水浴和空气浴。水浴箱里可放置经过校准的温度计,以检查水浴箱自带温度计的指示温度和校准温度计的实测温度是否一致,允许有±1℃的误差。全自动酶免疫分析仪一般采用空气浴,仪器自带温度感应器,温度感应器检测的温度在37℃±1℃的误差范围。专用的点温度计也可以对孵育箱的温度进行测量。

三、洗板系统的校准

无论是独立的洗板机还是全自动酶免疫分析仪自带的洗板装置,其组成和原理都相似,主要由负压泵、液体管路和清洗头构成。用户可自行设定程序,选择所需的清洗次数和浸泡时间。洗板机厂家设定的洗板残留量，一般不超过 $2\mu l$。

四、比色系统的校准

酶标仪是利用酶与底物产生显色反应后，不同物质对可见光区辐射产生的特征性吸收光谱不同，通过 Lambert-Beer 定律，对物质进行定性或定量分析的仪器。比色系统是酶标仪与全自动酶免疫分析仪的核心元件。酶标仪可用吸光度 A，也可使用光密度 OD 来表示吸光度。由于待测物质的检测波长与使用的酶密切相关，通常根据酶结合物的显色底物来选择波长，常用的有 405nm、450nm、540nm 和 620（或 630）nm 的标准干涉滤光片。另外，为了消除待测物的非特异性吸收，通常还选择一个参考波长。在参考波长下，检测物的吸收最小，检测波长和参考波长的吸光度值之差可以消除非特异的吸收。根据国家质量监督检验检疫总局发布的 JJG 861—2007（2008 年 05 月 21 日实施）酶标分析仪检定规程，酶标仪的自检和校准，首先是对酶标仪上应有仪器名称、型号、编号、生产厂家、出厂日期和电源电压、各调节旋钮、按键和开关均能正常工作，外表面无明显机械损伤；显示文字应清楚完整等进行检查。再对酶标仪的稳定性、吸光度测定的准确度、吸光度测定的重复性、通道差异的测定进行自检和校准。

1. 酶标仪的稳定性（漂移）　选用 492nm 波长或仪器特有的专一波长，将吸光度标称值为 1.0A 的光谱中性滤光片，平放在微孔酶标板的空板架上，以空气为参比，测量并记录仪器的初始示数值，5 分钟后记录仪器示值，10 分钟后再次记录仪器数值，求出后两次吸光度示值的最大值，按公式 46-5 计算 r。

$$r = A_{最大} - A_{初始} \qquad （式 46\text{-}5）$$

合格要求：前后两次测定值之差 $r \leqslant 0.005A$。

2. 吸光度测定的准确度校准（误差）　依次选用 405nm、450nm、492nm 和 620nm 波长或仪器特有的专一波长，将吸光度标称值分别为 0.2、0.5、1.0 和 1.5 的光谱中性滤光片同时平放在微孔酶标板的空板架上，以空气为参比，连续测定 3 次，依次记录仪器示值。并计算平均值。按公式 46-6 计算吸光度测定的误差 ΔA。

$$\Delta A = \frac{A_1 + A_2 + A_3}{3} - A_S \qquad （式 46\text{-}6）$$

式中：A_S 为标准值

合格要求：吸光度测定的误差 $\Delta A \leqslant 0.03A$

3. 吸光度测定的重复性　选用 450nm 波长或仪器特有的专一波长，将吸光度标称值分别为 0.5 或 1.0 的光谱中性滤光片同时平放在微孔酶标板的空板架上，以空气为参比，于固定的某一孔位重复测量 6 次，记录仪器示值，并计算平均值，按公式 46-7 计算 RSD 值，以实验结果的相对标准偏差（RSD 值）表示仪器吸光度的重复性。

$$RSD = \sqrt{\frac{\sum_{i=1}^{n}(x_i - \overline{x})^2}{(n-1)}} \times \frac{1}{\overline{x}} \times 100\% \qquad （式 46\text{-}7）$$

式中：x_i 为第 i 次测量的结果

$\overline{x}$ 为 n 次测量结果吸光度的平均值

n 为测量次数

合格要求：吸光度测定的重复性≤1.0%

4. 通道差异的测定　选用 450nm 波长或仪器特有的专一波长，将吸光度标称值为 1.0 的光谱中性滤光片同时平放在微孔酶标板的空板架上，以空气为参比，先后置于通道的相应位置（例如：对于 δ 通道仪器可从 $A_1 \sim A_6$ 或 $A_2 \sim A_8$），多个通道的差异结果报告用全部测量数据的极差值表示，按公式 46-8 计算通道差异 δ_A：

$$\delta_A = A_{max} - A_{min} \qquad (式 46\text{-}8)$$

式中：A_{max} 为多个通道中测量结果的最大值

A_{min} 为多个通道中测量结果的最小值

δ_A 为通道差异

合格要求：通道差异≤±0.03

随着第三方校准机构和部门（如质量技术监督局）的出现，目前，很多实验室都可以办理委托，而不需要自己校准酶标仪了，但日常工作中也还要经常维护其光学部分，防止滤光片霉变，以保持其良好的工作性能。全自动酶免疫分析仪都有自带的校准功能，其校准的所有操作由厂家工程师完成。利用厂家校准专用酶标板，通过软件控制对酶标仪进行全自动校准。校准结束后，打印详细校准报告，报告内容包括：准确性、精密度、线性、矩阵、滤光片边缘值等，并对仪器当前性能进行整体评价，根据评价结果，对仪器进行相应处理，如：更换滤光片、清洁光路系统、走板位置重定位等，处理完毕后，再重新校准，直到仪器符合厂家校验标准。要求仪器每年至少校准 1 次。

（丁海明　黄　惠　黄妩姣）

第四十七章

临床微生物学检验仪器校准

第一节　概　述

　　临床微生物学是一门由临床医学、基础医学和微生物学相结合的交叉学科,相对于其他临床检验技术而言,其专业操作性强、仪器自动化程度低且对人员的经验要求较高。近几十年来,随着计算机技术的发展和应用,微生物自动化检测技术得到了快速提高,先后出现了许多自动化微生物检测和鉴定技术,如全自动细菌鉴定和药敏分析系统、全自动细菌/分枝杆菌培养监测系统和全自动快速质谱微生物检测系统等。这些自动化检测技术,在节省人力成本和提高工作效率的同时,还提高了临床微生物检测的灵敏度和准确性,对于临床微生物学检验的发展具有深远影响。与此同时,我们也必须意识到,微生物自动化检测系统的有效保养、维护和校准,将直接影响仪器的正常运转和检测结果的准确性。本章介绍了一些代表性自动化微生物检测系统校准的程序和校准报告范例,以期对自动化微生物检测仪的校准和校准报告提供参考。

第二节　VITEK2 Compact 全自动微生物分析系统校准

　　VITEK2 Compact 全自动微生物分析系统是一种高度自动化的全自动细菌鉴定和药敏分析系统,其使用全自动封闭真空加注系统,能自动监测细菌生化反应和药敏试验结果,对于绝大多数细菌的鉴定可在 2～18 小时内得出结果。系统包括:VITEK2 Compact 电脑主机,液晶显示器,真空填充室,封口、孵育和检测器,废卡接收箱,数字显示电子比浊仪等,以及 Windows XP 操作平台的图形界面软件系统。根据 CNAS-CL42 的相关要求,实验室应规范 VITEK2 Compact 全自动微生物分析系统的校准过程,以保证仪器设备的检测性能和检测结果的准确、可靠。

一、校准目的

　　规范 VITEK2 Compact 全自动微生物分析系统校准程序的校准过程,保证设备的正常使用,使得仪器的检测性能能达到出厂要求,检测结果准确、可靠。

二、仪器校准的条件

1. 新安装设备应按法规或制造商建议进行校准；
2. 投入使用之后的校准周期应按制造商建议进行；
3. 仪器全面保养后；
4. 仪器维修更换了影响仪器性能的重要部件；
5. 仪器质控失控,且无法确认引起的原因。

三、校准前的工作准备

1. 检测工作环境是否合格；
2. 检测仪器各组成部件工作状态；
3. 记录仪器基本信息；
4. 所需材料和相关工具如:白卡,ENG7/9卡片,比浊仪标准管,数字万用表等。

四、校准内容

1. 运行指令,检查有无故障信息并处理。在仪器诊断终端中输入以下指令 DUMP_COMPASTAT;DUMP_EQM;TAIL_LOG;DUMP_STATS 确认无报警信息,无故障未处理。

2. 检查各硬件版本与软件版本是否相匹配:通过指令 VER,检查硬件版本和软件版本。

3. 消除上一次保存的校准记录状态:在诊断终端中输入"clear_pm_stats all"

4. 设置当天到达新的校准日期记录:执行指令"ser_pm_dateyyyy mm ddhrmn"

5. 检查风扇全速运转是否正常:搜行指令"ser_cab_fan_speed100 255"检查风扇全速运转。

6. 清洁系统各配件,卡架、比浊仪包括仪器内孵育模块:操作仪器面板菜单 maintenance,按 remove carousel 键,拉开仪器前门,依指引按顺序将孵育箱四个 carousel 支架拆卸,关门,用75%乙醇及清水清洗晾干。装回 carousel,按 replace carousel 对应键,开门依次放回,关门。此步骤需专业人员检查。

7. 检查固定退卡器驱动齿轮螺丝是否松动:在仪器菜单中,打开仪器门锁,用手指拧退卡驱动装置是否有虚位。

8. 读数头机械检查:在诊断终端打入指令 test_belt,检查驱动皮带以及滚轮状态是否正常。目测读数头内各齿轮是否干净完整。

9. 培养箱元件检查:目测培养箱内 O 型环是否正常,静电刷除尘,培养箱风扇除尘,目测培养箱各齿轮和滑轮干净完整。

10. 检查加热封口器:在诊断终端打入指令 test_sealer,确认在 7.6～9.6A 之间。如更换切割线,需打指令 cal_sealer。测量已剪切的卡片吸样管残留应为 1.25mm±0.25mm 范围。

11. 仪器光学结构检查:在诊断终端打入校正指令 cal_tx1/3 确认 DAC 值在 550～3600 之间,否则更换 TX 光学头。使用白卡,运行技术文件《DN 00-018 VITEK2 & VITEK2 XL Minimum Threshold Reading Test》;TX1 所有数值≥3750,TX3 所有数值≥3618,否则更换

Reader ledge。此步骤需专业人员检查。

12. 运行工程测试卡片检查是否有报警出现：使用 ENG7/9 卡片，测试仪器的机械和光学流程，无任何报警提示。

13. 校准比浊仪的读数：使用在效期内的标准比浊管，计 3 次检测平均值，检测比浊仪读数是否在允许的靶值范围。

14. 检查不间断电源连接和断开时的输出电压值及误差值：用数字万用表测量市电电压，断电时 UPS 输出电压不超过市电电压 10%，如不相符，更换 UPS。

五、校准的有效性检查

校准完成后，按照厂家说明书要求，选取正在使用的鉴定卡和药敏卡；根据仪器要求选用标准菌株，并配制细菌悬液；然后进行上机鉴定及药敏分析；18～24 小时后，观察结果是否在控；结果在控则表明校准验证有效。

第三节　VITEK MS 全自动快速质谱微生物检测系统校准

VITEK MS 全自动快速微生物质谱检测系统利用创新的质谱技术 MALDI-TOF（基质辅助激光解吸电离飞行时间）数分钟内提供鉴定结果。通过 VITEK MS Prep Station 软件平台，多位检验技师可以在集中或者分散的工作平台同步处理标本板，VITEK MS 可以同机检测 4 个标本板，一个标本板含有 48 个孔位，故每次检测最大通量为 192 个样本，并可直接在标本上处理样品。含有条形码的标本板灵活易用，可直接扫描输入数据，实现检测过程中数据追踪。

一、校准目的

规范 VITEK MS 全自动快速质谱微生物检测系统的校准过程，保证设备的正常使用，使仪器的检测性能能达到出厂要求，检测结果准确、可靠。

二、仪器校准的条件

1. 新安装设备应按法规或制造商建议进行校准；
2. 投入使用之后的校准周期应按制造商建议进行；
3. 仪器全面保养后；
4. 仪器维修更换了影响仪器性能的重要部件（激光单元，检测器，真空系统等）；
5. 仪器质控失控，且无法确认引起的原因。

三、校准前的工作准备

1. 检测工作环境；
2. 记录仪器基本信息（仪器机身序列号，软件版本：点击 VITEK MS ACQUISTION 图标，以管理员权限进入软件，在 SERVICE 菜单下查看软件版本；仪器报警记录：点击 SUPERVISION 图标，查看 LIST OF ALARMS 并确认其中无报错信息）；
3. 检查仪器背部的干燥剂状况，确认干燥剂为干燥状态颜色，如变色为受潮状态颜色

（干燥剂上有标识），需对干燥剂进行烘干，或者更换处理；

4. 检测仪器工作状态：点击 VITEK MS INSTERMENT STATUS 图标，确认显示为 STANDBY 状态，确认无任何红色报警；

5. 所需材料和相关工具（VITEK MS-DS 靶板，质控菌株大肠埃希菌 ATCC 8739，CHCA 基质，一般维修工具如螺丝刀、万用表、六角匙、扳手等）。

四、校准内容

1. 检查各部件运行状况及有无故障信息　以管理员权限运行工程师模式，通过诊断终端输入并运行诊断指令，查看各部件运行状况及有无错误信息，并视情况处理。

2. 检查仪器内部风扇状况　关闭主机电源，打开仪器左右两侧门，目测电源风扇、样本分析舱涡轮风扇、样本分析舱照明灯泡风扇、飞行管涡轮风扇、碰撞解析分离涡轮风扇等风扇的运行状况，视情况而进行扇叶灰尘清洁；然后打开电源，目测所有风扇是否正常转动，视情况而进行风扇更换处理。

3. 检查马达温度及仪器内部温度是否正常　点击 VITEK MS INSTERMENT STATUS 图标，确认 INLET TEMPERATURE 在 30℃ 以内并且为绿色；确认 STAGE X/Y 两个电机马达为绿色工作状态。

4. 检查真空泵油　目测仪器内泵油存储装置是否在上下刻度线内，是否有漏油，正常情况为在刻度内且无漏油痕迹；泵油、油过滤膜及其泵内部吸附剂、干燥剂、密封圈在每年保养时需要做更换处理，检查它们的更换记录并确认在年度使用范围内。

5. 检查舱门及 stage ground strip　目测舱门密封条是否清洁和变形；通过点击软件 open/close door 来检查开/关门是否正常，并是否需要更换舱门弹簧；取出靶板台观察是否清洁维护；利用万用表检查 stage ground strip 是否符合要求（2 欧姆为正常值）。

6. 检查真空基准电压　打开仪器左侧外壳，在仪器通电情况下，利用万用表在 DSP 电板上进行电位测量和调整。

7. 检查真空系统工作状况　打开仪器舱门后，点击软件 close door 或者 start，计算真空系统达到 standby 或 running 状态的时间段，10 分钟内到达为正常；记录 standby 或 running 状态下的真空度参数；点击软件 open door，计算打开仪器舱门的时间段，3 分钟内到达为正常。

8. 光学检查及校准　检测激光能量范围是否符合要求，在工程师诊断模式下，输入指令，确认 LAST PULSE ENERGY 不低于 80，如不在范围内，由工程师进行调整；利用万用表测量照相机灯炮电压是否为 12VDC，如不在范围内，由工程师进行调整；在工程师模式下，利用荧光笔和机械调整，检查和校准照相机及激光点的中心位置；在工程师模式下，编辑参数并激发激光来检查和校准 Reflection detector baseline 及 TUNING DEFLECTORS 的 X/Y 数值。

9. Fine Tuning and Calibration　提前一天准备 ATCC8739 标准菌株，并培养出单独菌落，按正常操作流程涂板上机（至少 16 个孔位样品），进入工程师软件模式，设置好相关参数，点击开始，观察图谱并确认其中参数如 intensity、resolution、signal to noise 可达到厂家要求，然后进行 Calibration 并保存；在工程师软件模式下，进行至少 16 个孔位的 8739 样品激光检测,导出其原始数据,利用外部软件进行数据分析,检查其主要参数如 bad peaks criteria、good peaks criteria、score criteria 等达到厂家要求(厂家要求内容在校准报告中有描述,并在报告中体现实测值与要求内容是否符合)。

五、校准的有效性检查

按照厂家说明书要求,选用 ATCC13048 产气肠杆菌、ATCC-MYA 2950 光滑假丝酵母标准菌株,分别接种哥伦比亚血平板和沙保弱平板,后置于 37℃ 和 35℃ 普通培养箱培养 18~24 小时;挑选单个菌落涂靶板上机进行鉴定;观察鉴定结果是否正确;结果正确则表明校准验证有效。

第四节　BacT/ALERT 3D 全自动细菌/分枝杆菌培养监测系统校准

BacT/ALERT 3D 全自动细菌/分枝杆菌培养监测系统是能够在同一台仪器内完成对血液、体液和痰液等标本进行细菌、真菌及分枝杆菌培养监测的系统。该系统利用微生物生长过程中产生 CO_2 的原理,采用自动产色检测技术,连续监测 CO_2 感应器 pH 和颜色变化,以显示封闭培养系统中的微生物生长情况。根据 CNAS-CL42 的相关要求,实验室应规范 BacT/ALERT 3D 全自动细菌/分枝杆菌培养监测系统的校准过程,以保证仪器设备的检测性能和检测结果的准确、可靠。

一、校准目的

规范 BacT/ALERT 3D 全自动细菌/分枝杆菌培养监测系统的校准过程,保证设备的正常使用,使仪器的检测性能能达到出厂要求,检测结果准确、可靠。

二、仪器校准的条件

1. 新安装设备应按制造商建议进行校准;
2. 投入使用之后的校准周期应按制造商建议进行;
3. 仪器全面保养后;
4. 仪器维修更换了影响仪器性能的重要部件(如检测探头等);
5. 仪器质控失控,且无法确认引起的原因。

三、校准前的工作准备

1. 检测工作环境是否合格;
2. 检测仪器各组成部件工作状态;
3. 记录仪器基本信息(如:软件版本、仪器自检数据等);
4. 所需材料和相关工具。

四、校准内容

1. 测量系统电压是否在正常范围　按关机程序关闭电源,将仪器上盖打开,打开主机电源,用电子万用表测量 Module Controller PCBA 上 JP11 黑色和红色线之间电压,电压应为+5.15±0.05VDC。

2. 检查条码阅读器是否正常运转 在正常操作状态,检查仪器各条码装置,是否可以准确读出培养瓶条码信息。

3. 培养箱温度校正 正常操作状态下,用机外电子温度计放入培养箱 10 分钟。进入仪器功能菜单,输"1234",选择温度显示图标,记录仪器温度读数。再打开培养箱,记录放置的温度计读数。如果不相符,在仪器温度显示界面,直接输入机外温度计读数,点击确认,即可重新校正培养箱温度。

4. 培养箱光学校正 在仪器功能菜单输入"12123434",选择 1.0 Inc Module 1 下面的 1.7 Flag Check,检查培养箱内有没有位置读数的偏差超过 3.5% 并记录,如有则需重新校正。退出功能菜单,重新输入"1234",选择校正图标,选择需要校正的孔位,用校正棒工具对孔位进行校正。

5. 检查备份测试是否可顺利完成 选择备份菜单,检查备份是否提示成功。

6. 检查培养箱内马达是否漏油,是否有较大噪声 打开培养箱盖,目测是否有漏油,耳听是否有非均匀摩擦声。

7. 检查培养箱抽屉是否有磨损,抽屉连杆是否有磨损和噪声,抽屉是否锁紧 目测转动杆连接处是否有金属碎屑以及异常声音。有问题,需进行更换。

8. 检查不间断电源连接和断开时的输出电压值及误差值 用数字万用表测量市电电压,断电时 UPS 输出电压不超过市电电压 10%,如不相符,更换 UPS。

五、校准的有效性检查

按照厂家说明书要求,用无菌生理盐水将标准菌株配制成规定的麦氏单位浓度的细菌悬液;然后用无菌注射器取上述菌悬液加到血培养瓶中,放入培养仪培养,等待记录报阳时间,报阳时间应达到出厂要求。

(陈 茶)

第四十八章

分子诊断仪器校准

第一节 概　述

　　临床分子诊断学技术主要包括核酸分子杂交、聚合酶链反应（polymerase chain reaction，PCR）和基因测序等，具有特异性强、灵敏度高、重复性好、定量准确等特点。具备以上特点的前提是分子诊断仪器设备应能达到规定的性能标准，并且符合临床实验室的要求。临床分子诊断实验室应建立程序，定期检测并证实仪器设备、试剂及分析系统已经适当校准并处于正常的功能状态；应该有相应维护保养与校准程序并记录，该程序至少应遵循制造商的建议或由其提供相应的定期维护保养及校准服务；应当参照仪器设备的使用说明、操作手册或其他文件，结合实验室自身情况建立相应的维护保养和校准程序，以适用或满足医学实验室质量体系的要求。实验室仪器设备均应有唯一性标签或标记，标签应表明校准或验证状态，并标明再次校准或验证的日期。分子诊断仪器校准需关注以下内容：

一、校准服务的实施者

通常为制造商/供应商或其他有资质的机构。

二、校准条件

1. 仪器投入使用前（新安装或旧仪器重新启用）；
2. 维修、更换零部件或搬动后，可能对检测结果的准确性有影响时；
3. 室内质控显示系统的检测结果有漂移时（排除仪器故障和试剂的影响因素后）；
4. 需进行校准的其他情况。

三、校准内容/步骤

按仪器说明书规定的条件及程序进行校准，校准内容一般包括仪器外观及各项性能指标。

四、校准的频次

不同仪器校准间隔时间不一，如荧光定量 PCR 仪校准需半年一次，而凝胶成像系统校准一年一次。

第二节　常用分子诊断仪器的校准

一、定性 PCR 仪校准

定性 PCR 通常由热循环部件、控制部件和电源部件等部分组成,其控温精度、升降温速率以及温场的均匀性等直接影响 DNA 片段扩增的结果,PCR 仪经使用后其温度传感器的计量特性可能会发生变化,因此需定期校准后才能继续使用。

一个稳定的温度循环是成功实现 PCR 所必需的,其中温度准确性是 PCR 仪最重要的性能指标,如温度准确性低可直接造成非特异性扩增,甚至是错误的扩增结果,进而造成假阳性和假阴性;PCR 仪加热器加热不均匀,可导致 PCR 仪模块上各孔间存在一定温差,造成试验结果偏差,一般 PCR 仪边缘点的温度低于中间区域;PCR 扩增产物数量的多少决定了 PCR 仪的效率,为了在短时间内获得尽可能多的产物,需要仪器在升降温段具有按照预设升降温速率快速升温和降温的能力,因此 PCR 仪校准有以下几个指标:温度示值误差,即温控装置的赋予值与标准测温装置的示值之差;温度均匀性,即温控装置内温度的均匀性;温度过冲,即温控装置从较低温度上升到设定的较高温度点,或从较高的温度点下降到设定的较低温度点,偏离设定温度点的差值;温度波动性,即温控装置在一定时间间隔内,温度变化的范围。PCR 仪的技术性能指标应满足表 48-1 中所列的基本项目及指标。

表 48-1　PCR 仪的技术指标

检测指标	要求
温度示值误差	30℃ @30s±0.5℃
	50℃ @30s±0.5℃
	60℃ @30s±0.5℃
	70℃ @30s±0.5℃
	90℃ @30s±1.0℃
	95℃ @30s±1.5℃
温度均匀性	30℃ @30s≤0.8℃
	50℃ @30s≤1.0℃
	60℃ @30s≤1.0℃
	70℃ @30s≤1.0℃
	90℃ @30s≤1.8℃
	95℃ @30s≤2.0℃

续表

检测指标	要求
温度过冲	95℃ @5s≤5.0℃
	50℃ @5s≤3.0℃
温度波动性	30℃ @180s≤0.15℃
	60℃ @180s≤0.15℃
	90℃ @180s≤0.15℃

二、定量 PCR 仪校准

定量 PCR 仪主要由样品载台、热循环部件、传动部件、荧光检测光学部件、微电路控制部件、计算机及应用软件组成。与定性 PCR 仪比较,其增加了荧光检测功能和结果分析功能,因此,其校准的内容除与定性 PCR 仪相同之外,还增加了定量分析部分。

定量分析校准项目包括定量示值误差及线性误差两项。定量示值误差指 DNA 标准物质仪器测量仪测量值与标称值之间的一致程度,线性误差指定量 PCR 分析仪在工作量程内各测量数据与相应标准物质值之间的差值。要求定量示值误差≤10%,线性相关系数≥0.98。

三、多功能流式点阵仪

多功能流式点阵仪是一套多功能的液相反应分析系统,是在流式细胞术、ELISA 技术和芯片技术的基础上开发的新一代研究平台,有机地整合了免疫微球、激光检测、流体动力学、数字信号处理和计算机运算等功能。

该仪器首先将被标记的微球经微量液体传送系统排成单列通过检测器。然后在特定的温度下在检测器内进行信号收集,检测器设置两束激光,其中一束判定微球的编号;另一束测定该编号微球上目的分子的荧光强度。因此仪器校准内容包括压力传感器测试、温度测试、进样器精度测试、激光功率测试、流速测试及校准微球校准。要求标本吸取量:±5%;xMAP 微球的分类:>98%的微球落在设定区域;xMAP 微球的误分类:<2%;温度控制:±2℃;每个 xMAP 微球可检测到 1000 个荧光藻红蛋白(PE)。

四、凝胶成像系统校准

凝胶成像系统是对 DNA、RNA、蛋白质等凝胶电泳不同染色及微孔板、平皿等非化学发光进行成像分析,将拍摄图像输入计算机,并结合相应软件完成分析。其成像基础是样品对投射或者反射光有部分的吸收,从而照相所得到的图像上面的样品条带的光密度就会有差异。光密度与样品的浓度或者质量成线性关系。根据未知样品的光密度,通过与已知浓度的样品条带的光密度指相比较就可以得到未知样品的浓度或者质量。因此凝胶成像系统的校准项目包括外观、视觉分辨率、灰度和成像均匀性检测。

外观检测应有制造商、型号、编号等标识,系统的外壳、机械调节部件、按键、电器连接件等不应有影响凝胶成像系统正常工作的缺陷;视觉分辨率项目内中心视场视觉分辨率应大于 0.55 倍理论视觉分辨率,边缘视场视觉分辨率应大于 0.40 倍理论视觉分辨率;灰阶项目的标准是能区分灰阶涂卡的各级灰阶;成像均匀度项目的标准是像面上各处的亮度应均匀,对均匀面光源所摄得的影像中的明度最小值应不低于均匀面光源所摄得的影像中的明度最大值的 60%,4 个角各自亮度平均值分别与中心亮度平均值之比的偏差不能超过 10%。

（熊玉娟　刘持翔）

第四十九章

输血医学检验仪器校准

第一节 概 述

输血科的仪器设备配置应能满足输血相容性检测业务工作的需要,输血科应确保其相关的检测结果能够溯源至国家标准。在使用对检测的准确性产生影响的测量、检测设备之前,应按照国家相关技术规范或者标准进行检定/校准,以保证结果的准确性。输血科必须建立和实施设备的确认、维护、校准和持续监控等管理制度,以保证设备符合预期使用要求。大型和关键设备均应以唯一性标签标记,明确维护和校准周期,档案应有专人管理,有使用、维护和校准记录。新设备安装时应按法规或制造商建议进行校准验证,使用过程中应定期或不定期校准,校准周期应按法规或制造商建议进行,对分析设备校准的基本项目至少应包括加样系统、检测系统和温控系统。

输血科需要校准的仪器设备主要有移液器、离心机、孵育器、水浴箱、血小板恒温振荡保存箱、血浆解冻箱、全自动血型分析仪,冷藏冷冻设备及其他专用设备等。输血科仪器设备需要校准的目的和项目不尽相同,本章以 IH-1000 全自动血型分析仪为例介绍目前代表输血科自动化程度最高的血型分析系统校准程序。

第二节 IH-1000 全自动血型分析仪校准

全自动血型分析仪的各种参数需满足国家食品与药品监督管理局制定的医药行业标准 YY/T 1245—2013《自动血型分析仪》和 YZB/SWI 1151—2012《全自动血型配血分析仪》注册产品标准的要求。

IH-1000 全自动血型分析仪系统由移液装置、传送装置、穿刺装置、孵育器、离心机、阅读站、集成 PC、触摸屏显示器、条码扫描装置和辅助装置等组成。仪器安装、重大故障维修后及年度校准的主要部件包括孵育装置、离心机和移液装置。

一、孵育装置校准

1. 使用高精度温湿度计检测仪器外部和内部温度,保证二者温度一致(室温±1℃)。
2. 使用温湿度计检测孵育器的温度并记录,此温度应为设置温度±2℃(即 37℃±2℃)。

二、离心机校准

1. 离心机状态正常,离心时转子加速和减速正常。

2. 离心机在逆时针旋转时,用频闪计数仪分别测定左中右 3 个离心机的转速并记录结果。

3. 厂家要求离心机稳定时离心机转速为 1003～1013rpm;行业标准要求工作转速条件下转速测试的偏差应在设定值的±2.5%范围内。

三、移液装置校准

1. 状态检测

(1)液体流路充盈,洗液瓶和废液瓶状态正常。

(2)加样针清洗台灌注时间正常。

(3)样本管和试剂瓶容量检测正常。

(4)清洗泵实际流量≥理论值。

(5)加样针通畅无堵孔。

2. 加样针容量校准步骤

(1)左/右加样针 1%～5%或 2%～5%稀释液 10μl 加样量校准,要求:密度为 1mg/μl 稀释液最小允许加样量 9μl,最大允许加样量 12μl,容量允许误差<±8%,测量重复性≤4%。

(2)左/右加样针 25μl 患者血清加样校准,要求:密度为 1mg/μl 校准液最小允许加样量 22μl,最大允许加样量 30μl,容量允许误差<±4%,测量重复性≤2%。

(3)左/右加样针 50μl 试剂红细胞加样校准,要求:密度为 1mg/μl 校准液最小允许加样量 45μl,最大允许加样量 55μl,容量允许误差<±3%,测量重复性≤1.5%。

3. 加样针校准要求

(1)12μl 1%～5%稀释加样:稀释条打孔正常,无漏液和蒸发,186 孔中最多 9 个孔有气泡。

(2)50μl 试剂红细胞加样:无漏液和蒸发,186 孔中不能有气泡。

关闭仪器电源及电脑主机,用软布清洁加样针及洗液瓶,必要时清理仪器通风口;清理仪器外表及边台,清空废液瓶及废卡箱;清理仪器相应的辅助装置。

(周华友　高云龙)

参 考 文 献

1. 国家质量监督检验检疫总局.JJG 646—2006,移液器[S].北京:中国计量出版社,2006.

2. 国家质量监督检验检疫总局.JJG 196—2006,常用玻璃量器[S].北京:中国计量出版社,2006.

3. 国家质量监督检验检疫总局.JJG 205—2005,机械式温湿度计[S].北京:中国计量出版社,2005.

4. 国家质量监督检验检疫总局.JJG 119—2008,实验室 pH(酸度)计检定规程[S].北京:中国计量出版社,2008.

5. 国家质量监督检验检疫总局.JJG 178—2007,紫外、可见、近红外分光光度计[S].北京:中国计量出版社,2007.

6. 国家质量监督检验检疫总局.JJG 1036—2008,电子天平[S].北京:中国计量出版社,2008.

7. 张秀明,黄宪章,曾方银,等.临床生化检验诊断学[M].北京:人民卫生出版社,2012.

8. 彭明婷,申子瑜,谷小林,等.WS/T347—2011,血细胞分析的校准指南[S].北京:中华人民共和国卫生部,2011.

9. 任彦丽,刘增明,刘燕,等.JJF 1129—2005,尿液分析仪校准规范[S].北京:国家质量监督检验检疫总局,2005.

10. 国家食品药品监督管理局.中华人民共和国医药行业标准 YY/T 0654—2008—全自动生化分析仪[S].北京:中国标准出版社,2008.

11. 郭勇.医学计量[M].北京:中国计量出版社,2002.

12. 王青,蔡永梅,王志伟,等.Dimension RxL Max 全自动生化分析仪校准程序的建立及应用[J].宁夏医科大学学报,2013,35(10):1187-1190.

13. 李名兆.浅谈全自动生化分析仪的校准[J].中国测试技术,2004,30(5):26-28.

14. 国家食品药品监督管理局.中华人民共和国医药行业标准 YY/T 1173—2010-聚合酶链反应分析仪[S].北京:中国标准出版社,2010.

15. 国家质量监督检验检疫总局.国家计量技术规范规程 JJF 1030—1998-恒温槽校准规范[S].北京:中国计量出版社,1998.

16. 国家质量监督检验检疫总局.国家计量技术规范规程 MTC20-3-凝胶成像系统校准规范[S].北京:中国计量出版社,2011.

17. 国家食品药品监督管理局.中华人民共和国医药行业标准 YY/T1155—2009 全自动发光免疫分析仪[S].北京:中国标准出版社,2009.

18. 国家质量监督检验检疫总局.中华人民共和国国家计量检定规程 JJG861—2007-酶标分析仪[S].北京:中国计量出版社,2007.

19. VITEK 2 Compact:VITEK 2 Compact Service Manual(08/2010);VITEK2 Compact System Preventive Maintenance Procedure(07/2010).

20. BacT/ALERT 3D:BacT/ALERT 3D Service Manual(11/2009);BacT/ALERT 3D System Preventive Maintenance Procedure(06/2013).

21. VITEK MS:VITEK MS System Service Manual(10/2012);VITEK MS Plus System Service Manual(10/2012);99-633R02 WebHelp-bMx VITEK MS(12/2013).

第六篇 检测系统性能确认与验证

检测系统是指完成一个检验项目所涉及的仪器、试剂、校准品、检验程序、质量控制和保养计划等的组合。检测系统或方法的性能可否接受,是决定检测系统能否应用于常规工作的前提。检测系统或方法的分析性能主要包括精密度、正确度、分析灵敏度、检出限和定量限、线性/临床可报告范围、分析干扰、生物参考区间、携带污染、诊断特异性和诊断灵敏度等指标。美国"临床实验室修正法规的最终法规"(CLIA'88 final rule)明确要求,临床实验室必须监控和评价检测系统的所有质量。实验室在引入未作修改的、国家食品与药品监督管理局(FDA)认可或批准的检测系统,在报告患者检测结果前,必须作性能指标验证(GB/T 19000—2008:通过提供客观证据对规定要求已得到满足的认定);验证的性能指标主要包括精密度、正确度、可报告范围和参考区间。如果实验室改变了检验系统任何环节或建立新的检测系统,则必须对所有性能进行确认(GB/T 19000—2008:通过提供客观证据对特定的预期用途或应用要求已得到满足的认定)。我国 2006 年颁布的《医疗机构临床实验室管理办法》,对此也提出了明确要求。2013 年 11 月 22 日发布的医学实验室质量和能力认可准则(CNAS-CL02:2012)技术要求中(5.5 检验过程)明确规定实验室应选择预期用途经过确认的检验程序,且每一检验程序规定要求(性能特征)应与该检验预期用途相关。在常规应用前,应由实验室对未加修改而使用已确认的检验程序进行独立验证。实验室应对非标准方法,实验室设计或制定的方法,超出预定范围使用的标准方法,修改过的确认方法等检验程序进行确认。方法确认应尽可能全面,并通过客观证据(以性能特征形式)证实满足检验预期用途的特定要求,当对确认过的检验程序进行变更时,应将改变所引起的影响文件化,适当时,应重新进行确认。本章主要参考美国临床和实验室标准化协会(CLSI)的有关文件及其他文献,并结合具体实际,介绍定量和定性检测系统分析性能确认与验证方法。

第五十章

定量检验方法性能确认与验证

定量检验方法性能主要包括精密度、正确度、分析灵敏度、线性/临床可报告范围、分析干扰、生物参考区间以及携带污染等指标。本章主要参考 CLSI 及其他相关文件,并结合具体工作实际,介绍定量检验性能确认与验证方法。

第一节 精密度评价实验

测定结果的可重复性(reproducibility)即测定的精密度(precision)。由于在数学上无法表达重复性的好坏,通常用不精密度(imprecision)表示测定的精密度。不精密度是表示测定过程中随机误差大小程度,也表示同一标本在一定条件下多次重复测定所得到的一系列单次测定值的符合程度,常用标准差(standard deviation,SD 或 s)或变异系数(coefficient of variation,CV)表示。CV 越小,精密度越好。许多因素可在不同程度上影响测定的精密度,因此在进行精密度评价时要充分考虑所有影响总不精密度的因素,当然常规实验室不必评价每种因素对总不精密度贡献的大小。用于描述与时间相关的不精密度内容包括测定的批内、批间、日内和日间不精密度和总不精密度。精密度性能是检测系统的基本分析性能之一,也是其他方法学评价的基础,如果精密度差,其他性能评价实验则无法进行。本节就 CLSI 颁布的 EP5-A2 文件《定量测量方法的精密度性能评价－批准指南》第 2 版、EP15-A2 文件《用户对精密度和准确度性能的核实试验－批准指南》第 2 版及常规方法作一详细介绍,旨在为精密度性能评价实验提供参考。

一、相关概念和术语

1. 精密度(precision) 在规定条件下所获得独立检测结果的接近程度。

2. 不精密度(umprecision) 特定条件下各独立测量结果的分散程度。

3. 批(run) 在检测系统真实性和精密度稳定的间隔期,一般不超过 24 小时或少于 2 小时

4. 样本(sample) 源自总体的一个或多个部分,能提供总体的信息,通常作为总体的结论基础;例如:采自大量血清中的少量血清。

5. 重复性条件(repeatability conditions) 独立的检测结果是在较短时间内,在同一实验室由同一操作人员于相同的仪器上运用同一方法对同一检测物质进行检测所获得。

6. 重复性(repeatability) 在相同检测条件下对同一待测物进行连续测量所得结果的接近程度,以前称作批内精密度。

7. 重现性条件(reproducibility conditions) 检测结果由不同操作人员在不同的仪器上运用同一方法对相同检测项目进行测定所获得。

8. 重现性(reproducibility) 在变化的检测条件下对同一待测物进行检测所获得结果的接近程度。

9. 中间精密度(intermediate precision) 中间精密度条件下的精密度。

10. 中间精密度条件(intermediate precision conditions) 测量结果是在不同操作条件下,于同一仪器上运用相同的检测方法对同一检测项目进行测量所获得;注:①操作条件有四个要素:时间,校准,操作者,仪器;②操作条件的变化因素需阐明;这在精密度评价中通常称作:"批间","日内","日间","仪器内",以及"室内"。

二、常用精密度评价方案

（一）EP5-A2 评价方案

CLSI EP5-A2 文件经多次修改，于 1999 年正式批准，2004 年再次修改，发布为 EP5-A2 文件。该文件已广泛应用于精密度性能评价，本章将就该文件作一简要介绍。

该方案采用 $2 \times 2 \times 20$ 的实验方案，即每天检测 2 批，每批检测 2 次，共进行 20 天获得 80 个有效数据。方案同时提供了较直观实用的实验记录表格，实验者将获得的数据通过简单计算就能得到批内、批间、日间以及总不精密度。另外实验者得到了不精密度数据后，如果大于厂家声明的要求，仍可通过 χ^2 检验来判断是否具有显著性差异，如无显著性差异则判断为可以接受，这与我们通常做法不同。

1. 实验方案和要求

1.1　实验前准备

1.1.1　试剂和校准品

整个评价过程应使用同一批号的试剂和校准品。因为实验不独立评价这些变异因素，虽然加入这些变异能更真实地反映其性能。

1.1.2　实验样本

（1）基质：尽可能选择与临床样本类似的基质。通常选用稳定的、血清基质的质控物。

（2）浓度：推荐使用 2 个浓度，尽可能选择与厂商声明性能相近的浓度或接近"医学决定水平"的浓度。

1.2　实验方法

整个实验应收集 20 天有效数据，使用 2 个浓度实验样本，每天 2 批，每批重复检测 2 次，每个浓度应获得 80 个可接受数据。评价实验根据要求应分为几个渐进的阶段，每个阶段应采取必要的质量控制手段以检出离群值。方法熟悉阶段开始后每 5 天应进行前面所有数据的可接受性检验（详见质量控制），以保证结果的有效性。

1.2.1　仪器熟悉阶段

为避免在实际的仪器性能评价过程中出现问题，操作者应熟练掌握仪器的操作程序、保养程序、样本准备、校准以及检测程序等。该阶段可在厂家提供的培训期后或同时进行。在这个阶段不需要收集数据，直到操作者能正确操作仪器即可结束。

1.2.2　方法熟悉阶段

因为评价实验的一些步骤很少在常规测量中使用，为了防止这些不熟悉步骤影响评价实验的结果，在进行评价前需实践多次以熟悉方法。正式实验每天分 2 批进行，每批重复测定 2 次，每批至少间隔 2 小时，每个浓度每天能获得 4 个数据。该阶段一般持续 5 天并获得数据，记录数据。对于复杂仪器可适当延长方法熟悉阶段。该阶段数据若通过可接受性检验，将与后继实验阶段数据一起统计。

1.2.3　初步精密度评价阶段

在方法熟悉阶段末，需进行初步精密度评价实验。通常的做法是采用与精密度实验相同的质控物连续测量 20 次（2 个浓度），然后计算结果的标准差和变异系数。如果从预期的结果中发现了显著性差异，则需与厂商取得联系，同时中止后继实验直至问题得到解决。该阶段的数据还可用于判断方法熟悉阶段和后继实验中的批内离群值。

1.2.4　后继实验阶段

在方法熟悉阶段后,该实验仍需持续15天。实验方法同方法熟悉阶段。记录实验数据,每5天末需在一系列质控图中重新计算质控限并检验所有数据的可接受性。如果某一批因为质控或操作原因而被拒绝,需在找到并纠正原因后重新进行一批实验。可能的话,在每批检测中加入至少10个患者的标本以模拟实际的操作过程。

1.3　质量控制

精密度评价实验中必须进行常规的质控程序。每批测量中至少应使用1个适当浓度的质控样本。如果常规使用2个或更多浓度的质控,那么在本实验中也应如此。在方法熟悉阶段末应建立初步的质控图,采用最初5天的质控数据计算均值$\bar{x}$、标准差SD。由于初步的估计具有较低的统计效能,因此采用±3SD作为警告限,使用±4SD作为失控限。将后继的质控数据描于图中,如果出现失控数据,则应找到原因,清除该质控数据,同时该批实验数据应去除,重新运行一批。每5天重新计算所有可接受数据的均值、警告限和失控限。如果以前可接受的结果现在不可接受,则拒绝该批数据继续实验直至获得20天共40批有效数据。

2. 数据的收集、处理与统计分析

2.1　实验数据记录

为了便于数据的管理及统计学处理,可将每批可接受数据填于预先设计的表格内(见《医学实验室质量体系文件编写范例》)。记录表格可根据用户情况更改,只要使用方便即可。

2.2　离群值检验

批间日间离群值:常规的质控程序可检出批间或日间离群值,失控批的数据在找到原因后应删除,再重新进行一批。

批内离群值:采用初步精密度评价实验获得的标准差作为批内重复测量结果的离群值的判断标准。如果重复测量的变异绝对值超出了5.5倍标准差,则该批数据被拒绝。发现离群值后,查找原因,并重复该批分析。如果超过5%的数据被拒绝同时查找不出原因,那么考虑可能是仪器性能不够稳定,应该联系厂家。

2.3　精密度评价

2.3.1　重复性评价

重复性的评价采用下列公式:

$$S_r = \sqrt{\frac{\sum_{i=1}^{I}\sum_{j=1}^{2}(X_{ij1} - X_{ij2})^2}{4I}}$$

其中:I:总的运行天数(通常为20);j:每日的批次(1或者2);X_{ij1}:第i日第j批第1次的结果;X_{ij2}:第i日第j批第2次的结果

在使用上述公式时每批都需要两个结果。如果在实验过程中有不超过10%的评价日只有1批结果,其结果的统计学计算仍然有效,否则应增加实验天数直至达到要求。

2.3.2　批间精密度

批间标准差S_{rr}计算见下列公式:

$$S_{rr}^2 = A^2 - \frac{S_r^2}{2}$$

$$A = \sqrt{\frac{\sum\limits_{i=1}^{I} (\overline{X}_{i1.} - \overline{X}_{i2.})^2}{2I}}$$

其中：I：总的运行天数（有两个批次）；$X_{i1.}$：第 i 日第 1 批运行结果的均值；$X_{i2.}$：第 i 日第 2 批运行结果的均值；如果 S_{rr}^2 为负数，说明批间变异几乎都由批内变异形成，因此取值为 0。

2.3.3　日间精密度

日间标准差 S_{dd} 计算见下列公式：

$$S_{dd}^2 = B^2 - \frac{A^2}{2}$$

$$B = \sqrt{\frac{\sum\limits_{i=1}^{I} (\overline{X}_{i.} - \overline{X}_{...})^2}{I-1.}}$$

其中：I：总的运行天数；$X_{i.}$：第 i 日所有结果的均值；$X_{...}$：所有结果的均值；如果 S_{dd}^2 为负数，说明日间变异几乎都由批间变异形成，因此取值为 0。

2.3.4　室内精密度

室内精密度或总不精密度的评价见下列公式：

$$S_T = \sqrt{S_{dd}^2 + S_{rr}^2 + S_r^2}$$

上面的公式是评价仪器精密度的正确方法，因为它恰当地平衡了重复性以及日间和批间的成分。精密度评价的变异系数为 S_T 除以检测物的浓度再乘以 100，结果以百分比表示。结合实验记录表中的有关内容，可将结果填入相应的表格内（见实验示例）。

2.4　结果与厂家性能要求或其他性能标准的比较

获得精密度评价实验的数据后应采用 χ^2 检验来判断是否可以接受。这里重复性与仪器精密度比较应分别进行。一般与厂家声明的性能比较或是其他性能标准如 CLIA'88 允许误差等。

2.4.1　重复性比较

重复性比较的卡方检验见下列公式：

$$\chi^2 = \frac{S_r^2 \cdot R}{\sigma_r^2}$$

其中：S_r^2：表示用户重复性变异的平方；σ_r^2：表示厂商重复性变异要求的平方；R：表示总的批数（S_r^2 的自由度）；所计算的 χ^2 需要与卡方值表（自由度 R 的 95% 上限临界值，见表 50-1）相比较。如果计算值低于表中数值，评价参数则和性能要求无显著性差异，重复性声明可被接受。

表 50-1　卡方界值表

自由度	95%可信区间	99%可信区间
5	11.1	1.51
6	12.6	16.8
7	14.1	18.5

自由度	95％可信区间	99％可信区间
8	15.5	20.1
9	16.9	21.7
10	18.3	23.2
11	19.7	24.7
12	21.0	26.2
13	22.4	27.7
14	23.7	29.1
15	25.0	30.6
16	26.3	32.0
17	27.6	33.4
18	28.9	34.8
19	30.1	36.2
20	31.4	37.6
25	37.7	44.3
30	43.8	50.9
35	49.8	57.3
40	55.8	63.7
50	67.5	76.2
60	79.0	88.4
70	90.5	100.4
75	96.2	106.4
79	100.7	111.1
80	101.9	112.3
90	113.1	124.1
100	124.3	135.6

2.4.2 室内精密度比较

室内精密度比较卡方检验见下列公式：

$$\chi^2 = \frac{S_T^2 \times T}{\sigma_T^2}$$

其中：S_T^2：用户室内标准差的平方；σ_T^2：制造商声明的仪器标准差的平方，或者医学决定标准差的平方；T：S_T 的自由度。

$$T = \frac{I(2ME + MR + MD)^2}{2ME^2 + MR^2 + \frac{I}{I-1}MD^2}$$

$ME = S_r^2$（批内或重复性变异的均方）；$MR = 2A^2$（批次的均方）；$MD = 4B^2$（天数的均方）

将最接近计算值的整数将作为 S_T 自由度的准确值。

如果计算的 χ^2 值小于 95% 的计算值上限，精密度性能可接受。如果计算的 χ^2 值大于 95% 的计算值上限，精密度性能不在制造商的性能要求范围内，或者不在医学可接受水平内。

将上述评价数据填入精密度评价实验与性能要求比较表，即完成了整个实验。

(二) EP15-A2 方案

1. 实验步骤

(1) 每天分析 1 个批次、2 个浓度，每个浓度重复测量 3 次，连续测量 5 天；

(2) 每天进行常规的质量控制工作；

(3) 如果某一批测量结果因为质量控制失败或操作困难而被拒绝，在找到原因并纠正后重新进行另一批测量；

(4) 一般不在实验进行过程中校准检测系统；

(5) 记录实验数据。

2. 计算批内不精密度

$$s_r = \sqrt{\frac{\sum\limits_{d=1}^{D}\sum\limits_{i=1}^{n}(x_{di} - \overline{x}_d)^2}{D(n-1)}}$$

其中：s_r 为批内精密度；D 为总天数或总批数（实验规定为 5 天）；n 为每批重复测量次数（实验规定为 3 次）；x_{di} 为每批每次的结果；$\overline{x}_d$ 为一批中所有结果的均值。

3. 计算室内不精密度　室内不精密度（within-laboratory imprecision），代号为 s_l，实际上是实验室的总不精密度，是批内不精密度和批间不精密度的总和，先按下式算出批间不精密度 s_b：

$$s_b^2 = \frac{\sum\limits_{d=1}^{D}(\overline{x}_d - \overline{\overline{x}})^2}{D-1}$$

其中：$\overline{x}_d$ 为某批所有结果的均值；$\overline{\overline{x}}$ 为所有结果的均值。

计算室内不精密度：

$$s_l = \sqrt{\frac{n-1}{n} \times s_r^2 + s_b^2}$$

其中：s_l 为室内不精密度；n 为每批重复测量次数（实验室规定为 3 次）。

4. 实验的批内精密度与厂家声明的批内精密度比较　将由实验数据计算得到的批内不精密度与厂家声明的批内不精密度进行比较，验证厂家试剂在本实验室的性能是否能达到所声明的批内不精密度。厂家声明的批内不精密度用 CV_r 表示，按下述公式转换为厂家声明的标准差：

$$\sigma = CV_r \cdot \overline{x}$$

如果实验室获得的批内标准差（s_r）小于厂家声明的标准差（σ），则该方法可以在临床应用。

如果实验室获得的批内标准差大于厂家声明的,则需进行统计学检验,判断差异有无统计学意义。

判断是否有统计学意义的过程如下:

(1)计算批内精密度的自由度(ν):$\nu = D \cdot (n-1)$,其中:D为总天数(实验规定为5天);n为每批重复测量次数(实验规定为3次)。

(2)确定χ^2分布值(C):χ^2分布值C与自由度ν和测试的浓度个数有关,可查C值表(表50-2),也可通过计算机程序获得。对于推荐的5天实验、每批重复测量3次的自由度为10,在使用2个水平浓度时C值为20.48。

表50-2 χ^2分布值表

自由度	浓度个数		
	2	3	4
3	9.35	10.24	10.86
4	11.14	12.09	12.76
5	12.83	13.84	14.54
6	14.45	15.51	16.24
7	16.01	17.12	17.88
8	17.53	18.68	19.48
9	19.02	20.21	21.03
10	20.48	21.71	22.56
11	21.92	23.18	24.06
12	23.34	24.63	25.53
13	24.74	26.06	26.98
14	26.12	27.48	28.42
15	27.49	28.88	29.84
16	28.85	30.27	31.25
17	30.19	31.64	32.64
18	31.53	33.01	34.03
19	32.85	34.36	35.40
20	34.17	35.70	36.76
21	35.48	37.04	38.11
22	36.78	38.37	39.46
23	38.08	39.68	40.79
24	39.36	41.00	42.12
25	40.65	42.30	43.35

（3）计算验证值：$\dfrac{\sigma_r \cdot \sqrt{C}}{\sqrt{\nu}}$

（4）批内精密度与验证值比较：如果 s_r 小于验证值，s_r 与厂家声明的批内精密度差异不显著，无统计学意义；如果 s_r 大于验证值，应联系厂家请求技术支持。

5. 实验的室内精密度与厂家声明的室内精密度比较　厂家声明的室内不精密度用 CV_l 表示，可按下述公式转换为厂家的标准差：

$$\sigma_l = CV_l \cdot \overline{\overline{x}}$$

如果实验数据计算得到的室内标准差小于厂家声明的，则表明该方法可以在临床应用。

如果实验数据计算得到的室内标准差大于厂家声明的，则需进行统计学检验，判断差异有无统计学意义。

（1）计算室内精密度的自由度（T）：$T = \dfrac{[(n-1) \cdot s_r^2 + (n \cdot s_b^2)]^2}{\left(\dfrac{n-1}{D}\right) \cdot s_r^4 + \left(\dfrac{n^2 \cdot (s_b^2)^2}{D-1}\right)}$

（2）确定 χ^2 分布值（C）：根据自由度 T 和测试浓度个数查 C 值表。

（3）计算验证值：$\dfrac{\sigma_l \cdot \sqrt{C}}{\sqrt{T}}$

（4）室内精密度与验证值比较：如果 s_l 小于验证值，表明 s_l 与厂家声明的批内精密度差异不显著，无统计学意义；如果 s_l 大于验证值，应联系厂家请求技术支持。

（三）稳定样品多次测量法（标准差和变异系数表示）

首先进行实验设计，实验中所用的被测量标本，其适宜浓度一般与厂家声明的浓度水平或医学决定水平相关，通常选择低、中、高三个水平的标本。对批内或日内的精密度进行评价，一般在一批内或一天内重复测量 $20 \sim 30$ 次；对批间或日间的精密度进行评价，一般进行 $20 \sim 30$ 批次测量或 $20 \sim 30$ 日测量（每日进行一次测量），直接计算 s 和 CV 即可获得精密度评价数据。如果连续测定数天，一天内（或一批内）重复测定数次，可同时计算批内精密度和批间精密度。有学者将批内和批间精密度的总和称为实验室的总精密度，或简称为室内精密度。s 和 CV 的计算公式如下：

$$s = \sqrt{\dfrac{\sum (x_i - \overline{x})^2}{n-1}}$$

$$CV = \dfrac{s}{\overline{x}} \times 100\%$$

其中：s 为标准差；$\overline{x}$ 为标本均数；n 为独立检测标本的次数；x_i 为标本中各变量值，即每次测量结果。

三、结果判断标准

1. 与厂家声明的批内不精密度和室内不精密度比较　如果根据实验数据得到的不精密度小于厂家声明的不精密度，则表明厂家声明的不精密度通过验证。在 EP5-A2 和 EP15-A2 评价方案中都涉及由实验数据所得到的不精密度与厂家声明的不精密度不符时，如何应用统计学方法进行判别。

2. 与 CLIA'88 推荐的允许总误差（TE_a）比较　将计算得到的标准差或变异系数与

CLIA'88 规定的 TE_a 进行比较,判断其不精密度是否可接受。

(1)批内精密度:CV 或标准差应小于或等于 TE_a 的 1/4。

(2)批间精密度:CV 或标准差应小于或等于 TE_a 的 1/3。

3. 与国家标准比较 最新版的中华人民共和国卫生行业标准 WS/T 403—2012 规定了临床生物化学检验常规项目分析质量标准,并于 2013 年 8 月 1 日实施。实验室测量方法的 CV 应小于推荐 CV。

4. 实验室自定标准 一些实验室根据自身的技术水平制定出适合自己的精密度要求,也有部分省临床检验中心根据本省的技术发展水平和经验自定 CV 标准,各省临床检验中心或各实验室自订的精密度要求应高于国家要求。

EP5-A2 主要用于确认测量程序的精密度性能,当然也可用来验证厂家声明的精密度性能,EP15-A2 仅用来验证实验室的精密度与厂家声明的是否一致。EP5-A2 是目前评价测量方法精密度最全面和最具统计学效能的方法,可同时评价批内精密度、批间精密度和总精密度,但实验过程烦琐,统计方法复杂,在许多情况下实用性不强。EP15-A2 方案实验过程简单,可在不同规模的实验室应用,既适用于仅用床旁检测(POCT)的诊所,又适用于拥有大型仪器设备的综合医院临床实验室,而且其提供的统计学计算方法简便,所得结论也足够严密。稳定样品多次测量方法存在缺陷,首先,其批内不精密度是在一个很短实验时间的抽样即只有一个批的结果并不能代表真正的批内不精密度;其次,该方案得到的总的不精密度通常被不正确的称作日间不精密度,而它本身并未将批内和批间不精密度区分开来,因此只是代表性稍差的总不精密度。

第二节 正确度评价实验

正确度性能是检测系统或方法重要的分析性能之一。在方法学性能评价实验中的重要性仅次于精密度评价实验,它是后面的分析测量范围、分析灵敏度以及生物参考区间评价等实验的基础。目前,关于正确度性能评价有多种方案,本节主要介绍 CLSI 于 2002 年颁布的 EP9-A2 文件即《用患者样本进行方法学比对及偏移评估》和 2005 年出版的 EP15-A2 文件即《用户对精密度和正确度性能的验证实验》。

一、相关概念和术语

1. 准确度(accuracy) 完整的表述应是测量准确度,是单次检测结果与被测量真值之间的一致程度。其与测量正确度和精密度有关。准确度为一种定性的概念而非定量的,只能描述为好或不好。从反面衡量准确度的估计是"偏离(diviation)"。

2. 不准确度(inaccuracy) 检测值与真值数量上的差异。通常用来衡量准确度的好坏。

3. 误差(error) 对于真值或对于可接受的、预期真值或参考值的偏离,分为随机误差和系统误差。

4. 正确度(trueness) 完整的表述为测量正确度,是大批检测结果的均值与真值的一致程度。同样,其也是定性概念,也只能以程度来描述。其通常用与正确度相反的统计量"偏移(bias)"来表示。这个概念已经消除了不精密度的影响,如果还有偏移则说明具有系统误差。因此和准确度是有区别的。

5. 系统误差(systematic error)　可重复条件下,对相同的被测量无数次检测结果的均值与被测量真值的差异。表示系统误差的统计量为偏移。

6. 测量偏移(measurement bias)　简称偏移,有的文献称为偏移,指系统测量误差的估计值。常通过将测量结果的平均值减去参考值(如有证参考物质的值)获得,偏移可为正数或负数。可计算绝对偏移,也可计算相对偏移。

7. 随机误差(random error)　在可重复的条件下,对相同的被测量无数次检测结果的均值与检测结果的差异。以该均值下的标准差大小来衡量。

总误差(total error):能影响分析结果准确度的确定误差的组合,包括随机误差和系统误差,是不准确度的估计。

二、常用正确度评价方案

正确度评价实际上就是进行实验设计并计算偏移的过程。可通过与一个参考值比较计算偏移,该参考值可来自于参考物质、室间质量评价(EQA/PT)的靶值、方法学比较试验、回收试验等。

正规的方法学比较试验是将常规测量程序与参考测量程序(RMP)比较。建立 RMP 对于临床实验室来说,是一件十分困难的事,因此大多数情况下不能直接与 RMP 比较,而只能与较好的方法或原有的方法进行比较。CLSI EP9-A2《用患者标本进行方法比较试验及偏移评估》和 EP15-A2《精密度和正确度性能的用户验证》都介绍了用方法学比较试验进行正确度评价。其主要差别是,前者要求的实验次数较多,每天测 8 个标本,5 天完成,共测定 40 份标本;后者测定 20 份标本,可在 1 天内完成。前者对数据进行严格的统计处理,而后者的计算较为简便。因此,EP9-A2 更适用于方法学的正确度确认,而 EP15-A2 仅适用于方法学验证。CLSI EP10-A3《临床实验室定量检测方法的初步评价》是同时评价精密度、正确度、线性、携带污染率的方法,是一种更简易评价正确度的方法。

(一) EP9-A2 方案

1. EP9-A2 实验方案和要求

1.1　实验前准备

1.1.1　样本准备

(1)来源:按照操作规程收集和处理的新鲜患者标本。

(2)储存:如果可能的话,避免储存标本,当天收集当天测定;否则按照待测成分的稳定性来选择储存条件和时间。

(3)样本数:至少分析 40 个标本。每个样本必须有足够量以备两种方法作双份测定。如果从一个患者得不到所需的样本量,可以将两个(不超过两个)病史相同,被测物浓度也大致相近的患者标本混合使用。

(4)浓度:应在有临床意义的范围内,即医学决定水平范围内评价实验方法。通常应从低于参考区间到远高于参考区间,尽可能在分析测量范围内均匀分布。

1.2　比较方法的选择

实验室当前使用的方法、厂家声明的方法和公认的参考方法都可作为比较方法。比较方法相对于实验方法应具有以下特点:具有比实验方法更好的精密度,不受已知干扰物质的干扰,使用与实验方法相同的单位,其结果具有溯源性。另外,比较方法的分析测量范围至少与实验方法相同,才可用于比较。

2. 实验方法

2.1　仪器熟悉阶段

为避免在实际的仪器性能评价过程中出现问题,操作者应熟练掌握仪器的操作程序、保养程序、样本准备方法、校准以及检测程序等。

2.2　正式实验阶段

两种方法每天测定 8 个样本,每个样本重复测定 2 次,共测定 5 天。在样本的重复测定中,指定第一次测定顺序,按反向顺序检测第二次。例如:样本可以按下述顺序进行:1、2、3、4、5、6、7、8 和 8、7、6、5、4、3、2、1。顺序中的浓度应尽可能随机排列。第二次标本的反向顺序可以减少交叉污染及漂移对重复测定标本平均值的影响。每天的样本应在 2 小时内测定完毕,以确保分析物的稳定。

2.3　质量控制

在正式实验前应建立常规质量控制程序。任一方法出现失控时应重新测定,直到达到要求的样本数为止。

3. 数据的收集、处理与统计分析

3.1　实验数据记录

为了便于数据的管理及统计学处理,可将每批可接受数据填于比对实验数据记录表内,记录表格可根据用户情况更改,只要使用方便即可。

3.2　本方案中应用的缩写

X:比较方法

Y:实验方法

DX_i 或 DY_i:方法 X 或方法 Y 中双份测定值的绝对差值

I:样本数

N:样本总数

1,2 或 j:双份或重复测定数(下标中)

DX_i' 或 DY_i':方法 X 或方法 Y 中双份测定值的相对差值

E_{ij}:方法间的绝对差值

$\overline{E}$:方法间平均绝对差值

E_{ij}':方法间相对绝对差值

$\overline{E'}$:方法间相对平均绝对差值

TL_E:检测限

r:相关系数

x:比较方法的观察值

y:实验方法的观察值

x_{ij} 或 y_{ij}:第 i 次测定中第 j 个重复观察值(x 或 y)

$\overline{x}$ 或 $\overline{y}$:x 或 y 的平均值

b:斜率

a:y 轴上的截距

$\hat{Y}$:待评方法的预期值

$S_{y \cdot x}$:估计值的标准误

$\hat{B}_c$:在浓度 c 时预期偏移的估计值

X_c:医学决定水平浓度

B_c:在医学决定水平浓度 X_c 的真正偏移

N_K:K 组中数据的数目($K=1,2,3$)

$\sum\limits_{m=1}^{N_K}$:表示对 K 组中配对的 x 和 y 的值求和

$\overline{B}_K$:K 组中的平均偏差($K=1,2,3$)

SD_K:K 组中偏移的标准差

3.3　方法内离群值检验

计算每个样品重复测定差值的绝对值:

$$DX_i = |x_{i1} - x_{i2}|$$
$$DY_i = |y_{i1} - y_{i2}|$$

其中 $i=$ 样品号(由 1 到 N,$N=$ 样品总数)。

计算每个方法重复测定的差值绝对值的均值:

$$\overline{DX} = \frac{\sum DX_i}{N}$$

$$\overline{DY} = \frac{\sum DY_i}{N}$$

以 4 倍的平均绝对差值作为每个方法重复测定绝对差值的可接受限。如果任一绝对差值超过此限,则再进一步计算其相对差值,即:

$$DX_i' = \frac{|x_{i1} - x_{i2}|}{\overline{x}_i}$$

$$DY_i' = \frac{|y_{i1} - y_{i2}|}{\overline{y}_i}$$

$$\overline{DX'} = \frac{\sum DX_i'}{N}$$

$$\overline{DY'} = \frac{\sum DY_i'}{N}$$

以 4 倍的相对差值的均值作为可接受限。如果有一个值超过上述可接受限,需检查原因,并从数据组中删除此值。将该标本的所有数据(X 和 Y)删除后再继续分析。如果删除的数据超过一个,则需扩大调查范围,查找出现偏差的原因。如果能够找到问题所在并能追踪到引起偏差的标本,则应替换这些标本,且将问题记录在案。如果能纠正问题但不能追踪到特定样本,则所有数据必须重新收集。如果既找不到问题也不能纠正,则可将两次重复测定差值与该浓度的临床允许不精密度进行比较,如未超过允许范围,则可继续进行后续步骤。如超出允许范围,则应停止实验并通知厂家。

3.4　数据作图

将数据作四张图:第一张图是 $\overline{Y}_i$(两次测定的均值)对 $\overline{X}_i$(两次测定的均值)的散点图,以实验方法的结果为 Y,比较方法的结果为 X,同时作一条通过原点,斜率为 1 的直线。第二张图是以每个 Y_{ij} 的结果对 $\overline{X}_i$ 的均值按上述相同方式作图。第三张图是偏移图,当比较方法为参考方法时,每个样品测定的 Y 与 X 的均值之差 $(\overline{Y_i}-\overline{X_i})$ 相对于 $\overline{X_i}$ 作图,此图的水平中心线为零。第四张图同上,是单次测定的 Y 值与 $\overline{X_i}$ 的差值 $(Y_{ij}-\overline{X_i})$ 相对于 $\overline{X_i}$ 作图。如果比较方法不是参考方法或不能确定,那么第三张图就是每次单个样品测定的 Y 与 X 的均值之差 $(\overline{Y_i}-\overline{X_i})$ 相对于 $(\overline{Y_i}+\overline{X_i})/2$ 作图,此图的水平中心线为零。同样第四张图是单次测定的 Y 值的差值与 $\overline{X_i}$ 的差值 $(Y_{ij}-\overline{X})$ 相对于 $(\overline{Y_i}+\overline{X_i})/2$ 作图。这四张图是非常有用的,因为差异的大小可用来判定非线性关系、离群值、实验方法和比较方法的非齐性方差等。

3.5　线性关系的目测检查

通过前面所作的散点图我们可以观察 X(比较方法)和 Y(实验方法)是否呈直线关系。如果线性关系看来满意,则继续进行后续分析。

3.6　方法间离群值检验

检查数据分布图(见实验示例),目测有无离群值。如果没有,跳过这部分进行后续评价。如果有离群值,则可用类似前面方法内离群值检验的方法检出离群值。

计算两种方法的绝对差值及其平均值,即:

$$E_{ij}=|y_{ij}-x_{ij}|$$

$i=$ 样本号 $1\cdots40$ 和 $j=$ 重复测定中的 1 和 2。

$$\overline{E}=\frac{1}{2N}\sum_i^N\sum_j^2 E_{ij}$$

计算检测限 (TL_E),即 $4\times\overline{E}$。把每一个 E_{ij} 与 TL_E 值比较,并标记超出 TL_E 值的点。

计算两种方法的相对差值及其平均值,即:

$$E_{ij}'=\frac{|y_{ij}-\overline{x}_i|}{\overline{x}_i}$$

$$\overline{E'}=\frac{1}{2N}\sum_i^N\sum_j^2 E_{ij}'$$

计算相对检测限值为 $4\times\overline{E'}$,把每一个 E_{ij}' 与此检测限值比较,并标记超出检测限值的点。

任何一点 (X_{ij},Y_{ij}) 如未通过上述两种检测方法,则判断为离群值。每组数据中被删除的离群值不能超过 2.5%。如果发现有超过 2.5% 的离群值,则应调查是否存在干扰、人为错误或仪器故障。如果出现一个以上的离群点,但它们并未超出临床允许范围,则可保留并使用这些数据。如果进一步扩大调查范围查到离群值原因,则应分析更多样品以增加数据量满足实验要求。

3.7　X 值合适范围的检验

为了保证回归分析的结果有效性,我们假设 X 变量没有误差;在临床实验室中这是不可能的,因为每一个检测都存在误差。但如果数据的取值范围足够宽,则这种误差对回归结果的影响可以忽略不计。X 值的取值范围是否够宽,可用相关系数 r 做粗略的估计。r 的计算公式如下:

$$r=\frac{\sum_i^N(\overline{x}_j-\overline{x})(\overline{y}_j-\overline{y})}{\sqrt{\sum_i^N(\overline{x}_j-\overline{x})^2}\sqrt{\sum_i^N(\overline{y}_j-\overline{y})^2}}$$

其中：

$$\overline{x} = \frac{\sum \sum x_{ij}}{2N}$$

$$\overline{y} = \frac{\sum \sum y_{ij}}{2N}$$

一般情况下，如果 $r \geqslant 0.975$（或 $r^2 \geqslant 0.95$），则可认为 X 值取值范围合适。如果根据测定数据算出的 r 能满足上述要求，则可认为 X 变量的误差已被数据范围所抵消。这时就可用简单的直线回归来估计斜率和截距。如果 $r^2 < 0.95$，则必须分析更多的样品以扩大数据浓度分布范围，然后再重新分析全部数据。如果 X 的取值范围无法扩大，则需采用后面描述的分部偏移法代替回归方法来评价平均偏移。

3.8 线性回归分析

3.8.1 斜率和截距的计算

对于成对的数据 (x_{ij}, y_{ij})，斜率 b 和截距 a 的计算公式分为两种。

(1)单个 Y 测定值对 X 平均值的斜率的计算：

$$b = \frac{\sum\limits_{i}^{N} \sum\limits_{j}^{N} (y_{ij} - \overline{y})^2 \left[\sum\limits_{i}^{N} (\overline{x}_i - \overline{x}) \right]}{\sum\limits_{i}^{N} (\overline{x}_i - \overline{x})^2}$$

(2)Y 平均值对 X 平均值的斜率的计算：

$$b = \frac{\sum\limits_{i}^{N} (\overline{x}_i - \overline{x})(\overline{y}_j - \overline{y})}{\sum\limits_{i}^{N} (\overline{x}_i - \overline{x})^2}$$

$$a = \overline{y} - b\overline{x}$$

$\overline{X}_i$ 为每个样品两次测定 X 值的平均值，此处：

$$\overline{y} = \frac{\sum \sum y_{ij}}{2N}$$

$$\overline{x} = \frac{\sum \sum x_{ij}}{2N}$$

可用以下方程表示：

$$\hat{Y} = bX + a$$

对于任何给定的 X 值，用此方程可以计算待评方法 Y 的估计值（$\hat{Y}$）。

3.8.2 离散度均匀性检查

目测离散图和偏移图，检查离散的均匀性。

3.9 预期偏移及可信区间计算

如前面所讲，在计算预期偏移时就存在有三种情况。第一种是我们希望看到的也是最常见的，即数据通过合适范围和均匀离散度检验；第二种是数据未通过合适范围检验；第三种是未通过均匀离散度检验，即具有非恒定的精密度。因此我们需根据不同情况使用不同的方法来计算。

3.9.1 线性回归法（当数据通过适合范围和均匀离散度的检查）

在 Y 轴方向上数据点与回归线之差称为此点的残差,回归标准误($S_{y.x}$)是这些残差的标准差,是测量围绕回归线的数据点的"离散度"。用下列公式计算某一点$(\overline{x}_j,y_{ij})$的残差:

$$残差_{ij}=y_{ij}-\hat{Y}_{ij}=y_{ij}-(a+b\overline{x}_j)$$

对于平均值$(\overline{x}_j,\overline{y}_j)$:

$$残差_j=\overline{y}_j-\hat{Y}=\overline{y}_j-(a+b\overline{x}_j)$$

对于单个 y_{ij} 来说,回归标准误的计算公式如下:

$$s_{y,x}=\sqrt{\frac{\sum\sum(y_{ij}-\hat{Y}_{ij})^2}{2N-2}}$$

对于平均$\overline{y}_j$:

$$s_{y,x}=\sqrt{\frac{\sum(\overline{y}_j-\hat{Y}_{ij})^2}{N-2}}$$

在给定的医学决定水平 X_c 处的预期偏移(B_c)的估计值,按以下公式计算:

$$\hat{B}_c=a+(b-1)X_c$$

B_c 的 95% 可信区间(在 X_c 处的真正偏移)按以下公式计算:

$$[\hat{B}_{c,下限},\hat{B}_{c,上限}]=\hat{B}_c\pm2S_{y.x}\sqrt{\frac{1}{2N}+\frac{(X_c-\overline{x})^2}{\sum\sum(x_{ij}-\overline{x})^2}}$$

3.9.2　当数据未通过适合范围检查时,使用分部残差法计算平均偏移

按 X 递增的顺序制表,将数据分成三组(低、中、高),每组应含大约相同的数据。在纸上标记这些数据属于哪个组,然后分别用下列方程式计算每组的平均偏移。

$$\overline{B}_K=\frac{\sum_{m=1}^{N_K}(y_m-x_m)}{N_K}$$

$$SD_K=\sqrt{\frac{\sum[(y_m-x_m)-\overline{B}_K]^2}{N_K-1}}$$

式中,$N_K=K$ 组的数据数($K=1,2,3$),m 为"虚设的"下标,表示 K 组中成对 x 和 y

$\overline{B}_K$ 是适当浓度范围内估计的预期偏移,相当于前面的 $\hat{B}_c$。如果三个 $\overline{B}_K$ 大致相等,则用 $\overline{B}$ 代表它们的均值。根据临床需要来选择医学决定水平,在医学决定水平浓度 X_c 处,通过选择对于 X_c 的适当 K 值并作如下计算,得出预期偏移 $\hat{B}_c$ 的 95% 可信区间:

$$[\hat{B}_{c,下限},\hat{B}_{c,上限}]=\overline{B}_K\pm2\frac{(SD_K)}{\sqrt{N_K}}$$

3.9.3　当数据有非恒定精密度时,用分部残差法计算预期偏移

如前所述把数据分成三组,每组中数据的数目应大致相等。然后对每组数据分别进行计算,此处 $N_K=K$ 组数据的个数($K=1,2,3$)。

$$SD_K=\sqrt{\frac{\sum_{m=1}^{N_K}(Y_m-\hat{Y}_m)^2}{N_K-1}}$$

在给定医学决定水平 X_c 处,预期偏移 $\hat{B}_c$ 的估计值为:

$$\hat{B}_c = a + (b-1)X_c$$

按 X_c 的值选择适当的 K 组,按下列方式计算出 B_c 的95％可信区间:

$$[\hat{B}_{c,\text{下限}}, \hat{B}_{c,\text{上限}}] = \hat{B}_c \pm 2\frac{(SD_K)}{\sqrt{N_K}}$$

3.10 预期结果与可接受标准的比较

用上述方法计算出预期偏移后,就应该与厂家声明或实验室内部性能标准来比较是否可以接受。目前国内通常都与美国临床实验室修正法规(CLIA'88)的性能要求比较,一般以其允许误差的二分之一作为评价标准,也可以以生物学变异来作为可接受标准。如果预期偏移的可信区间包含了规定的可接受偏移,则说明实验方法的偏移小于可接受偏移,其性能得到验证。但是如预期偏移的可信区间不包含规定的可接受偏移时,则有两种可能:一是可接受偏移小于预期偏移可信区间的下限,则预期偏移大于可接受偏移候选方法性能与比较方法不相当,不能被接受;二是可接受偏移大于预期偏移可信区间的上限,则预期偏移小于可接受偏移因此实验方法性能与比较方法相当,可以接受。当然,如果两种方法不相当,而我们仍相信实验方法更特异,则不要拒绝新方法,在常规应用前重新收集新的临床数据(如建立新的参考区间等)。

(二) EP9-A3 方案

2013年8月,CLSI 发表 EP9-A3《Measurement Procedure Comparison and Bias Estimation Using Patient Samples;Approved Guideline—Third Edition》,即《用患者样本进行方法比对及偏移评估:批准指南—第3版》。为生产厂家和临床实验室提供最新的方法学比对指南。相对2002年发布的 EP9-A2 及2010年发布的 EP9-A2(IR)版本,文件架构、实验方案、附录内容作了很大的修改。EP9-A3 方法比对应用范围更广,用户可使用差异图进行目测并分析数据,利用加权选择法、Deming 和 Passing-Bablok 法进行回归分析,通过差异图或临床医学决定水平浓度点计算偏移及其可信区间等。

1. EP9-A3 概述

(1)文件架构

全文分为四部分,即前言、正文、参考文献、附录。

1)前言:包括摘要、委员会成员、序。

2)正文:包括11部分。

(a)范围(scope)。

(b)介绍:①测量方法比对研究概述;②测量方法比对的主要目的。

(c)标准防护要求(standard precaution)。

(d)术语(terminology):①术语注释;②定义;③本文使用的符号;④缩写和缩略词。

(e)测量方法熟悉阶段(measurement procedure-familiarization period)。

(f)方法比对研究(measurement procedure comparison studies):①研究样本;②参比方法;③样本数量;④测量方法比对影响因素;⑤测试顺序;⑥时间和期限;⑦数据收集过程中的检查;⑧质量控制;⑨删除数据的原则。

(g)临床实验室具体要求(considerations for clinical laboratories):①参比方法;②样本

数量;③校准和质控。

(h)数据目测检查(visual data review):①散点图;②差异图;③发现潜在的特征。

(i)定量分析(quantitative analysis):①通过差异图计算偏移;②对散点图进行线性拟合(回归分析);③计算偏移和回归参数的可信区间。

(j)方法内比对(comparisons within a measurement procedure):①不同样本类型比对;②其他比对。

(k)结果解释以及性能标准比较(interpreting results and comparing to performance criteria):①厂家的偏移性能要求声明;②实验室的偏移性能声明。

3)参考文献(references)。

4)附录

(a)附录 A:方法比对时利用中位数评估偏移及其可信区间计算。

(b)附录 B:检查异常结果(离群值)。

(c)附录 C:常规线性回归。

(d)附录 D:加权最小二乘法回归分析。

(e)附录 E:Deming 回归分析。

(f)附录 F:恒定 CV(加权)Deming 回归分析。

(g)附录 G:Passing-Bablok 回归分析。

(h)附录 H:Jackknife 方法偏移和回归参数的标准误。

(i)附录 I:偏移评估和方法比对技巧实践范例。

(j)附录 J:应用范例数据表。

(k)质量管理系统方法。

(l)相关的 CLSI 参考文件。

2. 主要用途　EP9-A3 主要有 3 个用途:

(1)厂家新建立的测量方法与参比方法相关性研究;

(2)厂家对新建立的测量方法比对声明要求确认;

(3)临床实验室新引进测量方法与参比方法比对。

各种用途的具体要求见表 50-3。

表 50-3　EP9-A3 对厂家和实验室比对研究要求

研究类型	执行者	样本数量	待评方法重测次数	待评方法数量	偏移评估方法
建立测量方法声明标准	厂家	≥100	1 次或多次	1 个或多个	回归分析
确认声明标准	厂家	≥100	1 次	1 个或多个	回归分析
新引进测量方法的验证	实验室	≥40	1 次或多次	1 个	差异图或回归分析

3. 仪器熟悉阶段　待评方法和参比方法的操作者必须熟悉以下工作:

(1)操作;

(2)维护保养程序;

(3)样本准备方法;

(4)校准和质量监控能力。

4. 测量方法比对研究

(1)标本要求：比对时应使用未经过处理的患者标本，分析物浓度应尽可能在测定范围内均匀分布，按照实验室操作规范和制造商的推荐收集和处理患者标本。各标本基本信息如临床诊断或状态(是否溶血、黄疸、脂血、浑浊)均应记录。如需要使用处理过的标本，应≤20%。

(2)参比方法：参比方法应该做到如下几点：

1)具有比待评方法更低的不确定度；

2)可能的情况下，不受已知干扰物质的干扰；

3)使用与待评方法相同的单位；

4)可能的情况下，能溯源至标准品或参考方法；

5)参比方法的线性范围应至少与待评方法的范围一致，以便在分析测定范围内可以比较。

(3)标本数量

1)厂家用于建立或确认声明标准，标本数量应≥100；

2)增加样本数将提高统计估计值的可信度，如重复测量，应计算其平均值；如重复3次或以上，计算其中位数较合理；

3)手工方法应重复测定2次。

(4)方法比对的影响因素

1)批内、批间和天间变异等随机误差因素；

2)校准、仪器设备、试剂批号、校准品批号、操作者等因素。

3)厂家建立或确认声明标准时，推荐每天平均检测一定数量和不同浓度标本，连续3~5天，同时考虑试剂批号、校准批号、设备、操作者因素。

(5)标本测定顺序：参比方法和待评方法需随机顺序测定每批标本。

(6)时间和期限：对于一个给定的标本，参比方法和待评方法均应在分析物稳定的时间段内测定。如果可能，最好使用测定当天的标本。如果使用储存标本，储存方式必须能确保样本的稳定性，以满足参比方法和待评方法的要求。两种方法应用同样的方式储存样本，以避免储存条件的不同引入新的变量。

(7)数据收集过程中的检查

1)对于离群值，应分析其潜在影响因素(如仪器、人员、方法)；并应在数据表上保留原始数据；以备复查；

2)仪器显示存在误差时收集的数据需记录，但在最后的数据分析中不要包括在内；

3)任何操作者造成误差的数据也需记录，但在最后的数据分析中不要包括在内。

(8)质量控制：实验中应遵循实验室和(或)制造商的常规质量控制程序。保留质控图，任一方法出现失控时应重新测定，直到达到要求的样本数为止。

(9)数据删除要求：任何需要删除的数据均应仔细形成文件并保留，记录所发现的原因和问题。

5. 临床实验室具体要求

(1)参比方法：实验室当前使用的方法，生产厂家声明的方法和公认的参考方法都可作为参比方法。实验室应该清楚，除参考方法外，某些参比方法存在一定的干扰现象和基质效应。

(2)样本数量:为了满足方法比对偏移评估标准要求,至少需分析 40 个样本。增加样本数将提高统计估计值的可信度。

(3)重测次数:如果实验室主管认为单次测量合适,则比对时每个测量方法只测定 1 次是可接受的。如重复或多次测量,应该计算其平均值或中位数后再进行不同浓度样本间的比较。

(4)校准和质控:确保待评方法和参比方法在研究开始时均符合质控控制要求,必要时,实验室应遵循制造商或操作规程进行校准。

6. 数据目测检查 对待评方法和参比方法测定结果进行目测检查,初步判断选择的标本浓度是否在测定范围内均匀分布,了解方法间的差异程度,决定后续选择何种方法进行更合理的评估分析。散点图和差异图是比对数据目测检查最有力和灵活的工具。

(1)散点图:比对研究中,x 轴为参比方法结果,y 轴为待评方法结果。散点图表示因变量随自变量而变化的大致趋势,据此可以选择合适的函数对数据点进行拟合。恒定 SD 散点图和恒定 CV 散点图分别见图 50-1、图 50-2。

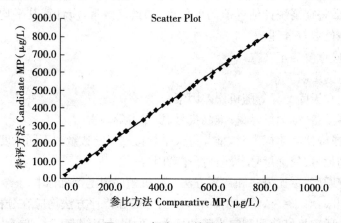

图 50-1 恒定 SD 的散点图

注:MP:measurement procedure(测量方法)

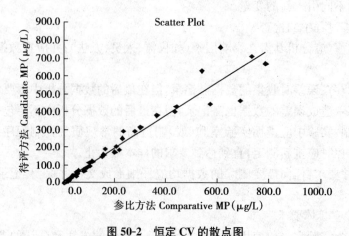

图 50-2 恒定 CV 的散点图

注:MP:measurement procedure(测量方法)

（2）偏差图：偏差图的 x 轴为被测量浓度值，y 轴为待评方法与参比方法的差异值。Bland-Altman 法是一个较好的偏差图例子。主要是观察两种测量方法间差异的分布。绘制偏差图的规则见表 50-4。

表 50-4　偏差图绘制规则

水平轴 $x(z)$	垂直轴 y			
	差异值（d）恒定 （恒定 SD）		差异（d）与浓度成比例 （恒定 CV）	
参比方法结果	$z_i =$ 浓度 $= x_i$ $d_i =$ 差值 $= y_i - x_i$	（1）	$z_i = x_i$ $d_i = (y_i - x_i)/x_i$	（2）
待评方法和参比方法平均值	$z_i = (x_i + y_i)/2$ $d_i = y_i - x_i$	（3）	$z_i = (x_i + y_i)/2$ $d_i = (y_i - x_i)/[(x_i + y_i)/2]$	（4）

注：SD：标准差；CV：变异系数；x_i 为参比方法标本 i 的结果；y_i 为待评方法标本 i 的结果

（3）散点图和偏差图的潜在特征分析

1）差值恒量变化（恒定 SD）：如果待评方法和参比方法的差值变化为恒定值，其数值偏差图和百分比偏差图见图 50-3A 和图 50-3B。

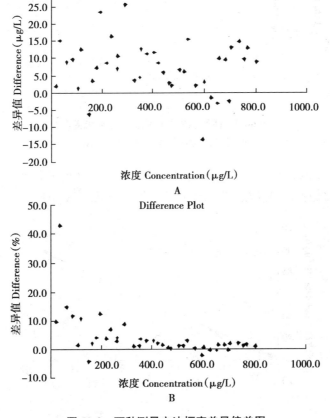

图 50-3　两种测量方法恒定差异偏差图

A. 数值偏差图；B. 百分比偏差图

2)差值成比例变化(恒定 CV):如果待评方法和参比方法的差值变化随浓度成比例改变,其数值偏差图和百分比偏差图见图 50-4A、B。

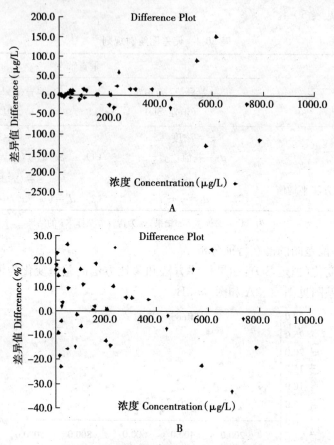

图 50-4　两种测量方法成比例差异偏差图

A. 数值偏差图；B. 百分比偏差图

3)差值混合变化(SD 和 CV):有时,待评方法和参比方法的差值在低浓度为恒量变化,而在高浓度又成比例变化,其散点图见图 50-5A,偏差图见图 50-5B。

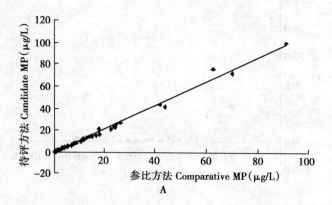

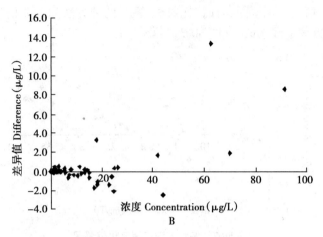

图 50-5　测量方法间的差值混合变化

A. 差值混合变化散点图；B. 差值混合变化偏差图

4）排序偏差图：在比对试验过程中，会遇方法间差值成比例变化，且个别高浓度标本的变化更大，给差异评估带来很大难度，排序偏差图将较好地解决这个问题。绘制排序偏差图的规则如表 50-5，排序偏差图见图 50-6。

表 50-5　排序偏差图绘制规则

水平轴 $x(z)$	垂直轴 y			
	差异值(d)恒定 （恒定 SD）		差异(d)与浓度成比例 （恒定 CV）	
根据参比方法结果排序	$z_k=$排序(x_i) $d_k=y_k-x_k$	(5)	$z_k=$排序(x_i) $d_k=(y_k-x_k)/x_k$	(6)
根据待评方法和参比 方法平均值排序	$z_k=$排序$([x_i-y_i])/2$ $d_k=y_k-x_k$	(7)	$z_k=$排序$([x_i-y_i])/2$ $d_k=(y_k-x_k)/[(x_k+y_k)/2]$	(8)

注：SD：标准差；CV：变异系数；K 为按标本浓度排序后的序号

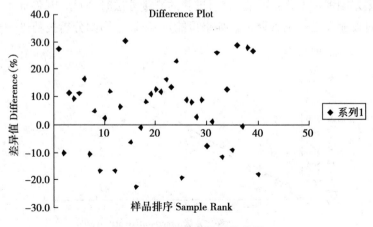

图 50-6　水平轴排序的偏差图

5)偏移随浓度值变化偏差图:有时,比对试验中,两种方法间的差值变化在整个浓度范围内基本一致,但差值成线性改变(图 50-7)。

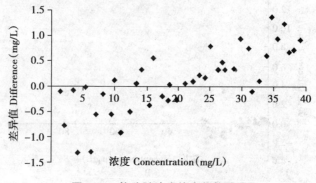

图 50-7　偏移随浓度值变化偏差图

6)非线性关系:有时,两种方法间的差值随浓度值成比例变化,且变化大小为非线性关系(图 50-8)。

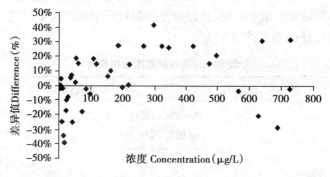

图 50-8　非线性关系偏差图

7)异常值目测检查:使用散点图和偏差图可目测检查异常值(离群值)。具体见图 50-9A~C。

7. 定量分析

(1)通过偏差图评估偏移:当实验室引进新的测量方法时,应用 40 例标本进行方法学比对试验,并通过偏差图进行偏移评估。如果可能,还应通过回归分析技巧进一步评估偏移。

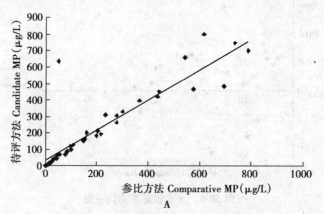

A

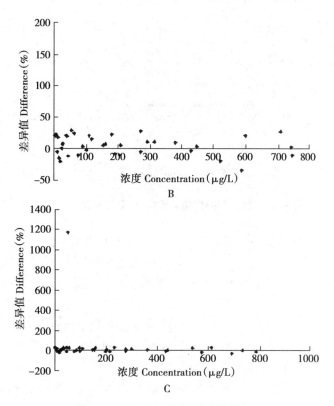

图 50-9　单一、无关点（异常结果）图

A. 散点图；B. 百分比差异图（水平轴：两种方法结果平均值）；C. 百分比差异图（水平轴：参比方法结果）

1)恒量 SD：如果两方法间的差值成正态分布（图 50-10），则利用差值平均值作为估算的偏移，如果两方法间的差值成非正态分布，则利用中位数作为估算的偏移。平均数计算公式见下面公式。

$$\overline{d} = \sum_{i=1}^{N} d_i / N$$

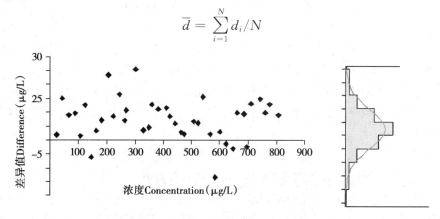

图 50-10　差值偏差图（柱状图显示成正态分布）

2)恒量 CV：与恒量 SD 一样，如果两方法间的百分比差值呈正态分布（图 50-11），则利用差值平均值作为估算的偏移，如果两方法间的差值呈非正态分布，则利用中位数作为估算的偏移。

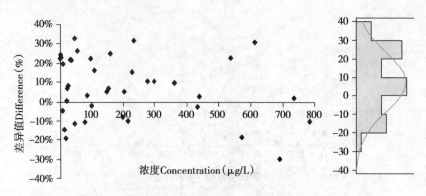

图 50-11 百分比差值偏差图（柱状图显示成正态分布）

3)差值混合变化(SD 和 CV)：如两方法比对试验的差值成混合变化模型，采用排序偏差图计算偏移，即在低浓度处(1 至 k 排序)采用恒量差值方法评估偏移，在高浓度处($k+1$ 至 N 排序)采用成比例的百分比差值评估偏移，各部分至少包括 20 例标本，计算方法同恒量 SD 和恒量 CV。

4)偏移随浓度值变化：比对试验中，偏移随浓度值变化呈线性关系，用户将可采用回归分析计算偏移，如果各数据点变化相对一致，则采用常规线性回归程序(ordinary linear regression，OLR)计算，否则采用其他回归分析程序。

5)非线性关系：如果偏移随浓度值变化成非线性关系，其偏移估算参照"Hawkins DM. Diagnostics for conformity of paired quantitative measurements. Stat Med，2002，21 (13)：1913-1935"文献执行。

6)y 轴存在异常结果(偏态分布)：实际上某些异常值有时会对研究结论产生重要影响。识别异常值并将其排除在外，或至少作有无异常值的统计结论分析。可通过极端学生化偏差(extreme studentized deviate，ESD)检验判断数据中是否存异常值(离群值)。

7)偏移的置信区间计算：偏移可用平均值或中位数进行估算，并需进一步计算其 95% 的置信区间(confidence interval，CI)。如果为正态分布，可用平均值估算偏移，用标准误(standard error，SE)计算偏移值的 CI。如果为非正态分布，可用中位数估算偏移，用威氏符号等级检验(Wilcoxon distribution-free signed rank test)计算偏移值的 CI。

(2)通过散点图的线性拟合(回归分析)计算偏移：临床实验室比对试验研究时，首先应进行偏差图分析，如果不理想，再进行回归分析。厂家在建立和确认比对声明标准时，必须进行回归分析。

1)恒量 SD：如果各数据点变化相对一致，相关系数 $r^2 \geqslant 0.95$，则采用 OLR 进行回归分析计算；否则采用其他回归分析程序，如 Deming 回归分析方法。

2)恒量 CV：加权最小二乘法(weighted least squares，WLS)可用于此类数据计算，但其与 OLR 具有同样的特征，如各数据点变化较大，应采用恒量 CV Deming 回归方法或 Passing-Bablok 回归方法分析。

3)混合变化(SD 和 CV)：恒量 CV Deming 方法和 Passing-Bablok 方法均可用于混合变化的回归分析，但恒量 CV Deming 方法有时不能消除一些高值标本差异变化较大时的影响，Passing-Bablok 方法更适合此类变化回归分析。

4)异常值结果：OLR 和 Deming 方法不适合此类变化，推荐使用 Passing-Bablok 方法。

5)非线性分布：不适用于回归方法，可采用偏差图分析。

（3）偏移和回归参数的置信区间计算：OLR 和加权 OLR 回归分析时，其各参数的 95% CI 可由公式直接计算，其他回归方法各参数的 95%CI 需通过 Jackknife 途径才能获得。

8. 方法内比对　对于已建立或确认的方法，厂家或实验室可利用 40 个系列浓度标本对该方法的不同条件进行比对分析。

（1）样本类型比对：可利用单一设备、同批号试剂、当天检测不同类型（样本管或样本类型不同）标本，进行方法内比对。

（2）其他比对：主要包括不同批号试剂、相同或不同厂家设备等。

9. 结果解释以及与性能标准比较　在多数情况下，我们关心现行方法与候选方法之间的差别，此时将预期偏移的可信区间或医学决定水平点 X_c 处的允许误差的限值与可接受标准相比较。每个实验室应建立自己的可接受标准（可咨询专家或技术文献）。

（三）EP15-A2 方案

EP9 主要用于确认和验证声明的性能，也可通过该方案获得检测系统的分析性能特征。但是其实验过程较烦琐，统计过程也较复杂，在许多情况下实用性不强。CLSI 于 2001 年出版了 EP15-A 文件即《用户对精密度和准确度性能的核实试验》批准指南，2005 年又发表了第 2 版。文件目的就是使用户通过最小的努力即可以核实厂家声明的精密度和准确度性能。该指南简便实用，能在不同实验室应用，而且其提供的统计学结论也足够严密；但其应用范围有限，仅仅用于核实研究。

该方案提供了两种程序来核实正确度：一种是用患者标本进行方法学比对，类似于 EP9 文件，但实验时间、样本数量、重复次数以及统计学处理等较前者简单；另一种是通过检测定值的参考物质来计算回收率，判断是否与厂家声明或其他规定的性能要求一致。

1. 方法间患者样本结果的比较

（1）实验方案

1)收集 20 份患者样本，其浓度应分布整个线性范围，不要使用超出线性范围的样本。有些浓度不易得到，可将同一病种样本混合（不超过 2 份），应贮存收集的样本直至有足够的样本量。如果整个线性范围的样本不能获得，结论也仅仅适用已检测的范围。

2)在 3~4 天内，用实验方法和比较方法分别检测这 20 份样本，每天测定 5~7 个。每种分析方法都应在 4 小时内完成，如果是贮存的样本应在复溶后 1~2 小时内测定完毕。

3)每种方法都应有质控程序保障。任何一批因为质控或操作困难而被拒绝，应在问题纠正后重测该批样本。

（2）实验数据处理

1)计算每个样本两种方法间结果的差值：

$$偏移(b_i)=（实验方法结果\ i-比较方法结果\ i）$$

$$百分偏移(\%b_i)=100\times\frac{实验方法结果_i-比较方法结果_i}{比较方法结果_i}$$

2)画出每个样本两种方法结果的偏移或百分偏移图：水平轴代表比较方法，垂直轴代表偏移或百分偏移。检查偏移图，看两种方法间在检测的浓度范围内样本结果差异是否相对一致，如果一致则可用下面的平均偏移与厂商声明比较；如果偏移或百分偏移在检测的浓度范围内不一致,数据应被分割成几部分,每部分独立计算平均偏移;如果偏移对浓度表现出一个渐进性的改变关系,不能计算平均偏移。这种情况下,需更多的数据去确认方法的正确性。

3)计算两种方法间的平均偏移

$$\bar{b} = \frac{\sum_{i=1}^{I} b_i}{n} \qquad \overline{\%b} = \frac{\sum_{i=1}^{I} \%b_i}{n}$$

4)计算偏移或百分偏移的标准差

$$s_{\bar{b}} = \sqrt{\frac{\sum_{i=1}^{I} (b_i - \bar{b})^2}{n-1}} \qquad s_{\overline{\%b}} = \sqrt{\frac{\sum_{i=1}^{I} (\%b_i - \overline{\%b})^2}{n-1}}$$

(3)与厂商声明的比较:如果偏移或百分偏移小于厂商声明的偏移或百分偏移,则已核实了厂商声明的偏移。如果偏移或百分偏移大于厂商声明的偏移或百分偏移,可用下述方法来检验这种差异有无统计学意义。

1)假设错误拒绝率为 α,通常选 $a=1\%$ 或 $a=5\%$;

2)确定 $t_{a,n-1}$ 的值,n 代表患者样本的数量。例如,如果 $a=1\%$,$n=20$,则 $t_{a,n-1}=2.539$。其他的 $t_{a,n-1}$ 值可从统计书上获得。

3)计算偏移和偏移百分比的验证限

$$\beta - \frac{t \cdot s_{\bar{b}}}{\sqrt{n}} \quad 和 \quad \beta + \frac{t \cdot s_{\bar{b}}}{\sqrt{n}}$$

$$\beta\% - \frac{t \cdot s_{\overline{\%b}}}{\sqrt{n}} \quad 和 \quad \beta\% + \frac{t \cdot s_{\overline{\%b}}}{\sqrt{n}}$$

式中 β 是厂商声明的偏移值,$\beta\%$ 是百分偏移值。

如果估计的偏移 $\bar{b}$ 或百分偏移 $\overline{\%b}$ 在验证限值内,就核实了实验室的偏移与厂商声明的偏移一致。如果测得的偏移或百分偏移大于厂商的声明,但在验证限内,实验室期望获得更好的统计学效能,则可通过加测 10~20 个患者样本,与原来的数据一起计算相应的统计量。如果估计的偏移超出验证限,则不能核实实验室的正确度与厂商的声明一致,需联系厂商寻求帮助。

使用此方案来核实正确度,比较方法的选择很关键。由于此方案较简单,仅具有较低的能力去检测方法间的偏移,因此最好使用厂商声明中使用的比较方法。另外,使用此方案时我们已经假定了这两种方法间偏移很小且在不同浓度具有相对一致的偏移,这样在统计时才可使用各浓度的平均偏移。如果达不到上述要求,应参考 EP9 文件进行方法学比对实验。

2. 定值参考物质检测的回收实验 正确度的评价除上述常用的比对实验外,还可通过检测定值的参考物质计算其回收率或者偏差来验证。当然这里所说的参考物质并非局限于参考方法或决定性方法得出的参考物质,可以有多个来源。

(1)定值参考物的来源

1)新鲜冷冻人血清或其他一些未掺入成分的材料,有证参考物质(CRMs)。这些材料的分析物已用参考方法或决定性方法定值,可从美国国家标准局(NIST)或其他国际组织认可的提供者获得。这些材料的部分列表可从国际检验医学溯源联合会(JCTLM)网站(http://www.bipm.org.en.committees/jc/jctlm/jctlm-db/)获得。

2)从能力验证试验(PT)中获得的参考物。这些材料由大量的实验室和为数众多有代表性的试剂和系统校准物定值。如 CAP 和卫生部临床检验中心能力验证试验中提供的调查品。

3)厂商提供的正确度确认物或质控物。这些物质专门设计用来检测分析系统,但通常不适用于另外一个厂商的方法。这里主要说的是真实度控制品,当然也可以用其不同批号的校准品,因为其已经部分消除了与参考方法间的基质效应,目前也常用来进行校准验证。

4)室间质量评价计划中使用的质控物。这些质控物由数目众多的实验室测定,它们的组均值作为标定值可用于评估结果的一致性。当然,同组内有足够量的实验室其均值才是可靠的。同一方法学组内最少要求有 10 家实验室参加,才可以得到一个可靠的均值。质评计划中同一检验方法可能包括不同的试剂批号,对于单个使用新批号试剂的实验室,这种方式可能影响均值的可靠性。

5)由第三方提供的已用不同方法定值的物质。这些物质类似于能力比对试验物或地区性质控物,通常只有更少的实验室参与计算同组均值,其结果均值可靠性更低。此外,使用了更少的不同批号的试剂,这也会影响指定均值的可靠性。

(2)定值参考物质标准误的确定方法:在统计实验结果时实验室必须确定这些定值参考物质的标准误以便确定验证限,在 EP15-A2 文件中,用 s_a 表示标准误。根据定值的方式或厂商提供的信息不同有不同的确定标准误的方法。参考物质的制造商常提供其标示值的不确定度或 95% 的可信区间。

1)如果制造商提供了定值参考物标示值的"标准不确定度",那么这个值就是标准误,s_a($=u$)。

2)如果制造商为定值参考物标示值确定了"95% 的可信区间"(CI),则 $s_a = CI/2$。

3)如果制造商为定值参考物标示值提供了"扩展不确定度"(U),那么它必须提供"范围"(如 95% 或 99%)或包含因子,如果范围是 95%,$s_a = U/2$;如果范围是 99%,$s_a = U/3$。如果报告的包含因子为 k,则 $s_a = U/k$。

4)如果参考物质的定值来源于能力验证试验的结果,那么必须报告这些结果的标准差(s)及方法学组内的结果数(n),此时,$s_a = \dfrac{s}{\sqrt{n}}$。

5)如果参考物质的定值来源于室间质量评价的结果,通常报告有方法学组的实验室数(n)和组内的标准差(s),以及总的实验室数(n)和总的标准差(s)。在这两种情况下,$s_a = \dfrac{s}{\sqrt{n}}$。

3. 使用参考物质核实正确度的程序

(1)选择适合该方法最易获得的材料。最少要求测定 2 个水平,但更多水平适合于充分评价整个测量范围。选择的浓度应尽可能代表该方法测量范围的低值和高值。选择重要的医学决定水平浓度也非常有用。注意在选择的浓度水平该测量程序应有较好的精密度。

(2)按照制造商的说明准备实验样品,使用前应充分混匀分析物。

(3)每一分析物分布在 3~5 个不同的分析批测定,每一样品重复测定 2 次。

(4)计算每一浓度试验结果的均值($\bar{x}$)和标准差($s_{\bar{x}}$)。

4. 使用参考物质核实正确度的可接受性判断　按下列程序验证厂商声明的正确度:

(1)假设错误拒绝率为 α,通常选择 $a=1\%$ 或 $a=5\%$;

(2)假设厂商的声明与指定值没有偏移($\beta=0$)。

（3）确定（100−α）、自由度为 $2n-1$ 时 t 分布的 t 值。n 为测试的样本数，2 为重复测定的次数（根据具体实验重复测定次数可以为 3 或 4）。例如，若 $a=1\%$，$n=5$，自由度为 $2n-1=9$，t 一分布（100−α）百分位数的 t 值为 2.821。其他的 t 值可从标准的统计学书中获得。

（4）按下式计算偏移的验证区间：

$$\bar{x} \pm t_{1-a, 2n-1} \times \sqrt{s_x^2 + s_a^2}$$

如果使用百分偏移，则使用百分偏移和百分标准差计算验证限。

（5）如果验证区间包含了指定值，那么厂商声明的正确度得到验证。

（6）如果测得的偏移或百分偏移明显不同于指定值，但仍在验证区间内，实验室可通过增加 2～5 个样本（在不同分析批），连同原先的数据一起重新计算所有的统计量以获得更好的统计学效能。

（7）如果指定值不包含在验证区间内实验室不能证明其正确度与厂商的声明一致，可进一步采用 CLSI EP21-A 文件评估方法的总误差是否满足实验室需要，或联系厂商寻求帮助。

（四）EP10-A3 方案

CLSI EP10-A3《临床实验室定量检测方法的初步评价》，最初用于评价自动生化分析仪的性能，也可用于试剂盒、测量程序的方法学评价，主要关注新使用的试剂盒是否为临床所接受，是一种初步的评价方法，其评价的精确度不如 EP9 和 EP15，但方法比较简便，并可同时评价线性、偏移、线性漂移、样本携带污染和精密度等。一般取高、中、低三个浓度的标本，每天进行一个批次，重复测量三次，连续测量 5 天，然后进行数据分析。如厂商应用该方案进行确认试验时，可适当增加测量批次和测量天数。

（五）医疗机构内定量检验结果可比性验证

根据美国 CLSI EP31-A 文件《医疗机构内定量检验结果可比性验证；批准指南》（原 C54-A 文件）要求，实验室内部可制定定量检验结果可比性验证文件。我国参考 C54 文件制定了 WS/T 407—2012《医疗机构内定量检验结果的可比性验证指南》。

1. 使用条件　本指南规定的比对方案仅适用于最多 10 个检测系统的结果比对，比对物质的重复检测次数不超过 5 次。比较不同检测系统不精密度的大小，确定最大 CV 与最小 CV 间的差异是否小于 2 倍。如小于 2 倍，可使用本指南规定的比对方案；如大于 2 倍，则应参照 CLSI EP 9 和 EP 15 确认检测系统间的结果可比性。

2. 适用性　周期性比对不合格时；室间质评结果不合格时；检验结果有漂移时；室内质控结果失控时；更换试剂批号/校准品批号时；更换重要部件或重大维修后，或软件更新，或临床医生对结果的可比性有疑问时。

3. 标本来源　尽可能适用新鲜患者标本。有互通性的参考物质或正确度质控物，质控物，室间质评或能力验证盲样在没有新鲜患者标本的情况下，也可考虑。但线性验证物、校准品不适合做比对标本。

4. 精密度估计　精密度估计可从长期的室内质量控制统计量 CV 进行估计。比较不同检测系统不精密度的大小，确定最大 CV 与最小 CV 间的差异是否小于 2 倍。如小于 2 倍，可使用本指南规定的比对方案；如大于 2 倍，则应参照 CLSI EP 9 和 EP 15 确认检测系统间的结果可比性。$CV_{合并}$ 是同一质控物在 n 台仪器各自 CV 的合并值。通常一个项目有 2 个或 3 个质控物，每个质控物有各自的 $CV_{合并}$ 值。

$$CV_{合并} = [(CV_1^2 + CV_2^2 + \cdots CV_i^2 + \cdots + CV_n^2)/n]^{1/2}$$

5. 确定比对样本浓度 比对样本浓度估计可从长期的室内质量控制统计量均值 m 进行估计。$m_总$ 是同一质控物在 n 台仪器各自均值 m 的合并值。通常计算样本范围为 $m_总\pm$20%。通常一个项目有 2 个或 3 个质控物,每个质控物有各自的 $m_总$ 值。

$$m_总=(m_1+m_2+\cdots m_i+\cdots+m_n)/n$$

6. 样本选择 根据计算的 $m_总$,挑选浓度范围在 $m_总\pm$20%的新鲜临床标本。通常一个项目有 2 个或 3 个质控物,挑选 2 个或 3 个新鲜临床标本。

7. 可接受标准 根据患者结果可比性试验可接受准则执行层次确定可接受标准。

(1)基于临床结果研究的建议确定是否在被比较测量系统性能规范之内(即比较的检测的长期 CV 小于推荐的可接受标准);如果不是,进入下一个证明阶段。

(2)确定机构内临床医生基于其临床经验的特定建议是否在比较方法性能规范之内;如果没有,进入下一个证明阶段。

(3)基于生物学变异性的建议确定是否在比较方法性能规范之内;如果没有,进入下一个证明阶段。

(4)确定是否有认可机构设定的最低要求;如果没有,进入下一个证明阶段。

(5)基于室间质量评价(EQA)数据确定测量系统的分析能力;如果无法提供数据,进入下一个证明阶段。

(6)如果没有可应用的外部可比性的标准,基于内部不精密度数据确定测量系统的分析能力。

确定的推荐的总误差或偏移限,设定可比性检验的临界差值。

8. 重复次数 使用《极差检验临界差值(%)表》的临界值确定执行重复检测次数。列表有两列,一列代表参加比对系统个数,另一列代表执行重复次数;列表的行代表合并 CV 值。根据表格的行列确定重复测定次数,这存在两种情况:①计算合成 CV 是整数。这种情况下,首先找到 CV 值的列,然后找出与接受标准最接近的临界值,并在相应的比对系统个数上查出重复测定次数,查出的测定数就是实验中需要执行的重复检测次数。②计算合成 CV 不是整数(如合成 CV 为 2.5%)。对于这种情况,查表方法则首先在比对测量系统个数的行之间找出接近计算 CV 值的列(如合成 CV 为 2.5%,则在 CV 值 3%~4%的列之间确定);然后根据接受标准的最接近值确定重复测定次数。通常检测次数在 2~5 次。参见《医学实验室质量体系文件范例》的"第二十四章 定量检验方法性能确认与验证报告范例"。

9. 实施检测和比对数据结果分析 同一新鲜患者标本在尽可能短的时间内分别在不同的仪器按照查表的次数检测同一项目,计算各自仪器的均值 X_n,再计算合并值 $X_总=(X_1+X_2+\cdots+X_n)/n$,计算绝对极差为最大均值与最小均值的差值,计算相对极差为绝对极差与合并均值的比值,相对极差的绝对值与设定的分析质量目标比较。

10. 结论 如果比对相对偏差小于设定的分析质量目标,实验室认为该项目在 n 台仪器上检测的结果具有可比性。如果比对相对偏差大于设定的分析质量目标,实验室认为该项目在 n 台仪器上检测的结果不具有可比性,可尝试剔除偏差最大的仪器数据,分析剩下仪器检测数据。不可比的项目或仪器要进行原因分析,直至解决问题。

(六) CNAS-CL38:2012 检验结果可比性方案

用两套及以上检测系统检测同一项目时,应有比对数据表明其检测结果的一致性,实验方案可参考 WS/T 407—2012《医疗机构内定量检验结果的可比性验证指南》,或比对频次每年至少 1 次,样本数量不少于 20,浓度水平应覆盖测量范围;比对结果的偏移应符合 A.1 或 A.4 的要求。

A.1 适用时,性能指标应不低于国家标准、行业标准、或地方法规的要求,如中华人民共和国卫生行业标准 WS/T 403—2012。

A.4 实验室内分析系统间定期比对要求:样品数 n≥20,浓度应覆盖测量范围,包括医学决定水平,计算回归方程,计算在医学决定性水平下的系统误差(偏移%),应<1/2TE$_a$。

(七) CNAS-CL38:2012 检验结果不定期比对方案

实验室内分析系统间不定期比对(如设备故障修复后)要求:样品数 n≥5,浓度应覆盖测量范围,包括医学决定水平,至少 4 份样品测量结果的偏差<1/2TE$_a$;或小于规定的偏移。

(八) CNAS-CL38:2012 留样再测方案

依据检测项目样品稳定性要求选取长期限样品,n≥5,覆盖测量范围,考虑医学决定水平,至少 4 份样品测量结果的偏差<1/3TE$_a$。

三、结果判断标准

正确度的性能是通过偏移来进行判断的,对正确度性能进行评价也是通过实验确定偏移的大小,再根据相关原则进行判断。测量程序的正确度是否可接受主要依据以下几种方法进行判断。

1. 与实验室自定标准比较　实验室可根据自身水平发展,制定适合本实验室的标准;但自定标准原则上只能高于国家标准和省标准,而不能低于它们。有些参考实验室规定,只要有证参考物质的测量结果在规定的参考值±扩展不确定度范围内即可。

2. 利用效能函数判断。

3. 与国家标准比较　原卫生部于 2012 年中华人民共和国卫生行业标准 WS/T 403—2012《临床生物化学检验常规项目分析质量指标》,规定了允许偏移的标准。

4. 与 CLIA'88 推荐的允许总误差比较　与 CLIA'88 的允许总误差(TE$_a$)要求比较,一般偏移<1/2 TE$_a$ 时,被认为属于可接受水平。

5. 与厂家声明的偏移比较　如实验室得到的偏移小于厂家声明的,表明该方法可在临床应用;如大于厂家声明的,则需进行统计学处理后再进行比较,如 EP15-A2 评价方案。

6. 通过方法性能决定图判断　精密度和正确度是方法性能中最重要的指标。应用 Westgard 方法决定图,根据试验方法的偏移和不精密度找出其在方法决定图上的位置,用以判别方法性能。

以往有作者在进行方法学比较时,用统计学处理方法如配对 t 检验、相关系数(r)分析,但统计学差异显著的,并不表示该试验方法在临床上不被接受,反之亦然。t 检验和相关系数不能用来进行正确度的判断。有作者利用 Bland-Altman 图形进行分析,对定量测量资料进行一致性评价的 Bland-Altman 方法,最初是由英国学者 Bland 和 Altman 于 1983 年首先提出,1986 年在《Lancet》上发表文章进行详细阐述。该方法的基本思想是,计算偏移的均值与标准差,绘制偏移的散点图,图形中 95% 的点位于偏移均值±1.96 标准差范围内,同时还要偏移不超规定的范围,满足这两点一般即可认为两种方法的一致性较好,该方法意义不明确,所以检验医学领域应用并不多。

第三节　线性与可报告范围评价实验

分析测量范围即定量检测项目的线性检测范围,是整个检测系统(包括仪器、校准品、试剂、质控品、操作程序以及检验人员等)对应于系列分析物浓度(或活力)的仪器最终输出的信号间是否呈恒定比例的性能,是一个很重要的仪器性能指标。分析测量范围的评价有助于发现方法学原理、仪器、校准品、试剂、操作程序、质量控制计划等很多方面的误差来源。当厂商未提供商品化的线性验证品时,实验室可通过选择高浓度的患者样本,经过不同程度的稀释或配制后,将预期值与实测值进行比较,确定该方法的分析测量范围。

一、相关概念和术语

1. 分析测量范围(analytical measurement range,AMR)指患者样本未经任何处理(稀释、浓缩或其他预处理),由检测系统直接测量得到的可靠结果范围,在此范围内一系列不同样本分析物的测量值与其实际浓度(真值)呈线性比例关系。

2. 临床可报告范围(clinical reportable range,CRR)指定量检测项目向临床能报告的检测范围,患者样本可经稀释、浓缩或其他预处理。对于 CRR 大于 AMR 的检验项目,需进行最大稀释度验证试验,并结合临床决定水平和功能灵敏度来共同确定该项目的 CRR。如定量检测项目的 CRR 比 AMR 窄,可通过最大浓缩度来确定 CRR。

3. 允许偏差/误差(allowable difference/allowable error)指在一个检测系统中,来自各种因素的,用户能够承受并能满足医学要求的分析偏差的大小。通常单次检测的允许误差的范围用样本测量靶值±允许误差来表示。

4. 最小二乘法回归(least square regression)指各数据点在纵向距离(垂直于 X 轴方向上)上到假定回归线距离的平方和最小的一种统计学方法。

5. 线性方程式(linear equation)代表线性关系的方程式,典型的线性关系方程表达式为:$Y=b_0+b_1X$,Y 和 X 分别为自变量和因变量,b_1 为斜率,b_0 为 Y 轴截距。

6. 线性范围(linear range)指覆盖检测系统的可接受线性关系的范围,非线性误差小于设定标准。

7. 线性(linearity)指检测样本时,在一定范围内可以直接按比例关系得出分析物含量的能力。

8. 测量误差(measurement error)指测量结果与真值(或公认的参考值)的差值大小。

9. 多项式回归(polynomial regression)指不同阶别的多次最小二乘法回归,各多项式公式如下。

$$Y=b_0+b_1X \qquad \text{一次多项式或者直线拟合}$$
$$Y=b_0+b_1X+b_2X^2 \qquad \text{二次多项式}$$
$$Y=b_0+b_1X+b_2X^2+b_3X^3 \qquad \text{三次多项式}$$

10. 重复性(repeatability)(测量仪器)指在相同的测量条件下,对同一样本在较短的时间内重复多次测量,测量仪器重复给出十分相近示值的能力,重复性可以用示值的离散特性定量表示。

11. 线性偏离(deviation from linearity,DL)也称非线性程度,当某组数据被评价为非线性时,在某一浓度处最适二次(或三次)多项式与一次多项式(线性)拟合模型的差值。

12. 回归标准误(standard deviation regression,$S_{y \cdot x}$)指测量均值 Y 与拟合模型中自变量 X 对应的 Y 值之间差值的标准误大小。

二、线性范围评价方案

分析测量范围是反映分析方法性能的重要指标,也是保证临床检测结果准确性的重要砝码。在检验医学领域,经过多年的发展和改进,已经建立了多种评价分析测量范围的方法。由最初的目测分析判断,发展到平均斜率法,目前规范的方案为 CLSI EP6-A。

CLSI EP6-A 方案

CLSI 于 1986 年发布了 EP6-P 指南文件"定量分析方法线性评价",该指南为提议(proposed)文件,历经 18 年的多次修改,于 2004 年形成 EP6-A 批准(approved)文件"定量测量方法的线性评价统计方法"。EP6-A 指南采用多项式回归作为分析线性的评价方法。该文件采用了二元一次直线回归、二次与三次的曲线回归统计处理,以统计估计值与实际检测值的差异(统计误差)来判断,统计误差最小的,为最适直线或曲线。而且在分析过程中和临床应用紧密结合,设定临床允许偏差。当线性评价的结果从统计学上认为非线性,但是若采用线性方式处理患者结果,引入的误差不超过临床允许误差,可以接受作为线性处理,称为临床可接受线性,这些做法与以前的线性评价方案相比,有了很多的改善。收集数据时要求有 5～11 个不同浓度的样本,重复多次测量,不同的浓度样本之间稀释关系已知,不强求各浓度之间呈等距关系。

1. 实验要求

(1)熟悉仪器设备:评价分析程序的实验室人员必须十分熟悉仪器的操作、质量控制和校准方法,以及正确的收集样本等。

(2)实验时间:全部实验数据尽可能在较短的时间内收集,如可能,单个分析试验最好在一天内完成。

(3)实验样本

1)样本数量:5 个测量点是多项式回归方法评价分析测量范围时的最低要求,更多的测量点能更精确的评价线性,得到的分析测量范围更宽。在实验室内证实分析测量范围有效性时,需 5～7 个样本,每个样本重复测定 2 次;验证声明范围或改良方法时,需 7～9 个样本,每个样本重复测定 2～3 次;建立分析测量范围时,需 9～11 个样本,每个样本重复测定 2～4 次。厂商希望有更多的测量点(比预期的分析测量范围宽 20%～30%),这样能检测到"拐点",就能确定更宽的分析测量范围。根据不精密度的大小,每个浓度水平测量 2～4 次。EP6-A 指南推荐用高值和低值浓度的样本按比例精确配成等间距的不同浓度样本,但等间距不是必需的,只要各样本间的相互关系已知,配成特殊浓度的样本也可以接受。准备样本时要求有足够的样本量,能满足所需样本的稀释和测量。

2)基质效应:用于验证分析测量范围的样本类型应与临床测试所用的样本类型相类似,所有样本应不含厂家所标定的干扰因素(如溶血、黄疸、脂血等)。理想的样本类型是患者的样本,用接近于预期的分析测量范围上限和下限(或测量低限)的两个分析浓度的样本配成所有样本浓度。由于测定的患者样本的最终浓度代表验证的分析测量范围,因而高和(或)低值浓度需要调整才能达到期望的范围。一般情况下,用厂家推荐或实验室已证实可用的稀释液对患者样本进行稀释。非推荐的稀释液,如盐水或其他稀释剂,由于基质效应可能会影响到检测结果,此时稀释液尽量用最小量。

当高浓度水平的患者样本不容易获得时，可以通过在低浓度水平的患者样本中添加分析物的方法制备。当分析物中不含干扰物时，添加的分析物不需要很高的纯度。当分析物中存在干扰物时，在报告中需提及分析物的来源、纯度、预期影响等。如果含分析物的溶液加入患者样本中时，加入量尽可能少（原则上少于总体积的10%），并记录所用的溶剂。

低浓度的样本可直接从患者样本中收集，或经透析、热处理、层析等预处理而降低分析物浓度水平达到所需浓度。注意选用的预处理方法不能改变分析物或基质的物理或化学特性。低浓度水平的样本可以用来制备高浓度水平分析物样本，也可用来稀释高值样本，或和高值样本一起配制中间浓度水平的样本。

当用分析物的水溶液作样本时，基质效应可能影响到响应曲线和对结果的解释。尽管高纯度的分析物能最大程度的减少干扰效应，但纯度稍低的材料也可以接受。

3）分析范围：选择的分析测量范围应包含或等于厂家所声明的最低和最高浓度范围，如果声明的分析测量范围与选择的浓度范围不一致时，可以选择合适的样本浓度加做新的实验，或舍去末端点适当地缩小线性范围（五个或以上的样本数）。评价分析测量范围时，要注意几个重要的浓度：最低分析浓度或分析测量范围的下限，不同的医学决定水平值，最高分析浓度或分析测量范围的上限。

4）样本准备和浓度计算：如果高值和低值浓度是未知的，每一管必须编号来确定它的相对浓度。对于等间距浓度来说，每管可以用整数（如1、2、3、4、5等）来分配号码，也就是说，每一管的浓度分析前可以未知。验证分析测量范围时，高值和低值的测量均值要用到。如果中间分析管的浓度不是等间距的，相邻管之间的相互关系则一定是已知的。也可以先用高值和低值浓度配制成一个中间浓度管，然后用低值和中间浓度、高值和中间浓度分配其他管的浓度。以六个浓度等间距的配制为例说明如下：

低浓度（L）（理想状态为接近或位于线性范围下限）管编号为1，高浓度（H）管编号为6，中间浓度管由高浓度和低浓度管按等间距配成不同的浓度：第2管为4L和1H混合而成，第3管为3L和2H混合而成，第4管为2L和3H混合而成，第5管为1L和4H混合而成，这样形成六个不同浓度水平的系列评价样本。每管的浓度由以下公式来计算，第1管的浓度为C_1，体积为V_1，以此类推，第6管的浓度和体积分别为C_6和V_6，则每管浓度的计算公式如下：

$$C = \frac{C_1 \cdot V_1 + C_6 \cdot V_6}{V_1 + V_6}$$

每管的浓度和体积单位必须一致，注意每管要充分混匀，并防止蒸发或其他改变。

2. 测量顺序　测量前，必须保证仪器校准和质控状态良好。测量顺序应是随机的，但如果存在明显携带污染或漂移，则选择对后续样本影响最小的顺序进行检测，或在存在明显携带污染的高值样本后面插做最少2份低值样本，但这2份低值样本的结果不纳入统计。

3. 数据收集与统计处理

（1）初步数据检查：数据可以很方便地记录在工作表或计算机表格程序中，测量结果首先要综合评价可接受性和有效性，可参照以下模式：

1）检查数据是否有极端明显的差异或错误，如果有分析或技术性问题被发现并得到纠正，则重复整个实验过程。

2）如果没有发现极端明显的分析或技术性结果差异或错误，目视检查每一个分析的所有结果有无潜在的离群值。以测量结果作为Y值，计算浓度或相对浓度作为X值作$X-Y$

座标图。在图上，每一个 Y 值有一个对应的 X 值，将每个浓度水平重复测定的均值点在图上，手工方法或用计算机将这些点连接起来，观察每个点与直线的大致偏差，这样容易发现异常点、明显的抄写错误、或仪器故障等。

3）如果需要，将每一组的检测数据按检测时间次序排列，检查是否有漂移或趋势性变化。如果发现任何明显的偏差，纠正错误后，整批数据必须被代替。要避免没有纠正错误，选择多次重复测定结果中的"好"数据进行替代。实验数据可以发现操作中真实存在的问题。

4）观察每个浓度水平测量值之间的差值。在线性模型中，各段的斜率大致相等，升高或降低趋势提示非线性。

5）当某一个给定浓度的一个测量值（Y_i）明显偏离另一个 Y 值时，目视检查就可以判断它是一个离群值。离群值应从数据中删除。

6）如果发现两个或以上不可解释的离群值，就应怀疑检测系统的性能。查找问题原因，必要时请求生产厂家协助。

7）目视检查 $X-Y$ 散点图对于后续的线性评估是非常重要的，它可以很容易的发现非线性，或测量范围是否太窄或太宽，也可以为后续的统计分析选择更合适的统计分析方法。

（2）离群值检查：在 EP6-A 指南中，离群值指单个检测结果目视或在统计学上明显偏离其他检查结果，仅适用于评价单个重复测定结果，而不适用于某浓度水平的多次重复测定或测量均值。出现离群值提示非线性或存在系统误差。离群值检查可以发现错误来源（抄写错误、系统不稳定等），或推测错误原因。离群值指某结果不适用其他数据所拟合的模型，可以通过统计学方法计算，但大多数情况下，目视检查检测值与预期值就可以发现离群值。单个离群值在数据组中可以删除而不用更换，如果有一个以上的离群值出现，检测系统可能精密度太低，应按标准方法删除，这种情况下必须找到原因并纠正。

（3）确定分析测量范围：多项式线性评价首先是假设数据点是非线性的，在随机误差很小的前提下，假设数据点完整地落在直线或曲线范围内。无论最适曲线是否为直线，都不影响（线性范围内）在实验数据点之间通过插入得到其他点的可靠结果。多项式回归方法是用来评价非线性的，这也是选择多项式的原因。这种方法有两部分：第一步判断用非线性多项式拟合数据是否比线性好；第二步是当非线性多项式拟合数据点比线性好时，判断最适非线性模型与线性拟合之间的差值是否小于预先设定的该方法的允许偏差。

评估线性时至少要求五个不同浓度的样本，每个水平重复测定两次。先要知道其浓度或各溶液之间的比例关系，不同浓度间可以是等间距或不等间距的（但要知道相互之间的关系）。如五个浓度水平的覆盖范围为 $20\sim100$mmol/L，等间距时其他浓度分别为 40mmol/L、60mmol/L、80mmol/L。可以用 20、40、60、80 和 100（也可以用 1、2、3、4 和 5）代表 X 值。

做二元一次、二次和三次多项式回归分析（表 50-6），可以借助 Excel、SPSS、SAS 等多种商业统计软件完成。

表 50-6 多项式回归方程表达式及自由度

阶别	回归方程	回归自由度（Rdf）
一次	$Y=b_0+b_1X$	2
二次	$Y=b_0+b_1X+b_2X^2$	3
三次	$Y=b_0+b_1X+b_2X^2+b_3X^3$	4

一次多项式模型为直线,这是判断某种方法是否为线性的最适方程。二次多项式模型代表一种抛物线反应曲线,有增加趋势(曲线上升)或减少趋势(曲线下降)两种。三次多项式模型代表一种"S"形反应曲线,在测量范围的两端呈非线性。

回归系数用 b_i 表示,在二次多项式模型中,b_2 为非线性系数;在三次多项式模型中,b_2 和 b_3 为非线性系数。计算每个非线性系数斜率的标准差 SE_i(可由回归程序算出),然后进行 t 检验,判断非线性系数是否有统计学意义,即与 0 之间有无差异。一次多项式模型中的 b_0 和 b_1 两个系数不用分析,因为它们不反映非线性。统计量 b_2 和 b_3 按以下公式计算:

$$t = \frac{b_i}{SE_i}$$

自由度的计算公式为 $df = L \cdot R - Rdf$,L 为准备的不同浓度样本数,R 为重复检测次数,Rdf 为回归分析时占用的自由度。上例中,三次多项式回归时,$L=5$,$R=2$,$Rdf=4$,$df=5 \times 2 - 4 = 6$。查 t 值表(见有关统计学专著,双侧 $a=0.05$)。如果非线性系数 b_2 和 b_3 与 a 比较无显著性差异($p > 0.05$),则认为存在线性关系,当精密度较好时,则分析完成。如果二次多项式模型的非线性系数 b_2,或三次多项式模型的 b_2 和 b_3 中任一个与 0 比较,有显著性差异($p < 0.05$),则该组数据存在非线性。要注意这只是统计学上的显著性,只是非线性被检测到,而不代表对患者的检测结果有多大影响。

(4)非线性程度:当检测到非线性时,通过计算回归标准误($S_{y \cdot x}$),确定最适的二次多项式或三次多项式模型。$S_{y \cdot x}$ 是测量均值与模型对应值的差值量度,因而 $S_{y \cdot x}$ 越小,说明该模型越适合数据组。

每一个浓度处的线性偏离(deviation from linearity,DL)可通过以下公式计算:

$$DL_i = p(x_i) - (b_0 + b_i x_i)$$

x 的取值范围从 x_1 到 x_s,$p(x_i)$ 为最适多项式回归模型在 x_i 处的值,因而 DL_i 为在每个不同浓度处二次多项式模型与一次多项式(线性)模型的差值,或三次多项式模型与一次多项式(线性)模型的差值,也即非线性模型与线性模型在每个浓度点的差值。DL_i 应与预先设定目标的单位一致,以便进行比较。如果要换算成百分比,则将每个 DL_i 除以该浓度值(已知值)或测量均值(相对浓度)再乘以 100%。

将每个浓度水平处的 DL_i 与设定的误差范围比较,如果 DL_i 小于预先设定误差,即使检测到统计学上的非线性,由于非线性误差小于设定目标,采用线性方式处理患者结果,引入的误差不超过临床允许误差,在临床上可以接受。如果任一个点 DL_i 超过设定目标,则代表该点可能是非线性,此时按以下两种方法进行处理:

1)试图找到非线性的原因(样本准备、干扰物质、仪器校准等);

2)观察测量值与预期值散点图,判断非线性是在分析浓度范围的两端或是中间。如果是在两端,试着舍去 DL_i 最大值的浓度点,重新进行统计分析,这样就会缩小线性范围。

EP6-A 强调任何用户有必要确定自己对线性程度的要求,或非线性的允许误差范围。目标的确定应基于实验室客户的需要及所用方法的特性。设定误差目标要考虑的因素:线性目标来源于偏移目标,因而应小于或等于偏移目标,偏移目标应小于或等于测量误差。

(5)考虑随机误差:线性评估还应考虑随机误差的影响,随机误差来源于随机变异(分析系统的变异),可能会导致非线性的评估能力减低。重复性最好用 L 个样本的所有重复测量结果的集合方差来评价,是一个不依赖于分析物浓度的总测量均值的变异,用 S_r(或 CV_r 相对误差)来表示。

重复测量两次时,可以用以下公式方便地计算两次测量的随机误差:

$$S_r = \sqrt{\dfrac{\sum\limits_{i=1}^{L}(r_{i1}-r_{i2})^2}{2\times L}}$$

r_{i1}和r_{i2}分别为该方法两次测量的实际结果,或与均值的百分比(但要注意每个稀释浓度处的单位要统一),如果用到百分比值,则要用CV,而不能用S_r表达。L为样本数,重复测量次数为2。

如果重复测量次数超过2次,则随机误差要用方差分析来计算,公式如下:

$$S_r = \sqrt{\dfrac{\sum\limits_{i=1}^{L}\sum\limits_{j=1}^{R}(r_{ij}-r_i)^2}{L\times(R-1)}}$$

R为重复测定的次数($j=1,2,\cdots,R$),L为样本数,r_i为样本i处的平均值。

将S_r与不精密度的设定目标进行比较(浓度单位或百分比单位)。如果S_r超过设定目标,则可能是精密度太低,不足以用来真实、可靠地评价线性关系。这时应检查仪器或操作过程,找到引起不精密度低的原因,纠正后重新进行实验。如果方法性能与以前评估重复性时一致,重复测量次数增多一倍(4次),这样可以将均值的标准差降低约40%。

EP6-A线性评价方法也存在有不足之处。计算线性偏离时是采用最适多项式与直线回归估计值(而非测量均值)的差值来表达,呈曲线关系的数据用直线回归时,它降低了斜率,又增加了截距。从而使低值和高值水平的数据点处在回归直线之下,直线回归的估计值明显偏高,导致该数据点的最适多项式与直线回归估计值的差异超过5%,得出非线性的结论。在实际应用中,不应将GGT、DBil、TG等项目的检测当作非线性来处理结果,这是统计方法的缺陷。

EP6-A方法利用统计理论保证了结果的准确性和代表性,将线性评价与临床目标结合,通过设定方法学允许偏移,可以在临床接受范围内扩大对分析方法呈线性的认可范围,更适合临床应用,尽管EP6-A也存在有一定不足之处,但仍被认为是目前最好的线性评价方法。

三、临床可报告范围验证实验

临床可报告范围(clinical reportable range,CRR)为患者标本经稀释、浓缩或其他处理后,向临床所能报告的结果范围。首先选择高值标本进行稀释回收实验,稀释回收率=(实测值/预期值)×100%。回收率在90%~110%结果为可接受。实验得到最大稀释度,结合线性范围上限来确定临床可报告范围。

第四节　检测限评价实验

检测系统或方法可检测的最低分析物浓度为分析灵敏度或称检测限。对低浓度特别有意义的项目,确定其检测限对疾病的诊断或治疗监测有重要意义,如心肌肌钙蛋白(cTn)升高是诊断急性心肌梗死的重要依据,在国内外发表的"心脏标志物应用指南"中都明确要求实验室必须确定其检测低限和在低浓度时的变异情况;又如前列腺特异性抗原(PSA),这是监视患者治疗后复发的重要信息,长期以来,临床要求明确报告 PSA 有意义的最小量。核酸检测报告的阴性、阳性也要求说明,能检出的最小拷贝的核酸量可相当于多少病毒。因此确定检测系统或方法的检测限是实验室的重要任务之一。

一、相关概念和术语

(一)分析灵敏度和检测限

国际理论和应用化学联合会(IUPAC)将方法的(分析)灵敏度定义为校准曲线的斜率及对于规定量的变化分析程序所产生信号的变化。IUPAC 将检测限定义为给定分析程序具有适当的确定检出分析物的最小浓度或量。实际上,理想的方法应具有高的分析灵敏度水平和低的检测限。

但"灵敏度"也常使用在其他几个方面,如诊断试验性能评价等,为避免混淆,此时以"敏感度"表述更确切。在 CLSI 发布的《确定检出限与定量检测限方案》即 EP-17A 文件中不使用"灵敏度"一词,因为该术语存在多种表述方法,而检测限值能精确定义,常规使用。

(二)检测低限和空白限

检测低限(LLD)是指样品单次检测可以达到的非空白检测响应量对应的分析物量。以样品响应量与样品内分析物量呈正比例关系为例,通常的做法是对空白样品进行至少 10 次重复测量,以空白样品检测信号 $\bar{x}+2s$(95%的可信限)或 $\bar{x}+3s$(99.7%的可信限)所对应的分析物含量即为检测低限。

在 EP-17A 文件中以"空白限(LoB)"替代了 LLD,是指在规定的可能性条件下,空白样品被观察到的最大检测结果。在 ISO 11843《实验室分析仪器测试方法检出限和定量限的有效性确认评估》中也称为"临界值(critical value)"。LoB 以空白样品 $\bar{x}+1.65s$(单侧 95%的可信限)表示其大小,而不是 LLD 中空白样品均数加 2 倍或 3 倍的标准差。LLD 和 LoB 的含义和实验过程基本相同,但实验所需要的样本数和统计方法明显不同。

在 ISO 11843 中,"临界值"是指空白样品(分析物浓度为 0 或接近于 0)预期的最高值。它是仪器(方法)的响应,高于该值的样品被认为具有被测量的阳性值。在 EP-17A 文件里,这个响应的阈值被称为"空白限"。

(三)生物检测限和检出限

生物检测限(BLD)是指某样品单次检测可能具有的最小响应量刚大于空白检测低限响应量时,该样品内含有的分析物浓度。以样品响应量随样品内分析物量呈正比例关系为例,通常的做法是制备几个浓度略高于 LLD 的低浓度样品批间至少重复测定 10 次,低浓度样品检测信号 $\bar{x}-2s$(95%的可信限)或 $\bar{x}-3s$(99.7%的可信限)刚大于 LLD 时,样品中所具有的分析物含量即为生物检测限。

在 EP-17A 文件中以"检出限(LoD)"代替了 BLD,是指样本中分析物的最小量,可以在规定的可能性条件下予以检出,但也许还不能量化为一个确切的值。也被称为"检测下限"、"最小的可检测浓度",有时也用于指示"灵敏度"。低浓度样品的制备和实验过程与 BLD 大致相同,但统计方法不同,用 $1.65s$(单侧 95%的可信限)代替了 BLD 中的 2 倍或 3 倍标准差。

(四)功能灵敏度和定量检出限

功能灵敏度(FS)是指以天间重复 CV 为 20%时对应检测限样品具有的平均浓度,这是检测系统或方法可定量报告分析物的最低浓度。FS 的样本制备和实验过程同 BLD,计算每个低浓度样品检测信号的均值、标准差和CV,从中选择CV最接近20%的低浓度样品均值对应的分析物浓度为功能灵敏度。

定量检出限(LoQ)是指在规定的可接受精密度和正确度条件下,能定量测出样本中分析物的最小量。即方法的偏差加2倍标准差在满足允许总误差质量目标的条件下样品中分析物的含量。LoQ的估计更为复杂,因为方法的偏移很难估计,另外,FDA也没有要求厂商给出符合质量规定的LoQ。

(五) 测量范围的低限和线性范围的低限

测量范围的低限(LMR)是符合限定条件的最低水平。这些限定条件包括方法所有规定的性能,如偏移和不精密度、不确定度和其他常见的性能。

线性范围的较低端(LLR)是指该方法响应与真实浓度间具有线性关系的最低浓度(参见CLSI EP-6文件)。这也要求实验室设定的非线性错误目标,必须与关于线性的所有规定相一致。

(六) "空白限"、"检出限"和"定量检测限"之间的关系

最低的限值是"空白限"(LoB),是我们预期看到的不含有分析物样品系列结果的最大值。需要注意的是,LoB是一个观察到的检测结果,而其他所有的限值是指分析物的实际浓度。第二个最低的限值是"检出限"(LoD),是指分析物的实际浓度,在该浓度处观察到的检测结果刚刚大于LoB,因此称为"被检出"。"定量检测限"是分析物的最低实际浓度,在这个浓度下,分析物被可靠地检出,同时,观察到的检测结果的不确定度小于或等于实验室或厂商设置的质量目标。不确定度目标(或偏移与不精密度)必须与LoQ一致,或对实验室是可行的。以上限值具有LoB<LoD≤LoQ的关系。

(七) CLSI EP-17A 文件中的有关定义

2004年,CLSI发布了EP-17A文件,即"检出限和定量检出限确定方案—批准指南"(Protocols for Determination of Limits of Detection and Limits of Quantitation; Approved Guideline),该方案推荐使用空白限(limit of blank,LoB)、检出限(limit of detection,LoD)和定量检出限(limit of quantitation,LoQ)来表示检测系统或方法的灵敏度性能,现将相关概念和术语简介如下:

1. 可接受的参考值(accepted reference value) 一个被广泛认可的参考值,其来源于:a)基于科学原理的理论值或建立的值;b)根椐国家或国际组织的实验所赋予或验证的值;c)根据科学或工程组织合作实验所取得的调查值或验证值;d)当以上均不可利用时,可定量测定的期望值,如特殊群体测量的均值。

2. 空白(blank) 不含被检测的分析物样品,或其浓度至少较被分析物感兴趣的最低水平少一个数量级的样品。

3. 空白限(limit of blank,LoB) 在规定的可能性条件下,空白样品被观察到的最大检测结果。注:①LoB不是检测得到的实际浓度,是确保在实际浓度处的阳性信号成为检出限;同样,LoB是在规定的可能性条件下,含有分析物等于LoD水平的样品预期得到的最低值;②这和"检测下限"相同,由规定的测量程序得到的,可以给出一定测量不确定度的最低检测结果。在ISO 11843中也称为"临界值"。

4. 检出限(limit of detection,LoD) 样本中分析物的最小量,可以在规定的可能性条件下予以检出,但也许还不能量化为一个确切的值。也被称为"检测下限"、"最小的可检测

浓度",有时也用于指示"灵敏度"。

5. 定量检出限(imit of quantitation,LoQ)　在规定的可接受精密度和正确度条件下,能定量测出样本中分析物的最小量。也称为"确定低限"和"检测范围的低限"。

二、检测低限、生物检测限和功能灵敏度评价实验

(一) 实验材料和要求

实验一般需要制备两种不同类型的样品。一种是空白样品,即不含有分析物,分析物浓度为零,用于确定检测低限(LLD);另一种是检测限样品,即含有低浓度的分析物。通常需要制备几份浓度介于 LLD 1~4 倍的检测限样品,用于确定生物检测限(BLD)和功能灵敏度(FS)。空白样品和检测限样品由检测系统作重复检测,计算各自的均值、标准差和变异系数。不同的检测限由空白和检测限样品数据作估计。

1. 空白样品　理想的空白样品应具有和检验的患者样品具有相同的基质。常使用检测系统的系列校准品中的"零浓度"校准品或不含分析物的样品专用稀释液作为空白。对某些项目,可使用术后已无某疾病的患者样品,如前列腺肿瘤术后患者的无 PSA 血清为空白样品。通常制备若干份空白样品,一份空白样品用作"空白",其他几份用于制备检测限样品。

2. 检测限样品　证实方法的检测限时,在空白样品中加入分析物配制成检测限样品。加入的分析物量应是厂商说明的检测限浓度。在建立检测限时,需制备几份检测限样品,它们的浓度应介于检测低限浓度 1~4 倍的范围内。

3. 重复检测次数　没有硬性规定,但常推荐做 20 次重复测量,符合临床检验对重复检测实验的要求。CLSI 指南也建议实验室在验证厂商声明时做 20 次重复测量,但厂商在建立声明时最少做 60 次重复测量。厂商常推荐 10 次,为降低实验成本,实验室也可采纳做 10 次。

4. 实验需要的时间　如果主要从空白样品的重复性了解检测低限,常常就做批内或短期实验。如果主要从"检测限"样品的重复性了解检测低限,推荐作较长时间的实验,代表天间检测性能,通常重复测量 10 次,每天 1 次,连续检测 10 天。

检测限评价样品制备及实验流程如图 50-12。

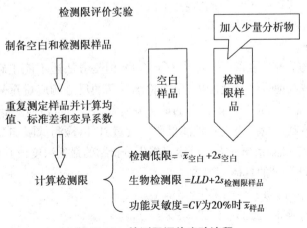

图 50-12　检测限评价实验流程

（二）检测低限评价实验

统计说明如果空白响应量的波动服从正态分布规律：各个单次检测的空白响应量 $x_{空白}$ 有 95％的可能性为：

$$\overline{x}_{空白}-2s_{空白}\leqslant x_{空白}\leqslant \overline{x}_{空白}+2s_{空白}，即：|x_{空白}-\overline{x}_{空白}|\leqslant 2s_{空白}$$

若某个样品的检测响应量较空白响应量均值大 $2s_{空白}$，被认为是空白响应量的可能性只有 5％，有 95％的可能性属于样品内有分析物形成的检测响应量，它与空白均值相差 $2s_{空白}$ 以上。同理，响应量较空白均值相差 $3s_{空白}$ 以上时，还认为是空白响应量的可能性仅 0.3％；而有 99.7％的可能性是样品内有分析物形成的响应量。所以，若检测样品的响应量大于空白均值，但和空白均值相差 $2s_{空白}$ 或 $3s_{空白}$ 以下的，只能说这些响应量是空白样品单次检测的响应量，样品内没有分析物存在，或者表示分析物为零。超过 $2s_{空白}$ 或 $3s_{空白}$ 的响应量才认为样品中真的含有分析物。检测低限示意图见图 50-13。

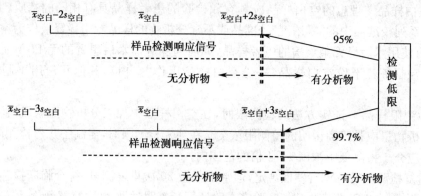

图 50-13　检测低限示意图

图 50-13 中 $\overline{x}_{空白}$ 为空白重复检测响应量的均值，检测低限（lower limit of detection，LLD）定义为样品单次检测可以达到的非空白检测响应量对应的分析物量。检测系统或方法小于或等于检测低限的分析物量只能报告"无分析物检出"。通常估计 95％或 99.7％的两种可能性：

置信概率为 95％时：$LLD=\overline{x}_{空白}+2s_{空白}$

置信概率为 99.7％时：$LLD=\overline{x}_{空白}+3s_{空白}$

（三）生物检测限评价实验

大于检测低限的响应信号说明样品内有分析物，但是方法还不能正确报告定量结果。因为在这样低的浓度或其他量值的范围内，单次检测样品的反应响应量重复性较差。生物检测低限的定义为：某样品单次检测可能具有的最小响应量刚大于空白检测低限响应量，该样品内含有的分析物浓度或其他量值为生物检测低限。度量时，以检测低限加 2 倍或 3 倍检测限样品标准差的方式，确定检测系统或方法可定量报告分析物的最低浓度或其他量值的限值。

生物检测低限（BLD）的具体度量方式为：

95％的置信概率时：$BLD=LLD+2\times s_{检测限样品}$

99.7％的置信概率时：$BLD=LLD+3\times s_{检测限样品}$

在证实厂商声明的 BLD 时，检测限样品浓度的选择应和厂商的说明相同。生物检测低限的示意图见图 50-14。

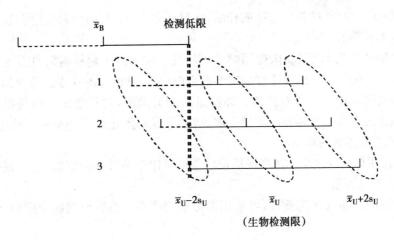

图 50-14　生物检测限示意图

图 50-14 中有 3 个检测限的样品。$\bar{x}_U$ 为检测限样品重复检测的均值，$\bar{x}_U - 2s_U$ 和 $\bar{x}_U +$
$2s_U$ 分别为 95％检测响应量的低限和高限。第 1 和第 2 个样品的检测响应量比检测低限的
响应量还低，因此无法与单作 1 次的响应量区分出是空白波动还是有分析物。只有第 3 个
样品，有 95％的可能性，它的检测响应量都比空白检测响应量大。所以，第 3 个样品重复检
测响应量的均值可以用来计算生物检测限，即可定量报告结果的限值。

（四）功能灵敏度评价实验

功能灵敏度(functional sensitivity,FS)是指以天间重复 CV 为 20％时对应检测限样品
具有的平均浓度，这是检测系统或方法可定量报告分析物的最低浓度或其他量值的限值。
为了估计 FS，须用多个检测限浓度来确定在低浓度处的精密度表现，从中选择具有或最近
于 20％CV 的对应浓度，为可定量报告的最低浓度或其他量值的限值。在证实厂商声明的
FS 时，使用的检测限样品浓度应和厂商的说明相同。

三、空白限、检出限和定量检出限评价实验

2004 年 CLSI 发表了《确定检出限和定量检出限的方案》即 EP 17-A 文件，该文件对如
何建立检验方法的检出限，如何验证厂商声明的检出限，如何正确使用和解释各种限值，以
及如何基于实验室在低水平浓度处的性能目标确定定量检出限提出了建议。此方案适用于
所有的定量检验项目，尤其是医学决定水平非常低(如接近于 0)的检验项目。此方案不仅适
用于临床实验室，同时也适用于体外诊断试剂生产厂商。

（一）以往确定检测限值存在的问题

1. 忽略了现代分析仪的特点。目前，临床实验室大多数分析仪器仅报告有分析物的数
量结果，对于低"0"的检验结果全部报告为"0"，也没有基础的仪器分析信号。因此，用参数
模式估计检测限值不适用。

2. 强调空白样品和低浓度样品的检测数据总是呈正态分布。事实上，无论是原始检测
信号还是直接给出的检测结果往往不呈正态分布。

3. 对一些参数的模式作出另外的假设，即低水平样品和空白样品的重复检测具有相同
的标准差。这个方法的主要缺点是不能区别表观的和真实的(或实际的)分析物浓度，即它

忽略了一个位于 LLD 处的真实浓度的样品,将只有 50% 的可能性得到该值,这样的做法使报告的 LLD 不可靠。

4. 没有考虑检测限值在临床应用时的可靠性。前述的生物检测限只考虑了样品单次检测信号有 95% 或 99.7% 的可能性一定不是空白信号,并没考虑这样的低值结果究竟有多大的误差,在实际应用时是否有价值。即便是功能灵敏度,它只考虑了随机误差的质量要求,却没考虑系统误差和总误差的质量要求,结果总误差会很大,严重影响了临床应用。

（二）EP17-A 方案的特点

1. 直接使用分析仪输出的浓度或质量单位结果用于估计检测限值,适应现代分析仪的现状和检验医学的发展。

2. 以数据的分布规律为前提,可采用参数检验或百分位数原理确定限值,评估方法更科学。

3. 与 CLSI 发布的系列 EP 文件有密切联系,结合这些文件的技术特点,完善了检测限值的确定方法。

4. 以检验的允许误差质量目标来估计定量限值,充分保证了在低值条件下检测结果也能符合临床需要的质量要求。

5. 强调了厂商、实验室和临床在确定检测限值中的责任。

（三）建立空白限和检出限的方法

1. 建立空白限的方法　空白样品和低浓度样品检测结果的离散分布是因随机测量误差所致。许多仪器自动地将阴性信号转换为 0 或小于阳性的值,仅输出非阴性结果。假定某值超过了真实空白样品值 95% 分布的百分位数,则显示和空白测量结果明显不同。当某样品的观察值超过了此限值,则表明样品中的分析物浓度超过了 0。

使用这个限值,真实空白样品给出的值有 5% 的可能性被认为有分析物存在,这就是 I 类错误(或 α 错误)导致的假阳性。同时观察到,含有低浓度分析物样品的检测值会低于这个限值,此时若认为样品中不存在可检出的分析物,我们就犯了 II 类错误(或 β 错误),即假阴性。因此,如何确定低浓度样品和空白检测区别的位置至关重要,方法的开发者应根据控制 I、II 类错误的相对费用,合理设置 α 值和 β 值。

最近国际标准化组织(ISO)推荐在规定水平的 I 类错误和 II 类错误下,确定最小检出限值。一般设定 α=β=5%,5% 的 α 值相当于将空白值分布的第 95 百分位数作为显著高于空白的限值。若空白值呈正态分布,这个限值相当于:

$$LoB = \mu_B + 1.645\sigma_B \quad （式中 \mu_B 和 \sigma_B 分别为空白样品检测的均值和标准差）$$

某些分析仪器对低于 0 的检测值不报告,或空白值呈非正态分布,此时必须用非参数方法进行评估,即将数据由小到大排列,依据大小排列的 N_B 值,估计第 95 百分位数所在位置为 $[N_B(95/100)+0.5]$ 的值。空白分布限值的百分位数(Pct_B),即空白分布尾部去掉百分 α 后的临界值被称为空白限(LoB),即:

$$LoB = Pct_{B\,100-\alpha}$$

2. 建立检出限的方法　为了强调 II 类错误,必须考虑使最小样品浓度等于 LoD,其给出的结果才极有可能超过 LoB。若 II 类错误水平设置为 5%,则实际浓度为 LoD 的样品,有 95% 的测量结果超出 LoB。图 50-15A、B 说明了两种情况:一种为实际样品浓度等于 LoB,一种为实际样品浓度检测结果的第 5 百分位数的值等于 LoB。如图 50-15A 所示,50% 的样本检测结果低于 LoB,其余 50% 的样本检测结果高于 LoB,仅后面 50% 的结果可以肯定超过了空白值,即含有分析物可以检测的量,所以 β=50%。如图 50-15B 所示,分析物浓度等于 LoD 的样品,检测结果的 95% 超出了 LoB,可以肯定含有分析物的量与空白明显不同,但有 5% 的结果低于 LoB,即与空白没有差异,所以 β=5%,这是 II 类错误造成的假阴性。LoD 是这个样品的实际浓度,它是可靠检测到的最低实际浓度。若低水平样品检测结果呈正态分布,其分布的 5% 百分位数相当于 LoB,此时的均值即为 LoD:

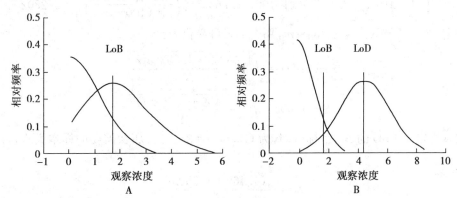

图 50-15 空白样品重复测定的分布(A 和 B 的左侧)**和假设的低浓度阳性样品的分布**(A 和 B 的右侧)

A. 图的实际分析物浓度等于 LoB,有 50% 的检测值超出了 LoB;B. 图的实际样品

浓度等于 LoD,有 95%(100%−β)的检测值超出了 LoB

$$LoB=\mu_S-1.645\sigma_S$$

式中 μ_S 和 σ_S 分别为低浓度样品检测的均值和标准差

$$\mu_S=LoD=LoB+1.645\sigma_S$$

若空白值呈正态分布,则:$LoB=\mu_B+1.645\sigma_B$

最后:$LoD=\mu_B+1.645\sigma_B+1.645\sigma_S$

如果样品的检测结果不呈正态分布,或不能转化为正态分布,可以按非参数方法估计 LoD。另外,必须使样品的浓度接近暂定 LoD,检查最低水平,它的 5% 或更低的观察结果是否小于 LoB。

3. **实验设计与要求** 实验所涉及的检测系统或实验室设备组合应处于稳定的工作状态(无试剂批号的改变,或校准的主要改变),同时也要考虑实验时间或分析批的变异,以及不同操作人员之间的差异。

(1)对实验样品数的要求:综合考虑精密度和费用,建议确定 LoD 的最小检测数为 60(包括空白样品和低浓度样品),这对方法的开发者或生产厂商非常适用。在验证厂商的 LoD 时,应对声明水平处的样品至少进行 20 次检测,如果必要,在 LoB 处至少进行 20 次检测。验证实验由实验室或用户完成。

若需要认真确定样本量大小与 LoD 不确定度的关系,设 α=β=5%,可按以下公式计算 LoD 标准误的估计值:

$$SE(LoD)=\sqrt{\left[\left(2.1142^2\times\frac{\sigma_B^2}{N_B}\right)+\left(1.645^2\times\frac{\sigma_S^2}{2(N_S-K)}\right)\right]}$$

σ_B=空白样品检测结果的混合标准差

σ_S＝低浓度阳性样品检测结果的混合标准差

N_B＝空白样本检测数

N_S＝低浓度阳性样本检测数

K＝低浓度阳性样本数

例如：若 $\sigma_B=1.0,\sigma_S=1.5,N_B=N_S=100,K=10$

$$SE(LoD)=\sqrt{\left[2.114^2\times(1/100)+1.645^2\times\left(\frac{1.5^2}{2\times(100-10)}\right)\right]}=0.2802$$

假定 $N_B=N_S-K=N,\sigma_S/\sigma_B=m$，那么上式可简化为：

$$SE(LoD)=\sqrt{\frac{4.469\sigma_B^2+1.3530\sigma_B^2m^2}{N}}$$

$$SE(LoD)=\sigma_B\sqrt{\frac{4.469+1.3530m^2}{N}}$$

如果规定了 LoD 的 SE 目标（称其为 G），设 $\alpha=\beta=5\%$，那么需要的样本大小可用下列公式计算：

$$N=\frac{\sigma_B^2(4.469+1.350m^2)}{G^2}$$

例如：若 $\sigma_B=1.0,\sigma_S=1.5,m=1.5$；设定 LoD 的 SE≤0.30；

$$N=1(4.469+1.3530\times1.5^2)/(0.3)^2=83.48$$

因此，空白样本至少需要 84 个检测数，低浓度阳性样本检测数为（84＋K），即 94 个检测数。

（2）空白和低浓度样品的性能要求：应尽可能做到，空白与低浓度样品为天然样品。如药物测定，应是无药物的血清或血浆，不是缓冲液。为确保检测具有代表性，建议对一组样品进行检测，而不是对单一样品进行检测。考虑到不同样品间的基质差异，最好对 5 个以上的样品做重复检测，并最好分布于数天，使评估可反映分析方法在实验室整个条件下的检测性能，包括不同的分析人员与设备。在验证已有的性能时，实验周期内不能包括试剂批号的改变、或主要的设备保养。在确定性能时，实验周期内应包括试剂批号的变化。

4. 建立与验证 LoB 和 LoD 的程序　确定方法性能的程序和验证厂商声明性能的程序在复杂性和所需检测数方面不同。这些程序应基于相同的模式和相同的Ⅰ类误差和Ⅱ类误差的允许限。

（1）建立 LoB 的程序：建议至少进行 60 个空白测定，对一个或数个空白样品进行重复检测（N_B 次）估计 LoB。使用多个样品有助于确保含有分析量多的单一样品不被作为空白。如上所述，如果数据呈正态分布，使用参数程序估计 LoB，即：

$$LoB=\mu_B+1.645\sigma_B$$

若数据呈非正态分布（在 0 处截平），使用非参数程序估计 LoB，即：

$$LoB=Pct_{B100-\alpha}$$

将检测值由小到大排列，用以下公式估计合适百分位数（ρ）的秩作为观察值，在这种情况下，$\rho=(100-\alpha)=95$：

$LoB=$在$[N_B(\rho/100)+0.5]$位置的结果＝在$[0.95\times N_B+0.5]$位置的结果＝$P_{(1-\alpha)}$

如果这个值为非整数,进行线性插入,例如:若 $\rho=95$,$N_B=60$,则 $N_B(\rho/100)+0.5=57.5$,第 95 百分位数是第 57 和第 58 个观察值的均数。若 $N_B=65$,那么 $N_B(\rho/100)+0.5=62.25$,则 95% 的百分位数在第 62 和第 63 个观察值之间,计算公式为:$X_{62}+0.25(X_{63}-X_{62})$。

(2)建立 LoD 的程序:在确定 LoD 时,样本检测的标准差来自多个低浓度样品的重复检测,这些样品的浓度范围在 LoB 的 $1\sim4$ 倍之间,建议至少不低于 60 个重复测定结果,最好取 $4\sim6$ 个低浓度样品,计算这些水平下精密度的综合估计值。多个低浓度样品的综合标准差(SDs)由下式得出:

$$SDs^2=(n_1SD_1^2+n_2SD_2^2+n_3SD_3^2+\cdots\cdots+n_mSD_m^2)/(n_1+n_2+n_3+\cdots\cdots+n_m)$$

式中 n_1,n_2…代表不同低浓度样品的自由度($n_1=N_1-1$,依此类推),m 为低浓度样本数。

在合并不同低浓度样品精密度的估计值前,应使用常用的 F 检验(两个样品)或 Cochran 检验(两个以上样品),检验它们的一致性。如果不一致,应由厂商或方法的开发者调查原因。这可能系方法的不稳定性或样品的不稳定性导致了变异。暂定的 LoD 估计值由下式得出:

$$LoD_{暂定}=LoB+c_\beta SD_S$$

式中,SD_S 为低浓度样品综合标准差的估计值,c_β 是标准正态分布第 95 百分位数值的校正因子,应用校正因子是因为 SDs 是总体标准偏差 σ_S 的有偏估计。如果样本数 Ns 不太少,则:

$$c_\beta=1.645/[1-1/(4\times f)]$$

式中,f 是估计综合标准差 SDs 的自由度。

例如,5 个低浓度样本(K=5)60 个检测结果(Ns=60),则估计的综合标准差(SDs)的自由度,$f=Ns-K=55$,$c_\beta=1.645/[1-1/(4\times55)]=1.653$。

注意,因为只需要估计 SDs,不必要求所有的检测具有完全相同的低浓度样品,使用多个不同浓度的样品有助于考虑样品的变异。

1)考虑标准差的稳定性:重要的是要考虑被测量水平的综合标准差(SDs)是否与暂定 LoD 水平(LoD 暂定)的标准差相同。

2)考虑数据的分布形状:若低浓度样品不呈正态分布,但可以转化为正态分布,如通过对数转换,然后再重新转化(如反对数)为原有单位;若不能转换,但 SDs 相对稳定,可使用非参数离散估计,即计算从检测分布的 β 百分位数到低浓度样品的指定值(或可接受的参考值)之间的距离 $D_{s,\beta}$,$D_{s,\beta}$ 类似于 $c_\beta SDs$,所以:

$$LoD=LoB+D_{s,\beta}$$

若 SDs 不稳定,也不能转换为正态分布,则必须使用非参数"错误-尝试"程序。在这个程序中,实验样品浓度应在假设的 LoD 处,获得系列检测结果(注意时间与人员的安排)。计算 β 百分位数,作为低于 LoB 观察的百分数。LoD 是 β 百分位数为 5% 或更低的检测样品的浓度。

(3)验证 LoD 的程序:实验室希望确保测定方法能满足厂商给定的 LoD,而不是自己建立 LoD。如果可能,实验室应使用厂商提供的 LoB,但是,应对空白材料进行至少 20 次重复检测,若没有 3 个重复测量值超出声明的 LoB,则验证通过,可直接使用厂商声明的 LoB。若厂商不提供 LoB,应按照前面述的方法估计 LoB,然后,对具有相当于厂商给定的 LoD 浓度的样品进行重复检测,估计结果数超过 LoB 的比例。建议样品检测次数至少为 20 次,数据尽可能来自各样品,并在数天内进行检测。若计算的比例与预期值(默认为 95%)在计算比例的 95% 可信限内,则说明实验数据支持厂商声明的 LoD。若计算比例不符合预期95% 的要求,则不能确认厂商声明的 LoD,实验室应和厂商联系,或建立自己的 LoD。这需要使用现有数据,以及对浓度略高的一个低浓度样品进行检测。表 50-7 显示样本量为 20～1000 个结果符合预期 95% 比例的低限。

表 50-7　20～1000 个检测值符合超出 LoB 预期 95% 比例的下限

检测数	观察比例的下限(%)	检测数	观察比例的下限(%)
20	85	100	90
30	87	150	91
40	88	200	92
50	88	250	92
60	88	300	92
70	89	400	93
80	89	500	93
90	90	1000	94

5. 建立与验证定量检测限的方法　定量限(LoQ)是指能可靠检出分析物的最低实际浓度,并在该浓度下的总误差符合准确度要求(临床应用可接受),依据实验室规定的误差目标,LoQ 可以等于或高于 LoD,但不能低于 LoD。确定 LoQ 是方法学性能的重要部分,可由厂商确定。实验室可能希望建立自己的 LoQ,或验证厂商给定的性能。实验室若能确定分析物在低浓度时的测量不确定度(或总误差),就没有必要对每个方法去确定 LoQ。只要报告每个低水平结果的不确定度是否可接受,用户即可判断 LoQ 是否适用。

在缺乏足够低水平参考物质的情况下,可以用已知浓度或活性的样品适当稀释制备成低浓度实验样品,但样品中的分析物浓度应高于分析测量范围的下限。

(1)建立定量检出限:LoD 研究中的检测结果可应用于估计分析物在该水平的偏差与不精密度。在这个方案中,推荐最少 40 个重复测量,对 3～5 个不同样品至少各做 5 批检测。如果使用一个样本,重复测量的均值和可接受的参考值之间的差异是偏差的估计;如果在同一水平使用多个样本,那么差异的均数是正确度的估计,一个样本 40 个重复测量的总标准差或多个样本的混合标准差(SDs)是精密度的估计。综合这些估计值即可获得该水平下总误差(TE)的估计值:TE＝偏差＋2×SDs[如果偏差为负值,TE＝－(偏差－2×SDs)],如果这个估计值小于设定的总误差目标,则 LoD＝LoQ。

对真值等于 LoQ 的样本来说,该程序确保实验结果充分正确的可能性约为 95%。如果需要更高的可能性,则需要较大的因子与 SDs 相乘。例如:偏差＋4SDs 和偏差－4SDs 均在总误差目标之内,则超过 99.5% 的结果适合使用。

若在这个水平不符合总误差目标,则必须检测较高水平的样品。必须获得合适的参考物质,应使用与确定 LoD 相似的物质。如前述,必须使用其他独立的检测系统或方法了解样品内分析物的实际浓度,可以使用参考方法检测、加入参考物质或参考物质稀释等。若制备实验样品,稀释因子和(或)配制过程的不确定度应包括在对物质检测的不确定度估计或总误差中。

如果实验室确定的 LoQ 高于假定的测量范围(或可报告范围)的最低水平,那么测量范围可能不适用于该实验室。如果实验获得的不精密度和偏移的估计值 95％可信区间的下限大于方法声明的 LoQ,应与生产商联系。

(2)验证厂商声明的 LoQ:如果实验室希望验证某 LoQ,或实验误差不呈正态分布,需使用其他程序核对给定的 LoQ。实验要求前已述及,但不必计算综合标准 SDs 和估计总误差,直接使用至少 25 个重复测量即可。在这种情况下,每个样品的重复检测结果与该样品的参考值和误差目标进行比较,超过误差目标的结果数是该水平方法是否合适的度量。

6. 报告结果　定量结果的报告区间:依据本方案已经建立了各种限值,厂商与方法开发者在产品说明书或方法叙述中希望报告 LoB、LoD、LoQ 的,它们必须同时介绍所有 α 与 β 可能性、精密度与真实度规定水平的目标,以及设计的特性。

若实验室希望报告最完善的信息,包括不确定度量值的"灰区",可按如下一进行:

结果≤LoB　　　　　　报告"不能检出,浓度＜LoD"

LoB＜结果＜LoD　　　报告"检出分析物,浓度＜LoQ"

LoD≤结果＜LoQ　　　①报告"检出分析物,浓度＜LoQ";或②报告结果,并告知有高不确定度的可能

结果≥LoQ　　　　　　报告结果

若实验室只报告定量结果,或"低于"测定、或以最简单方式报告,形式如下:

结果≤LoB　　　　　　报告"浓度＜LoD";或"不能检出"

LoB＜结果＜LoD　　　报告浓度＜LoQ"或检出

结果≥LoQ　　　　　　报告结果

第五节　分析干扰评价实验

患者结果与真值间的偏离主要有三个原因,包括系统偏差、不精密度和干扰。在某种程度上由一个干扰物引起的未预料作用可使临床检验结果具有显著误差。厂商和实验室有必要在医学需要的基础上评价干扰物,告知临床已知有医学意义的误差来源。对厂商来说,分析干扰评价试验可以筛选潜在的干扰物质,量化干扰效应,证实患者标本中的干扰;对临床实验室来说,分析干扰评价试验可以验证和确认干扰声明,研究明确的干扰物质引起的结果差异。

一、相关概念和术语

(一) 干扰机制

干扰物对分析过程可能从以下几个方面进行干扰:

1. 物理效应(physical effects)　干扰物与被分析物相似,比如荧光、颜色、光散射、洗脱位置,或者是那些可以被探测或被测量的电极反应。

2. 化学效应(chemical effects)　干扰物通过竞争反应物而抑制反应,或者抑制指示剂反应,也可以通过配位络合或沉淀反应而改变被分析物的形式。

3. 酶的抑制(enzyme inhibition)　干扰物通过隔离金属激活剂,结合到催化部位,或者氧化关键巯基,而改变酶(分析物或者试剂)的活性。在以酶为基础的反应中,干扰物可能竞

争关键的酶作用物。例如,腺苷酸激酶和肌酐激酶竞争 ADP,因此在一些方法中被当成肌酐激酶而被错误地测量。

4. 基质效应(matrix effects)　干扰物改变标本基质的物理特性,比如黏度、表面张力、浊度或离子强度,引起分析物的测量结果明显的改变。

5. 交叉反应(cross reactivity)　在结构上和某抗原相似的干扰物在免疫化学方法中与抗体发生"交叉反应",这是非特异性的一种形式,例如,在测量茶碱浓度时咖啡因也被测定。交叉反应的程度被看作免疫化学方法特异性的度量,但它并不是对干扰敏感性的有用估计。

6. 水被取代(Water displacement)　非水溶性物质(蛋白质,脂质)通过取代血浆水的容量而影响以活性测定为基础的测量方法,如果想要测量被分析物在血浆的浓度,这些作用不被考虑为干扰。

7. 非特异性(nonspecificity)　干扰物以和被分析物相同的方式发生反应,虽然与分析物有一些差别,但是在实验室内它们的实际效果是相同的。一些常见的例子如酮酸在碱性苦味酸法起反应,吲哚酚硫酸盐在重氮胆红素法中起反应。

(二) 相关术语

1. 干扰(interference)　在临床生化中,由于另一成分的影响或者标本的特性,待测的一定浓度的被分析物出现有临床意义的偏移。这种效应可能来自检测系统的非特异性,指示剂反应的抑制,被分析物的抑制(酶),或者任何其他的由标本偏移决定的因素。

2. 内源性干扰(endogenous interferent)　标本中的一些生理物质(例如胆红素,血红蛋白),可以对另一些物质分析时引起干扰。

3. 外源性干扰(exogenous interferent)　一种源自体外的物质(例如一种药物或者它的代谢物,标本防腐剂,或者标本污染物),这些物质可以对标本中的另一物质的分析引起干扰。

4. 分析物(analyte)　实验室进行测试的物质或者组分。

5. 干扰物/干扰物质(interferent/interfering substance)　标本中不同于分析物且能引起测试结果偏移的组分。

6. 干扰筛选(interference screen)　分析系统评价中,利用高浓度样品进行的一系列能鉴别有可能引起干扰的物质的试验。

7. 干扰标准(interference criteria)　在某分析物浓度水平,相对于真值可接受的最大干扰结果(允许最大偏移),该偏移可能引起临床医生误诊或误治。

8. 干扰敏感度(interference sensitivity)　某一分析方法对来自其他成分或者标本特性的干扰引起误差的敏感性。

9. 干扰声明(interference claim)　描写一种物质影响一种分析方法结果效应的陈述,通常包含在产品标签的"方法局限性"之中。

10. 基质(matrix)　标本中除分析物之外的其他成分。

11. 基质效应(matrix effect)　标本中除分析物之外的样品性质对分析物测定结果的影响。黏性、表面张力、混浊度、离子力和 pH 等是引起基质效应的共同原因。

二、分析干扰评价要求

(一) 分析干扰评价的目的

分析干扰评价试验主要是通过提供科学有效的实验设计,推荐测试的相关物质和浓度,提供适当的数据分析和解释,帮助制造厂商和其他分析方法的研发者确认分析方法对干扰物质的敏感性,评估潜在的风险,并将有意义的干扰声明提供给用户。同时通过制订系统的调查策略,规定数据收集和分析要求,促进实验室用户和厂商之间的更大合作,帮助临床实验室调查由干扰物质引起的不一致结果,判断某测定方法(或试剂)给出的结果是否受非分析物影响及影响程度,使新的干扰能被发现并最终被排除。

(二) 干扰对临床的重要性

测定结果与真值间的偏离,可由测定方法的系统误差、不精密度、干扰引起,干扰可能是造成误差的一个原因。如果干扰物是恒定的将引起恒定误差,如果干扰物随病理生理因素影响,将引起随机误差,因此,实验室需要了解不同检测方法的干扰情况。由于干扰评价试验一般受标本条件限制,对实验室来说主要是黄疸、脂血、溶血及某些特殊项目的特殊干扰。不管何种情况,一个干扰物引起的未预料作用可导致对实验结果解释的严重误差,实验室应通过以下措施加以克服:①获取资料,确定是否有干扰物存在于标本中;②告诉医生,由于有干扰存在,结果可能不可靠;③使用对干扰物的敏感度不高和分析特异性高的分析方法。

(三) 临床可接受的干扰标准

为保证客观性,在评价试验开始之前必须确定可接受标准,首先要确定多大程度的分析误差(包括干扰)才会影响临床意义。干扰实验的合理设计取决于有临床意义的结果差异大小。建立可接受标准时,必须考虑临床意义和统计学意义两者之间的差别,在建立标准时两者都很重要。对于已明确提出准确性要求的分析物,可从总允许误差中减去方法学偏差、不精密度及相应生物学变异,剩余残差即为干扰成分。对于无明确准确性要求的分析物,可采用下述方法确定总允许误差。

1. 根据生物学变异确定总允许误差　不同被测量均有其固有的个体内(CV_I)及个体间生物学变异(CV_G),现被广泛接受的观点是检测方法的理想质量指标为结果偏移 $B_A < 0.25\sqrt{CV_I^2 + CV_G^2}$,总允许误差 $TE_a < 1.65(0.50CV_I) + 0.25\sqrt{CV_I^2 + CV_G^2}$。对因方法学或技术能力无法满足上述要求的分析项目,可使用最低质量规范 $TE_a < 1.65(0.75CV_I) + 0.375\sqrt{CV_I^2 + CV_G^2}$。

2. 基于法规和室间质量评价的质量规范　总允许误差也可以从有关实验室质量管理的法规中得到,如 CLIA'88 法规文件中提供的常见检测项目的质量规范及我国卫生行业标准《临床生物化学检验常规项目分析质量指标》(WS/T 403—2012)。

3. 据分析变异确定总允许误差　干扰标准也可从总的长期分析不精密度中得出。如果干扰物所引起的误差小于一个标准差,则可认为被评价干扰物的作用对临床决定的影响可能不大,因此不认为这种物质是干扰物。但考虑到现有的检测系统常具有极佳的精密度,用这种方法决定干扰标准可能使很多物质的干扰效果放大。

4. 通过临床经验得出总允许误差　临床专家的意见常常被用于建立准确度要求,从他们的临床经验来说,一致赞同可能影响他们诊断或者治疗的误差大小即为准确度要求。基于大量临床和实验室经验,广泛讨论,由专业学会、组织或个人在专业建议或指南中提出的准确性指标。

(四) 统计学意义

在确定一个物质是否存在干扰前,评价者首先必须确定所得到的结果有统计学意义。

足够的重复次数是必要的,这样才能保证试验中能检出有临床意义的干扰。评价者首先要决定一个患者结果偏移多大时才有临床意义,这个允许偏移的值可参考干扰限或者干扰标准,无效假设是没有干扰(偏移没有超过干扰限)被检验到,有效假设是指有干扰(偏移超过干扰限)。

(五)分析物浓度

干扰应该在两种医学决定浓度被评估,如果考虑成本或者其他一些因素,预实验可在一种浓度上进行测试,但要注意有可能漏过在其他分析物浓度水平上有临床意义的干扰。当缺乏一致性的医学决定值时,可以随意选择分析物测试浓度,多数情况下,选择参考区间的上限或下限及一些病理浓度,对临床应用有帮助。常见被测量的建议实验浓度可参照 CLSI EP7-A2 文件附录。

(六)干扰物浓度

决定一种物质在"最坏情况"的条件下是否会产生干扰,全面干扰筛选应该是实验室期望观察到最高浓度水平的患者标本中进行。以下方针可帮助挑选合适的测试浓度。

因为正的或负的效应都可能在不同反应机制中出现(例如,血红蛋白有过氧化物酶活性,同时在可见光谱也有强的吸光率),所以每一种物质应该在两个不同浓度上被测试,以避免在被测试的浓度水平上由于相互竞争效应而被抵消。

1. 药物和代谢物　对于血清、血浆和全血标本,应达到报道的最高治疗剂量(出现急性峰浓度)或最高期望浓度的 3 倍以上。如果期望的血液浓度未知,那么假设药物量是在 5L 内分布,达到该浓度的 3 倍以上。对于尿液标本,测定 24 小时最大消减量,达到尿液中每升浓度水平的 3 倍以上。如果尿液消减量未知,那么应达到在最大治疗剂量时每升尿液中其浓度水平的 3 倍以上。

2. 内源性物质　达到选定的患者群体中期望的最高浓度。

3. 抗凝剂和防腐剂　对于血清、血浆和全血来说,应达到标本中抗凝剂浓度的 5 倍。对于尿来说,应达到 24 小时尿量中每升尿液防腐剂浓度的 5 倍。

4. 饮食的物质　对于血清、血浆和全血来说,推荐达到其最大期望浓度的 3 倍。对于尿来说,推荐达到在 24 小时内其每升尿液消减量的 5 倍。

5. 标本采集　防止标本蒸发和不稳定物质的丢失。

进行干扰实验时干扰物的浓度可根据以上原则确定,常见可能内源性干扰物的建议实验浓度参照 CLSI EP7-A2 的附录和有关文献。

三、分析干扰评价方案

(一)EP7-A2 方案

2005 年 11 月,CISI 批准通过了 EP7-A2《临床化学干扰试验-批准指南》(第 2 版),该文件是目前分析干扰评价实验最规范的标准。该文件利用 3 种实验方案进行干扰评价试验。第 1 种方案为"干扰筛选"(将潜在的干扰物添加到样本中评价干扰效应)。把一个潜在的干扰物质添加到测试组中,然后评价相对于未加干扰物的对照组的偏移,即"配对差异"(paired-difference)实验。如果引起的偏移无显著临床意义,则该物质不是干扰物质,无需进一步实验。反之,具有显著临床意义的偏移的物质被认为是干扰物,这些物质需要进一步评价,以确定干扰物浓度和干扰程度两者之间的关系,即第 2 种实验方案——"剂量效应"

(dose-response)实验。第 3 种方案为"利用患者样本作偏移分析"评价干扰效应。为最大程度地减少患者血清样本中可能遇到意想不到的干扰情况的发生,该方法将分析来自患者的真实样本以评价内在的不同血清样本间的变异性。如果某个样本中出现一个可重复的"离群值",则说明该样本中有潜在的干扰物质存在。可重复的与样本相关的高"离散度"偏移将能很好地证明干扰物质的存在。

EP7-A2 提供实验方案都有其优点和内在局限性,目前没有一种有效的干扰试验方法能够鉴别所有的干扰物。"干扰筛选"方案由于是人为加入干扰物,存在一些局限性:①添加到血浆中的化合物的特性可能不同于那些在体内自然循环状态下的化合物;②实验样本基质并不代表典型的有问题的临床样本;③样本中真实的干扰物可能不是原来的药物,而是代谢产物;④试验浓度水平可能选择太低或太高以至不真实。"利用患者样本作偏移分析"实验方案是目前唯一能够检测药物代谢产物干扰的方法,亦是可肯定在真实样本中存在干扰的一种方法。该方法对患者标本选择有如下一些原则:①药物(例如,使用过某种想了解的药物的患者标本);②疾病(例如,来自心脏疾病、肝脏疾病、或肾脏疾病患者的标本);③其他不正常组分(例如,不正常血红蛋白,脂类、胆红素等标本)。这个方法需要参考方法或具有低干扰性和高特异性的比较方法,以确定在比较研究中的"真值"。"利用患者样本作偏移分析"方案由于对实验变异缺乏控制对照,亦存在一定的局限性:①只能证明偏移和估计的干扰物质某水平的相关性,不能证明因果关系;②患者通常服用多种药物,难以证实何种药物的干扰作用;③干扰物可能不存在于患者的测试样本中;④就干扰而言,比较方法可能没有足够的特异性,另外,一些项目很少有公认的参考方法,有时参考方法也难以在临床实验室中使用并也可能同样地被干扰;⑤按照疾病和治疗药物进行预期分组可能难以完成;⑥样本不新鲜时,一些不稳定的组分可能丢失。

虽然方案都存在局限性,但其可提供互为补充的信息,结合起来应用可更好的用于分析干扰评价。

1. 应用范围

(1)标本类型:全血、血清、血浆、脑脊液、尿和其他体液可以用分析干扰评价试验来评估。

(2)分析方法:任何分析方法,如定性或定量,都会受到干扰,但根据不同评价方法的特点应有所不同。

(3)干扰物质:潜在的干扰物可能由内在和外在两方面引起:

1)病理情况下的代谢物,比如糖尿病,多发性骨髓瘤,瘀胆型肝炎等。

2)患者治疗期间引入的物质,如药物、肠外营养、血浆代用品、抗凝剂等。

3)患者吸收的物质,比如酒精、药品滥用、营养补充、各种食物和饮品等。

4)标本准备引入的物质,比如抗凝剂、防腐剂、稳定剂等。

5)标本处理过程中引入的污染物,比如手霜、手套的滑石粉、促凝剂、试管塞等。

6)标本自身的基质效应,其理化性质与理想的新鲜标本不同。

2. 质量管理和安全 在进行一个干扰试验之前,必须确认:操作者经过培训;严格执行实验室安全制度和检验操作规程;仪器按照厂商的说明书已经校准和维护,不存在系统误差;批内精密度在可接受范围内;不存在前后结果的交叉污染;实验过程有质量控制。

3."配对差异"实验方案

（1）实验设计：测试组和对照组都以相同方式进行检测，为避免偶然误差，进行多次重复测定，且在一个分析批内完成。

每个标本的重测次数依赖于三个因素：①有临床意义的最小偏移；②批内精密度；③统计学要求的检验水平。

（2）实验材料

1）基础标本（base pool）

a）从几个健康的、没有进行药物治疗的个体获得适当类型（血清、尿等）的新鲜标本，基础标本应能反映标本基质，能反映分析物的特点。

b）如果不能得到适当的新鲜标本，可用合适的冷冻或冻干标本代替。处理过程中用到的防腐剂、稳定剂及形成的分析物复合体，与新鲜人血清基质不同，可能存在干扰效应，实验前应用 EP-14《基质效应的实验评价》确认测试材料是否与临床标本相似。

c）计算所需标本量，考虑检测方法所需标本体积及重复测定次数。

d）测定基础标本中分析物的浓度并用合适的纯物质调整分析物浓度到合适水平，应避免加入分析物时引入其他物质。

2）贮存液（stock solution）：按照以下步骤为每一种潜在的干扰物准备贮存液：

a）获得合适而纯的潜在的干扰物，或者该物质最接近体内循环状态。如果用到一些药物，谨记药物中可能含有的保存剂、防腐剂、杀菌剂、抗氧化剂、着色剂、调味剂、金属氧化物、填充剂等都可能会引起干扰。

b）选择一种能够充分溶解分析物的溶剂，查找化学和物理学手册，或者 Merck 索引，要确保该溶剂不会对评价方法产生干扰。常规优先选择的溶剂有：试剂等级用水（CLSI 文件 C3—《临床实验室试剂水的准备和测试》中的详细信息）、稀释的 HCl 或者 NaOH、乙醇或甲醇、丙酮、二甲基亚砜（DMSO）等。

c）尽可能小地稀释标本基质，最好小于 5％。如果溶解度允许，通常配制成浓缩 20 倍的贮存液。

d）有机溶剂需要特殊的对待，挥发性溶剂必须严格保护以防蒸发，贮存溶液应该准备为最高的可用浓度水平。许多有机溶剂在水中溶解度很低，也可以通过影响试剂或反应本身而造成假象。氯仿在血清中由于其低溶解性至少要求 1∶100 的稀释倍数，乙醇浓度大于 1％～2％时能够使抗体变性。

在一些情况下，干扰可能随着内源性物质的浓度减少（例如 CO_2，H^+ 或者蛋白质）而增加，为了评价这一效应，在维持一定的分析物浓度水平和最小的基质效应前提下，基础标本中潜在的干扰物的浓度必须很低。对照标本也应在基础标本的基础上准备。

3）测试标本（test pool）：按照实验设计干扰物浓度要求，在基础标本中添加一定量的干扰物贮存液作为测试标本。

4）对照标本（control pool）：在基础标本中添加用于制备贮存液的溶剂作为对照标本，其添加体积与测试标本相同。如果对照标本中也存在分析干扰物（如胆红素），应使用合适的分析方法确定其浓度。如果对照标本中分析物浓度与基础标本中明显的不相符，考虑溶剂为潜在的干扰物。

（3）重测次数要求

1）双侧检验：双侧检验时重复测定次数近似值可以通过以下的公式计算：

$$n=2[(Z_{1-\alpha/2}+Z_{1-\beta})s/d_{\max}]^2$$

$Z_{1-\alpha/2}$:正态分布时双侧检验 $100(1-\alpha)\%$ 的百分位值;

$Z_{1-\beta}$:正态分布时 $100(1-\beta)\%$ 的百分位值;s:批内标准差;

$d_{\max}$ 是分析物在某测试浓度水平时的最大允许干扰值。

2)单侧检验:在单侧检验中,用 $Z_{1-\alpha}$ 代替 $Z_{1-\alpha/2}$,$Z_{1-\alpha}$ 是正态分布单侧检验 $100(1-\alpha)\%$ 的百分位值。

3)Z 百分位值为方便应用,Z 百分位值对于常用的置信限和检验水准来说,结果如下:

置信限(效能)	0.900	0.950	0.975	0.990	0.995
Z 百分位值	1.282	1.645	1.960	2.326	2.576

例如,评价者需要检测可接受干扰程度为 1.5mg/dl 的干扰效应,95%($\alpha=0.05$)的置信限和 95%的检验效能($\beta=0.05$),批内精密度为 1.0mg/dl,在公式中代入这些值,可计算重测次数:

$$n=2[(Z_{0.975}+Z_{0.95})s/d_{\max}]^2$$
$$=2[(1.960+1.645)1.0/1.5]^2$$
$$=11.6$$

由于重测次数必须是一个整数,通过四舍五入,那么每一个测试和对照标本应测次数应为 12 次。

4)$d_{\max}/s$(最大允许干扰值/批内标准差)比值计算重测次数。

95%置信限时检测不同的干扰效应所需的重测次数如表 50-8 所示。

表 50-8　$d_{\max}/s$ 与重测次数对应表

$d_{\max}/s$	重测次数	$d_{\max}/s$	重测次数
0.8	41	1.5	12
1.0	26	1.6	10
1.1	22	1.8	8
1.2	18	2.0	7
1.3	16	2.5	5
1.4	14	3.0	3

(4)实验程序

1)确定合适的分析物浓度。

2)建立有临床意义差别的标准($d_{\max}$)。

3)确定每个样品所需的重测次数。

4)准备基础标本。

5)准备 20 倍的浓缩贮存液。如果使用另外一种浓度,按照步骤 6 和 8 稀释。

6)用吸管吸取 1/20 容器体积的浓缩贮存液到容量瓶中,制备测试标本,例如,加 0.5ml 的 20 倍的浓缩储存溶液到 10ml 容量瓶中。

7)用基础标本补足至刻度体积,充分混匀。

8)用吸管吸取 1/20 容器体积的制备贮存液的溶剂到第二个容量瓶,制备对照标本。

9)基础标本补足刻度体积,充分混匀。

10)准备能够被 n 整除的测试标本和对照标本,重测次数(n)由第三步确定。

11)按交互顺序分析测试(T)和对照(C)标本;

$$例如,C_1T_1C_2T_2C_3T_3\ldots C_nT_n$$

如果检测系统受携带污染影响,增加额外的标本使对照标本免受来自测试标本携带污染的影响。

$$例如,C_1T_1C_xT_xC_2T_2C_xC_xC_3T_3\ldots C_XC_XC_nT_n$$

增加的额外对照样本 C_x 结果应舍弃。

12)记录结果。

(5)数据分析:计算观察到干扰效应的"点估计"值(d_{obs}),即测试标本均值和对照标本均值之间的差值。

$$d_{obs}=Interfernce=\overline{X}_{test}-\overline{X}_{control}$$

通过以下的公式计算 cut-off 值 d_c,以确定哪一种假设检验可被接受,n 为重测次数,这个 cut-off 值 d_c 在双侧检验时可通过以下的公式计算得出来:

$$d_c=\frac{d_{null}+sz_{1-\alpha/2}}{\sqrt{n}}$$

d_{null}:无效假设规定的值,通常 $=0$;对于单侧检验,用 $Z_{1-\alpha}$ 取代 $Z_{1-\alpha/2}$。d_{obs} 的 95% 置信区间可按以下公式计算:

95% 置信区间:

$$(\overline{x}_{test}-\overline{x}_{control})\pm t_{0.975,n-1}s\sqrt{\frac{2}{n}}$$

其中:

s:分析方法的批内标准差;n:重测次数;$t_{0.975,n-1}$ 来源于 t 检验数值表中 97.5% 和 $n-1$ 自由度时的值(如 $n>30$,$t_{0.975,n-1}$ 的合理近似值为 2.0)。

(6)结果解释:如果点估计 d_{obs} 值小于或等于 cut-off 值 d_c,可以得出某种物质引起的偏移小于 d_{max};否则,接受有效假设,说明由该物质引起干扰的假设成立。

当解释干扰试验结果时应考虑以下情况:①由于吸样错误,真实的干扰可能不同于观察到的"点估计",如果标本为非人血清,可能会引起检测误差;②真正的干扰物质可能不是药物本身,而是其代谢产物;③测试标本基质可能不代表典型的含分析物的病理标本,可能存在基质效应;④添加物与病理标本中的干扰物不完全一致,例如,蛋白结合,金属配合物,或者分析物的异质性;⑤测试浓度的随意选择可能不显示干扰,或干扰可能在另外的浓度时出现,而在该次测试的浓度水平不出现;⑥有时只有和其他成分协同才能表现出干扰。

4."剂量效应"实验方案　如果"配对差异"实验方案中的一种或多种分析物的浓度出现干扰效应,则可通过"剂量效应"实验方案以确定干扰物在不同浓度时的干扰度,干扰物的系列浓度可通过最高值标本和对照标本混合制备。

(1)实验设计:剂量效应实验是确定干扰物浓度和干扰度之间的关系,干扰度是在测试范围之内的任何干扰物浓度的效应估计。用含干扰物最高浓度水平和最低的浓度水平的两个标本,通过精确定量吸样,制成一系列不同浓度的测试标本,所有的标本在一个分析批内按照随机的顺序一起被分析。检测时避免批间变异,仪器校准和试剂批号改变可能导致结果解释时产生混淆。

测试多个不同浓度干扰物的好处是在相同检验水准时每个干扰物浓度所需要的重测次数较少。一般情况下,做剂量效应曲线时在每个测试浓度水平上重复测量 3 次就足够。如想计算每个浓度所需的重测次数,可用 EP7-A2 提供的公式进行计算。

(2)实验材料

1)基础标本和贮存液制备方法同"配对差异"实验方案。

2)高浓度标本:用基础标本稀释贮存液,制备成所需的浓度。

3)低浓度标本:准备一组低的含平均浓度的干扰物的临床标本,在大多数情况下,治疗药物,血红蛋白或胆红素可以忽略不计,低浓度标本的制备可参照对照标本的制备方法。

4)测试标本:制备一系列包含中间浓度的干扰测试标本,这些是以高浓度标本和低浓度标本按一定比例的混合而成,通常五个浓度足够确定一个线性的剂量效应关系,其配制要求如下:

a)将低浓度和高浓度标本按等体积混合,配成在高和低两个极端浓度之间的中间浓度的溶液。

b)将低浓度标本和中间浓度标本等体积混合,配成高浓度和低浓度两个极端浓度之间的四分之一浓度溶液。

c)将中浓度标本和高浓度标本等体积混合,配成高浓度和低浓度两个极端浓度之间的四分之三浓度溶液。

其具体制备方法如图 50-16 所示。

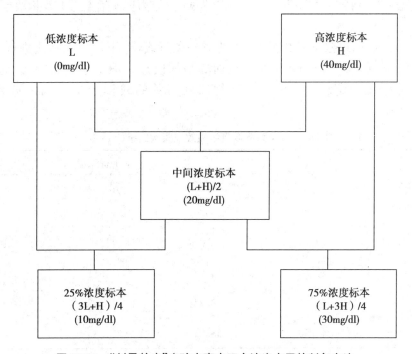

图 50-16　"剂量效应"实验方案中五个浓度水平的制备方法

图 50-16 说明一个假设的干扰物的准备方案。如果患者标本中出现的平均浓度为 5mg/dl，那么在病理血清中就可能达到 20mg/dl，因此高浓度应该被制备为 40mg/dl，低浓度应在 5.0mg/dl 水平。其制备后 5 个剂量效应浓度水平分别为：5mg/dl、13.75mg/dl、22.50mg/dl、31.25mg/dl、40mg/dl。

（3）实验程序："剂量效应"干扰测试程序如下：

1）确定最高浓度和最低浓度。

2）确定"有临床意义"的偏移，如果曾做过"配对差异"实验，这一步已经完成。

3）确定在每个浓度水平的重测次数 n（可根据 EP7-A2 统计公式计算），通常为 3 次。

4）准备高浓度和低浓度标本。

5）吸等体积的低浓度和高浓度标本到另外一个适当的容器中，充分混匀，制备中浓度标本。

6）吸等体积的低浓度和中浓度标本到另外一个适当的容器中，充分混匀，制备 25% 浓度标本。

7）吸等体积的中浓度和高浓度标本到另外一个适当的容器中，充分混匀，制备 75% 浓度标本。

8）按照第三步重测次数 n 的大小准备标本量。

9）在同一分析批内测定 5 个标本，为了平均系统漂移影响，第一组按照升序测定，第二组按降序，第 3 组按照升序等。另一种可以最小化漂移效应的方法是，按照随机的顺序检测所有标本，顺序安排按照随机数字发生器或者随机数字表进行。

10）计算低浓度标本的平均值，其他各组结果中减去该低浓度标本的平均值，然后把最终结果填入表格中进行数据分析。

（4）数据分析：将结果点在图上，y 轴为获得的干扰效应，x 轴上为干扰物浓度，观察剂量效应图形。

1）线性效应：如果数据随机分布，大约成一条直线，可用最小二乘法进行回归分析，确定其斜率、截距、标准误（$S_{y,x}$）（每个点而非平均值），在图上绘制回归线，确定其适合所有数据点并且成线性。一个与干扰物浓度相关的线性干扰的例子见表 50-9、图 50-17、图 50-18。

表 50-9　5 个系列浓度线性效应实验结果（mmol/L）

序号	干扰物浓度	干扰效应		
		第 1 次	第 2 次	第 3 次
1	5.00	4.82	5.85	2.89
2	13.75	5.86	11.05	10.41
3	22.50	14.77	14.11	12.70
4	31.25	16.34	18.43	21.08
5	40.00	28.21	24.35	22.44

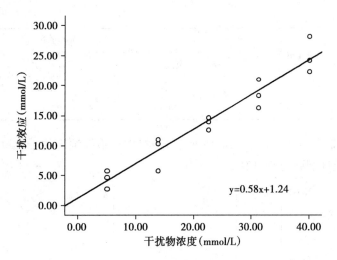

图 50-17　干扰试验的线性效应图（数据来源于表 50-9）

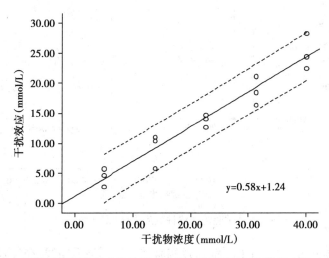

图 50-18　干扰试验剂量效应线性回归线的 95% 置信区间（数据来源于表 50-9）

从干扰物浓度与置信区间改变大小的函数可以看出，在置信区间内结果最可信的是中间干扰物浓度范围。统计学软件有助于计算回归方程和置信区间。

2）非线性效应：干扰物浓度的干扰可能不是一个线性函数，如果绘图的数据显示是弯曲的，那么对一个给定的干扰物浓度的干扰度也可用非线性二次多项式公式计算。具体应用见表 50-10。

表 50-10　5 个系列浓度非线性效应实验结果（mmol/L）

序号	干扰物浓度	干扰效应		
		第 1 次	第 2 次	第 3 次
1	5.00	−1.42	1.54	0.06
2	13.75	8.76	13.95	10.31
3	22.50	19.87	19.21	17.83

续表

序号	干扰物浓度	干扰效应		
		第1次	第2次	第3次
4	31.25	20.24	22.38	24.95
5	40.00	29.51	25.65	23.74

当数据被绘制成图之后,如图50-19所示,干扰物在不同浓度的干扰度能够从图中被估计,也可以用非线性回归方程计算。

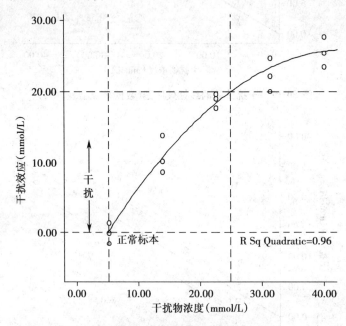

图50-19 干扰试验的非线性效应图(数据来源于表50-10)

为了确定在25mmol/L处的干扰,通过实验数据绘制最适曲线,在x轴上读取干扰物浓度为25mmol/L时所对应的干扰效应大小。本例中,估计的干扰效应大小为20mmol/L。用合适的非线性回归分析方程也可以计算其置信区间,大多数的统计学分析软件都有此功能。

(5)结果解释:回归线斜率代表每单位干扰物的偏移,y轴上的截距表示内源性干扰浓度的校正,通过回归方程,不管线性还是非线性,任何干扰物浓度水平的干扰度都可被估计。

重新回到图50-17中(线性数据)的数据,由于斜率是正的,实验显示该物质引起一个正的干扰。当干扰物浓度在30mmol/L时干扰度的大小?

根据回归方程($y=0.58x+1.24$),可以得到:

$$y=0.58\times30mmol/L+1.24=18.64mmol/L$$

利用"剂量效应"评价干扰时,也可对分析物和干扰物进行联合评价,通过干扰物的浓度和分析物的浓度在检测过程中通过有组织的设置,两个或更多潜在的干扰物能被更有效地同时检测,单一成分的干扰效应可通过单因素分析方法评估。联合评价可提高效率和得到更多的信息,干扰物之间及干扰物与分析物之间的相互作用能够被评价,不足之处是标本准备更加复杂,有可能会增加人为误差。

5."用患者标本作偏移分析"实验方案 利用"配对差异"或"剂量效应"实验方案进行干扰筛选时存在局限性,无论考虑多么全面,在患者的血清标本中可能遇到意想不到的干扰。为减少这种情况的发生,可分析患者的真实标本以评价不同血清标本间的变异性。本节主要介绍"利用患者标本作偏移分析"的实验方案,从被选择的患者标本中寻找不准确的结果,以确定有否干扰及干扰程度。

(1)实验设计:选择特定患者标本,如心脏、肾脏或肝脏疾病患者标本,含有高血脂,高胆红素或高血红蛋白的标本,用过某种可能有干扰药物患者标本。用参考方法(或比较方法)和试验方法同时测定,将试验方法的结果与参考方法(或比较方法)比较,确定是否存在干扰。

(2)比较方法:用对干扰物有低敏感性,具有良好特性的比较方法来确定"真值"。理想情况下,应该用参考方法来达到此目的。如果没有合适的参考方法,可用其他合适的比较方法(如具有较好的精密度和特异性,最好有不同的检测原理)(参见 CLSI EP9《用患者标本进行的方法比较和偏移评估》)。如果比较方法缺乏足够的特异性,将影响最后结论的判断,需考虑以下的可能情况:①偏移可能来源于干扰或方法本身;②两种方法之间没有检测到偏移可能由于:两种方法对同一干扰物具有相似的敏感性,或者两者方法都不受干扰物的影响。

(3)实验材料

1)测试标本:检测的标本应从有关联的患者人群中选择,它们已知包括一种或者更多的潜在干扰物(如治疗药物),或者从诊断具有特定病情或疾病的患者中选择。例如,可能基于以下的标准选择患者的标本:①相关的疾病(例如,来自心脏病,肝病或者肾病患者的标本);②相关的药物治疗(来自已知使用目标药物治疗的患者标本);③尿毒症患者的血中可能包括有高浓度的内源性代谢物或者药物;④其他不正常组分(例如,异常胆红素,血红蛋白,脂质浓度等)。

2)对照标本:对照标本必须与分析物浓度具有相同的范围,对照标本已知不包含干扰物,对照标本可通过以下方式选择:①来自没有使用目标药物的患者;②潜在干扰物质在正常浓度范围内;③分析物分布状态与测试标本相似;④来自对照组的标本必须包括在每一分析批内。

(4)实验程序:CLSI 的 EP9《用患者标本进行的方法比较和偏移评估》,和 EP14-A《基质效应的评价实验》,可以作为方法学比较实验的操作指南。

在检测时,每个测试标本和对照标本应该重复测定,重测次数取决于下列三个因素:①两种方法的精密度;②干扰效应的大小;③统计学要求的检验水平。

如果干扰效应大并且两种方法都有较好的精密度,每组 10~20 个标本足够。也可用 CLSI 的 EP9《用患者标本进行的方法比较和偏移评估》,和 EP14-A《基质效应的评价实验》中的统计学方法来确定设计中标本的数量。

实验程序如下:①挑选测试组和对照组标本;②选择合适的参考方法或者效果较好的比较方法;③在尽可能短的时间内(通常在 2 小时内),用两种方法重复测定每个标本;④如果观察到偏移存在,确定偏移和干扰物浓度两者之间的效应关系。

注意事项:如果分析物和潜在的干扰物易变,或基质不稳定(如全血),或者仅用到微量标本(由于标本蒸发),在规定的时间内检测就显得特别重要的,这些情况需要特别注意。间隔几天的批间检测需要减少日间不精密度,每天进行批间检测时要改变检测顺序,每批检测中对照和测试标本应随机分布;如果检测方法存在携带污染,应仔细设定待测标本的测定顺序。警惕一些系统偏移引起假的干扰现象。

（5）数据分析：如果干扰存在，从绘制的数据图中可目视检查出来。分析每组被选择的患者组和对照组数据，评价其是否有系统偏移。如果有，计算被选择患者的结果和对照组平均值结果之间的差值，并与干扰标准进行比较。然后确定干扰能否被排除或者需要进一步的研究。以下的程序和例子可提供指导，但 EP7-A2 没有讨论干扰产生的原因。

1）根据参考方法（比较方法）测定值绘制偏移图。

以下为绘制偏移图的步骤：

a）实验结果填入表格中，用于数据分析，计算每个标本重复测定结果的均值。

b）对于每个标本，用试验方法均值减去参考方法（比较方法）均值结果，并计算平均偏移。

c）作图：垂直轴为偏移值（试验方法均值减去参考方法或比较方法均值），水平轴为参考方法（比较方法）测定分析物的值，测试和对照标本用不同的符号标识。

d）利用线性回归统计方法计算每一组的 $S_{y.x}$ 统计量（比较方法＝x），并计算 95％置信区间。

2）根据偏移结果评估干扰：本方法典型示例如图 50-20。

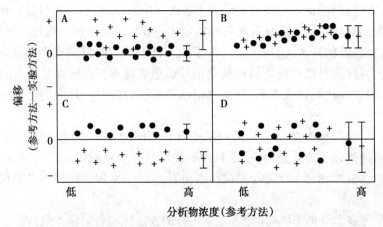

图 50-20 "用患者标本作偏移分析"实验方案四个可能的干扰结果

注：＋为测试组，●为对照组，工为±$2S_{y.x}$

a）相对于对照组的正偏移：在图 50-20A 中，测试组数据（＋）相对于对照组显示正偏移，且对照组（●）离散度较小。提示干扰可能由测试标本的某些组分引起，但不能肯定，因为图 50-20A 左侧测试组数据（＋）和对照组数据（●）相互重叠，这些结果也可能是偶然出现，但需要进一步的研究。

b）成比例的方法偏移：在图 50-20B，测试组和对照组都显示出正的偏移，只表明成比例的方法偏移，不能提示是干扰因素引起。

c）相对于对照组的负偏移：在图 50-20C，数据显示出明显的负干扰，测试组和对照组的置信区间明显不同。测试组偏移的上限和对照组的平均偏移的差值，与干扰标准进行比较，可用于评价是否存在有临床意义的干扰。

d）相对于对照组没有偏移：在图 50-20D，测试组的平均偏移相对于对照组只是很小的负偏移，其差异无统计学意义。由于对照组数据显示较大的变异，因此，干扰效应也应被关注。

3)根据潜在干扰物浓度绘制偏移图。

如果一种潜在的干扰物浓度已知,可以判断它是否与获得的偏移相关(图50-21)。

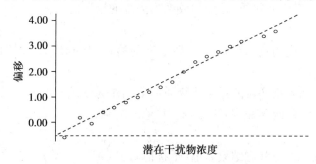

图50-21　潜在干扰物不同浓度与获得偏移的相关性分析

图50-20的垂直轴上为偏移值(测试方法结果减去参考方法或比较方法结果),水平轴为潜在干扰物的浓度。结果表明,潜在干扰物不同浓度与获得的偏移具有很好的相关性。"偏移图"的作图和解释参见CLSI EP9-A2《用患者标本进行的方法比较和偏移评估》。检查偏移与潜在干扰物浓度的散点图,如果两者之间呈线性关系,且在整个浓度范围内各数据点分布均匀,那么所有的数据能被一起分析。通过线性回归统计,可以得出潜在干扰物浓度与偏移之间的线性关系。

如果不呈线性,可降低各检测标本的浓度范围,直至得到线性关系。

(6)结果解释:利用患者标本作偏移分析评价干扰的局限性主要是缺乏对测试变量的控制,对结果作明确的解释也需要选择特异性较高的比较方法。结果解释时需考虑以下几个方面:

1)这个实验只证明偏移和特定物质之间的相关性,而不是证明因果关系。真实的干扰物可能是和可疑干扰物一起出现的。例如,伴随某种疾病出现的一种生化代谢产物的干扰可能被错误地当作一种用于治疗这种疾病的药物的干扰。

2)标本不新鲜时,一些不稳定的组分可能丢失(例如乙酰乙酸,CO_2 等)。

3)住院患者通常服用多种药物,可能导致内源性代谢物浓度的增高。

4)按照疾病和治疗药物进行预期分组可能难以完成。

5)干扰物可能不存在于该批患者的测试标本中。

6)就干扰而言,比较方法可能没有足够的特异性,也可能受相同干扰物的影响。

不管怎样,本方法在提供干扰物线索查找方面,是很有价值的,它也可能是唯一能够检测药物代谢产物干扰的方法,提供了一种在患者真实标本中证实干扰存在的方法。在分析干扰评价试验时,"配对差异"实验与"利用患者标本作偏移分析"实验同时使用,会起到互补作用。

(二) 计算"干扰值"方案

1. 实验设计　EP7-A2是目前较完整评价分析干扰的标准化文件,但日常应用较烦琐,不利用常规开展。实验室可利用计算"干扰值"方案评价分析干扰。干扰值即为各干扰样本与基础结果之差,表示一定浓度下该干扰物质产生的干扰所引起的误差。

干扰值=干扰标本测定值-基础标本测定值

$$干扰率＝\frac{干扰值}{基础样本值}\times100\%$$

2. 实验材料　制备正常人新鲜混合血清一份,以制备基础样本和干扰样本。同时准备疑有干扰或非特异性反应的物质,并配制成系列浓度的溶液。

3. 实验程序

(1)将可能引起干扰的物质配成一系列浓度的溶液,加到患者标本中成为若干个干扰样本;

(2)原患者标本加入相同量的无干扰物质的溶剂作为基础样本;

(3)用候选方法对此两种样本同时测定,并记录结果。

4. 数据分析

(1)计算各干扰样本与基础结果差值(干扰值);

(2)计算干扰率。

5. 结果解释　若干扰值即偏差≤允许总误差(TE_a),则干扰物所引起的偏差可接受。也可基于生物学变异、分析变异及统计学标准判断。

四、确认干扰和特异性声明

干扰和特异性声明可用试验方法确认,合适的方法依赖于声明类型。

1. 最大干扰声明　干扰应小于一个规定的最大值。例如,1mg/dl 的镁对 8～14mg/dl 范围内钙的干扰效应小于 0.2mg/dl。为了证实这个声明,可使用"配对差异"实验方案在适当的镁和钙的浓度水平上进行干扰筛选,计算平均效应,如果它小于 0.2mg/dl,声明可以接受,否则,声明被拒绝。

2. 实测的干扰声明　例如:当 1mg/dl 的镁存在时,正常血清标本组钙离子浓度比对照组高＋0.14mg/dl。为了证实这个声明,可进行"配对差异"实验,判断是无效假设(干扰小于或等于 0.14mg/dl)还是有效假设(干扰大于 0.14mg/dl)。

3. 非定量干扰声明　当干扰声明中没有提供定量信息时,例如,"据报道甲氨蝶呤对该方法可产生干扰",则不必进行统计学上的证明。

4. 特异性声明　例如,"水杨酸盐对该方法不产生干扰"。在分析物的医学决定浓度范围处,进行"配对差异"试验判断是否为无效假设。

第六节　参考区间建立和应用

ISO 15189 中明确规定,临床实验室"应定期评审生物参考区间。如果实验室有理由相信某一特定参考区间不适用于参考人群,则应调查,如必要,应采取纠正措施"。"当实验室更改检验程序或检验前程序时,如适用,也应评审生物参考区间"。因此,实验室为所开展的检验项目确定可靠的参考区间也是医学实验室质量管理和实验室认可的基本要求。2008年,美国临床和实验室标准化协会(CLSI)发布了"临床实验室如何定义、建立和验证参考区间核准指南—第 3 版(即 CLSI C28-A3)"。2012 年 12 月 24 日我国发布了 WS/T 402—2012《临床实验室检验项目参考区间的制定》,并于 2013 年 8 月 1 日实施。为参考区间的建立和应用提供规范依据。

一、相关概念和术语

(一) 标准简介

1. CLSI C28-A3　《临床实验室如何定义、建立和验证参考区间核准指南—第 3 版》即 CLSI C28-A3 文件是专为指导临床实验室、诊断仪器试剂制造商和临床检验工作者如何确定定量检验项目的参考值和参考区间而制定的。其目的是如何用最简便、最务实的方法去建立一个足够可靠和实用的参考区间。如果实验室规模太小或缺乏资源去建立参考区间，该指南也介绍了转移和验证参考区间的方法。与前一版 C28-A2 文件相比，C28-A3 文件更具有操作性，主要体现在以下几个方面：

(1) 多中心参考区间的建立：如果被分析物的测量方法具有较好的溯源性，可以通过多中心参考区间研究，将不同分中心的数据整合在一起建立参考区间，从而减轻每个实验室收集 120 例参考个体的负担。

(2) Robust 统计方法：引入 Robust 这一现代的统计学方法，当参考个体的数量受限时（最少为 20 例），也可以建立具有置信度的参考区间。

(3) 参考区间的转移和验证：目前越来越多的实验室使用商品试剂盒或检测系统，而生产厂商或其他实验室提供的参考值数据能否直接使用，需要临床实验室进行验证确认。本文件对此进行讨论并提供了切实可行的方法。

2. WS/T 402—2012　《临床实验室检验项目参考区间的制定》(WS/T 402—2012)由第四军医大学西京医院、中国医科大学附属第一医院、复旦大学附属中山医院、北京大学第三医院、四川大学华西医院、广东省中医院、卫生部临床检验中心起草制定。本标准规定了临床实验室检验项目参考区间制定的技术要求及操作过程，适用于临床实验室对检验项目参考区间的制定，主要包括：

(1) 术语和定义。

(2) 参考个体选择。

(3) 参考样本分析前的准备。

(4) 参考值数据的检测、要求和分析。

(5) 参考值分布。

(6) 参考区间的验证。

(7) 参考区间确定。

(8) 附录 A：参考区间相关问题。

(9) 附录 B：参考个体调查问诊表。

(二) 术语

1. 观测值(observed value)　通过观测或者测量受试者某样本而获得的值。临床可用该值来与参考值、参考范围、参考限或参考区间相比较。

2. 参考个体(reference individual)　依据临床对某个检验项目的使用要求确定选择原则，以此选择检测参考值的个体。注意：确定该个体的健康状态非常重要。

3. 参考区间(reference interval)　参考区间就是介于参考上限和参考下限之间的值，包括参考上限和参考下限。如空腹血糖的参考下限是 3.6mmol/L，参考上限是 6.1mmol/L，则参考区间是 3.6~6.1mmol/L。在某些情况下可能只有一个参考上限，若该限为"X"，则相应的参考区间为 0～X。

以下术语 CLSI C28-A3 指南中被应用于参考区间的相关定义：

（1）定义参考区间：详细描述参考区间的特性（例如：18～65 周岁之间健康男性和女性的 95％中心区间）。

（2）建立（决定）参考区间：建立一个参考区间的过程。包括以下步骤：从选择参考个体，到分析方法的具体细节，以及对结果做出结论和分析等。

（3）转移参考区间：将一个已经建立的参考区间改变成适应新分析方法或者新地点的流程。

（4）验证参考区间：使用相对较小标本量的参考个体（如 20 例标本），合理的置信度，将别处建立的参考区间或者其他研究的参考区间转移应用于本地的流程。

4. 参考限　依据所有参考值的分布特性以及临床使用要求，选择合适的统计方法进行归纳分析后确定的限值，包括参考上限和参考下限。参考值的一部分小于或等于参考下限，一部分大于或等于参考上限。参考限是用来描述参考值和区别其他类型的决定水平。

5. 参考群体　所有参考个体的总和。注意：参考群体中的参考个体数量通常未知，因此它是一个假设的实体。

（三）各术语的区别和联系

"正常值"、"正常范围"、"参考范围"、"参考值"，这几个概念过去常被称为"正常值"。"正常"即健康，若观察值不在参考区间内，意即受检者为病态或不健康，亦即"不正常"。但健康只是相对的，事实上很难判断谁是健康或正常，因此，"正常值"和"正常范围"概念不清，现已弃去不用。参考范围即参考值组的整个范围，以实际的最小和最大测定值的一组值为界限，而参考区间通常介于确定的百分位数的参考限之间，是通过适当的统计学方法计算得出的参考范围的一部分。显然参考区间与参考范围明显不同，两者不能混淆。

上述术语之间的关系可用图 50-22 来表示。

二、参考区间建立

（一）建立参考区间的步骤

1. 新的分析物或新的分析方法　为一个新的分析物建立参考值，或以前已检测过的分析物的一个新方法建立参考值，必须按照以下程序进行。

（1）查阅文献，列出该项目的生物变异和分析干扰因素，供选择参考个体时用；

（2）建立选择、排除和分组标准，并设计一个适当的调查表，该调查表能在潜在的参考个体中显示这些标准；

（3）为参考区间研究的参与者编制适当的书面知情同意书，参考个体完成调查表；

（4）基于调查表和其他健康评价结果对潜在的参考个体进行分类；

（5）依排除标准或其他指示缺乏良好健康状况的评价从参考样品组中排除不符合要求的候选对象；

（6）设定可信限，确定合适的参考个体数；

（7）将样品采集前和采集时对受检者的要求详细告诉各个受检参考个体，做好采样前的各项准备工作；

（8）正确收集和处理标本，处理方式须与为患者进行的实际常规操作一致；

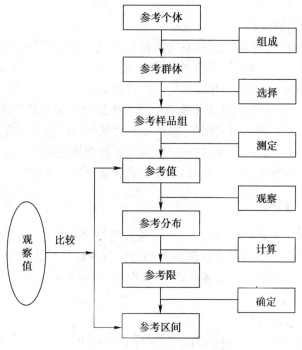

图 50-22 各术语之间的关系

（9）在良好的控制条件下，用事先指定的方法对处理好的样品进行检测，获得参考值结果；

（10）检查参考值数据，绘制直方图，了解数据的分布特征；

（11）检查有无明显的误差或离群值，若有，按事先约定的原则，剔除不符合要求的数据，再补上必需的数据；

（12）分析参考值，如选择一种评估方法，估计参考限和参考区间（如果合适，可对参考区间进行分组）；

（13）记录以上所有步骤和程序，并归档保存。

2. 已检测过的分析物 在合适的情形下，实验室基于其他实验室或厂商先前建立的、有效的参考值研究中转移参考区间是可以接受的，而不需要进行新的全程研究。但是必须注意到，只有待测试的群体和整个方法学（包括从测试个体的准备到分析测量）均是相同的或具有可比性，转移才能被认可和接受。不同检测系统或方法的可比性可使用CLSI EP9 文件《利用患者样本进行方法学比对和偏移评估》验证确认。

（二）多中心参考区间研究

如果检测方法可比，那么由每个实验室去决定自己的参考区间是假设参考人群之间存在差异。事实上有部分检测项目存在人群之间的差异，如血清肌酐浓度或者某些特异性蛋白等。但是对大部分被分析物而言，很少有数据表明在不同人群之间存在差异。因而通过多中心的努力形成统一的参考区间研究是可行的。为了实施一个多中心的参考区间研究，必须满足以下标准：

1. 采用推测法选择参考主体。参与分中心的数量，募集个体的数目，应当满足按年龄、性别和种族分组的要求。

2. 明确定义分析前阶段。

3. 证明检验结果的溯源性和实验室之间的标准化。理想的操作是使用两个或者两个以上经参考方法赋值的参考物质(冻存的标本)。这一点非常关键,因为它保证了结果可以溯源至更高级别的参考区间,从而在世界范围内都被承认。

4. 定义明确的质控规则,以此为依据接受或者拒绝每个实验室的分析数据。

实验数据能够体现不同人群之间的差异,如果观测到组间差异没有统计学意义,就可以合并所有数据。如果人群之间存在这些差异,那么差异必须记录在案。

一旦多中心参考区间被建立以后,每个独立实验室只需要验证参考区间。

三、参考个体选择

对候选参考个体的健康状况进行评估,可能要进行多种检查,包括病史调查、体格检查和(或)某些实验室检测。作为参考区间研究的健康标准应该描述清楚并记录保存,以便别人能对你纳入的参考个体所处的健康状态进行评估。至少对每个参考个体的健康状态建立并维持一个评估调查表。

(一) 参考个体选择方法

从参考总体中选择参考个体可采用直接采样技术和间接采样技术两种方法。直接取样技术是比较受推崇的方法,通过定义明确的标准从参考人群中选出参考个体。如果在收集标本和分析之前应用这些标准,则称之为"推测法"(a priori sampling)。如果在收集标本以后应用标准,则称之为"归纳法"(a posteriori sampling)。

然而在某些情况下(如小儿科),直接采样技术是很难实施的。此时一些科学家建议使用间接采样技术,应用统计学方法对数据库中的数值进行分析。但是这种方法不能作为首选方法建立参考区间。

1. 直接采样技术

(1)在选择参考个体前建立好排除和分组标准;

(2)查阅文献,了解该检测方法生物学变异的来源,为制定排除和分组标准奠定基础;

(3)编制调查表,把某些候选个体排除在采样外,已选择的候选个体被分入相应组别;

(4)参考个体数必须是在统计学意义上有效的足够的数量;

(5)所有过程均发生在血液标本采集前。

2. 间接采样技术　间接采样技术不是 IFCC 推荐的首选方式,因为该技术的研究对象不是参考个体,而是检测结果。通常是用统计学的方法,从以其他目的建立的数据库(例如,实验室信息系统)中获得实验所需数据去估算参考区间。只有在很难从健康人群收集标本时才使用这种方法(如小儿科)。虽然这种方法相对比较简单而且费用较低,研究人员必须特别小心,尽量不要纳入数据库中非健康个体的数据。

间接采样技术是基于以下假设,即住院或者门诊患者,其大部分的检测结果都有可能呈现"正常"状态,并通过观察证实。因而可以应用某些方法排除非健康个体的数值,也可用统计学方法从医院数据库中分析得出参考区间。但是这种方法也许更加适合于相对健康的人群,如志愿献血者、体检人员等。

（二）选择标准和排除标准

选择参考个体时应按照项目的临床使用要求设计排除标准，排除标准应尽可能的详细而明确，将非参考个体排除在参考样本组之外。不同的参考值研究可能有不同的排除标准，表 50-11 中所列内容必须予以充分重视并严格控制。

表 50-11 设计排除标准时需考虑的因素

排除因素	排除因素
饮酒	近期患病
吸烟	哺乳期
献血者	肥胖
血压不正常	特殊职业
药物滥用	口服避孕药
正在用药（处方药或非处方药）	吸毒
某些环境因素	妊娠期
空腹或非空腹	近期手术
遗传易感因素	近期接受输血
正在住院或近期住院	滥用维生素

（三）参考值分组

在选择参考个体时，应考虑是否有必要分组。分组时最常考虑的是按年龄和性别分组。此外，表 50-12 所列各项内容也应充分考虑。

表 50-12 分组时需要考虑的因素

分组因素	分组因素
年龄	采样时的体位
血型	民族或种族
昼夜变化	性别
饮食习惯	月经周期
运动	妊娠期的不同阶段
空腹或非空腹	血统背景
地区差异	吸烟

（四）样本调查表

设计良好的调查表是执行排除和分组标准的有效方法之一。调查表涉及的信息和结果应当保密，注意保护参考个体的隐私。问卷调查必须包含姓名、住址和联系电话，当结果异常时方便课题组联系参考个体。当然实验室应该建立合适的医学评估和保密性告知机制。有时采用匿名调查表，可以更好地获得某个必需的数据，此时实验室要有一套编号系统区分参考个体。

调查表应简便而非命令式,问题最好用"是"或"否"来回答,简单且不需要解释。调查表可以结合一些简单的检查,如血压、身高和体重等,也可以结合基本的询问,如适当的询问他们的健康状态,问询不能太专业化,应选用一些常识问题进行评估。

(五) 知情同意书

实验室应及时地获得每个参考个体的书面知情同意书。该同意书应该清楚地表达实验室全体人员均有权获得样品,并有权使用有关的实验室检测数据和调查表信息来确定参考区间。调查表和知情同意常同时进行。调查表、知情同意书和此研究本身的性质等,必须经过本机构内部的学术委员会或伦理委员会审查通过。

四、分析前和分析中的影响因素

从参考群体中获得的分析结果,一定要反映所有能影响检验结果的分析前和分析中的因素。因此,所有的分析前影响因素,包括被测试者的准备,样品采集和处理,分析的方法和仪器等条件必须认真进行规定,而且保证不管是在为患者服务还是研究参考个体时均被同等实施。

一般来说,分析前影响因素主要包括生物学因素和方法学因素两种。生物学因素又包括代谢性和血流动力学两个方面的原因。必须考虑到从体育锻炼到静脉穿刺过程中可能造成的细胞破坏,排除使用诱导酶活性改变药物的受试者。分析前方法学因素涉及样本的收集和处理。需要考虑的因素包括标本采集技术,是否添加抗凝剂或促凝剂,以及采血管的采血次序等。

同一检验项目,采用不同的方法、不同的仪器或不同的检测系统进行检验,必须使用适当的程序来验证检验结果的可比性(参见 EP9 文件)。如果检验结果不可比就必须建立不同方法、不同仪器、不同检测系统的参考区间,特别是差异具有明显临床意义的数值类结果。

(一) 分析前受试者的准备

参考个体的选择必须严格控制许多因素。表 50-13 归纳了必须引起注意的有关受试者采样前准备的重要因素。受试者准备不充分或偏离标准状态可能会导致结果不准确或数据的偏离。

表 50-13 分析前影响因素

受试者的准备	样本的采集	样本的处理
采样前进食	采样时的环境	样本运输
空腹与非空腹	时间	样本凝固状态
药物戒酒	体位	血清或血浆的分离
服用保健药物	样本类型	样本储存
取样时间和生物节律相关	采样部位	分析前预处理
体育锻炼	血流因素	
采集前休息时间	采样设备	
紧张	采样技术	
	止血带压迫时间	

运动和采样过程中的体位变化均能改变检验结果。还有一些采样前能影响分析物浓度的因素必须加以考虑,如分析物的生理周期性波动,季节的影响和种族背景等。但上述诸多因素均能够通过适当的排除标准得到消除。

(二) 样本的采集、处理和贮存

参考区间研究前,应编制临床标本采集手册,正确指导样本采集、处理和储存等关键环节。

(三) 分析方法的性能

在进行参考区间研究前,应对分析方法的性能进行验证或评价。评价内容包括不准确度、不精密度、最低检测限、线性范围、回收率和影响因素等。其他要考虑的因素包括使用的仪器设备、试剂、实验用水、校准品和计算方法。如果使用同一型号分析仪器的重复测量,在建立参考区间时还要考虑批间差、技术人员产生的变异以及仪器之间的变异。以上所有因素应在分析系统中描述清楚。

检验结果的可靠性非常重要。无论是建立参考区间,还是日常患者标本的检验,都必须用控制品进行常规质量控制。这不仅可以监控整个分析操作过程,也能确保长期检测结果的一致性(参见 CLSI C24 文件—定量检测的统计学质量控制:原理和定义)。

五、参考值统计学处理

(一) 参考限确定

参考区间是指参考上限和参考下限之间的所有数据。常选择参考值数据95%的分布范围表示参考区间。对于大多数检验项目参考区间即 $2.5\%\sim97.5\%$ 位数所在的区间。某些情况下只有一个参考限有意义,通常使用参考上限即 97.5% 位数的值。依据参考值的分布特性及临床使用要求,常用参数法和非参数法来决定参考限。

(二) 确定参考值方法

建立可靠的参考区间首要考虑的问题是,选择适合的参考个体,收集足够数量的参考值,减少分析前的错误,最后用统计学的方法从观测数据中评估参考区间。通常有以下三种计算研究数据参考区间的方法:

1. 参数法　参数法假定参考观测值是遵循高斯(即"正态")分布的。因为多数分析物的参考值不遵循高斯排列,故使用参数方法时需要将这些参考值进行数据转换(如对数形式,幂形式等),即将它们"正态化"。若数据呈正态分布,或者采用两步转换法进行数据转换后亦呈正态分布,可按参数法,用 mean(均数)±2SD(标准差)表示中心 95% 数据分布范围。

2. 非参数法　如果一个实验室在统计学或者计算机应用方面能够获得的支援较少,那么在建立参考区间时简单的非参数方法仍然是一种推荐的方法。非参数的方法不需要利用特别的数学表格来评估被观测参考值的可能性分布。通常剔除最低和最高的 2.5% 观测值,即可确定中心 95% 区域的数据分布范围。

3. Robust 方法　非参数方法要求至少有 120 个标本用于统计分析。当标本量较小的时候,Horn 等人提出了一种可以计算参考区间域值的稳健的非参数方法,即 Robust 统计方法。Robust 方法被认为是参数和非参数方法之间的一个折中方法,具有以下特点:①无需像非参数方法那样需要大标本量;②无需要求数据进行正态转化;③而且由于它的方法学特性,还能有效对抗离群(或异常值)结果的影响;④由 Robust 方法得到的参考区间更加保守,即使是小样本(n=20~60)计算的参考区间,也能保证其上下限有较高的置信度。

Robust 方法是一个双权方程,其计算方式比较复杂,需要计算机辅助。用 Robust 方法计算参考区间包含了一个重复的过程。首先通过中位值估算初始位置(中心),通过中位数绝对偏差(MAD)估算起始范围(分布)。在每次重复的过程中,代表最新中位趋势估算的 T_{bi} 被重新计算,直到连续计算值的变化可以忽略。

(三) 参考值最小数量

理论上,使用非参数的方法,至少要获得 $n=(100/P)-1$ 的观测例数,才能区分两种分布的百分位数(即 $P\%$)。以此类推,95%参考区间($P=2.5$)的最低样本数:$n=(100/P)-1=(100/2.5)-1=39$。此时参考样本组的两个极端观察值将是参考总体第 2.5 个百分位数和 97.5 个百分位数的估计值,这显然不合适。为确保参考值数据的可靠性,文件建议至少需要 120 个参考值数据。若需要分组统计,则每个组也应有 120 个数据。这样才可能估计出参考上限和下限 90%的可信区间。若估计 95%的分布区间上限和下限 95%的可信区间,则需要 153 个参考值数据;若估计参考限 99%的可信区间,则需要 198 个参考值数据。对于严重偏态分布的结果,参考值数量可以高达 700 个。

在实际工作中的标准,120 例是推荐的最小标本量。建立每个参考区间时,倘若有异常值或离群值需要剔除,一定要注意及时选择新的参考个体进行补充,直到能获得至少 120 个可接受的参考值。而且,假如要确立分组(如不同性别组或不同年龄段组)的参考区间,每个组别的推荐参考个体数目至少也是 120 例。

Robust 方法并没有指出所需要的最小测试数。由于小标本量的统计学不确定度会导致参考区间参考限的可信区间变宽,因此条件允许时应当收集尽可能多的标本用于计算参考区间,可以相应地降低不确定度,使结果更加可信。

(四) 参考值分组

在实际处理和分析候选参考个体的标本之前,均应当考虑分组。但参考值是否需要分组,主要依据临床意义和该项目的生理变异,并须作 z 检验,以确定分组后的均值间差异有无统计学意义。

一般认为,只要两组间均值的差异在 5%或 1%的概率水平具有统计学意义,那么每个组别就应该保持各自的参考区间。然而,不同组别间的差异,无论有无临床意义,只要样本量足够大,都可能具有统计学意义。因此,有人建议,当组别间均值的差异超过总参考个体95%参考区间的 1/4 才需要进行分组。相反,IFCC 专家组的部分成员研究显示,两组间均值的较小差异即可导致每一组高于参考上限和低于参考下限的比例与 2.5%明显不同。提示将两组作为一个总体获得的数值,可导致各组的敏感性和特异性发生改变,从而严重影响诊断过程中部分检验结果的解释。此外,如果两组别间均值相同,但标准差之比大于或等于1.5,每个组别也应该保持各自的参考值区间。

将原 120 个参考值数据分为两组(如按性别或两个年龄段),每组最好接近 60 例,按下式求 z 值,比较两组间均值的差异有无统计学意义。

$$z=\frac{\overline{x}_1-\overline{x}_2}{\left[\left(\frac{s_1^2}{n_1}\right)+\left(\frac{s_2^2}{n_2}\right)\right]^{1/2}}$$

式中,$\bar{x}_1$ 和 $\bar{x}_2$ 分别为两组各自的均值,s_1^2 和 s_2^2 分别为两组各自的方差,n_1 和 n_2 为两组各自的参考值个数。假定每组至少 60 个参考值,z 检验实质上是一个非参数检验,原始数据无论是否为正态分布均适用。然而,如果原始数据分布严重不对称,通过一个简单的转换(如对数转换),产生一个接近正态分布的数据,然后进行 z 检验。

统计的 Z 数值必须与"临界值"进行比较。"临界值"z^* 的计算公式如下:

$$z^* = 3(n_{均数}/120)^{1/2} = 3[(n_1 + n_2)/240]^{1/2}$$

此外,如果标准差 s_2 较大,应检查它是否大于 1.5 倍的 s_1;或者,$s_2/(s_2 - s_1)$ 是否小于 3。

例如:假设在收集样本的第一个阶段末期,每一组的参考值个数为 60。那么,如果计算得出的 z 值然超过 $z^* = 3(60/120)^{1/2} = 2.12$,或如果较大的标准差超出 1.5 倍较小的标准差,那么每组应继续抽样,参考个体扩大到 120 个。重复进行 z 检验和标准差的比较,如果此时每组平均参考个体数是 120,则 $z^* = 3$。如果每组平均参考个体数超过 120,检验统计量 z 的临床界值将大于 $z^* = 3$。例如,如果每组平均参考个体数是 500,临界值 $z^* = 6.12$。此时,如果 z 值超过 z^*,或者较大标准差超过较小标准差的 1.5 倍,那么无论 z 值是多少,均假定两组参考区间的差别有临床实际意义,必须计算每组的参考区间。如果上述情况不存在,那么只需计算两组参考个体总的参考区间。

对于三个或更多组别均值的比较,推荐使用方差分析(ANOVA)进行统计处理。但所有组别均值间的统计学差异,事实上都取决于两组间均值的差异或一个组与其余组均值间的差异。因此方差分析的 F 检验须同时进行均数间的两两比较(如 Tukey 检验),这样可以保证所有这些检验在 0.05 的概率水平下,保持较高的检出真实差异的概率。但是必须注意,任何两均值间的差异具有统计学意义就必须用更严格的 z 检验重新进行检验。

(五)离群值的识别和处理

数据中的疑似离群点,可通过 1/3 规则进行判断,即将疑似离群点和其相邻点的差值 D 和数据全距 R 相除,求 D/R 比值,D/R=1/3 为临界值,若 D/R≥1/3 则该疑似离群点为离群值,应予删除。若有两个或两个以上的疑似离群点,可以将较小的疑似离群点作上述处理,若 D/R≥1/3,则均为离群值,全部删除;若 D/R<1/3,则保留所有数据。若有离群点被剔除,应补充至 120 个数据。

判断离群值也有人使用均值±3SD 的方式判断,这种判断方式的前提也是数据必须呈正态分布。

(六)参考限的可信区间

参考个体是从某些特定的人群中抽样,理论上总体中的每个成员均有相同的机会被抽中。事实上,从一个参考总体中,每次抽取参考个体组成不同的参考样本组,其参考限不可能完全一样,因此应估计参考限的可信区间。参考限的可信区间就是参考限值的可能分布范围,通常选择置信水平为 90% 或 95% 时参考限值的分布宽度。增加参考个体的样本含量可提高参考区间估计的精度。

1. 非参数方法建立的可信区间 非参数法的可信区间可通过与某些秩号相关的观测值来决定。

2. 用 Robust 方法建立的参考区间的可信区间 用 Robust 流程建立的参考限的置信度不能通过简单的公式或者用统计学的表格加以计算。相反,它是通过自助抽样法(boot-

strap sampling method)来计算相应的可信区间。

六、参考区间转移

确定一个可靠的参考区间非常重要,但需要投入大量的人力物力,费用昂贵。通过一些经济、简便的验证程序,把一个实验室已建立的参考区间转移到另一个实验室是一个非常有用的方法。因此,临床实验室越来越多地依赖其他实验室或诊断试剂生产商建立或提供的参考值数据。

(一) 转移参考区间需满足的条件

要把这些参考值数据转移到用户实验室必须满足某些必要条件方可接受。这些条件因不同的情况而定,主要包括以下内容:

1. 分析系统的可比性。

2. 受试人群的可比性。

(二) 分析系统的可比性

如果已经存在于目前使用的检测系统检验服务对象某一项目适当的参考区间,那么在同一实验室内,改变检测系统的组成(方法或仪器)后,参考区间的转移就成为两个检测系统的可比性的问题,可按照 CLSI EP9 文件利用患者标本进行方法比对和偏移评估。一般来说,如果上面提及的检测系统具有类似的不精密度和已知的干扰,使用相同的标准品或校准品,报告单位相同,在不同的检测系统进行检验,若测定结果的绝对值具有可接受的可比性,那么参考区间可以转移给新的或更改组成后的检测系统。但是,这种可比性若不能用 CLSI EP9 文件得到验证,那么实验室必须进行新的参考值研究。

(三) 受试人群的可比性

如果临床实验室使用的检测系统与其他实验室或诊断试剂生产商的检测系统相同或具有可接受的可比性,希望把他们已经建立的参考区间转移到实验室,这种情况就要看检验服务对象或人群的可比性。此外,参考值研究的分析前因素也必须可比,如参考个体的分析前准备、标本采集和处理程序等。临床实验室进行这一类型参考区间的转移日益普遍。可以利用下节介绍的方法验证参考区间。

以下是用转移的方法决定参考区间的一些重要说明:

(1)应该严格依照 CLSI 文件 EP9 的流程对方法进行比较。标本的浓度尽可能在分析测量范围内均匀分布。

(2)当使用线性回归时,比较截距与参考区间的数据范围是非常关键的。如果截距跟参考区间相比数据相对较大,那么表明不适合用转移的方法来建立参考区间,而是应当募集参考个体重新建立参考区间。

(3)线性回归并不是在所有情形下都是最佳的或者合适的方法来比较两组数据。例如,钠的数值范围很窄且呈离散分布。此时可以用平均值之间的差异修正两种方法的偏移,并且定义参考区间。

实验室在转移参考区间时,建议用少量的标本(至少 20 例)来验证参考区间。

七、参考区间验证

相同或具有可比性的分析系统之间参考区间的转移,主要通过以下三种方法来评估其可接受性。

（一）主观评定

此种方法是通过认真审查原始参考值研究的有关因素来主观地评价转移的可接受性。要做到这些,参考总体中所有参考个体的地区分布和人口统计学情况都必须有适当的描述,相关资料亦可用于评审。分析前和分析过程中的有关细节、分析方法的性能、所有的参考值数据以及评估参考区间的方法等都必须加以说明。如果实验室工作人员要参与某些因素的判断,这些因素在接受实验室和检验服务对象都必须保持一致。那么,除上述所有考虑的因素需要文件化外,接受参考区间的实验室无需做任何验证研究,参考区间即可转移。

（二）小样本参考个体的验证

另一种情况是,用户或接收实验室希望或被要求验证试剂厂商或其他实验室报告的参考区间。接收实验室在检验服务的总体中抽出 20 个参考个体,比较小样本参考值和原始参考值之间的可比性。需要指出的是,接收实验室的操作必须和原始参考值研究的分析前和分析中各因素的控制保持一致。如果接受实验室和原始参考值研究的检验服务对象在地理分布或者人口统计学上存在导致参考区间差异的明显不同,参考区间的转移就毫无意义。

对于转移验证研究,参考个体的选择和参考值的获得必须和厂商或提供参考区间的实验室制定的方案保持一致。20 个参考个体应合理地代表接收实验室选择的健康总体,并且满足其排除和分组标准。依照标准操作规程检测标本,检测结果用 Reed/Dixon 进行离群值检验。发现离群值均应弃用,并用新的参考个体代替,以确保 20 例测试结果不含离群值。

如果 20 例参考个体中不超过 2 例(或 10% 的结果)的观测值在原始报告的参考限之外,厂商或提供参考区间的实验室报告的 95% 参考区间可以接收。若 3 例以上超出界限,再选择 20 个参考个体进行验证,若少于或等于 2 个观测值超过原始参考限,厂商或提供参考区间的实验室报告的参考区间可以接收。若又有 3 个超出参考限,用户就应该重新检查一下所用的分析程序,考虑两个样本总体生物学特征上可能存在差异,并且考虑是否按照大规模研究指南建立自己的参考区间。

（三）大样本参考个体的验证

有些时候实验室希望通过一个更加大规模的参考区间转移研究来分析一些对本地的临床解释起到决定性关键作用的分析物。在这种情形下,也可以通过检验稍微多一点(大约 60 例)的接收实验室自己的受试者总体中抽出的参考个体,探讨这些参考值和转移的原始相对较大样本群体的参考值之间的可比性。这里照样要指出的是,接收实验室的操作必须和控制原始参考值研究的分析前和分析中各因素的措施保持一致。如果两组研究对象存在会导致参考区间差异的地理区域或者人口统计学意义上实质性不同,参考区间转移也毫无意义。

按照前面所介绍的方法选择参考个体、获得参考值,在采取适当的数据检验和剔除离群值之后,要进行两组参考值之间的比较。参考值比较可以按照参考值分组的流程来进行,通过 z 检验来判断数值之间是否有统计学差异。如果结果表明无明显差异(分组区别),那么参考区间可以转移,否则需进一步采用全规模的参考值的研究进行比较。

第七节　携带污染的发现及其解决方案

全自动生化分析仪(automatic chemistry analyzer)是临床实验室必备的检验仪器,具有高准确、高精密和高效率的特性。使用中如出现携带污染（carry-over）现象，将会影响检测结果的准确性和重复性，导致检测结果失真，误导临床的诊断和治疗。携带污染的发生具有偶然性，并不是每次都出现。日常工作中通常对仪器评估没有问题，而用户使用时存有污染，且质控品和 Westgard 法则不起作用，质控结果往往在控。因此，临床实验室都必须尽可能地消除各种携带污染的干扰，以保证日常工作中检验结果的真实性。全自动生化分析仪携带污染主要包括样本针、试剂针、比色杯三个部分。

一、携带污染原因分析

临床化学自动分析中的携带污染是指测定项目的试剂或样品的残留部分对后续项目测定结果的影响。由于生化分析仪共用部分清洗不彻底，其使用过程中存在着携带污染。影响了检验结果的准确性，甚至可以造成较大的测定误差。

携带污染常见类型：试剂中含有下一测定的待测成分；残留物作为下一测试的中间产物；残留物影响下一测试的吸光度；残留物与下一测试标本发生其他反应产生与下一测试类似的产物；原因不明。生化分析仪的加样针，在两个样品间或两个测试项目之间以去离子水清洗，如清洗不干净，前一测试项目的试剂针或样本针的残留部分将对下一测定产生影响。常见的影响原因是前一试验的试剂含有下一被测项目的待测成分或者试剂中某物质能够参与下一个项目的反应以及影响下一个项目的反应条件如 pH 等，从而对试验产生干扰。实验室发现，K^+ 存在样本针的携带污染，常规清洗不能排除携带污染的影响，LDH 和 CK 则符合要求。由于样本针无法进行特殊清洗，其解决方案只能靠加强仪器的日常维护和保养，当样本针老化时，及时更换样本针。试剂间的干扰有两个的原因：一是试剂中含有下一个测试所要测定的底物，或是含有的某种试剂成分与下一反应所要测定的底物有作用，因而直接干扰下一反应的测定结果；另一个则是该试剂所引导的反应对下一个项目的反应进程带来了间接的干扰，因为在有试剂污染的情况下，下一项目所测定的是前后两个项目反应的综合作用结果。因此，通过必要的特殊清洗或加强清洗可以解决试剂针携带污染的影响。临床化学检测系统，随着使用时间的延长，比色杯内表面的黏附作用会增加，冲洗能力也会下降，其携带污染就会相应地增加。比色杯的携带污染不仅与仪器的清洗效率有关，同时还与所测项目的检测方法及试剂成分有关。

二、携带污染解决方案

仪器的日常维护与保养，加强仪器的日常保养和维护，定期清洗比色杯、加样针、搅拌棒和分析管路，是保证测定结果准确性的基础；加强仪器的清洗工作增加清洗次数，可明显降低仪器的携带污染率；用专用清洗液（碱性或酸性清洗液）加强清洗，或使用惰性洗液，可提高清洗效果；干扰的原理分析，寻找出携带污染的测试项目和方法，对携带污染的项目从分析原理、试剂成分等方面分析产生携带污染的原因以求解决的方法；合理选择分析方法，有的项目有多个测定方法，通过对携带污染的研究（分别测定每一方法对其余实验的影响以及其他项目对该项目可能的影响），综合各分析方法的性能和携带污染情况，选择适当的分析方法。

对暂时无法解决的携带污染的解决方案：对暂时无法解决的项目调整测定排序、隔绝两者的联系以避免携带污染；双试剂加样针的仪器将试剂存放于指定位置，设置不同的加样针分别加样;相互干扰的项目分别置于指定的比色杯(如指定在生化仪内圈或外圈比色杯测定某一特定项目);模块式的生化分析仪将干扰与被干扰项目安排在不同的模块以避免携带污染的影响。

三、携带污染实验方案

(一) 样本针携带污染

分别收集需评价项目高浓度样本 H 和低浓度样本 L(设蒸馏水和低值样本)。将高浓度样本 H 等体积分成 11 个高浓度样本;另将低浓度样本 L 等体积分成 10 个低浓度样本。共得到 21 个样本。按照 3L、2H、1L、2H、4L、2H、1L、2H、1L、2H、1L 顺序进行检测。携带污染指标＝H-L 结果平均值－L-L 结果平均值。当携带污染指标小于 3SD 为符合要求(L-L 值为紧跟在低值标本后低值标本的结果,H-L 值为紧跟在高值标本后的低值结果;SD 为 L-L 结果的 SD 值)。

(二) 试剂针携带污染

1. 对照值的确定　以正常混合血清为标本,分别检测待评项目各 5 次,所得平均值为相应项目的"对照值"。

2. 携带污染的初筛　以正常混合血清为标本,对待评项目逐一配对进行测试,施污染项目与受污染项目均检测 1 次。受污染项目检测值与对照值相差±5%以上为疑似污染。

3. 携带污染的确认　将疑似污染项目组合重新测试,施污染项目检测 1 次,受污染项目连续检测 3 次,若第 1 次与第 3 次检测结果相差±5%以上确定为污染。

4. 解决方案　首先用仪器内部纯水,分别清洗试剂针 1(R1)和(或)试剂针 2(R2),然后按照确认试验方案重新测试,若第 1 次与第 3 次检测结果相差±5%以上为清洗无效。对清洗无效的项目组合用碱性洗液(D1)清洗,判断清洗效果。对碱性洗液仍清洗无效的项目组合,采用酸性洗液(D2)清洗,判断清洗效果。

(三) 比色杯携带污染

比色杯携带污染的发现较困难,仪器厂家和试剂公司一般会提供比色杯的施污染项目和受污染项目。实验室一般只要验证并设置相应的冲洗程序即可。

1. 对照值的确定　分别检测施污染项目(高、低浓度)、受污染项目(高、中、低浓度)各 10 次,取平均值为对照值。

2. 确定比色杯加样规律　通过预实验探讨不同生化分析仪比色杯加样规律,设计方案使施污染项目与受污染项目共用同一个比色杯。

3. 判断标准　将所测结果分别与对照值比较,携带污染率＝(检测均值-对照值)/对照值×100%,相差±5%以上为存在携带污染。

4. 解决方案　对确认污染的项目进行特殊清洗,清洗液分别为去离子水、酸性洗液或碱性洗液,或者根据仪器和试剂公司推荐进行特殊清洗。

生化分析仪在日常检测中,确实存在携带污染现象,影响结果的准确性。但携带污染是可以通过实验检测,每个临床实验室都应该主动发现检测中的携带污染现象,采用科学的处理方法,有效的降低携带污染的影响程度,保证检测结果的真实性。对于携带污染,目前没有国家标准或行业标准,以上方案均参照相关文献和厂家自制标准,供参考。

(徐建华　黄宪章)

参 考 文 献

1. 庄俊华,冯桂湘,黄宪章,等. 临床生化检验技术[M]. 北京:人民卫生出版社,2009.

2. 张秀明,黄宪章,曾方银,等. 临床生化检验诊断学[M]. 北京:人民卫生出版社,2012.

3. CLSI. Method comparison and bias estimation using patient samples;approved guideline[S]. 3rd ed. EP9-A3,CLSI Wayne,PA:CLSI,2013.

4. 徐建华,何敏,柯培锋,等. CLSI EP7-A2 文件在临床化学分析干扰试验中的应用评价[J]. 检验医学,2010,25(12):971-974.

5. 沈霞,朱根娣. 现代检验医学仪器分析技术及应用[M]. 上海:上海科学技术文献出版社,2005.

6. Clinical anti Laboratory Standards Institute. Interference testing in clinical chemistry[S]. 2nd ed. EP7-A2,CLSI,2005.

7. 施金俏,俞北伟. 应用 EP7 文件对性激素测定的干扰评价[J]. 检验医学,2006,21(3):289-291.

8. 徐建华,黄宪章,庄俊华,等. 罗氏 Modular 全自动生化分析仪酶学指标检测性能验证[J]. 检验医学,2010,25(2):81-85.

9. 辛晓敏. 现代临床检验技术与应用[M]. 北京:科学出版社,2005.

10. 国家食品药品监督管理局. 中华人民共和国医药行业标准 YY/T 0654—2008 全自动生化分析仪[M]. 北京:中国标准出版社,2008.1-7.

11. 顾光煜,张葵. 临床化学自动分析的携带污染与解除[J]. 临床检验杂志,2007,25(6):401-403.

12. 于雷. 生化自动分析项目间试剂的交叉污染及其避免方法[J]. 临床检验杂志,2003,21(3):168.

13. CLSI. Defining,establishing,and verifying reference intervals in the clinical laboratory;approved guideline[S]. 3rd ed. C28-A3,CLSI,2008.

14. CLSI. Method comparison and bias estimation using patient samples;approved guideline[S]. 2nd ed. EP9-A2,CLSI Wayne,PA:CLSI,2002.

15. Grossi E,Colombo R,Cavuto S,et al. The REALAB project;a new method for the formulation of reference intervals based on current data[J]. Clin Chem,2005,51(7):1232-1240.

16. CLSI. Collection,transport,and processing of blood specimens for testing plasma-based coagulation and molecular hemostasis assays;approved guideline[S]. 2nd ed. H21-A5,CLSI. Wayne,PA:CLSI,2008.

17. Horn PS,Pesce AJ. Reference Intervals. A user's guide[S]. Washington,DC:AACC Press,2005.

18. 钟堃,王治国,王薇,等. 全国临床常规生化检验项目参考区间调查研究分析[J]. 国际检验医学杂志,2011,32(2):273-274,278.

19. 侯振江,郭桂平. 生物化学检验技术[M]. 北京:人民军医出版社,2012.

第五十一章

定性检验方法性能确认与验证

定性试验是指那些只有两种可能结果(如阳性/阴性,出现/缺乏,有/无反应性)的试验。由于人们在定性试验的实验设计、数据分析以及结果解释方面强调的重点不同,定性试验的性能评价规则也多样,目前还未形成一个统一的方法。根据 CNAS-CL39:2012《医学实验室质量和能力认可准则在临床免疫学检验领域的应用说明》,如果在应用说明里已有明确详细的验证方法的性能指标,实验室就必须按照应用说明里阐述的方法去进行验证;但如果说明里暂未提及具体方法步骤时,实验室可参照相关的定性试验文献如 CLSI 的 EP12-A2 文件《User protocol for evaluation of qualitative test performance;approved guideline. 2nd edition》、《临床酶免疫测定技术》等进行验证。本章内容主要介绍了定性检验方法的精密度、符合率、检出限和 CUTOFF 值等性能指标的确认与验证。

第一节 精密度的确认和验证

一、概念和相关术语

有些定性免疫方法,检测系统或试剂厂家会在其试剂盒说明书中给出该方法或试剂的精密度数据(包括重复性和中间精密度),实验室可对该试剂的精密度进行验证;如果厂家未能提供该试剂的精密度数据,实验室可参照 EP12-A2 文件对之进行确认。

1. 精密度　在定性方法中,精密度的概念是一个阳性或阴性样本,重复多次检测得到阳性或阴性结果的比率。在评价化学发光免疫试验(chemiluminescence immunoassay, CLIA)和酶联免疫吸附试验(enzyme-linked immunosorbent assay,ELISA)等可将结果以 COI(cut-off Index)或 S/CO 比值方式表达的试验中,精密度的定义与定量测定的相同。精密度无法用数字来表示,只能通过不精密度如标准差和变异系数来评估。

2. 重复性　指在一组测量条件下的测量精密度,包括相同测量程序、相同操作者、相同测量系统、相同操作条件和相同地点,并且在短时间段内对同一或相似被测对象重复测量。

3. 中间精密度　指在一组测量条件下的测量精密度,这些条件包括相同的测量程序、相同地点并且对相同或相似的被测对象在一长时间段内重复测量,但可包含其他相关条件的改变。

4. C_{50}　在最佳条件下对恰好在临界值浓度的标本进行一系列重复性检测,检测结果有

50％的可能是阴性，50％可能是阳性。这个接近临界值浓度，出现 50/50 分界点时候的分析物浓度，称为 C_{50}。C 表示浓度，下标 50 表示阳性结果的百分数。

5. C_5 某分析物经多次重复检测，得到 5％阳性结果的浓度称为 C_5。

6. C_{95} 某分析物经多次重复检测，得到 95％阳性结果的浓度称为 C_{95}。

二、不精密度曲线

美国临床实验室标准化协会（CLSI）EP12-A2 文件为定性试验性能评价的实验设计以及数据分析提供了一个规范的、概括性的研究方法。本节内容主要介绍定性检验方法 C_{50} 的确定及不精密度曲线的建立。

厂家根据实验目的及临床所需敏感度和特异性来建立临界值浓度。一旦厂家建立了临界值，用户很少改变它。低于临界值为阴性，高于临界值为阳性。如果实验室在最佳条件下用浓度恰好等于临界值的标本进行重复性试验，其 C_{50} 刚好等于厂家建立的临界值。由于最佳条件不易获得，厂家定义的临界值与实验室实际建立的 C_{50} 之间可能存在差异，定性实验中的偏移将与之有关。

图 51-1 用图形描述了定性试验的"不精密度曲线"，该曲线显示经过一系列重复检测得到的阳性和阴性结果的百分数如何随接近 C_{50} 的分析物实际浓度的改变而改变。

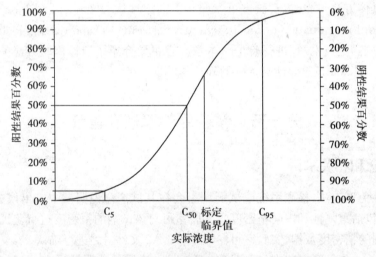

图 51-1　分析物浓度接近临界值的不精密度曲线

由图 51-1 可看出，增加分析物浓度（浓度向右移），重复检测后产生阳性结果的百分数将更大，阴性结果的百分数将更小。相反，降低分析物浓度（浓度向左移），重复检测后产生阳性结果的百分数将变小，阴性结果的百分数将更大。如果候选方法不同、不同的实验室进行检测，以及相同实验室用相同候选方法在不同条件下进行试验，图 51-1 不精密度曲线显示的实际形状和陡峭程度都将不同。

用浓度小于 C_5 的标本进行重复性检测，结果将持续为阴性。用浓度大于 C_{95} 的标本进行重复性检测，结果将持续为阳性。分析物浓度在 $C_5 \sim C_{95}$ 区间之外，候选方法对同一样本的重复性检测将得到相同结果。分析物浓度在 $C_5 \sim C_{95}$ 区间内，候选方法对同一样本重复性检测，将得到不一致结果。因此，$C_5 \sim C_{95}$ 区间的宽度就表明了定性实验的不精密度，因为它反映了重复性检验结果不一致的浓度范围。$C_5 \sim C_{95}$区间越窄,代表方法越好。结果的真阳性或真阴性取决于候选方法的诊断准确性。

图51-2表示了两种方法不同的不精密度曲线,它们的C_{50}相同,因此,两种方法间不存在系统误差。但方法1在接近C_{50}处的精密度高于方法2,因为方法1在近C_{50}处的曲线更陡,任何一个方向,浓度稍有改变,将产生所有都是阳性或所有都是阴性的结果。方法2在近C_{50}处比较平滑,所以改变相同浓度将产生更多的阳性和阴性结果的混合。要像方法1那样得到一致的阳性或阴性结果,方法2需要更大的浓度增量。另外,从图51-2中也可看出方法1的$C_5 \sim C_{95}$区间比方法2的窄。所以,从曲线的陡峭程度以及$C_5 \sim C_{95}$区间的大小,可判断出方法1的精密度优于方法2。

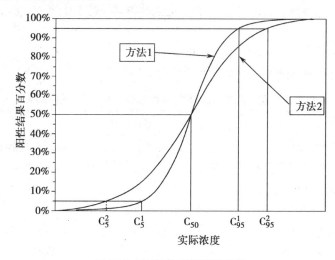

图51-2　不同的不精密度曲线

实验室建立某定性检验方法的C_{50}以及不精密度曲线的具体步骤如下:

1. 如果候选方法的说明书有提供临界值,可将临界值放在试验的C_{50}位置。如果没有提供临界值,可用阳性标本做一系列稀释,重复检测稀释后标本,直至得到正确的C_{50},判断C_{50}是否正确的标准见表51-1。

表51-1　判断C_{50}是否正确

		40次测试	C_{50}
1	阳性结果	$\leqslant 13/40(32.5\%)$	不正确
		$\geqslant 27/40(67.5\%)$	
2	阳性结果	$(14 \sim 26)/40(35\% \sim 65\%)$	正确

2. 准备3份样本,一份浓度是C_{50},一份C_5,一份C_{95},需足够标本量。

3. 每份样本检测40次,得到每份样本阳性和阴性结果的百分数。

4. 以样本检测浓度为横坐标,以样本阳性结果百分数为纵坐标,拟合出该方法的不精密度曲线。

5. 利用不精密度曲线的陡峭程度、$C_5 \sim C_{95}$区间的宽度判断该方法精密度的优劣。

三、精密度试验

如果两种方法的不精密度曲线一样，$C_5 \sim C_{95}$ 区间等宽，换言之，两种方法对各自 $C_5 \sim C_{95}$ 区间内样本的检测结果一致，实验室需要进一步使用某一特定浓度范围（如 $C_{50} \pm 20\%$），看它是否包含了 $C_5 \sim C_{95}$ 区间。如果 $C_{50} \pm 20\%$ 浓度范围包含了 $C_5 \sim C_{95}$ 区间，浓度 $\geqslant (C_{50} + 20\%)$ 的标本检测结果将一致，也就是说，在 $C_5 \sim C_{95}$ 区间之外的标本检测结果可认为是精密的，因为浓度 $> C_{95}$，将持续得到阳性结果，浓度 $< C_5$，将一直得到阴性结果。$\pm 20\%$ 只是用来举例，用户也可选择 $\pm 10\%$ 或 $\pm 30\%$，取决于实验的目的和可接受的精密度。具体方法如下：

1. 以 C_{50}、C_{95}、C_5 和 $C_{50} \pm 20\%$ 共 5 个浓度点作样本，重复检测 40 次，记录每次阳性结果百分数。

2. 观察候选方法的 $C_{50} \pm 20\%$ 浓度范围是否包含了 $C_5 \sim C_{95}$ 区间。

3. 根据得到不同类型的结果，得出不同结论，见表 51-2。

表 51-2　候选方法的 $C_{50} \pm 20\%$ 浓度范围与 $C_5 \sim C_{95}$ 区间的关系

	样本浓度	检测结果	与 $C_5 \sim C_{95}$ 区间的关系	结论
1	$C_{50} + 20\%$	阳性结果 $\leqslant 35/40(87.5\%)$	$C_{50} \pm 20\%$ 在 $C_5 \sim C_{95}$ 区间之内	用该方法检测，浓度在 $C_{50} \pm 20\%$ 的样本检测结果不一致
	$C_{50} - 20\%$	阴性结果 $\leqslant 35/40(87.5\%)$		
2	$C_{50} + 20\%$	阳性结果 $\geqslant 36/40(90\%)$	$C_{50} \pm 20\%$ 包含了 $C_5 \sim C_{95}$ 区间	用该方法检测，$C_{50} \pm 20\%$ 的样本检测结果一致
	$C_{50} - 20\%$	阴性结果 $\geqslant 36/40(90\%)$		
3	$C_{50} + 20\%$	阳性结果 $\geqslant 36/40(90\%)$	$C_{50} \pm 20\%$ 部分落在 $C_5 \sim C_{95}$ 区间内（$C_{50} + 20\%$ 包含了 $C_5 \sim C_{95}$ 区间，但 $C_{50} - 20\%$ 在 $C_5 \sim C_{95}$ 区间内）	用该方法检测，$C_{50} + 20\%$ 的样本检测结果一致，$C_{50} - 20\%$ 的样本检测结果不一致
	$C_{50} - 20\%$	阴性结果 $\leqslant 35/40(87.5\%)$		
4	$C_{50} + 20\%$	阳性结果 $\leqslant 35/40(87.5\%)$	$C_{50} \pm 20\%$ 部分落在 $C_5 \sim C_{95}$ 区间内（$C_{50} + 20\%$ 在 $C_5 \sim C_{95}$ 区间内，但 $C_{50} - 20\%$ 包含了 $C_5 \sim C_{95}$ 区间）	用该方法检测，$C_{50} - 20\%$ 的样本检测结果一致，$C_{50} + 20\%$ 的样本检测结果不一致
	$C_{50} - 20\%$	阴性结果 $\geqslant 36/40(90\%)$		

四、精密度的验证

有些定性免疫方法，如果检测系统或试剂厂家在其试剂盒说明书中已经给出了该方法的精密度数据，实验室可对该方法的精密度进行验证。

1. 精密度验证的基本原则

（1）操作者必须熟悉检测系统或试剂方法和（或）仪器工作原理，了解并掌握仪器的操作步骤和各种注意事项，应在评估阶段维持仪器的可靠和稳定。

(2)用于评估试验的样本一般采用临床实验室收集到的稳定或冷冻贮存的血清(浆)样本;当实验室收集的样本不稳定或不易得到时,也可考虑使用稳定的、以蛋白质为基质的商品物质,如校准品或质控品。

(3)评估精密度时,应至少评估两个浓度水平样本的精密度。当两个浓度的精密度有显著差异时,建议增加至三个浓度。所选样本浓度应在测量范围内有医学意义,即至少有一个浓度在医学决定水平(medical decision levels)左右,在定性测定,即为接近临界水平的浓度。具体可参考试剂说明书中在评价精密度时所用的检测样本的浓度水平,亦宜用2~4倍临界值的样本,甚至阴性样本(浓度在0.5倍临界值为宜)。

2. 重复性评估

(1)试剂和校准品。可使用不同批号的试剂和校准物。

(2)评估方法。至少两个不同浓度(参考试剂盒说明书)的样本,在一个测试批内重复进行至少20个检测,计算所得S/CO值的均值($\bar{x}$)和标准差(SD),计算重复性变异系数(CV%)。

(3)质量控制。检验时应同时至少测一个质控品。当质控品结果超出规定的失控限,无论实验结果是否满意都应弃去不用,重新进行试验以取得实验数据。要保存所有的质控数据和失控处理记录。

(4)重复性变异系数CV%应小于相关标准的要求,同时应不大于试剂盒说明书给出的批内CV%。

3. 中间精密度的验证

(1)试剂和校准品。可使用不同批号的试剂和校准物。

(2)评估方法。至少两个不同浓度(参考试剂盒说明书)的样本,在10天以上时间内单次(孔或管)重复进行至少20批检测,计算所得S/CO值的均值($\bar{x}$)和标准差(SD),计算CV%。

(3)质量控制。检验时应同时至少测一个质控品。当质控品结果超出规定的失控限,无论实验结果是否满意都应弃去不用,重新进行试验以取得实验数据。要保存所有的质控数据和失控处理记录。

(4)中间变异系数CV%应小于相关标准的要求,同时应不大于试剂盒说明书给出的批间CV%。

(黄妩姣 丁海明 吴子安)

第二节 符合率的确认和验证

根据CNAS-CL39《医学实验室质量和能力认可准则在临床免疫学检验领域的应用说明》,定性免疫试验的符合率一般以与国家标准血清盘或临床诊断明确的样本或与其他分析方法比对来进行评价。

一、国家标准血清盘的比对

国家标准血清盘是由国家最高法定检定部门生产的标准品,一般由国家生物制品检定所提供。实验室可采用国家标准血清盘对购进的每一批试剂盒进行验证,以有效地控制试剂盒在购进、储存和运输中的质量,保证试剂盒使用前的质量控制。

1. 选择所需验证项目的标准血清盘,血清盘的标准品一般有:阴性参考品、阳性参考品、灵敏度参考品、精密度参考品。不同检测项目的标准血清盘包含的各种参考品数量不同。

2. 用待评价的试剂盒对相应标准品进行检测,记录结果。

3. 判断标准:阴性、阳性符合率均应达到相关标准的要求;灵敏度符合最低检出量;精密度CV‰值≤相关标准的要求。

二、临床明确诊断的样本比对

并不是所有检验项目都有国家标准血清盘,当患者的临床诊断明确时,可用临床明确诊断的患者样本与检验方法进行比对。临床明确诊断包含了两种情况,一种情况是患者的实验室检验结果是已知的,如艾滋病病毒携带者,其HIV抗体确诊为阳性,而非艾滋病病毒携带者,其HIV抗体确定为阴性,这些已知样本与定性方法的检验结果比较,两者的符合率称为阴性、阳性符合率。另一种情况是患者的疾病诊断是明确的,但其实验室检验结果可以是不确定的,如结核病患者,经过涂片检查与细菌培养检测确诊为结核病患者,但患者体内的结核抗体可能为阴性也可能为阳性,这时,定性方法的检验结果与患者的比较,被描述为跟患者的临床状态相比,性能评价指标为方法的诊断准确性,即方法的临床诊断效能,将在后面的相关章节有具体描述,本节主要讲述的是第一种情况,与检验结果诊断明确的患者样本的符合率。

1. 选择临床明确诊断的样本(该样本的检验结果已知),用该方法进行检测。

2. 判断标准:两者的阴性、阳性符合率应达到相关标准的要求。

三、方法学比对

很多时候,临床信息不够明确,若实验室考虑启用新的或便宜的方法代替旧的或昂贵的常规方法时,也可以与其他分析方法进行比对,评价两种方法的一致性,判断是否可以获得类似结果。然而,在没有金标准的情况下,如果两种方法一致性较差,就不能判断哪一种方法具有更好的性能,除非执行参考程序以外的试验。

方法学比对具体步骤如下:

1. 用两种方法(待评价方法、已验证方法)检测相同标本,得出两种方法比较的2×2表(表51-3)。

表 51-3　两种方法检测相同标本的 2×2 表

待评价方法	已验证方法	
	+	-
+	a	b
-	c	d
合计	a+c	b+d

总符合率＝(a+d)/(a+b+c+d)×100％。

但是,总符合率不能足够地反映两种方法的一致程度,因为评估标本中疾病的患病率对一致程度的影响很大。在不清楚疾病的患病率的情况下,可以按照下面的公式计算两种方法一致程度精确的可信区间。

2. 计算一致程度的95％可信区间:$[100\%(Q_1-Q_2)/Q_3, 100\%(Q_1+Q_2)/Q_3]$

Q_1、Q_2、Q_3按下面的公式计算:

$$Q_1 = 2(a+d)+1.96\times 2 = 2(a+d)+3.84$$

$$Q_2 = 1.96\sqrt{1.96^2+4(a+d)(b+c)/n} = 1.96\sqrt{3.84+4(a+d)(b+c)/n}$$

$$Q_3 = 2(n+1.96^2) = 2n+7.68$$

上述公式中±1.96是标准正态分布曲线下相对于95％可信区间所对应的变量值。

3. 计算卡帕值(Kappa)评价两种方法的一致性。Kappa≥0.75两者一致性较好;0.4≤Kappa< 0.75两者一致性中等;Kappa<0.4两者一致性较差。

$$Kappa = (P_0-P_e)/(1-P_e)$$

其中P_0是实际一致比,P_e是期望一致比。

(黄妩姣　丁海明　吴子安)

第三节　检出限的确认和验证

和检验方法的精密度、准确度一样,检出限(limit of detection, LoD)也是评价分析方法和测试仪器性能的重要指标,是指某一特定分析方法,在给定的显著性水平内,可以定性地从样品中检出待测物质的最小浓度或最小量。

检出限可分为测量方法检出限和仪器检出限。两种检出限相互关联,但不相等。方法检出限是某检验方法可检测的待测物质的最小浓度或含量,方法检出限反映了检验方法的检出灵敏度,也是衡量不同的实验室、实验方法和实验人员效能的一个相对标准,方法的检出限是建立检验方法中较重要的一个参数,特别是评估一个检验方法对于低浓度的样本检测质量具有重要意义。仪器检出限指分析仪器能够检测的被分析物的最低量或最低浓度,这个浓度或量与特定的仪器能够从背景噪声中辨别的最小响应信号相对应。仪器检出限一般用于不同仪器的性能比较。

实验人员在检出限的确认过程中,需要清晰三个概念。空白限(limit of blank, LoB)是测量空白样本时可能得到的最高检测结果。检出限(limit of detection, LoD)是检测方法可检测出的最低被测物浓度,也称为检测低限或最小检出浓度。定量检出限(limit of quantitation, LoQ)是指在精密度和正确度可接受的情况下检测系统能够得到可靠结果的被测物最低浓度,分析物在这个浓度下被可靠检出。

虽然检出限是检验质量控制的一个重要概念和参数,但如何确定检出限,目前国内还没有统一的标准,既往确定检出限的方法是以健康人血清为空白样本作重复测定,计算这些结果的平均值和标准差,以3s为LoD,10s为LoQ。这种确定检出限的方法存在不足,因为它假设了重复检测空白样本的结果均为正态分布,而实际检测结果也存在非正态分布的可能。另外,它假设了系列低浓度水平的样本和空白样本的重复检测具有相同的标准差,不能区别表现的和实际的分析物浓度。因此,本节内容主要介绍参照 CLSI 发布的 EP-17A 文件

《Protocols for Determination of Limits of Detection and Limits of Quantitation》确定临床检验方法的检出限。

1. LoB的确定　用目标检测物阴性的健康人血清做空白样品，每天检测1批，每批检测12个样本，进行5天，共获得60个结果。设定 $\alpha=5\%$，即LoB有5%的可能性含有待测物。根据实验数据的分布，选择参数或非参数程序估计第95百分位数的值，即为LoB。

2. LoD的确定　用空白样本对已明确待测物阳性的样本进行稀释为低浓度样本。低浓度样本的浓度范围在LoB的1～4倍之间。收集5个低浓度样本，连续测定12天，共获得60个结果。LoD是为了强调Ⅱ类错误，设定 $\beta=5\%$，即LoD有5%的可能性不含有待测物，95%的测量结果超过LoB。根据实验数据的分布，选择参数或非参数程序估计 $LoD=LoB+Ds\beta$。$Ds\beta$ 是低浓度样品测定值中位数的值和低浓度样品的第5个百分位数的间距。

3.（LoQ）的确定　分别计算5个低浓度样本测定结果的平均值、标准差、和变异系数（CV%），实验室根据临床要求设定该检验项目的总误差目标，选择符合质量目标要求的浓度作为LoQ。

对于那些不能用数值报告结果，而是直接用肉眼判断阴性、阳性结果的纯定性试验或用滴度或稀释度表示结果的半定量方法，可对已知浓度水平的质控物或标本进行等比例稀释，再使用所选择方法学试剂盒进行检测，以能判断出阳性结果的最大稀释浓度为最低检出限。

（黄妩姣）

第四节　Cut-off值的验证

ELISA定性试验测定结果需要报告"有反应性"与"无反应性"，报告的依据是Cut-off值（阳性判断临界值），试剂供应商一般都会在其试剂盒说明书中明确标注Cut-off值的定义及计算方法，但该Cut-off值不一定适用于实验室所检测的所有人群。确定合适的Cut-off值，对于检测结果的判断，减少假阳性、假阴性具有重要的意义，因此实验室有必要每年定期对所有试剂盒的Cut-off值进行验证，Cut-off值可以选择以下方法之一验证：

1. 阴性来源　选择60份健康人新鲜血清和60份目标标志物阴性而有其他免疫标志物阳性的患者新鲜血清，共120份，分3～5批3～5天进行检测，计算 $\bar{x}$、s，Cut-off验证值为：$\bar{x}+3s$；

2. 阳性来源　选择弱阳性（Cut-off值±20%，±应均匀分布）新鲜血清或质控血清共120份，分3～5批3～5天进行检测，计算 $\bar{x}$、s，Cut-off值验证值为：$\bar{x}-3s$。

3. Cut-off值验证注意事项

（1）不一定要进行试验，可以通过查询既往检测标本的信息（如人群来源、临床诊断等）进行标本结果的回顾性验证。

（2）若选择用阴性标本进行验证，必须考虑其他阳性标志物的干扰。

（3）实验室可根据实际情况选择Cut-off值的验证方法，如HIV试剂盒的验证，由于地方法规的原因，实验室不能保存阳性患者血清，此时我们可选择使用阴性来源的标本来验证试剂盒的CUTOFF值。

（4）化学发光方法学的试剂盒进行Cut-off值验证时，若使用阴性标本进行验证的话，可以通过统计发光反应数来进行Cut-off值的验证。

（5）验证试验的原始数据要保存下来，以防日后查阅之用。

（6）在更换检验的关键试剂批次后（除非实验室主管认为这些更换不影响临界值）、更换仪器的主要部件后、仪器大修后，以及质控结果不符合既定标准时，都应该进行临界值验证。

（黄妭姣　丁海明　吴子安）

第五节　临床诊断效能的评价

真正定性检测的性能指标是灵敏度和特异性，CLSI 文件 GP10-A《使用 ROC 曲线评价临床试验的准确度》，描述了临床试验准确度评价的研究设计，它将检验结果跟患者的临床状态相比，对方法的诊断准确性进行评价。本节内容从另一个角度，利用两种方法的敏感度和特异性差值的可信区间对两种方法进行比较和评价。

表 51-4 为待评价方法与明确诊断比较的 2×2 列联表，表中对定性检测的结果与患者的明确诊断结果进行了比较，表中每个单元格的数字表示样本数，表下为灵敏度、特异性、预测值及检验效能的计算方法。

表 51-4　待评价方法与明确诊断比较的 2×2 列联表

待评价方法	明确诊断		
	阳性	阴性	总数
阳性	A	B	A+B
阴性	C	D	C+D
总数	A+C	B+D	A+B+C+D

灵敏度（sens）＝100％[A/(A+C)]

特异性（spec）＝100％[B/(B+D)]

患病率（prev）＝100％[(A+C)/N]

阳性预测值（PVP）＝100％[A/(A+B)]

阴性预测值（PVN）＝100％[D/(C+D)]

检验效能＝100％[(A+D)/N]

检验效能是估计检测结果与明确诊断的总一致程度的指标，它是所有检测结果中真正的阳性结果与真正的阴性结果所占的百分比。

然而，很多情况下，实验室并不清楚所选择的样本其是否具有代表性或代表性很差，因此计算灵敏度和特异性就很不现实，这时，计算灵敏度和特异性的可信区间就显得非常有意义。Wilson 提出的灵敏度和特异性得分可信区间为：$[100\%(Q_1-Q_2)/Q_3, 100\%(Q_1+Q_2)/Q_3]$。

按照下面的公式来计算 Q_1, Q_2, Q_3。

对于灵敏度：$Q_1=2A+1.96^2=2A+3.84$

$$Q_2=1.96\sqrt{1.96^2+4AC/(A+C)}=1.96\sqrt{3.84+4AC/(A+C)}$$

$$Q_3=2(A+C+1.96^2)=2(A+C)+7.68$$

对于特异性：$Q_1=2D+1.96^2=2D+3.84$

$$Q_2 = 1.96 \sqrt{1.96^2 + 4BD/(B+D)} = 1.96 \sqrt{3.84 + BD/(B+D)}$$

$$Q_3 = 2(B+D+1.96^2) = 2(B+D)+7.68$$

在上面的公式中±1.96是标准正态分布曲线下相对于95%可信区间所对应的变量值。

如果两种检测方法的灵敏度或特异性一致,那么只要比较二者的特异性或灵敏度就可以了,但是,当两种方法的灵敏度(特异性)存在差异时,就不能单独比较特异性(灵敏度)了,因为截止点的变化是以降低灵敏度(特异性)的代价来增加特异性(灵敏度)的。这种情况下联合比较灵敏度/特异性就更为有意义了。

Mcnemar检验通常用来推断两种检测方法的灵敏度/特异性联合之间在统计学上是否具有显著性差异。但是,这种检验并没有指明两种方法在多大程度上存在差异。这时,灵敏度及特异性差异的可信区间就显得更有意义。表51-5为明确诊断是阳性时(比较灵敏度)以及明确诊断是阴性时(比较特异性)两种方法进行比较的结果分析。

表51-5 两种方法分别与临床诊断进行比较

方法结果		样本总数	明确诊断	
待评价方法	比较方法		阳性	阴性
阳性	阳性	$a = a_1 + a_2$	a_1	a_2
阳性	阴性	$b = b_1 + b_2$	b_1	b_2
阴性	阳性	$c = c_1 + c_2$	c_1	c_2
阴性	阴性	$d = d_1 + d_2$	d_1	d_2
合计		N	n_1	n_2

注:表51-5中的数据如果按照表51-4的形式绘制可以得到两个表(一个是待评价方法,另一个是比较方法),但是两个表51-4并不能够绘制一个表51-5

待评价方法与明确诊断之间比较时表51-4中的(A、B、C和D)可以按照下面的公式从表51-5中获得:

$A = a_1 + b_1$

$B = a_2 + b_2$

$C = c_1 + d_1$

$D = c_2 + d_2$

$N = n_1 + n_2$

从表51-5中可以计算出:

待评价方法(新方法)的灵敏度:

$$灵敏度_新 = 100\%[(a_1 + b_1)/n_1]$$

比较方法(原方法)的灵敏度:

$$灵敏度_原 = 100\%[(a_1 + c_1)/n_1]$$

灵敏度之间的差值:

$$灵敏度_新 - 灵敏度_原 = 100\%[(b_1 - c_1)/n_1]$$

同样,两种方法各自的特异性为:

$$特异性_新 = 100\%[(c_2 + d_2)/n_2]$$

特异性$_{原}$＝100％[(b$_2$＋d$_2$)/n$_2$]

灵敏度之间的差值：

特异性$_{新}$－特异性$_{原}$＝100％[(c$_2$－b$_2$)/n$_2$]

灵敏度和特异性潜在差值的近似可信区间可以根据配对资料之间差异的可信区间标准统计公式来计算。然而，按这种方法计算得出的差值，只是一个固定的值，可能并不可靠，特别是当两种方法检测结果不一致，而且样本含量很小时，可靠性更差。因此，推荐使用Attman等人描述的差值可信区间，该可信区间适合于所有情况。下面为该可信区间的计算方法：

灵敏度差值 D＝灵敏度$_{新}$－灵敏度$_{原}$的95％的可信区间是($D-\sqrt{Q_5}$,$D+\sqrt{Q_6}$)。

Q_5,Q_6可以通过下面的公式计算得到。首先应用上面所讲的公式分别计算新/原检测方法灵敏度95％得分可信区间，然后按照下面的方法从Q_1计算到Q_6。

l_1＝新检测方法灵敏度的95％得分可信区间的下限

u_1＝新检测方法灵敏度的95％得分可信区间的上限

l_2＝原检测方法灵敏度的95％得分可信区间的下限

u_2＝原检测方法灵敏度的95％得分可信区间的上限

Q_1＝(a$_1$＋b$_1$)(c$_1$＋d$_1$)(a$_1$＋c$_1$)(b$_1$＋d$_1$) （如果Q_1＝0，那么Q_4＝0，直接计算Q_5）

Q_2＝a$_1$d$_1$－b$_1$c$_1$

Q_3＝Q_2－n$_1$/2   如果Q_2＞n$_1$/2

Q_3＝0   如果Q_2＝0

Q_3＝Q_2 如果Q_2＜0

Q_4＝$Q_3/\sqrt{Q_1}$ （如果Q_1＝0，Q_4＝0）

Q_5＝(灵敏度$_{新}$－l_1)^2－2Q_4(灵敏度$_{新}$－l_1)(u$_2$－灵敏度$_{原}$)＋(u$_2$－灵敏度$_{原}$)^2

Q_6＝(灵敏度$_{原}$－l_2)^2－2Q_4(灵敏度$_{原}$－l_2)(u$_2$－灵敏度$_{新}$)＋(u$_1$－灵敏度$_{新}$)^2

同样，特异性差值 D＝特异性$_{新}$－特异性$_{原}$的95％的可信区间是($D-\sqrt{Q_5}$,$D+\sqrt{Q_6}$)。

Q_5,Q_6可以通过下面的公式计算得到。首先应用上面所讲的公式计算新/原检测方法特异性95％得分可信区间，然后按照下面的方法从Q_1计算到Q_6。

l_1＝新检测方法特异性的95％得分可信区间的下限

u_1＝新检测方法特异性的95％得分可信区间的上限

l_2＝原有检测方法特异性的95％得分可信区间的下限

u_2＝原有检测方法特异性的95％得分可信区间的上限

Q_1＝(a$_2$＋b$_2$)(c$_2$＋d$_2$)(a$_2$＋c$_2$)(b$_2$＋d$_2$) （如果Q_1＝0，那么Q_4＝0，直接计算Q_5）

Q_2＝a$_2$d$_2$－b$_2$c$_2$

Q_3＝Q_2－n$_2$/2   如果Q_2＞n$_2$/2

Q_3＝0   如果Q_2＝0

Q_3＝Q_2 如果Q_2＜0

Q_4＝$Q_3/\sqrt{Q_1}$ （如果Q_1＝0，Q_4＝0）

Q_5＝(特异性$_{新}$－l_1)^2－2Q_4(特异性$_{新}$－l_1)(u$_2$－特异性$_{原}$)＋(u$_2$－特异性$_{原}$)^2

Q_6＝(特异性$_{原}$－l_2)^2－2Q_4(特异性$_{原}$－l_2)(u$_2$－特异性$_{新}$)＋(u$_1$－特异性$_{新}$)^2

通过上面的计算得出结果，如果灵敏度（特异性）差值的可信区间包含零，因此不能推断出两种检测方法的灵敏度（特异性）有统计学差异；如果灵敏度（特异性）差值的可信区间不包括零，所以由此推测两种检测方法的灵敏度（特异性）在统计学上有显著性差异。

（黄妩姣　丁海明　吴子安）

第六节　定性检验方法的临床应用

定性试验在临床应用广泛，可用于疾病的筛查、诊断、确认以及治疗监测。方法的敏感度和特异性、预测值、有效性、患病率、被检测人群条件等因素决定了定性试验的临床应用。

一、筛查试验

临床上，筛查方法通常用于检测整个人群（或某部分特定人群）中某待测物或因子的存在情况。例如，粪便隐血实验或性病研究实验室（VDRL）的梅毒血清学试验。用于筛查的定性试验必须具有较高的敏感度，以确保真阳性结果的检出。与诊断试验或确认试验相比，筛查试验会产生更多的假阳性结果。但是，如果假阳性结果所造成的社会及经济后果不是非常严重，那么，筛查试验（screening tests）的低特异性是允许的，因为这个缺点可通过进一步进行特异性较好的确认试验加以弥补。

尽管筛查试验的阳性结果需要进一步的确认试验来证实，但总比筛查试验出现假阴性结果好。因为假阴性结果可能造成更严重的后果，比如漏检了某阳性物质，可能使疾病通过已感染血液进行传播或者延误了对本来可以治愈的严重疾病的治疗。

二、诊断试验

定性试验也用于临床怀疑某种特定疾病或状况是否存在的诊断。诊断试验（diagnostic tests）是把可疑有病但实际无病的人与真正的患者区分开来的过程，包括应用实验、仪器设备、随访等手段进行诊断的一切检测方法。例如，各种微生物培养就是用于判断细菌感染情况的诊断实验。因为临床要根据诊断试验结果对患者进行及时和正确的处理，这就要求诊断试验具有良好的敏感度和特异性。如果诊断试验后还有确认试验进行验证，那么对诊断试验的特异性要求可以稍微降低。诊断试验和筛查试验的主要区别见表 51-6。

表 51-6　诊断试验和筛查试验的区别

	筛查试验	诊断试验
目的	区别患者、可疑患者与无病者	区别患者与可疑有病但实际无病的人
观察对象	健康或表面健康的人	患者或可疑患者
试验要求	快速、简便、灵敏度高	科学、准确、特异性高
所需费用	价廉	一般较高
结果处理	阳性者需进一步的诊断	阳性者需治疗

三、确认试验

确认试验（confirmatory tests）用于验证筛查试验和诊断试验的结果，是当前公认的用于明确肯定或排除某种疾病的最可靠和准确的方法。如果确认试验证实了之前的检测结果，临床医生即可依其做出诊断。确认试验必须有较高的特异性（必要时，可以牺牲灵敏度）和阳性预测值（PPV）。例如，梅毒密螺旋体抗体荧光吸收试验（FTA-ABS）就是一种用于VDRL、RPR、TRUST等梅毒血清学筛查试验之后的确认试验；Western-blotting免疫印迹法就是用于ELISA、硒标、电化学发光等HIV抗体初筛试验之后的确认试验。

（黄妩姣）

第七节　半定量检验方法性能确认与验证

本节主要介绍尿液自动干化学分析仪检验性能评价方法

一、要求

《体液学应用说明》规定，尿液干化学分析仪性能验证的内容至少应包括阴性和阳性符合率。对于尿液干化学分析仪来说，一般还应对其重复性、实验室内比对、参考区间等指标进行评价。

二、性能评价指标及评价方法

（一）重复性

1. 评价方法　收集患者新鲜的尿液样本（阴性和阳性两个水平，阳性样本至少需要GLU、PRO、BLD、NIT、LEU等几个指标阳性），按仪器操作说明书进行操作，连续进行20次测定，分析结果。

2. 结果判断　阳性尿液样本检测后最高与最低结果的差值不超过1个等级，且不可为阴性；阴性样本结果不可为阳性，符合率要求大于或等于90%。

（二）阴性和阳性符合率

1. 评价方法　使用尿干化学分析质控物（阴性和阳性两个水平）按仪器操作说明书进行操作，连续进行20次测定，分析结果。

2. 结果判断　阳性质控物最高与最低结果的差值不超过1个等级，且阴性不可为阳性，阳性不可为阴性。符合率要求大于或等于90%。

（三）实验室间比对

在确认尿液分析仪的有效性及其性能指标符合要求后，至少使用5份临床样品（含正常和异常水平），与实验室内同型号的已知性能的尿液分析仪进行比对。定性检测偏差应不超过1个等级，且阴性不可为阳性，阳性不可为阴性。尿液干化学分析仪如型号不同，可不进行比对。

（四）生物参考区间验证

选择健康体检者20名，年龄20～60岁间，要求体检人群空腹、无器质性疾病、无药物治疗和饮食治疗、无输血与手术史、妇女不在妊娠期和哺乳期。若检测结果有不超过1例的观测值在原始报告的参考限之外，则认为该参考区间有效，结果符合要求。

（吴新忠）

参考文献

1. Clinical and Laboratory Standards Institute. User protocol for evaluation of qualitative test performance; approved guideline[S]. 2nd edition. EP12-A2. Wayne,PA:CLSI,2008.
2. 李金明. 临床酶免疫测定技术[M]. 北京:人民军医出版社,2005.
3. Clinical and Laboratory Standards Institute. User verification of performance for precision and trueness; Approved guideline-second edition[S]. EP15-A2. Wayne,PA:CLSI,2005
4. 黄妩姣,黄宪章,庄俊华,等. CLSI EP12-A2 文件在 HBeAb 定性检测性能评价中的应用[J]. 检验医学,2012,27(11):900-903.
5. 黄惠,黄宪章,李强,等. 应用 EP12-A2 评价 HBsAg 定性分析不精密度[J]. 临床检验杂志,2011,29(4):314-316.
6. 梁健,田纳,许斌,等. 采用标准血清盘对乙型肝炎、丙型肝炎、梅毒试剂盒质量验证[J]. 哈尔滨医药,2009(6):26-26.
7. 夏邦世,吴金华. Kappa 一致性检验在检验医学研究中的应用[J]. 中华检验医学杂志,2006,29(1):83-84.
8. Clinical and Laboratory Standards Institute. Protocols for Determination of Limits of Detection and Limits of Quantitative[S]. Approved Guideline. EP-17A. Wayne,PA:CLSI,2004.
9. 谭丽娜,杨泽华,赵克斌. 酶联免疫法检测血清乙型肝炎表面抗原的空白限检出限及定量限的建立与评价[J]. 中国药物与临床,2013,13(2):144-146.
10. 吴子安,王栋,徐宁,等. 乙肝 5 项 ELISA 试剂盒 CUTOFF 值适用性的验证[J]. 热带医学杂志,2012,12(10):1192-1194.
11. 饶慧瑛,管文莉,任芙蓉,等. 丙型肝炎病毒抗体诊断试剂盒的诊断性能评价[J]. 中华检验医学杂志,2007,30(10):1143-1147.
12. Clinical and Laboratory Standards Institute. Assessment of the Clinical Accuracy of Laboratory Tests Using Receiver Operating Characteristics(ROC) Plots; Approved Guideline[S]. GP10-A,1995.
13. 张括,王露楠. 定性免疫测定的试剂性能评价方法[J]. 中华检验医学杂志,2010,33(9):893-896.
14. 潘扬,衣鲁江. iQ^TM200 尿沉渣分析仪检测尿红细胞性能评价[J]. 临床检验杂志,2008,26(5):400-400.
15. 王学晶,徐国宾,张捷. 常规尿白蛋白检测系统的分析与性能评价[J]. 中华检验医学杂志,2012,35(11):1038-1044.

第七篇 质量管理

实验室管理是整合和协调实验室资源以达到既定目标的过程,质量管理是实验室管理的生命线。本篇主要介绍室内质量控制、室间质量评价、生物学变异的性质、临床检验质量规范、量值溯源和测量不确定度等内容,力求做到内容新颖、全面、适用。在室内质量控制部分,有介绍 2014 年出版的 Westgard 西格玛规则质控方法。在量值溯源部分,有介绍最新的量值溯源图。期望能为读者提供帮助。

第五十二章

室内质量控制

室内质量控制的目的在于监测产生患者结果的分析过程,以评估检验结果是否可以可靠发出,以及排除质量环节所有阶段中导致不满意的原因,通常采用患者数据质控方法和控制物质控方法来实现。其中定量检验项目的患者数据质控方法包含正态均值法、移动均值法、Delta-检验系统、患者结果多参数核查法、阴离子隙法、酸碱平衡法,患者样本双份分析、保留患者样本的检测、患者样本测定的方法学比较、临床相关性研究等。

在日常检验工作中,是采用患者数据质控方法?还是采用控制物质控方法?或者是二者的结合?采用控制物质控方法选择多少个控制物?控制规则是选择单规则还是多规则?选择控制规则是否越多越好?怎样根据不同项目的不精密度和总允许误差来选择不同的控制规则?如何运用西格玛控制方法?如何运用分析目标质量控制方法?不同的质控方法各有什么优缺点?不同质量水平的临床实验室怎样根据实际条件来选择适合自己实验室的质控方法?这些都是值得我们思考的问题。

第一节 控制品的性能与选择

为了做好统计过程控制,必须选择合适的控制品。体现控制品性能的有:基质效应、稳定性、瓶间差、定值和非定值、分析物水平和预处理的要求等。而当实验室选择控制品时,有几方面的因素同样需要考虑:实验室间比较计划、有效期、项目的复合程度、售后服务等。

一、控制品的定义

国际临床化学学会(IFCC)对控制品的定义为：专门用于质量控制目的的标本或溶液，不能用作校准。控制品可以是液体的、冷冻的、冻干的形态，包装于小瓶中便于使用；有各种市售商品供挑选。

1. 理想的临床化学控制品至少应具备以下特性：①人血清基质；②无传染性；③添加剂和抑菌剂的数量尽可能少；④瓶间变异小，酶类项目的瓶间CV应小于2%，其他分析物CV应小于1%；⑤冻干品复溶后成分稳定，即2~8℃时稳定性大于24小时，-20℃时稳定性大于20天；某些不稳定成分(如胆红素、碱性磷酸酶等)复溶后四小时内变异小于2%；⑥到实验室后的有效期应在1年以上。

2. 控制品的种类

(1)根据物理性状可分为液态控制血清、冻干控制血清、全血控制物、血红蛋白控制物和尿液控制物。

(2)根据血清基质可分为人血清基质的质控血清、动物基质的质控血清和人造基质的质控血清。

(3)根据靶值可分为非定值控制血清和定值控制血清。

(4)根据用途可分为：

1)标准液控制品：系纯物质的溶液(水或其他溶剂)，制备较方便，但是其物理、化学性质及光学特性均与所控制的测定样品不同。

2)控制血清：可分为液体的和冻干的(包括定值与未定值的)两种。

3)正确度控制品(trueness controls)：正确度控制品是由能溯源到更高一级参考系统的测量程序赋值的参考物质，其互通性满足要求，适合评估指定测量程序的偏移(bias)。

正确度控制品的靶值也可由参考实验室使用经批准的一级参考测量程序对参考物质(或质控样本)进行赋值确定。正确度控制品可以用于验证常规检测系统的正确度，但需经给定的测量程序验证其与患者样本的互通性，在其产品说明书应声明该正确度控制品适用于哪些经互通性验证的检测系统的测量正确度评价。

正确度控制品对于临床实验室常规质量控制而言，太昂贵，但在以下方面非常有价值：在新的检测系统校准后或期间校准后验证正确度；当怀疑患者结果不准时，常规校准后，或者仪器故障排除后验证正确度。

4)参考血清：如果使用参考血清验证正确度，要注意其互通性。

二、基质差异

1. 基质效应　制备控制品所用的基础材料一般为来自人或动物的血清或其他体液。经过处理，又添加了其他外加的材料，如化工的无机或有机化学品、来自生物体的提取物、防腐剂等，使控制品成为用户需要的产品。基质是样品中所有非分析物的组合。控制产品的基质是组成产品的基础材料。它可以是人血清、牛血清、人脑脊液、人尿液、人或羊的全血等。控制品的基质可能完全是人造的，即以化学方式制备，组合成尿液、血清或脑脊液等。严格地讲，在对某一分析物进行检测时，处于该分析物周围的其他成分的组合，是该分析物的基质。由于这些组合成分的存在，对分析物在检测时的影响称为基质效应。

2. 控制品的基础来源　理想状态下,控制品应和检验的患者样品具有相同的基质状态。这样,控制品将和患者标本具有相同的表现。例如,选用全血控制品用于血液分析仪的红、白细胞和血小板等的计数,用于"床边检验"的血糖分析仪、血气分析和全血的电解质分析,可与患者的新鲜全血具有相似的基质状态。以血清或蛋白为基础的控制品用于分析仪上的血清或血浆的分析。控制品的制备和发展是适应市场需求的真实写照。从材料来源和价格考虑,选用动物血清,或人造基质的控制血清(如基因工程得到的蛋白);从基质差异考虑,又强调选用人血清。美国国家临床和实验室标准化协会(CLSI)建议,只要有可能,控制材料应与检测样品具有相同的基质,也许就是这个原因。

3. 控制品制备的问题　但是,无论怎样选用制备材料,控制品生产加工处理还会继续改变基质的性质。这些改变包括:为达到特定浓度加入的添加物的来源和(或)性质与人标本的差异;添加的稳定剂本身就是改变基质化学表现差异的重要原因;将产品制备成冷冻或冻干状态时,控制品在物理性能和被检测时的化学表现发生了变化。凡此种种,都使控制品在实际使用中得到的检测结果烙上了无法磨灭的基质效应影响。

稳定剂与防腐剂也会引起基质效应。虽然,基质可能是人的,但重要的是:要确定控制品是否存在稳定剂与防腐剂,及其是否会引出环境污染,或当地法律有无要求有特殊的处理。好的控制品厂家的产品说明书内应具有基质材料来源的信息,以及含有的稳定剂与防腐剂是否在要求注意的水平。

4. 检验方法的影响　某些检验方法学影响了对控制品的选择。例如,现今普遍采用染料结合法检测人血清中的白蛋白。无论使用溴甲酚绿(BCG)或溴甲酚紫(BCP),它们都对人的白蛋白有强烈的特异性。它们和牛血清白蛋白虽有反应,但是结合很差,特别是溴甲酚紫。因此,使用溴甲酚紫的实验室不能使用以牛血清为基础的控制品。

5. 正确理解控制品的基质效应　作为日常的实验室室内商用控制品,从原理上来说就是人工的稳定性材料,主要目的原本就是监控实验室分析项目不精密度。从这个角度来说,只要这个控制品在这个实验室的某个固定检测系统的检测值保持稳定,实验室即可接受。但不能要求该控制品在不同系统上的值可比;有时也不能要求该控制品在同一检测系统更换试剂批号后,检测值可比。

三、稳定性

稳定性是控制品的重要指标。任何控制品都有变化、不稳定是绝对的;不变化、稳定是相对的。认为控制品很稳定,因为它的变化很缓慢,甚至检验的手段无法反映变化情况;认为不稳定,因为发生的变化太快。厂商在定值控制品上提供的预期范围,仅仅是给用户作为参考。说明书上关于控制品性能的各个指标,如冻干品的复溶性能、有无浑浊的表现、各被检分析物实际检测值是否在规定的范围内等,都是产品稳定性的反映。

好的控制品可以在规定的保存条件下,至少稳定1~2年。有公司的免疫复合控制品和生化复合控制品有效期可达3年,三分类血细胞有效期可达160天。实验室最好一次性购买够用1年甚至2年的1个批号的控制品,可以在较长的时间内观察控制过程的检验质量变化,同时也减少了每次控制品新老批号交替过程时必须要做的比对评估工作。

四、瓶间差

临床实验室开展统计过程控制的主要目的是控制检验结果的重复性。在日常控制中，控制品检验结果的变异是检测不精密度和更换的各瓶控制品间差异的综合情况。只有将瓶间差异控制到最小，才能使检测结果间的变异真正反映日常检验操作的不精密度。

优秀的控制品在生产时除了极其注意均匀混合外，还特别用称量法控制分装加样时的重复性。一般可将重复加样的 CV 控制在 0.5％以内。但是用户对冻干的控制品复溶的操作一定要严加控制，注意复溶操作的标准化，否则实验室自身会造成新的瓶间差。例如，使用 AA 级容量移液管，优级的去离子水，对瓶内冻干物湿润和混匀的动作和时间要求都须有明确规定，这样才能保证消除在复溶过程中的新瓶间差。

市场上已提供液体控制品。它消除了复溶过程引入的误差，但是这类产品较昂贵，而且总含有防腐剂类的添加物，对某些检测方法引入了基体差异的误差。所以对某些检验方法来讲，减少了瓶间差，却付出了高费用和引来了新的基质效应的代价，而且液态控制品对温度的要求比较严格。当然，液体控制品在开瓶后可稳定 14～30 天；而冻干的控制品复溶后在常温下通常只能稳定 48 小时。所以较为稳定的液体控制品可减少浪费，消除了瓶间差，也消除了操作人员原来复溶过程的操作误差等，使不少实验室乐意采用。

五、定值和不定值控制品

控制品分为定值和不定值。正规的定值控制品应在它的说明书中有被定值的各分析物（检验项目）在不同检测系统下的均值和预期范围，用户从中选择和自己一样的检测系统的定值表，作为工作的参考。

必须注意的是：公司的定值仅仅是作为用户的参考，每个实验室都应该建立自己的均值和控制限。如果实验室检测值与公司给出的"靶值"相同，并不说明做得"正确"；而实验室检测值与公司给出的"靶值"偏离较远，也不说明做得"不正确"。实验室绝对不可以使用公司给出的定值和范围，作为实验室的控制值和范围。千万不能将厂家预期范围认为是控制的允许范围。更不可使用定值控制品作为校准品。

针对指定的检测系统，能够提供溯源性证明和测量不确定度的定值控制品，非常有用。

不定值的控制品的质量其实和定值的控制品是一样的。只是生产厂商没有邀请一些实验室为控制品做检测，因而这样的控制品就没有定值了。在不定值的正规说明书上，告诉用户的信息除了定值控制品中的定值内容外，其余都有。还告诉用户，这批控制品是低值，还是高值或其他。从实用上，不定值控制品较定值控制品更为低廉。而且无论定值还是不定值的控制品，用户在使用时，必须用自己的检测系统确定自己的均值和标准差，用于日常工作的过程控制中。只是定值控制品有一个预期范围，便于用户对照。即使用户的均值和公司提供的均值相似，不说明用户检测结果准确，不相似也不说明用户的准确度有问题。

国内限于控制品生产条件的不足，国产的控制品很少。由经销商推出的国外控制品真正属于定值的不多，因为定值控制品的价格较不定值的要贵得多，用户不能接受，但是客户又要求是定值的控制品，不少经销商要求生产厂商提供一个公司自己检测的值，附在不定值的控制品上，变成用户可接受的"定值"控制品。这些定值检测方法的原理，用什么仪器、试剂盒来源、操作程序等都无可奉告。因此，用户常抱怨检测结果和"靶值"（所谓定值）相差甚远,认为控制品质量有问题。其实,控制品并没有问题,只是由于厂商提供的"靶值"所用的检测系统和用户的检测系统不同而造成的。

六、分析物水平

临床最关心各项目(分析物)的医学决定水平浓度的检验结果的质量;实验室更关心检测系统(方法)性能在临界限值处的质量表现。日常工作中,进行的分析过程控制只做 1 个水平的控制品检测,反映的质量是整个可报告范围中一点的表现;只说明在该控制值附近的患者样品检验结果符合要求,难以反映具较高或较低分析物的患者样品检验结果是否也符合要求。所以若能同时做 2 个或更多水平的控制品检测,反映的质量是一个范围的表现,质量控制的效果更好。因此在选择控制品时,应该有几个浓度的、浓度分布较宽的、最好是医学决定水平的、有可报告范围的上下限值的控制品。依据实验室和临床的要求作出选择。美国的 Statland 曾经建议过某些项目的决定水平(表 52-1)。

表 52-1　Statland 建议的医学决定水平

项目名称	计量单位	参考区间	决定水平 1	2	3	4
丙氨酸氨基转移酶	U/L	5~40	20	60	300	
白蛋白	G/L	35~50	20	35	52	
碱性磷酸酶	U/L	35~120	50	150	400	
淀粉酶	Somogyi U	60~180	50	120	200	
天门冬氨酸氨基转移酶	U/L	8~40	20	60	300	
癌胚抗原	ng/L	<25	25	100	200	
肌酸激酶	U/L	10~180	100	240	1800	
γ-谷氨酰转移酶	U/L	5~40	20	50	150	
乳酸脱氢酶	U/L	60~220	150	300	500	
总蛋白	G/L	60~80	45	60	80	
钙	mmol/L	2.25~2.65	1.75	2.75	3.38	
氯	mmol/L	98~109	90	112		
二氧化碳	mmol/L	23~30	6.0	20	33	
镁	mmol/L	0.6~1.2	0.6	1.0	2.5	
无机磷	mmol/L	0.81~1.61	0.48	0.81	1.61	
钾	mmol/L	3.7~5.1	3.0	5.8	7.5	
钠	mmol/L	138~146	115	135	150	
胆红素	μmol/L	1.7~20.6	24.1	42.8	342	
胆固醇	mmol/L	3.9~4.5	2.3	6.2	6.7	9.0
葡萄糖	mmol/L	3.3~5.3	2.5	6.7	10.0	

续表

项目名称	计量单位	参考区间	决定水平			
			1	2	3	4
铁	μmol/L	9.0～29.6	9.0	39.4	71.7	
三酰甘油	mmol/L	0.22～2.04	0.45	1.69	4.52	
尿素	mmol/L	2.9-9.3	2.1	9.3	17.9	
尿酸	μmol/L	148～410	118	472	631	
肌酐	μmol/L	62～133	177	707	946	

控制产品的分析物水平很重要。它要求对各个控制产品的有关临床水平进行比较。例如，实验室要求购买三个水平的 TSH 控制产品，这样可以使实验室"控制"（评价）在低 TSH（<3mIU/L）、正常 TSH（3.0～10mIU/L）与高 TSH（>10mIU/L）的方法曲线。仪器的线性达 50mIU/ml。控制品的供应商甲可提供的免疫控制产品内含 TSH 水平为：

三个水平：低水平（1.03～1.23mIU/L）、正常水平（7.5～9.6mIU/L）和高水平（27.9～34.5mIU/L）。

这个产品符合实验室的诊断指标。它含有三个明显的水平，处于实验室使用的决定限值，并适合对仪器线性上限的评估。

供应商乙也可提供三水平的产品。产品为：低水平（3.0～5.0mIU/L）、正常水平（8.0～10.0mIU/L）和高水平（45～55mIU/L）。

这个产品不"控制"低 TSH 水平，因为控制产品的低水平高于实验室的决定限值。而且，它不提供在曲线高限处合适的控制品，它的高水平控制品值太靠近仪器的线性限值，有可能经常会超过该限值。所以供应商乙的产品不是最适合应用于 TSH 的质控。

不太可能有适合每个仪器、试剂盒、或方法的完美控制产品。与控制产品供应商沟通时，应认真了解控制品的使用手册。

七、检测系统配套控制品

为了使检测系统用户及时了解使用检测系统的质量现状，较大的诊断产品厂商，除了提供检测系统所需的仪器、试剂盒、校准品外，也提供它们检测系统专用的控制品。这些控制品也分定值控制品和不定值控制品。这些检测系统的配套控制品，在满足控制品要求的前提下，其他检测系统也可使用。

八、第三方控制品

实验室使用原厂配套的控制品之外的，也可使用由独立于配套系统和试剂的公司生产的第三方控制品。所谓第三方，既不是仪器厂商的控制品，也不是试剂厂商的控制品，而是独立于任何检测系统产品厂商的控制品。第三方控制品的定义为：不专为某特定方法或仪器设定或使最佳化、其性能与试剂或试剂盒批号完全无关、可以对检测系统提供相对客观评估的控制品。其特点在于独立性，因此，第三方质控亦被称为独立质控。

第三方质控的含义包含以下四个方面：

1. 独立质控首先要使用独立于校准品的质控品；

2. 优先选用由非检测系统厂家生产的质控品；

3. 在应用统计学质控程序时，实验室必须建立自己的均值和标准差，绝不能直接使用厂家提供的定值；

4. 实验室必须基于患者和医生对检测质量的要求及其日常工作的不精密度和不正确度水平，选择恰当的质控规则和质控次数。

实验室质控的初衷是通过发现和排除质量问题，实现质量改进和质量保证。这些问题可能来自构成检测系统的"人、机、料、法、环"中的某个或某些环节。所谓"当局者迷"，要想及时、客观、公正地发现任何潜在问题，作为核心的监控手段，室内质控所用的质控品，质控均值和标准差、质控规则的确定，失控处理流程的规范等，只能且必须由实验室根据最佳质量保证的原则，并充分结合实验室的实际情况而定。另一方面，原厂质控无论是从产品设计，产品质量，通用性，售后服务的专业性、客观性等方面，均不利于及时、客观、公正地发现仪器、试剂、校准品可能存在的质量问题。第三方质控作为一个独立方，具有如下优势：

1. 项目复合程度高，第三方控制品厂家所提供的产品，其产品内所包含的检测项目往往复合程度很高，一个控制品通常可以涵盖大部分的检测项目。

2. 原材料、生产工艺、生产周期、赋值程序、流通途径完全独立于校准品和试剂的生产和流通，可更好地发现校准品和试剂本身的质量问题，或因相关环节改变导致的批间变化；

3. 不专为特定的方法或仪器设计或特别优化，具有广泛的通用性，可为检测系统提供相对客观的评估；

4. 拥有更广泛的客户群，可提供更有价值的实验室间比对数据，为实验室提供更多质量信息；

5. 专注、专业、独立的质控服务，实验室享有更多的质量知情权和更全面的质量保障服务；

6. 集成化提供质控产品、质控软件及质控服务，可极大简化实验室质控品采购、库管、质控数据管理、联系厂家服务的工作流程或管理模式，有效提高实验室质控的工作效率。

配套控制品和第三方控制品各有所长，建议有条件的实验室同时使用配套控制品和第三方控制品。

九、控制品使用前的预准备

无论哪种检验学科、什么类型的控制品都有使用前的预准备要求。检验人员在使用前必须认真阅读控制品的使用说明书，明确要求后再开始使用。现以国际某著名公司临床化学定值冻干控制品为例加以说明。

该产品采用人血清，添加了纯化生物化学物（人和动物来源的组织提取物）、化学品、治疗药物、防腐剂和稳定剂等制备而成。产品为冻干状，以增加稳定性。

1. 储存和稳定性　本产品不开瓶储存于 2～8℃，可稳定至失效期。控制品复溶后，紧盖储存于 2～8℃，除了酸性磷酸酶和前列腺酸性磷酸酶可稳定 3 天外，其余所有分析物可稳定 7 天。

控制品被复溶和冷冻后，在 −10～−20℃ 下保存，除了妥布霉素稳定 20 天外，其余所有分析物可稳定 30 天。冻融后不可再次冷冻，弃去剩余控制品。

本产品可在一般环境条件下运输。

2. 复溶 小心开瓶,取下瓶盖,使瓶盖朝上,当心瓶盖上黏附的冷冻粉末被风吹下。按要求容积用容量吸管吸取蒸馏水或去离子水,仔细盖上瓶盖后,将控制品静置于室温(18～25℃)约 15 分钟,其间温和转动瓶子,使瓶内冻干物完全溶解。取样前,温和颠倒瓶子数次,确保均一。若进行微量金属分析,不必颠倒混匀。

3. 程序 本产品应与患者样品相同方式进行处理,按照仪器与使用的试剂盒说明操作。每次使用后盖紧瓶盖,置 2～8℃保存。

4. 注意事项

(1)本产品应在有效期内使用,过期不能使用。

(2)若发现被微生物污染或有过多的混浊,弃去不用。

(3)本产品不能用于校准。

不同的操作人员复溶干粉控制品是否有差异,不同解冻流程对冷冻保存的液体控制品开瓶后稳定性是否有影响,反复冻融液体生化控制品 2 次以上对不同生化项目的检测结果稳定性是否有影响,这些都是应该关注的问题。

广东省中医院检验科针对复溶过程中多种因素对干粉控制品检测结果的影响进行了评估。发现工作年资较低、经验较少的实验人员在复溶操作过程中的操作不规范,会对干粉控制品的检测结果产生一定的影响。发生这种情况的原因可能是操作人员在打开干粉控制品瓶塞的时候,有部分在盖子上的控制品粉末遗失,造成控制品量不足,加水复溶后控制品浓度发生变化,所以对最后上机测定的结果产生了影响。在复溶加样的时候,移液管读数不准确,加样手法存在问题,造成加入的水量不准确;在干粉控制品溶解的过程中,未能完全按照复溶操作要求去做,造成干粉控制品溶解不充分;上机测定前,未能将复溶好的干粉控制品做到充分混匀等因素均会对干粉控制品上机测定的结果产生影响。复溶时的温度对干粉控制品检测结果亦有影响,低于或高于室温(24℃±2℃),如在 15℃和 30℃时,胆红素的稳定性除受光线的影响外,可能还与温度有关。复溶时采用的不同水质对干粉控制品检测结果会受到影响,采用电导率>1μS/cm 的纯水复溶即纯水电导率为 1.711μS/cm 和 3.500μS/cm 时,有的检验项目如钙、直接胆红素、镁、葡萄糖、α羟丁酸脱氢酶、总胆红素等 6 项的测定结果有影响。

为了避免因非产品因素、仪器因素等对临床生化干粉控制品的质量控制结果所造成的影响,建议复溶时的温度选择在室温(24℃±2℃)下进行,水质选用电导率<1μS/cm 的纯水为宜,实验技术人员要严格按照复溶的操作要求对干粉控制品进行复溶,规范复溶操作过程,减少非产品因素导致的误差,保证质控结果和临床检验结果可靠和准确。

第二节 统计质量控制方法

一、统计质量控制的含义

医学实验室的质量控制是一个统计过程,用于监视与评价产生患者结果的分析过程。统计过程要求与患者样本一起,有规律地检测控制品。将质量控制结果与统计限值(范围)作比较。

在医学实验室进行的检测活动,检测最后是结果。可以是患者的结果,或者是质量控制结果。结果可以是定量的(某数值)或定性的(阳性或阴性)、或是半定量的(局限于少量不同的值)。

1. 统计过程控制 将控制品随同患者样本一起,由检测系统检测,控制品检测得到的结果为控制值。这些控制值的大小和变化反映了检测系统在检验分析过程中的质量表现。为了便于分析和及早发现检验分析过程的问题,使用了统计技术对控制值作归纳和整理。因此,这样的质量控制内容称为统计过程质量控制,简称为统计质量控制,或分析过程控制,或统计过程控制。

统计过程控制若反映同批的控制值结果良好,也即说明:本批患者样品在分析检验中的质量属可接受;反之,分析质量有问题,应予以处理,不能发出报告。

质量控制产品是类似于患者标本的材料,理想的是使用人血清、尿液、或脑脊液等制备。控制品可以是液体的或冻干的材料,内含一个或多个已知浓度的组分(分析物)。控制品必须与患者样本一样的方式被检测。一个控制品通常含有许多不同的分析物。正常水平控制品含有可检测的分析物在正常水平。病理或异常水平控制品含有可检测的分析物,高于或低于分析物的正常水平。

2. 质量控制方法 统计过程控制有两个必要组成内容:每批检测中使用控制品的数量;使用什么控制规则判断控制值可否接受。在临床实验室中,通常对稳定的控制品检测,将控制值点在具有特定控制限的控制图上;运用设定的判断限或控制规则对控制值进行评估。

良好实验室规范要求每个项目每天至少检测正常水平与病理或异常水平的控制品,以监视分析过程。若检测稳定短于 24 小时,或发生了一些变化,会潜在地影响检测的稳定性,此时应增加控制品的检测次数。

用质量控制产品的检测结果创建质量控制数据库,实验室以此确认检测系统。将每天的质量控制结果与实验室确定的质量控制值的范围比较并予以确认。对正常的与病理或异常水平控制品检测的质量控制数据,累积计算以建立实验室确定的范围。

在美国,最终 CLIA 法规(2003 年 1 月)要求,每天进行检测的项目,应检测两个具有不同浓度的控制材料;除非实验室能显示,某项目检测选择的质量控制计划证明是合格的,这也被称为等效质量控制。

3. 控制图 显示控制结果,判断本次控制值是否在控的制图方法。控制值按检测时间或检测批顺序数点于图上;将各点按顺序连接,便于观察有无倾向、系统性偏移和随机波动。

4. 控制限 绘制于控制图上的临界线,便于判断有无失控。这些控制限通常由某控制品重复检测控制值的均值和标准差确定。

5. 控制规则 判断某批结果是否在控的临界规则。可以简单地理解为失控规则。随着 Westgard 多规则的推出,将 $\bar{x} \pm 2s$ 为限制的规则用作警告规则,控制规则的含义扩充了。但是仍然可以理解为:如果没有特别指出,一般的控制规则用于判断是否失控。常以符号 A_L 表示。A 为某统计量或代表控制值的观察个数;L 为确定的控制限,常由此规定均值($\bar{x}$)加减几个标准差(s),有时规定了假性拒绝的概率(P_{fr})。

6. 批,分析批 一段时间的区间,或是一组患者样品量的大小,统计过程控制确定控制状态的对象。CLIA 规定,临床化学检测的最大批量的时间为 24 小时;血液学检验为 8 小时。各实验室应依据影响检验过程性能的变化来确定或调整批的大小，如操作人员的更换、改动试剂、重新校准等。可以任选项目的分析仪，一批即为重做控制品的时间区间；手工操作的一批为同时检测多少患者标本数。

7. 平均批长度(average run length, ARL)　ARL 是判断分析批失控之前将出现的平均分批个数来描述控制方法性能特征的参数。能将其规定为"在控(可接受)质量"和"失控(可拒绝)质量"两种。在控质量的平均批长度(ARLa)指的是存在的误差仅是测定方法固有的不精密度的情况。失控质量的平均批长度(ARLr)指的是除了测定方法固有不精密度外，还存在误差的情况。

(1)持续及间断分析误差：当测定方法受到从一批持续到下一批直到被检出和排除的持续分析误差的影响时，ARL 的性能特征重要。对于间断误差其误差发生在单独分析批上，在后面批上不存在概率(误差检出概率 P_{ed}，假失控概率 P_{fr})描述的检出误差和判断分析批失控的机会。对于间断误差，不必计算 ARL。

(2)平均批长度的计算：对于仅依赖于当前批控制测定值的控制方法，失控概率在批之间没有改变，ARL 能从 Duncan 提出的公式进行计算：

$$ARL = 1/P$$

其中 P 是对于在单独批出现误差而确定的失控概率。从 P_{fr} 能确定 ARLa，P_{ed} 确定 ARLr。

例如，对于 3s 控制限的 Levey-Jennings 控制图且 N＝4，P_{fr} 大约是 0.01，则相应的 ARLa 是 100(1/0.01＝100)。因此，当测定方法是在稳定条件下操作时，在判断分析批失控之间平均有 100 批。P_{fr} 值越小，判断失控之前的批数越多。在这一控制方法上，对于 2.0s，偏移的 P_{ed} 是 0.45，则相应的 ARLr 是 2.2(1/0.45＝2.2)。即当误差发生时，在检出误差之前，它将需要平均 2.2 批。P_{ed} 值越高，在检出误差之前的批数越少。

除了平均批长度外，批长度的分布可能有意义。从一般的公式中能确定分布：

$$ARL = \sum_{r=1}^{\infty} rPrQr$$

其中 r 是批数，Pr 是判断第 r 批失控的概率，Qr 是达到第 r 批未检出误差批的比例。

厂家推荐批长度(manufacturer's recommended run length, MRRL)是指厂家应说明测定系统准确度和精密度稳定的时间或序列。用户规定的批长度(user's defined run length, UDRL)是指用户除了根据厂家推荐的批长度外，还应根据患者样本稳定性、患者样本数量、重复分析样本量、工作流程、操作人员素质来确定分析批长度。UDRL 不应超过厂家推荐的批长度，除非用户具有足够的科学数据才能修改。

8. 统计质量控制的作用　检测和控制检测系统测定工作的精密度，控制常规测定工作批内或批间样本检测结果的一致性；评价正确度的改变；监测检测过程并判断是否可以发出检验报告；排除质量环节中导致不满意结果的原因。

二、控制物测定个数与控制规则的选择

(一) 方法评价决定图

分析总误差可接受性的判断，以"优秀，良好，临界，差"四个等级评价各方法性能，如果评价为"临界，差"的等级，需要考虑更换方法或不同厂家的试剂盒。

（二）Westgard 质控选择表格

Westgard 质控选择表格是一种 3×3 表格，其确定了适合于 9 种不同分类测定过程的质控方法（即质控规则和质控测定个数）。表格的行为医学上重要的系统误差大小，临界系统误差（ΔSEc）描述过程能力。表格的列由误差发生率（f）描述过程的稳定性。在表格的小方格内是质控规则和每批质控测定个数（N），见表 52-2、表 52-3。其操作方法：

1. 以允许总误差（TE_a）形式规定分析质量要求。

2. 确定方法的不精密度（s）和不准确度（bias）。

3. 计算临界系统误差。 $\Delta SEc=[(TE_a-|bias|)/s]-1.65$

4. 将"稳定性"分为"良好"、"中等"、"差"等级。使用你自己的最佳判断。如果是"良好"则认为方法几乎没有问题；"差"则认为方法经常出现问题，"中等"则是处于两者之间。

5. 决定使用哪一个控制选择表格用作选择控制方法。

6. 根据方法稳定性选择表格的行。

7. 利用 ΔSEc 值作为表格的列。

8. 查出表格的控制规则和控制测定结果个数。

9. 使用功效函数图来验证其性能。

10. 选择最终需要执行的控制规则和控制测定结果个数。

表 52-2　单规则固定限质控设计表格

（ΔSEc）	过程稳定性（误差发生率 f）		
	差＞10%	中等 2%～10%	良好＜2%
＜2.0s	$1_{2.0s}$　n＝3～6	$1_{2.0s}$　n＝2	$1_{2.0s}$　n＝1
	$1_{2.5s}$　n＝6～8	$1_{2.5s}$　n＝4	$1_{2.5s}$　n＝2
		$1_{3.0s}$　n＝6	$1_{3.0s}$　n＝4
			$1_{3.5s}$　n＝6
2.0s～3.0s	$1_{2.0s}$　n＝2	$1_{2.0s}$　n＝1	$1_{2.5s}$　n＝1
	$1_{2.5s}$　n＝4	$1_{2.5s}$　n＝2	$1_{3.0s}$　n＝2
	$1_{3.0s}$　n＝6	$1_{3.0s}$　n＝4	$1_{3.5s}$　n＝4
		$1_{3.5s}$　n＝6	
＞3.0s	$1_{2.0s}$　n＝1	$1_{2.5s}$　n＝1	$1_{3.0s}$　n＝2
	$1_{2.5s}$　n＝2	$1_{3.0s}$　n＝2	$1_{3.5s}$　n＝4
	$1_{3.0s}$　n＝4	$1_{3.5s}$　n＝4	
	$1_{3.5s}$　n＝6		

表 52-3　Westgard 多规则质控设计表格

（ΔSEc）	过程稳定性（误差发生率、f）		
	差＞10%	中等 2%～10%	良好＜2%
＜2.0s	$1_{3s}/2_{2s}/R_{4s}/4_{1s}/12_x$	$1_{3s}/2_{2s}/R_{4s}/4_{1s}/8_x$	$1_{3s}/2_{2s}/R_{4s}/4_{1s}$
	n＝6	n＝4	n＝2

续表

（ΔSEc）	过程稳定性（误差发生率、f）		
	差＞10％	中等2％～10％	良好＜2％
2.0s～3.0s	$1_{3s}/2_{2s}/R_{4s}/4_{1s}/8_x$ n=4	$1_{3s}/2_{2s}/R_{4s}/4_{1s}$ n=2	$1_{3s}/2_{2s}/R_{4s}/(4_{1s}W)$ n=2
＞3.0s	$1_{3s}/2_{2s}/R_{4s}/4_{1s}$ n=2	$1_{3s}/2_{2s}/R_{4s}/(4_{1sw})$ n=2	$1_{3s}/(4_{1sw})$ n=2

注：多规则控制方法由"/"把控制规则联合起来，具有 W 的规则表明用它作"警告"规则，而不是判断失控的规则

（三）功效函数图

功效函数图（power function graph）为分析批失控概率（误差检出概率和假失控概率）与该批发生随机或系统误差大小关系的图，即表示统计功效与分析误差大小（临界随机误差$\triangle REc$ 和临界系统误差$\triangle SEc$）的关系（图 52-1）。在临床实验室难以进行这种特性的实验研究，因为必须控制许多变量。然而，计算机模拟研究就很容易地获得这种信息，所建立的研究模型包括所考虑的因素及变量。利用功效函数图可以评价不同控制方法的性能特征和设计控制方法，同时功效函数图也是建立控制方法选择、设计表格和操作过程规范（operational process specifications，OPSpecs）图的基础。利用功效函数图设计室内质控方法流程见图 52-2。

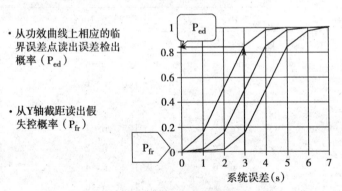

· 从功效曲线上相应的临界误差点读出误差检出概率（P_{ed}）

· 从Y轴截距读出假失控概率（P_{fr}）

图 52-1　功效函数图示例

1. 确定质量目标　这是设计控制方法的起点。质量目标可以用允许总误差（TE_a）的形式表示。目前中国尚未确立各项目的允许总误差。美国和欧洲分别提出了各项目的可接受的允许误差范围，如实验室不能自行确定各项目的 TE_a 时，可暂时参考美国临床实验室改进修改法案（CLIA）能力验证（PT）的评价限，将来有必要根据中国的实际情况，制定出我国临床检验定量测定项目的 TE_a。

2. 评价分析方法　对本实验室定量测定的项目逐一进行评价，确定每一项目的不精密度（用 CV 表示）和不正确度（用 bias 表示）。

3. 计算临界系统误差　临界系统误差$\triangle SEc=[(TE_a-|bias|)/s]-1.65$

4. 绘制功效函数图　功效函数图描述了控制方法的统计"功效"，其中 Y 轴为误差检出概率 P_{ed}，X 轴为临界误差大小。在图中，P_{ed} 作为控制测定值个数 N 和检出分析误差大小的

函数,Y 轴的截距则为假失控概率 P_{fr}。功效函数作为一种函数,可以认为其自变量为 $\triangle SE_c$ 和 N 或 $\triangle RE_c$ 和 N,其中的 N 为控制值的测定个数(同一控制品的重复测定次数或同一批内不同控制品测定结果的总数),而误差检出概率 P_{ed} 则为其应变量。功效函数图就是该函数在笛卡尔坐标上的轨迹,Y 轴上的截距则为其假失控概率 P_{fr}。功效函数图的绘制比较复杂,可利用计算机模拟程序进行绘制。

5. 评价控制方法的性能特征　控制方法的性能特征包括误差检出概率和假失控概率。通常误差检出概率达 90% 以上,而假失控概率在 5% 以下就可满足一般临床实验室的要求。

6. 选择控制方法　根据评价的结果,选择的控制方法(包括控制规则及控制测定结果个数)既要有高的误差检出概率和低的假失控概率,又要简单,方便计算。功效函数图需要计算机软件操作,既可操作常用单个控制规则的功效函数图,又可操作联合控制规则的功效函数图。

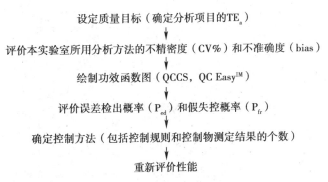

设定质量目标(确定分析项目的 TE_a)

↓

评价本实验室所用分析方法的不精密度(CV%)和不准确度(bias)

↓

绘制功效函数图(QCCS, QC Easy™)

↓

评价误差检出概率(P_{ed})和假失控概率(P_{fr})

↓

确定控制方法(包括控制规则和控制物测定结果的个数)

↓

重新评价性能

图 52-2　利用功效函数图设计室内控制方法流程图

(四) 操作过程规范图与标准化操作过程规范图

1. 操作过程规范　操作过程规范图显示的是测定方法的不精密度、不正确度和已知质量保证水平达到规定质量要求需要采用的控制方法之间的一种线条图。OPSpecs 图可用于证实当前统计控制的方法是否适当,或选择新的控制方法是否能达到分析质量要求。由于不需计算临界误差并减少了不必要的操作,应用 OPSpecs 图可简化设计控制方法的过程。只要将测定方法的不精密度和不正确度标记在 OPSpecs 图上,就能直接查出选择的控制方法保证质量水平的能力。

如图 52-3 所示,OPSpecs 图中 Y 轴为允许的不正确度(bias),X 轴为允许的不精密度(CV)。图中最高的斜线表示当测定方法非常稳定时的不精密度和不正确度的最大允许限,规定总误差为偏移(bias)+2s,此总误差常用于方法评价时判断是否可接受的标准。下面的三条斜线分别表示当测定方法不稳定存在系统误差时,需要用不同的控制方法(每条斜线代表一种控制方法)进行控制时的常规操作限。使用 OPSpecs 图时,将测定方法的不精密度和不正确度画在图上,确定实验室的操作点(operational point),然后将它与不同控制方法的常规操作限比较。常规操作限高于操作点的控制方法是可采用的;它们可达到如图所规定的质量保证水平,且成为候选的控制方法。但最终选择还要考虑所需控制测定值个数、失控概率及执行的难易程度。操作过程规范图流程见图 52-4。

OPSpecs 图是为快速评价保证每日常规测定操作能达到规定的质量要求所需常规操作条件(精密度、正确度和控制方法)而提供的简单图形工具。这种简化的方法是通过融合临界误差图和误差检出概率得到的。OPSpecs 图需软件操作。

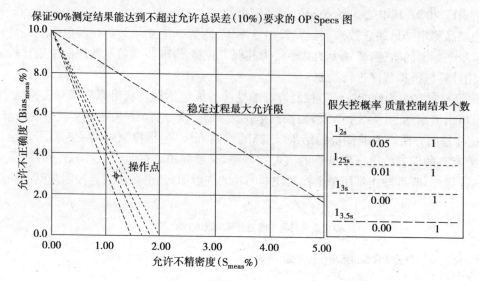

图 52-3 OPSpecs 图示例

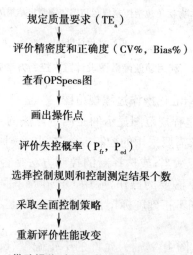

图 52-4 借助操作过程规范图选择控制方法的流程图

2. 功效函数图与 OPSpecs 图之间的关系 控制方法提供的质量保证水平与检出造成超过质量要求的临界分析误差的概率有关。在应用质量-计划模型时,从功效函数图(分析批失控概率与该批发生随机或系统误差大小关系图)可查出某一控制方法的 $\triangle SE_{cont}$ 和 $\triangle RE_{cont}$ 值。

将 $\triangle SE_{cont}$ 值代入公式($TE_{EQA} = |bias_{totl}| + \triangle SE_{cont} s_{meas} + zs_{meas}$)后,可计算出质量要求与测定方法的不精密度、不正确度以及分析质量保证水平之间的关系。如果将公式($TE_{EQA} = |bias_{totl}| + \triangle SE_{cont} s_{meas} + zs_{meas}$)重新整理为表示允许不正确度与分析质量要求,测定方法不精密度和控制性能的函数关系[$bias_{totl} = TE_{EQA} - (\triangle SE_{cont} + z) s_{meas}$],可以看出 OPSpecs 图与质量-计划模型之间的关系。

3. 标准化操作过程规范图（Normalized OPSpecs chart）　OPSpecs 图的出现,对促进质控规则的发展,提高质控工作的质量和水平,确保质控真正发挥作用有重要意义。除了细菌的药敏等定性质控以外,生化、免疫、血液定量指标的常规室内质控均可利用 OPSpecs 图来选择合适的控制规则和控制物测定个数。

当 OPSpecs 被应用于不同的质量要求,所有需要改变的就是 X 轴和 Y 轴的坐标。Y 轴的坐标是从 0 到 TE_a,X 轴的坐标是从 $0\sim50\%$ 的 TE_a。对于不同的质控操作,实际的操作限都使用相同的操作方法,图形看起来都一样,只是坐标轴因各项目的 TE_a 不同而相应改变。

标准化的 OPSpecs 图使各项目间具有可比性,简化作图,无需软件,更适合基层实验室使用。

标准化的 OPSpecs 的改进就是使每个项目的图形都一样,Y 轴从 0 到 100.0,X 轴从 0 到 50.0。操作点的坐标经标准化之后则表达为占 TE_a 的百分比。例如:胆固醇的 TE_a 是 10%,在原始的应用中其 CV 是 3.0%,bias 是 3.0%。标准化的操作过程规范图显示的操作点是纵坐标为 30% 的 TE_a,横坐标是 30% 的 TE_a。原始的 3% 现在表达为 30% 的 TE_a,即 $[(3/10)\times100\%=30\%]$。经标准化之后的图形就每个项目都完全一样。

标准化的 OPSpecs 可以手工用计算器计算,也可以用标准的“计算工具”（Westgard QC Web Tool for Normalized OPSpecs Calculation. htm）。描操作点可以应用软件,如果条件不允许,可以先打印 8 张标准化的图,手工描点。选择候选质控方法,但最终选择还要考虑所需质控测定值个数、失控概率及执行的难易程度,选择最佳质控方法。

（五）西格玛方法性能评价法

1. σ 值的计算　按照 Westgard 等报道方法计算 σ 值,σ 值 $=(TE_a\%-bias\%)/CV\%$。

2. 绘制标准化 sigma 性能评价图　以 $TE_a\%$ 计为 100%,过点 $(0,100)$、$(16.67,0)$ 作直线,对应为 6σ 性能线;过点 $(0,100)$、$(20,0)$ 作直线,对应为 5σ 性能线;依次类推,画出 4σ 性能线、3σ 性能线。则 4 条 σ 性能线把图划分成 5 个区域,自左向右依次代表:大于 6σ 性能区、$5\sim6\sigma$ 性能区、$4\sim5\sigma$ 性能区、$3\sim4\sigma$ 性能区、小于 3σ 性能区。然后,标记每个项目的操作点:横坐标为 $CV\%$ 占 $TE_a\%$ 的百分数,纵坐标为 $bias\%$ 占 $TE_a\%$ 的百分数。

3. σ 性能评价标准　σ 值 ≥6.0 说明方法学质量已达到最佳水平,只需采用单一且宽松的 QC 规则即能控制分析中的检验结果;σ 值 ≥5 性能区,说明方法性能良好,但需采用单一较严格的 QC 规则;σ 值 ≥4.0,说明方法性能较好;σ 值 ≥3.0 说明方法性能欠佳,需采用严格的 QC 多规则,σ 值 <3.0 说明方法性能差,不仅需采用最严格的 QC 多规则,而且应考虑方法学革新。

4. 根据 Sigma metrics 图设计质控方案　根据每个项目的 σ 值在 sigma metrics 图上定位横坐标,然后作垂线使之与候选控制规则的功效函数曲线相交,从而得到该值性能水平时各质控规则的误差检出率,最后以误差检出率 >0.90,假失控率 <0.05 为原则,选择控制规则。

三、控制品的位置

用户应确定每批内控制品的位置,其原则是报告一批患者检测结果前,应对质控结果作出评价。控制品的位置须考虑分析方法的类型,可能产生的误差类型。例如,在用户规定批

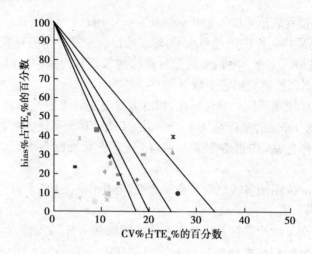

图 52-5　以 CLIA 允许误差计算的 σ 值性能评价图

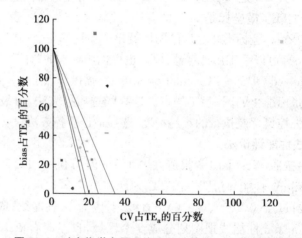

图 52-6　以生物学变异允许误差计算的 σ 值性能评价图

长度(UDRL)内,进行非连续样品检验,则控制品最好放在标本检验结束前,可检出偏移;如将控制品平均分布于整个批内,可监测漂移;若随机插于患者标本中,可检出随机误差。在任何情况下,都应在报告患者检测结果前评价质量控制结果。

注:常规工作中将控制品放在校准品之后,得到的质控结果是对分析不精密度的不真实的估计,对批量标本检测时出现的偏移或漂移无法作出估计。

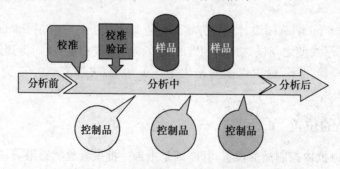

图 52-7　分析批与控制品的位置示意图

四、统计量的计算与使用

实验室检验的每个项目质量控制统计量是由经常检测控制产品得到的质量控制数据计算而来。收集的数据对应于每个水平的控制品。所以,由这个数据计算的统计量与范围也专用于每个水平的控制品,并反映在特定浓度下检测的表现。实验室质量控制常用的统计量有算术均值与标准差,变异系数,Z值等。

(一) 算术均值、标准差和变异系数

1. 算术均值 算术均值简称为均值。符号为 $\overline{x}$。

计算式为: $\overline{x} = \dfrac{\sum x_i}{n}$

式中: x_i 为各个观察值; $\sum$ 为总和的符号; $\sum x_i$ 为将所有 x_i 加起来的总和; n 为被统计的这组中 x_i 的个数; $\overline{x}$ 为这组 x_i 的平均值。

$\overline{x}$ 在所有 x_i 的大小分布呈正态分布的前提下, $\overline{x}$ 代表这组 x_i 的平均水平或集中趋势。n 越大,即 x_i 个数越多, $\overline{x}$ 的代表性越强。

在计算某特定水平控制品的均值时,首先,将该控制品收集的所有值加起来。然后,以值的个数除这些值的和。

在日常工作中,检测系统的正确度发生变化可以从控制值的均值的偏离反映出来。均值(或平均值)是实验室对控制品某特定水平分析物真值的最佳估计。均值和正确度或系统误差有关。

2. 标准差 标准差是一个统计量,度量各个数量值(如:质量控制数据)互相间一致的关系。另一个词不精密度,常用于表示各个数量值互相离散的程度。使用与计算均值相同的控制品数据计算标准差。它为实验室提供了在特定浓度下检测一致性的估计。某检测的重复性可以是一致的(低标准差、低不精密度)或不一致的(高标准差、高不精密度)。不一致的重复性可能与涉及的分析物或检测中的问题有关。若是有故障,实验室必须纠正问题。

希望得到相同标本的重复检测结果越紧密越好。为跟踪治疗效果或疾病的进程,对同一患者定期重复检测特别需要良好精密度。例如,处于临界监护的糖尿病患者需要每2~4小时的葡萄糖水平,特别要求葡萄糖检测是精密的,因为精密度的缺乏会丧失检测可靠性。若该检测性能变异很大(高不精密度、高标准差),不同时间的葡萄糖结果会不真实。

描绘一组观察值或检测的控制值不仅需要均值 $\overline{x}$ 说明这组数据的平均水平或集中趋势外,还应有反映这些数据的离散分布的统计量。标准差是表示离散中用得最多的指标。标准差统计量符号为 s,是所有观察值对于均值的离散程度指标。

计算式为: $s = \sqrt{\dfrac{\sum (x_i - \overline{x})^2}{n-1}}$

式中的 $\sum (x_i - \overline{x})^2$ 简称为离均差平方和。是所有观察值 x_i 和均值 $\overline{x}$ 的差 $(x_i - \overline{x})$ 的平方值 $(x_i - \overline{x})^2$ 的总和。它表示了各个观察值对于均值的离散程度度量值。但是它是平方后的总和,如果除以观察值的个数 n,再开方,就可和均值具有相同的计量单位,使用也方便了,这就是标准差。现在分母不是 n,是 $n-1$,这是因为在 n 不大(观察值个数不多)的情况下,计算的标准差实际上是一个估计值;为了使估计的标准差可靠些,分母为 $n-1$。统计中将 $(n-1)$ 称为自由度。

只有在所有观察值呈正态分布的前提下,而且观察值的个数 n 较大时,计算出来的标准差才有意义。标准差和精密度或随机误差有关。如果观察值是控制品的日常控制值,则标准差的大小反映检测系统(方法学)的随机误差大小。标准差 s 越大,数据分布越离散,随机误差越大;标准差 s 越小,所有数据的分布很集中,随机误差越小,检测系统的精密度也较好。

在观察值呈正态分布的条件下,统计上常联合使用均值 $\bar{x}$ 和标准差 s 来描绘整个观察值。以均值加减数倍标准差来概括组成该均值和标准差的所有观察值。

所有观察值在 $\bar{x} \pm 1s$ 内的可能性为 68.2%;写成:$\bar{x} - 1s \leqslant x_i \leqslant \bar{x} + 1s$。

在 $\bar{x} \pm 1.96s$ 内的可能性为 95%;写成:$\bar{x} - 1.96s \leqslant x_i \leqslant \bar{x} + 1.96s$。

在 $\bar{x} \pm 2s$ 内的可能性为 95.5%;写成:$\bar{x} - 2s \leqslant x_i \leqslant \bar{x} + 2s$。

在 $\bar{x} \pm 2.58s$ 内的可能性为 99%;写成:$\bar{x} - 2.58s \leqslant x_i \leqslant \bar{x} + 2.58s$。

在 $\bar{x} \pm 3s$ 内的可能性为 99.7%;写成:$\bar{x} - 3s \leqslant x_i \leqslant \bar{x} + 3s$ 等。

这些在随机误差的估计上特别有用。

3. 变异系数 变异系数的符号为 CV,由英语的变异系数词"coefficient of variation"简略而来。

计算式为:$CV(\%) = \dfrac{s}{X} \times 100$

由计算式可知,它是对于均值的相对标准差,以百分值表示。

严格讲,某检测系统在不同的均值下,具有不同标准差;因此在估计某项的随机误差时,应该表示为在什么分析物的不同?均值下的标准差为多少。如果在检测系统的很大范围内,标准差和均值的比值较为恒定;或者临床认为只要误差控制在一定的百分值内就可接受时,直接使用变异系数 CV 显得很方便。在美国政府的 CLIA 的法规中,室间质量评估的允许范围大多采用百分值表示,由此推算 CV 确定随机误差很容易。

这个统计量使检验人员容易对所有精密度作比较。因为标准差随分析物浓度增加而增加,CV 可被视为统计的平衡。若检验人员需要对两个不同方法比较精密度,仅使用标准差容易误解。例如,要求对测定葡萄糖的己糖激酶与葡萄糖氧化酶两个方法作比较。己糖激酶法的标准差为 0.26mmol/L,葡萄糖氧化酶的为 0.22mmol/L。若仅从标准差比较,似乎葡萄糖氧化酶方法的精密度好于己糖激酶方法,这是不正确的;若计算 CV,两个方法的精密度则相等。假定己糖激酶方法的均值为 6.6mmol/L,葡萄糖氧化酶的均值为 5.5mmol/L;二者方法的 CV 均为 4%。因此,它们是等同精密的。

4. Z值(Z score) 在统计质量控制中,若已经对控制品做了多次检测,由控制值计算出均值和标准差,并以此建立了控制图,开始每天的控制。如果检验人员需要简便地了解某控制值和均值间的差值大小,除了计算该差值外,还可以将控制值与均值的差与标准差相除,商即为差值相当于标准差的倍数,这就是 Z 值。例如,某项目的控制品的均值为 7.0mmol/L,标准差为 0.12mmol/L。现控制值为 7.3mmol/L,它和均值的差为 0.3mmol/L,

$$Z = \frac{x_i - \bar{x}}{s} = \frac{7.3 - 7.0}{0.12} = 2.5$$

表示该控制值和均值的差为标准差的 2.5 倍。已超出了 $2s$ 的控制限,但是还未超出 $3s$ 控制限。

（二）质量控制数据收集的要求

x_i是控制值,用于绘制控制图。最好在 4 周内,或者至少是 2 周或 10 个工作日内,收集 20 个以上的控制值,这样的统计才略具有代表性。应该注意统计量使用的目的和收集数据的要求相一致。绘制控制图是为了观察每天的控制值是否符合日常积累的控制值的趋势,因此绘制控制图用的均值和标准差应能真实归纳该控制品使用至今的所有观察值的实际表现。千万不能以批内重复检测控制值统计的均值和标准差作为日常的分析过程控制的统计量;也不要以数天的 10 余个控制值的统计量作图。

采用的控制值包含的时间周期越长越客观,对于操作人员的调换、试剂盒批号的更换、校准品批号的更换、仪器保养前后的变化、试剂盒来源的变换等的变异因素可一并进行估计。

在实际应用中,第 1 个月对控制品每天检测得到控制值,月末时进行统计归纳。该均值和标准差反映第 1 个月的控制水平,用于第 2 个月的控制图的绘制。在第 2 个月末时,应将第 1 和第 2 个月的所有控制值统计出均值和标准差,用于第 3 个月的质量控制。依次类推,每月累计,可使得到的均值和标准差逐渐趋于客观。

（三）浮动均值和浮动标准差

Bio-Rad 公司的 Unity™质控管理系统的均值和标准差有两种设置方法,一是固定均值和标准差的设置,二是浮动均值和浮动标准差的设置。开始 20 个分析批的数据计算的标准差可能与实际标准差变化达到 30%,当累计到 100 个分析批的数据计算的标准差可能与实际标准差变化减少到 10%。对于新批号控制品开始使用阶段或者精密度较差的检测项目,应用浮动均值和浮动标准差可能可以更好地评价实验室检验质控结果。对于精密度较好和使用时间较长(如连续 6 个月后)的控制品,使用累计均值和累积标准差可以客观评价质控结果,不必使用浮动均值和浮动标准差。累计值与检测系统的重新校准、试剂批号的改变、校准品批号的改变、周期性保养、环境因素包括温度、湿度的改变等有关。

第三节　控　制　图

控制图是对过程质量加以测定、记录从而评估和监察过程是否处于控制状态的一种用统计方法设计的图。其功能:①诊断,即评估一个过程的稳定性;②控制,即决定某一过程何时需要调整,何时需要保持原有状态;③确认,即确认某一过程的改进效果。

一、Levey-Jennings 控制图

（一）设定控制图的中心线（均值）和控制限

1. 稳定性较长的控制品

(1)做法 1(第 3 版《全国临床检验操作规程》,根据 ISO 8258 标准和国家标准《常规控制图 GB/T 4091—2001》制定):

1)对新批号的控制品进行测定,根据 20 或更多批获得的质控测定结果(2010 年美国 CAP 要求至少 25 或更多批获得的质控测定结果),进行离群值检验(剔除超过 3s 外的数据),计算出平均数和标准差,作为暂定均值和暂定标准差。

2)以此暂定均值和标准差作为下一月室内质控图的均值和标准差进行室内质控。

3）一个月结束后,将该月的在控结果与前 20 个质控测定结果(2010 年美国 CAP 要求至少 25 个质控测定结果)汇集在一起,计算累积平均数和累积标准差(第一个月),以此累积的平均数和标准差作为下一个月质控图的均值和标准差。

4）重复上述操作过程,连续 3～5 个月,以最初 20 个数据(2010 年美国 CAP 要求至少 25 个数据)和 3 至 5 个月在控数据汇集的所有数据计算累积平均数和标准差,以此作为该控制品有效期内的常用均值和常用标准差。

（2）做法 2：

1）对新批号的控制品进行测定,根据 20 或更多批获得的质控测定结果,进行离群值检验(剔除超过 3s 外的数据),计算出平均数和标准差,作为暂定均值和暂定标准差。

2）以此暂定均值和标准差作为下一月室内质控图的均值和标准差进行室内质控。

3）一个月结束后,将该月剔除人为错误数据、超过 3s 外数据后所有结果与前 20 个质控测定结果汇集在一起,计算累积平均数和累积标准差(第一个月),以此累积的平均数和标准差作为下一个月质控图的均值和标准差。

4）重复上述操作过程,连续 3～5 个月,以最初 20 个数据和 3～5 个月剔除人为错误数据、超过 3s 外数据后所有数据汇集,计算累积平均数和标准差,以此作为该控制品有效期内的常用均值和常用标准差。

（3）做法 3：

1）对新批号的控制品进行测定,根据 20 或更多批获得的质控测定结果,进行离群值检验(剔除超过 3s 外的数据),计算出平均数和标准差,作为暂定均值和暂定标准差。

2）以此暂定均值和标准差作为下一月室内质控图的均值和标准差进行室内质控。

3）一个月结束后:将该月剔除人为错误数据、超过 3s 外数据后所有结果与前 20 个质控测定结果汇集在一起,计算累积平均数($\bar{x}_1$)和累积标准差(S_1)(第一个月);将该月的在控结果与前 20 个质控测定结果汇集在一起,计算累积平均数($\bar{x}_2$)和累积标准差(S_2)(第一个月);以 $\bar{x}_2$ 和 S_1 作为下一个月质控图的均值和标准差。

4）重复上述操作过程,连续 3～5 个月:以最初 20 个数据和 3～5 个月剔除人为错误数据、超过 3s 外数据后所有数据汇集,计算累积平均数($\bar{x}_3$)和标准差(S_3);以最初 20 个数据和 3～5 个月在控数据汇集的所有数据计算累积平均数($\bar{x}_4$)和标准差(S_4);以 $\bar{x}_4$ 和 S_3 作为该控制品有效期内的常用均值和常用标准差。

注意:做法 2 和做法 3 系作者个人观点,仅供同行参考。

2. 稳定性较短的控制品

（1）在至少 3～4 天内,每天分析每水平控制品 3～4 瓶,每瓶进行 2～3 次重复。收集数据后,计算平均数、标准差和变异系数。对数据进行离群值检验(剔除超过 3s 的数据)。如果发现离群值,需重新计算余下数据的平均数和标准差,以此均值作为控制图的均值。

（2）对于稳定性较短的控制品,应采用以前变异系数(CV)来估计新的标准差,即标准差等于平均数乘以变异系数(CV)。

3. 更换控制品　更换新批号控制物时,应在"旧"批号控制物使用结束前,将新批号控制物与"旧"批号控制物同时进行测定。重复上面过程,设立新的 $\bar{x}$、SD。

更换控制品,对新批号的控制品进行测定,根据 20 或更多批获得的质控测定结果。

更换控制品,若无法从 20 天内得到 20 个数值,至少在 5 天内,每天作不少于 4 次重复检测来获得。

4. 设定控制限　对新批号控制品应确定控制限,控制限通常以标准差倍数表示。

5. 为何要收集 20 天或累积更长时间的质控数据计算的均值和标准差来绘制质控图

(1)收集每水平控制物至少 20 个数据,数据点必须来自于 20 个独立分析批,以及累积更多的质控数据。这样才能反映出校准频率(次数)、试剂或试剂批号变换、操作人员技术水平、实验场所温度/湿度、每日/每周维护等的影响。

(2)收集的数据点计算平均数和标准差。在排除任何可疑数据点之前使用离群值(out-liers)统计检验。

6. 厂家提供的范围只用作指导。各实验室应使用本室现行的检测系统,对新批号的控制品的各个测定项目自行确定均值和控制限。控制限通常用标准差的倍数来表示,临床实验室不同定量测定项目的控制限,要根据其采用的控制规则来决定。

7. 是否必须对"定值"控制品建立均值和范围?

(1)CLIA——靶值可能适用于使用的方法和仪器。必须通过重复检测确定均值与标准差。

(2)CLSI——定值仅供参考,必须通过重复检测建立自己的均值和标准差。

(3)临床实验室定量测定室内质量控制指南——若使用定值控制品,说明书上原有标示值只能作参考。必须由实验室作重复测定来确定实际的均值和标准差。

(4)针对指定的检测系统,能够提供溯源性证明和测量不确定度的定值控制品,非常有用。

(二)建立 Levey-Jennings 控制图

在绘制 Levey-Jennings(L-J 或 LJ)控制图时,通常使用标准差。Levey-Jennings 控制图用于绘制连续(批与批、天与天)的质量控制值。对每个控制品的水平与项目建立一个图。首先是计算决定限值。这些限值为均值±1s、均值±2s 与均值±3s。Levey-Jennings 控制图示例见图 52-8。

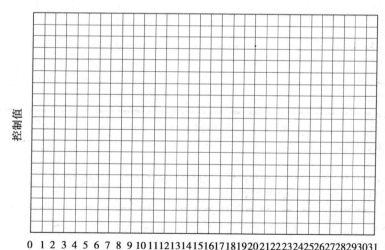

图 52-8　空白 Levey-Jennings 控制图

　　画 2 张控制图,各用于高、低控制品水平。在图上标示出尿素的浓度,将上面计算的控制限值以线的形式绘制于图上。设置成如图 52-9、图 52-10 所示的 2 张备用控制图。控制图设置后,可以开始将日常工作的新控制值点于图上。依据统计分布规律,新的控制值应和以往的控制值具有相同的分布。因此,新控制值超出 2s 控制限的可能较少(正常情况下,约 5%);超出 3s 控制限的可能性更少(正常情况下,仅 0.3%)。

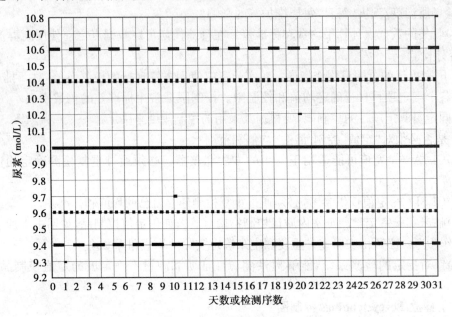

图 52-9　尿素检测控制图(水平 1)

注:图中━━为均值线;▪▪▪▪为 2s 的控制限;━ ━为 3s 的控制限。

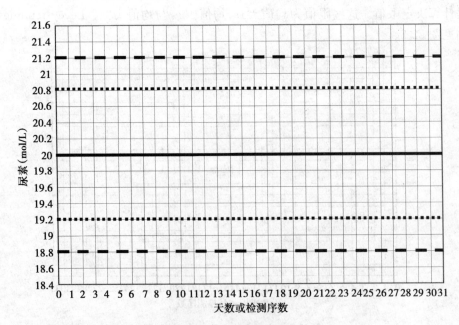

图 52-10　尿素检测控制图(水平 2)

注:图中━━为均值线;▪▪▪▪为 2s 的控制限;━ ━为 3s 的控制限。

结果分析:正常分布规律:①95%的数据落在$\bar{x}\pm2s$内;②不能有连续5次结果在$\bar{x}$同一侧;③不能有5次结果渐升或渐降;④不能连续2个点落在$\bar{x}\pm2s$以外;⑤不应该有落在了$\bar{x}\pm3s$以外的点。

异常表现:①漂移,提示存在系统误差;②趋势性变化,说明试剂或仪器的性能已发生变化;③精密度变化,提示测定的偶然误差较大,如仪器、试剂不稳定等。

(三) 控制规则

1. 1_{2s}警告规则　有1个控制品的观察值超出了$\bar{x}\pm2s$控制限值。在临床检验方面常作为Levey-Jennings质控图上的警告限。

2. 1_{3s}失控规则　1个质控测定值超过$\bar{x}\pm3s$质控限。此规则对随机误差敏感。

3. 2_{2s}失控规则　2个连续的质控测定值同时超过$\bar{x}+2s$或$\bar{x}-2s$质控限。此规则主要对系统误差敏感。

4. $5_{\bar{x}}$失控规则　5个连续的质控测定值落在均值($\bar{x}$)的同一侧。此规则主要对系统误差敏感。

5. 5_T失控规则　5个连续的质控测定值呈现出向上或向下的趋势。

Levey-Jennings控制图除上述控制规则外,用户可根据需要选取R_{4s}、$7_{\bar{x}}$、7_T、$8_{\bar{x}}$、$9_{\bar{x}}$、$12_{\bar{x}}$等控制规则。

一些实验室将超出$\bar{x}\pm2s$限值的质控数据值当做失控。他们认为:此时患者标本结果与质控数据值是不可接受的。若单一质量控制值超出$\bar{x}\pm2s$限值,但是在$\bar{x}\pm3s$限值内,这个分析批不应被视为失控。约有4.5%的所有有效的质控数据值将处于$\bar{x}\pm2s$与$\pm3s$限值间。使用$\pm2s$限值的实验室经常将可接受的检测分析结果视为失控数据。这意味着,不必要地对患者样品作重复检测、浪费人力与材料,而且还延误了患者结果及时报告。

若单一质量控制值超出$\bar{x}\pm3s$限值,该点一般为失控点。但也可能不是失控点,因为有0.3%的概率超出$\bar{x}\pm3s$。

不管是纸质还是电子记录,实验室均需要做好记录文件,说明检测的质量控制产品,以及质量控制数据。这些文件同时伴有同期保持的质控数据记录、Levey-Jennings控制图。质控数据记录应证实项目名称、使用的仪器、计量单位、检测日期和时间、操作人员的签名、每个水平控制品的检测结果等。质控数据记录其他还可选择的内容包括:方法与检测温度(通常包括在酶检测方法中)。记录内应留有空白处,以便在"失控"或不可接受时方便填写采取解决问题的措施,以及主管人员检查的记录。

二、Z分数图(Westgard多规则质控方法)

Westgard多规则质控方法是建立在Z分数图基础上的,是在两个水平控制品的Levey-Jennings控制图基础发展而来的。

(一) 单独使用Westgard规则

1981年,威斯康星大学(University of Wisconsin)的James Westgard博士发表了实验室质量控制的论文,为医学实验室设定了评价分析批的质量。在Westgard的设计中,有6个基础规则。这些规则可以分别或结合使用,评价分析批的质量。

Westgard设计了表达质量控制规则的简化符号。几乎所有的质量控制规则可表达为N_L,N为被评价的控制观察数,L为评价控制观察数的统计限值。所以,1_{3s}表示一个失控的

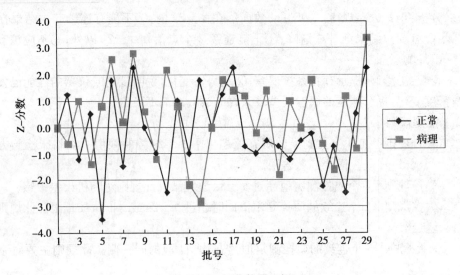

图 52-11 Z 分数图示例

注:横坐标最好是测定次数,而不是日期,最好能显示每次测定的日期和时间。

控制规则,有 1 个观察值超出了±3s 控制限值。Westgard 的常用规则较完整地描述如下:

1_{2s} 这是警告规则,有 1 个控制品的观察值超出了±2s 控制限值。就统计学的理论而言,在不存在更多的分析误差时,约有 4.5% 的所有质量控制结果落在 2s 与 3s 限值间。这个规则仅仅作为警告,提示在检测系统中可能存在随机误差或系统误差。必须检查这个控制品的检测值与同批或以往分析批的其他控制品结果之间的关系。若发现没有必然的关系,不能证实是否有误差来源,超出±2s 控制限值的这个控制结果是一个可接受的随机误差。可以报告患者结果,如图 52-12 所示。

1_{3s} 这个规则证实为不可接受的随机误差,或可能是大系统误差的开端。任何 QC 结果超出±3s 限值为符合本规则,如图 52-13 所示。

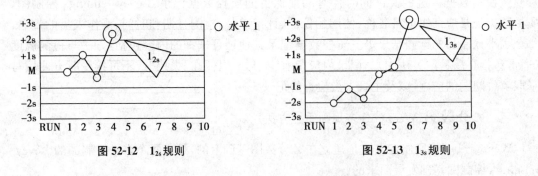

图 52-12 1_{2s} 规则   **图 52-13 1_{3s} 规则**

2_{2s} 这个规则仅证实系统误差。符合这个规则的标准是:

● 连续两个的控制品结果

● 超过 2s

● 在均值的同侧

这个规则有两个表现:批内与批间。在一批内,得到的所有控制结果一起有问题。例如,若在这批中检测正常(水平Ⅰ)与异常(水平Ⅱ)控制品,两个水平控制品值都在均值同侧、且大于 2s,这批结果具有批内的系统误差。但是,若水平Ⅰ为－1s,水平Ⅱ为＋2.5s(符合 1_{2s} 规则),则必须检查水平Ⅱ的以往结果。若水平Ⅱ在前次检测中控制值为大于＋2.0s,则在同水平的两批控制值间出现了系统误差,如图 52-14 所示。

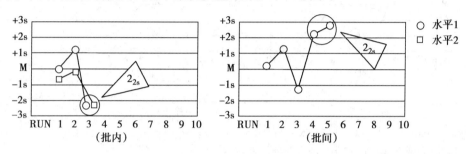

图 52-14　2_s 规则

批内 2_s 指示的系统误差可能影响整个分析曲线。批间 2_s 指示的系统误差可能仅为分析曲线的一部分。

这个规则同时也可适用于三个水平的控制品。只要任何两个水平的控制值在批内符合 2_s 规则,说明存在不可接受的系统误差,应予以解决。

R_{4s}　这个规则仅证实随机误差,仅用于最近这批的批内判断。若一批内两个控制品的控制值间,至少有 4s 的差异,符合本规则,为随机误差。例如,在一批内检测水平Ⅰ与水平Ⅱ,水平Ⅰ高于均值＋2.8s,水平Ⅱ低于均值－1.3s。两个控制品间的总差异大于 4s;即（＋2.8s）－（－1.3s）＝4.1s,如图 52-15。

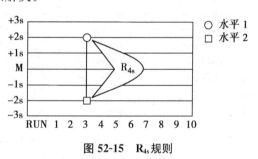

图 52-15　R_{4s} 规则

出现符合以下任何规则时,不必要求拒绝这批分析结果。这些规则主要证实较小的系统误差或分析偏移。它们通常不具有临床的显著性或相关性。可以进行校准或仪器保养等消除这些分析偏移。

3_{1s}　符合这个规则的指标是:
- 连续三个的控制品结果
- 均大于 1s
- 均在均值的同侧

4_{1s}　符合这个规则的指标是:
- 连续四个的控制品结果
- 均大于 1s
- 均在均值的同侧

3_{1s} 与 4_{1s} 规则有两个应用:批内(如:综合水平Ⅰ、Ⅱ与Ⅲ的控制结果);或在批间(如:均为水平Ⅰ的控制结果)。批内指示在较宽的浓度范围有系统误差;批间指示在方法曲线的局部有系统偏移。

使用 3_{1s} 较 4_{1s} 可检出更小的分析偏移,因此,被认为对分析误差更灵敏,如图 52-16。

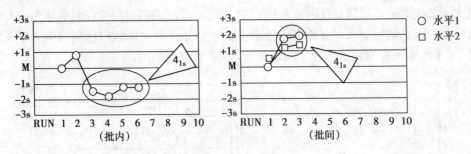

图 52-16　4_{1s} 规则

$7_{\bar{x}}$、$8_{\bar{x}}$、$9_{\bar{x}}$、$10_{\bar{x}}$ 与 $12_{\bar{x}}$。符合这些规则的条件为：

● 需要 7 或 8、或 9、或 10、或 12 个控制结果

● 无论各个控制值落在多少标准差限值，它们均在均值的同侧。

这些规则的每一个规则有两个应用。批内（如：综合水平Ⅰ、Ⅱ与Ⅲ的控制结果）；或在批间（如：均为水平Ⅰ的控制结果）。批内指示在较宽的浓度范围有系统误差；批间指示在方法曲线的局部有系统偏移，如图 52-17 所示。

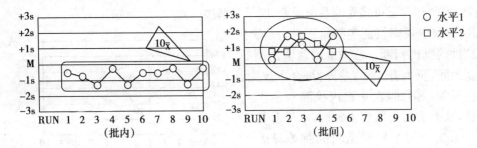

图 52-17　$10_{\bar{x}}$ 规则

$7_{\bar{x}}$ 控制规则较 $12_{\bar{x}}$ 规则对分析偏移更灵敏，因为发现连续 7 个控制观察值在均值一侧的机会远高于 12 个连续观察值。

（二）正确理解 Westgard 规则和 Westgard 多规则

1. **什么是 Westgard 规则**　James Westgard 为医学实验室设定了评价分析批的质量。在 Westgard 的设计中，这些规则可以分别或结合使用，用于评价分析批的质量。Westgard 设计了表达质量控制规则的简化符号。几乎所有的质量控制规则可表达为 N_L，N 为被评价的控制观察数，L 为评价控制观察数的统计限值。这些规则可以单独或者组合选用。

2. **什么是 Westgard 多规则**　依据 Westgard 在 1981 年发表的代表性文献，以及 Westgard 以后的专著很明确地指出：所谓 Westgard 多规则即 6 个基本规则的固定组合。为了使临床实验室的质量控制得到最好的效果，使用 1_{2s} 为警告规则。只要不出现控制值超出 ±2s 限值的，本批结果"在控"。这是使用其他规则的前提。在出现符合 1_{2s} 规则时，依次检查有无符合其他 5 个失控规则的表现；若没有，则认为，本批结果仍然"在控"。若出现符合某一个失控规则的，即可确定为失控。

3. **Westgard 规则组合使用并不都称为 Westgard 多规则。**

多规则，顾名思义即多个规则的组合。随着检验的需求，质量控制技术的发展，针对需要控制误差的特点，出现了一些新的规则，或者对原有规则含义重新予以定义。正像各种业

务一样,随着时间的推延,都在发展。诸如:R_{4s}规则,Westgard 的原先定义为:同批内的两个控制值,一个超出均值+2s、另一个超出均值-2s,是典型的失控表现,属于及其不正常的随机误差。现在,如果单独使用本规则,即改为两个控制值间相差 4s,也可认为属于 R_{4s}。虽然都是 R_{4s},但是含义不同,前者是固定组合的 Westgard 多规则中的 R_{4s};后者是单独使用的 R_{4s}。二者有着不同的特点。目前,按照需求可以组合各种新的多规则,但是,真正的"Westgard 多规则"这个名词是明确指示的一个 6 个基本规则的固定组合。

（三）Westgard 多规则

和自动化技术适应的,由计算机自动检索的 Westgard 多规则程序由第二代质量控制方法应运而生。从 20 世纪 70 年代中期起,Westgard 对临床检验的质量控制作出了卓越的贡献。

(1)理论上,提出误差分为检测系统(方法学)稳定状态(固有)误差及除此之外的不稳定状态(外加)误差,统计质量控制只能控制不稳定误差。

(2)Westgard 以概率理论发展了各种控制规则的误差检出特性曲线。由曲线反映规则对不稳定误差检出的灵敏度;以及把稳定状态误差误作假失控报告的可能性,即误差检出的特异性。

(3)将各种控制规则以特定方式表示。例如 1_{2s},1_{3s},2_{2s},R_{4s},4_{1s},$10_{\bar{x}}$ 等,至今已为大家接受。

(4)发展了多规则程序,由计算机自动检索,大大提高了质量控制效率。使失控误差检出率大大提高,又极大地减少了假性报警的概率。

(5)要使检验结果真正符合临床要求,必须对检验方法作严格的评价。Westgard 从理论和实践上提出了完整的方法学评价实验及总误差概念。

（四）Westgard 多规则控制方法

1. Westgard 多规则的构思　前述 $\bar{x}\pm3s$ 和 $\bar{x}\pm2s$ 的控制方法二者在误差检出灵敏度和对失控误差识别特异性上有着明显的差异,Westgard 将它们巧妙地结合起来,并且引进其他控制规则,组成了多规则控制方法。目的是提高控制效率,既对误差检出具较好的灵敏度,又对失控误差的识别具较好的特异性。

(1)在 Westgard 多规则控制方法中,Westgard 建议使用 2 个控制品,浓度一高一低,形成一个范围的控制(没有条件也可只用 1 个控制品,但有很多局限性)。

(2)在控制图上绘 7 条平行线,即:$\bar{x}$,$\bar{x}-1s$,$\bar{x}+1s$,$\bar{x}-2s$,$\bar{x}+2s$,$\bar{x}-3s$,$\bar{x}+3s$。

(3)将所有规则以符号表示,便于使用。如 $\bar{x}\pm2s$ 规则写成 1_{2s},$\bar{x}\pm3s$ 规则写成 1_{3s} 等,具体含义见以下介绍。

(4)在 Westgard 多规则控制方法中,将 1_{2s} 仅作为警告规则,不是失控规则。充分利用它对误差检出灵敏度高的特点,但又限制了它对误差识别特异性差的弱点。它只指出可能有问题,最后判别要经过系列顺序检查,由其他规则判断。

(5)经过选择,将 1_{3s},2_{2s},R_{4s},4_{1s},$10_{\bar{x}}$ 等列为失控规则,内中既有对随机误差敏感的,也有对系统误差敏感的。结合在一起,大大提高了多规则的控制效率。

(6)将各规则合在一起,形成逻辑判断检索程序。

2. Westgard 多规则控制内各规则的含义

(1)1_{2s}警告规则。见图 52-18。

由图 52-18 说明,在某水平的控制值超出 $\bar{x}\pm2s$ 限值时,为符合 1_{2s}规则。须注意的是:

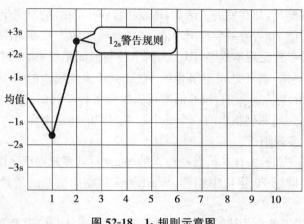

图 52-18 1_{2s} 规则示意图

这里将符合该规则的结果定为是有问题,发出警告,而不是失控。

(2)1_{3s}失控规则。控制值超出 $\bar{x}\pm3s$ 限值,如图 52-19 所示,是失控的标志。

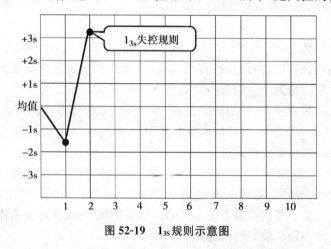

图 52-19 1_{3s} 规则示意图

(3)2_{2s}失控规则。2_{2s}有 2 种表现,如图 52-20 所示。图左侧为第 1 种,同一个水平的控制品的连续 2 次控制值同方向超出 $\bar{x}+2s$ 或 $\bar{x}-2s$ 限值,是失控的表现。图右侧为第 2 种:在 1 批检测中,2 个水平的控制值同方向超出 $\bar{x}+2s$ 或 $\bar{x}-2s$ 限值,是失控的表现。

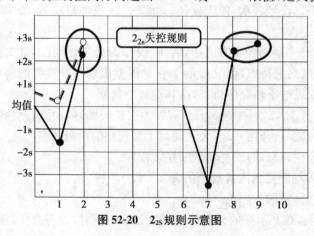

图 52-20 2_{2s} 规则示意图

(4)R_{4S}失控规则。如图 52-21 所示,在一批检测中,1 个控制品的控制值超出 $\bar{x}+2s$ 限值;另 1 个控制品的控制值超出 $\bar{x}-2s$ 限值。表现为失控。在 Westgard 多规则的组合中,一定是同批检测中具有上述表现。如果发生在 2 批检测中,就不是该多规则的 R_{4S}。

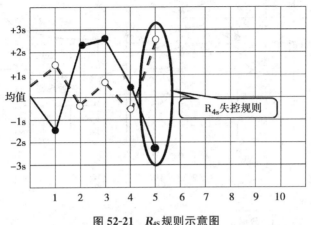

图 52-21　R_{4S}规则示意图

(5)4_{1s}失控规则。有连续 4 次的控制值超出了 $\bar{x}+1s$ 或 $\bar{x}-1s$ 的限值。是系统误差的表现。如图 52-22 所示,本规则有 2 种表现:一是 1 个水平的控制品的连续 4 次控制值超出了 $\bar{x}+1s$ 或 $\bar{x}-1s$ 的限值,如图的右侧所示;另一种是 2 个水平控制品同时连续 2 次的控制值同方向 $\bar{x}+1s$ 或 $\bar{x}-1s$ 的限值,如图的左侧所示。

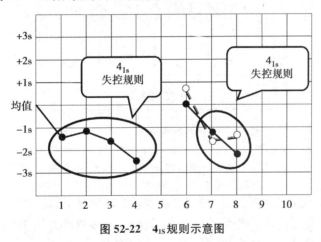

图 52-22　4_{1s}规则示意图

(6)$10_{\bar{x}}$失控规则。有连续 10 次控制值在均值的一侧,是系统误差的表现。本规则也有 2 种表现:一是 1 个水平的控制品的连续 10 次控制值在均值的同一侧,如图 52-23 的上侧所示;另一种是 2 个水平的控制品同时连续各有 5 次的控制值在均值的同一侧,如图 52-23 的下侧所示。

3. Westgard 多规则的误差检索程序　Westgard 多规则的误差检索程序见图 52-24。

图 52-24 显示了 Westgard 多规则误差检索程序的步骤。Westgard 发表多规则控制方法以来,被大家重视。Westgard 为了让这个方法能广泛用于各实验室,将该方法称为 Westgard 多规则,并同意各仪器厂商将该方法用于他们的仪器上。至今,这个控制方法已经有

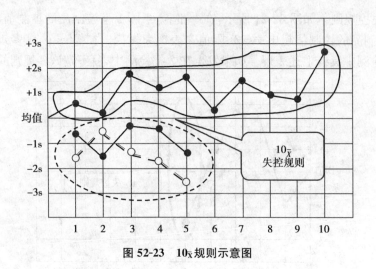

图 52-23 10x 规则示意图

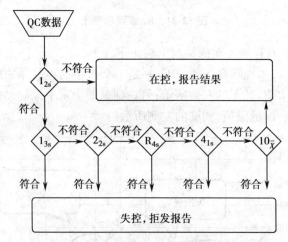

图 52-24 Westgard 多规则误差检索程序

注:"不符合"表示控制值没有符合字符左侧的失控规则;

"符合"表示控制值符合字符上侧的失控规则

30 年的历史。随着检验技术的发展,控制方法也在不断地进步和发展。Westgard 的多规则概念在适应不同的使用要求上被发扬和丰富;新组合的多规则方法中,添加了新的规则,或者原有规则的含义被补充或修改,等等。所有新的多规则,包括 Westgard 本人以后提出的:依据临床要求和实验室应用的检测系统的性能,从提高检验和控制效率考虑,各实验室应该自己选择和组合需要的规则和每批检测的控制品数;这些都可以认为是 Westgard 多规则概念的发展。但是 30 多年前提出的、由 6 个规则组合的多规则,这是经典的 Westgard 多规则方法。图 52-24 的逻辑步骤就是经典的 Westgard 多规则内容。Westgard 强调:Westgard 多规则方法指的是 30 多年前确定的经典内容,千万不要混淆。

按照图示的程序,计算机每天对你的控制值做自动检索(没有这个检索软件,每天自己动手检查)。确定控制值是否符合 1_{2s} 警告规则。如果没有,说明检验结果在控,可以报告患者结果;如果符合,说明检验结果可能有问题;继续检索,看控制值是否符合 1_{3s} 失控规则、符

合 2_{2s} 失控规则、符合 R_{4s} 失控规则等,只要符合其中一个,说明确实失控,拒发患者报告;如果不符合任何一个失控规则,说明仍然在控,可以发出检验报告。

在日常使用时,需注意的是:

(1) 1_{2s} 为警告规则,不是失控规则。若本批检验没有出现控制结果超出 $\bar{x}\pm2s$ 限值线,表示本批结果没有问题,在控,可以发出报告。若本批检验有 1 个控制结果超出(不包括正好在 $\bar{x}\pm2s$ 限值线上的结果) $\pm2s$ 限值线,表示本批结果可能有问题,符合 1_{2s} 规则。要检查一下,是一个警告,但不是失控。按多规则程序去检查是否确实有上述的 5 种失控表现。

(2) 出现失控时必然已经有了 1_{2s} 表现。失控规则中的各种表现必然已经有了 1_{2s} 表现,并且连同这个 1_{2s} 表现一起,形成了各个规则的表现,此时才列为失控。上述各图示的失控规则都表示了这个含义。

没有出现 1_{2s} 表现,但控制结果已出现倾向性表现,如已有多次结果偏于 $\bar{x}$ 一侧,甚而偏于 $+1s$ 或 $-1s$ 以外,这些都不属失控。检验人员看到这样的表现,主动寻找原因予以纠正,这是努力减少误差,但不作为失控后的措施。

出现 1_{2s} 表现后,经顺序检查,没有出现其他各失控规则的表现,表示这次 1_{2s} 出现也许是属正常的波动,不是失控,不需要作任何失控处理。可发出检验报告。

(3) 几种不恰当的做法:

1) 控制结果落在 $\pm2s$ 线上就认为失控,这是错误的理解。请注意前面每一点讲"超出"的含义,凡未超出 $\pm2s$,即使在线上都不属有问题,不必作任何处理,更不是失控。

2) 控制结果超出 $\pm2s$,马上重做。并且将原来的结果抹去,点上新的接近 $\bar{x}$ 的结果。

(a) 1_{2s} 是警告规则,不是失控规则。出现超出 $\pm2s$ 限值,不应马上重做,应检查是否发生真正失控的表现。

(b) 即使失控,也不要将超出 $\pm2s$ 的结果或失控结果抹去。因为将这些点都去掉,使控制值结果分布范围变小,下个月控制图的 s 变小;控制范围变得不真实,加大了控制难度。

(c) 出现 1_{2s} 表现较好的做法,应先检查是否有失控。确实失控,不仅控制品重做,更应检查失控原因,纠正误差后,连同患者样品一起重做。将失控结果和纠正后结果均点于图上,做好失控记录。若不是失控,既不要重测控制品,也不必作其他处理,照发报告。符合要求的控制图,应该是所有控制结果均匀分布于 $\bar{x}\pm2s$ 范围,而不只是在 $\bar{x}\pm1s$ 范围。

3) 为了使每天质量控制结果在室间评价要求内,以 VIS≥80 为目标,用 CCV 去计算出控制范围(或者以其他允许误差为限值)。国内过去几年中曾经有多次介绍,认为这是保证检验科质量优秀的好办法。其实这是两个截然不同的概念。室间评价的 CCV 原意是:在历次评价中某项目在参加者中做得最好的室间 CV。它表示众多检验科对同一调查样品检测时,所有结果的离散指标。若将全体均值看成准确度指标,则 CCV 表示参加者对于 $\bar{x}$ 的离散度,也即在准确度上所有参加者的水平。造成每次评价结果离散的影响因素很多。除了各实验室自身水平外,还有所用的检测方法、仪器、试剂的状况、标准品质量、调查品质量、复溶是否正确,以及评价系统的做法等。内部质量控制是控制自身的每天操作不精密度。在实验室内,各项目的标准差 s 或变异系数 CV 反映测定的重复精度。它和 CCV 是两种不同的精度。很可能是因为使用某种仪器或方法,它具有明显偏移,但精密度很好,即使将自身 $2s$ 控制于相当于 1CCV 水平,但无法消除偏移。因此无论使用哪一种允许误差,请记住:允许误差包含有随机误差及系统误差。每天质量控制 $\pm2s$ 范围仅代表控制的随机误差水平。

若不注意了解方法性能，方法均值和真值的偏移不予以注意，仍然无法使检验结果符合要求。

4）直接使用厂商的定值及允许范围作为控制图上的均值和标准差。每个实验室必须自己通过测定，累积控制值来计算自己的均值和标准差，用于自己的控制图上。严格地讲各实验室的检验方法（检测系统）一定不同于厂商定值的检验方法。

（五）修改的 Westgard 多规则质控方法

1. 修改规则用于计算机的执行　对于手工执行，建议 1_{2s} 规则作为警告规则，把要求数据检查的时间减到最小。当 1_{2s} 规则违背警告存在可能的问题时，仔细评价控制状态是非常的重要。当没有警告时，用 4_{1s} 和 $10_{\bar{x}}$ 规则检验前面的控制数据可能需要花太多的时间；因此，在手工的应用上不需要使用这些规则。原则上，可能出现 4_{1s} 和 $10_{\bar{x}}$ 规则的违背而又未造成 1_{2s} 规则的警告，但模拟研究已显示出 1_{2s} 规则启动应用和所有规则的自动应用的功效函数图之间没有差别。

当由计算机执行多规则控制方法时，可以排除 1_{2s} 规则，由计算机自动地使用其他的规则。不需要 1_{2s} 规则的警告，因为计算机能容易地检验数据与所有规则的符合性。

2. 修改规则用于不同的 N 值　当 N 值改变时，应该考虑使用不同的规则。当 N＝1 时，算法能减到只用 1_{3s} 规则用于控制数据的检验。对于 N＝2 或 4 时，能使用所有的规则获得最大的误差检出。有些规则可应用于同一批，且有些可应用于不同的批，使用来源于前面批的数据可增加批之间的系统误差的检出。表 52-4 概括了随 N 改变可能使用的控制规则。

表 52-4　适用于不同控制测定值个数控制规则的概括

N	推荐的控制规则	
	单独批	连续批
1	1_{2s}	4_{1s}
2	$1_{3s}/2_{2s}/R_{4s}$	$4_{1s}/10_{\bar{x}}$ 或 $12_{\bar{x}}$
3	$1_{3s}/(2of3)_{2s}/R_{4s}$	$9_{\bar{x}}$ 或 $12_{\bar{x}}$
4	$1_{3s}/2_{2s}/R_{4s}/4_{1s}$	$8_{\bar{x}}$ 或 $12_{\bar{x}}$
6	$1_{3s}/2_{2s}/R_{0.05}/4_{1s}$	$12_{\bar{x}}$

对于 N＝3，能使用 $(2\ of\ 3)_{2s}$ 规则，当三个控制测定值中的两个超过给定的 $2s$ 控制限，则判断为失控；注意规则及有要求两个连续的测定值超过 $2s$ 限，仅仅是最近的三个测定值中的两个。没有推荐 3_{1s} 规则代替 4_{1s}，因为假失控可能增加，特别是对于在优化测定过程中没有排除测定过程中实际批之间的变化（大的批间标准差，S_b）。

一般地，$12_{\bar{x}}$ 规则比 $10_{\bar{x}}$ 规则更有用，因为它更容易适合于具有 2，3，4 或 6 个控制测定值的分析批。例如当 N＝3 时，使用 $10_{\bar{x}}$ 规则是不适合的，它需要 3 批加上 1/3 批；可使用 $9_{\bar{x}}$ 规则回顾 3 批，或 $12_{\bar{x}}$ 规则回顾 4 批。同样地，对于 N＝4 时，更好地使用 $8_{\bar{x}}$ 规则回顾 2 批，或 $12_{\bar{x}}$ 规则回顾 3 批。对于较高的 N 值，Carey 等人已研究了不同规则，例如，n 中 m 个值超过 k 个标准差类型的规则。具有这种类型规则的模拟程序对于高的 N 值在优化多规则控制方法的设计上证明是有用的。也可考虑使用平均数和极差控制方法，或平均数和标准差（卡方规则）控制图。

3. 修改规则降低假失控 当 N＝6 时，假失控概率增加，其主要原因在于 R_{4s} 规则的假失控。排除 R_{4s} 规则将减少假失控，而没有影响系统误差的检出，但将减少随机误差的检出。通过增加控制限到 $4.8s$ 来修改 R_{4s}。规则将保持低的假失控而又维持合理的随机误差的检出。事实上，这个量值是执行定量的极差规则，即是 $R_{0.01}$ 规则，而其他的规则检出系统误差不变。

4. 修改规则降低误差检出 分析人员应该认识到 4_{1s} 和 $10_{\bar{x}}$ 规则对小的系统误差的敏感，其在某些情况下，可能没有考虑足够的大就要求判断分析批失控。例如，有些检测系统在与试剂批之间差异上相关显示出小的偏移。如果重新校准检测系统未能消除小的批间差异，4_{1s} 和 $10_{\bar{x}}$ 规则将继续检出偏移，并且重复地警告分析人员它们的存在。如果确定不能进一步地减少或纠正偏移，然后不断的失控信号将成为烦恼的事情。在这种情况下，一旦作出判断不能进一步地减少或消除偏移，则应该停止使用这种规则。否则，它们具有与"假警告"一样的效果，以及当意外的问题发生时，可能影响对问题的解决。

5. 修改规则用于警告的目的 在此我们不是排除 4_{1s} 和 $10_{\bar{x}}$ 规则，而是把它们解释为警告规则，在从事新的分析批之前启动测定过程的检查，或要求进行维护过程防止误差变大而导致分析批的失控。图 52-25 是使用的多规则控制方法，其中 4_{1s} 和 $10_{\bar{x}}$ 规则用于启动预防性维护过程。

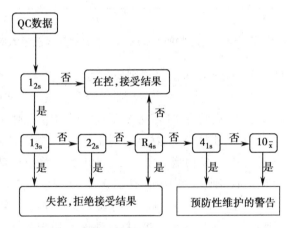

图 52-25 修改的 Westgard 多规则误差检索程序

（六）Westgard 西格玛规则质控方法

2014 年 Westgard 博士在原来 Westgard 多规则误差检索程序的基础上，结合 6 西格玛质量管理方法，提出新的 Westgard 西格玛规则质控方法。新的 Westgard 西格玛规则质控方法针对两个水平质控物或三个水平质控物分别提出了不同的 Westgard 西格玛规则误差检索程序。

1. 两个水平质控物的 Westgard 西格玛规则质控方法 对于两个水平质控物而言，如果该项目为 6 西格玛，则只需选 1_{3S} 规则，一个分析批测两个质控结果（N＝2，R＝1，一个水平质控物 1 个结果），两个水平质控物只需测定 1 次即可满足要求。如果该项目为 5 西格玛，则除需选 1_{3S} 规则外，还需选 2_{2S} 规则和 R_{4S} 规则，一个分析批测两个质控结果（N＝2，R＝1），两个水平质控物只需测定 1 次即可满足要求。如果该项目为 4 西格玛，则除需选 1_{3S} 规则、2_{2S} 规则和 R_{4S} 规则外，还需选 4_{1S} 多规则，一个分析批测 4 个质控结果（N＝4，R＝1），两个水平质控物测定 2 次可满足要求;或者分为两个分析批,每批测定 2 个质控结果(N=2,R=2),两批每批两个水平质控物测定 1 次可满足要求,使用 4_{1s} 规则可监测到两批的结果;另外一个建议是将一个工作日分为两批,每批测两个质控物 1 次。如果该项目小于 4 西格玛,则除需选 1_{3s} 规则、2_{2s} 规则、R_{4s} 规则和 4_{1s} 外,还需选 $8_{\bar{x}}$ 多规则,分为两个分析批、每批测 4 个质控结果(N=4,R=2),两批每批两个水平质控物测定 2 次可满足要求;或者分为 4 个分析批,每批测定 2 个质控结果(N=2,R=4),4 批每批两个水平质控物测定 1 次可满足要求;第一种选择建议将一个工作日分为两批,每批测 4 个质控结果;第二种选择建议将一个工作日分为 4 批,每批测 2 个质控结果。见图 52-26。

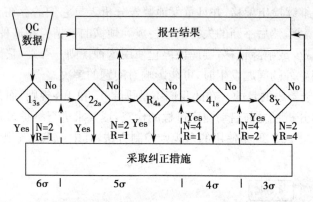

图 52-26　两个水平质控物的 Westgard 西格玛规则误差检索程序

2. 三个水平质控物的 Westgard 西格玛规则质控方法　对于三个水平质控物而言,如果该项目为 6 西格玛,则只需选 1_{3s} 规则,一个分析批 3 个质控物测 1 次(N=3,R=1)。如果该项目为 5 西格玛,则除需选 1_{3s} 规则外,还需选 $2/3_{2s}$ 规则和 R_{4s} 规则,一个分析批 3 个质控物测 1 次(N=3,R=1)。如果该项目为 4 西格玛,则除需选 1_{3s} 规则、$2/3_{2s}$ 规则、R_{4s} 规则外,还需选 3_{1s} 规则,一个分析批 3 个质控物测 1 次(N=3,R=1)。如果该项目小于 4 西格玛,则除需选 1_{3s} 规则、$2/3_{2s}$ 规则、R_{4s} 规则、3_{1s} 规则外,还需选 $6_{\bar{x}}$ 规则,一个分析批 3 个质控物测 2 次(N=6,R=1);或者将一个工作日分为两批,每批测 3 个质控物 1 次(N=3,R=2);如果用 $9_{\bar{x}}$ 规则替代 $6_{\bar{x}}$ 规则,则一个工作日分为三批,每批测 3 个质控物 1 次(N=3,R=3)。见图 52-27。

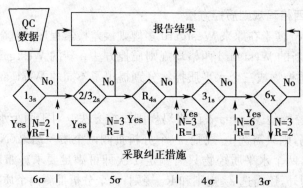

图 52-27　三个水平质控物的 Westgard 西格玛规则误差检索程序

三、Youden 图

Youden 图主要是根据两个样本的结果而设计的。其横轴是样本 1 的结果,纵轴是样本 2 的结果(如图 52-28 所示)。以两个样本结果的靶值可以得到中心点,通过该点引出的两条直线可以将 Youden 图分为 4 个象限。相对于其他质控图,Youden 图更多的运用在实验室间结果的比较。通常为了更直观的反映结果的偏离,常以各实验室间的 1 倍或 2 倍标准偏差在中心点周围划出方框。每个实验室的结果对点在图上,可以直观地看到与其他实验室以及靶值的差别。含有系统误差分量的实验室结果将在右上象限或者左下象限,而含有随机误差分量的实验室结果将位于在左上或右下象限,如果某实验室结果的误差明显高于其他实验室,其则结果还有可能超出 2 倍标准偏差的方框。

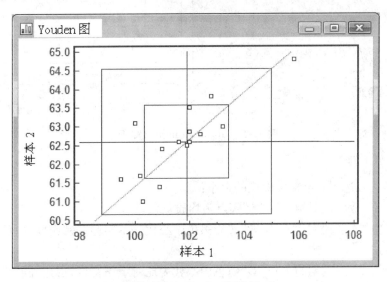

图 52-28　Youden 图示例

四、Realtime QC 图

Realtime QC 图的横轴为水平 1 控制物(如 PNU),纵轴为水平 2 控制物(如 PPU),PNU 和 PPU 各自的均值$\bar{x}$(图中以"0"表示)垂直相交于一点作为中心点(Mean),然后分别以 PNU 和 PPU 的 $\pm 2s$ 围成一个正方形,再以 PNU 和 PPU 的 $\pm 3s$ 围成一个正方形(如图 52-29 所示)。当失控时,程序实时对不同类型的失控质控点用不同的符号标识出,及时提供报警服务,Realtime QC 结合 Westgard 多规则可直观、实时分析临床生化定量项目的双水平质控数据。

五、Yundt 图

Yundt 图形象直观地表达了本实验室与对比实验室比对的偏移和相对不精密度比。比对实验室可设为一致组,或方法学组,或所有实验室等。Yundt 图的横坐标是 SDI,圆点在横坐标的位置代表的是正确度性能。当 SDI 等于 0 时,圆点位于横坐标的中心。纵坐标每条线代表实际做的每一个质控水平情况。点中 Yundt 图上的圆点,包含 SDI 和 CV 的数据。

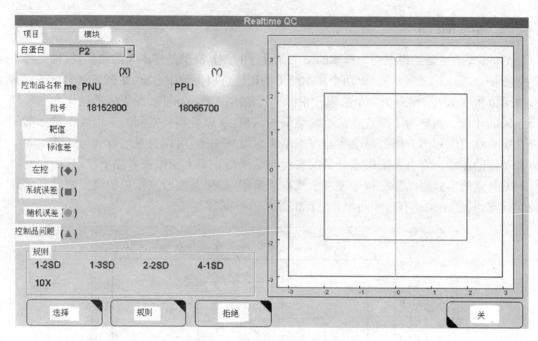

图 52-29 Roche Realtime QC 图

见图 52-30。

圆点的形状表达相对不精度度比的大小：

1）当实验室 $CV=$ 比对组 CV，"●"圆点为均质灰色。

2）当实验室 $CV<$ 比对组 CV，"◉"实心黑色中心代表本实验室精密度，白色外圈代表比对组的精密度。

3）当实验室 $CV>$ 比对组 CV，"○"白色中心代表比对组精密度，黑色外圈代表本实验室精密度。

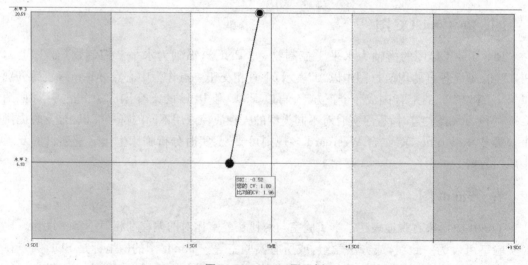

图 52-30 Yundt 图示例

六、Monica 控制图

Monica 控制图与 Levey-Jennings 质控图基本相似。在纵轴居中绘出平行于横轴的靶值线,并绘出上下警告线和最大允许线等 4 条平行于靶值线的直线。在进行患者标本常规测定时插入质控血清测定两次,将两个测定值点在质控图上,用垂线将两点连接,再标出垂线的中点(代表双份测定的均值),然后用线将相邻的中点连起来。Monica 质控图中双份重复测定值的垂直连线的长短可作为精密度的指示,愈短精密度愈好。中心点离靶值线的远近可作为准确度的指示,离得愈近,准确度愈高。可根据垂线的长短和中心点的位置,分析判断该批测定结果的精密度和准确度及其误差的大小和性质,但是该方法是建立在使用可靠的定值质控血清的基础上才能判断结果的准确度,然而实际上该靶值是不易得到的。

七、柱状图

柱状图:将一个变量的不同等级的相对频数用矩形块标绘的图表(每一矩形的面积对应于频数)。是统计图表的一种,纵轴表示数据分布,横轴表示数据类型。又称直方图或质量分布图或条形图(bar chart)。

在临床生化检验方面,柱状图的纵坐标可为本实验室累积均值、本实验室固定均值或本对等组累积均值的 ±3SD 的范围,横坐标最多选连续 12 个月,每条柱子的高度代表每个月均值情况。这种条形图能观察检测系统的长期偏移和趋势。

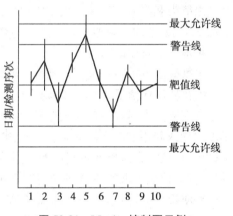

图 52-31　Monica 控制图示例

纵坐标也可设为 CV,每条柱子的高度代表每个月 CV 情况。这种条形图能观察检测系统的长期不精密度变化情况。

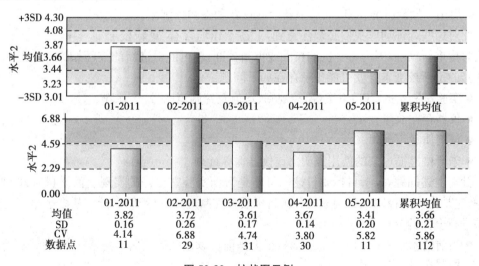

	01-2011	02-2011	03-2011	04-2011	05-2011	累积均值
均值	3.82	3.72	3.61	3.67	3.41	3.66
SD	0.16	0.26	0.17	0.14	0.20	0.21
CV	4.14	6.88	4.74	3.80	5.82	5.86
数据点	11	29	31	30	11	112

图 52-32　柱状图示例

第四节　分析目标质量控制方法

一、统计质量控制存在的局限

目前绝大多数实验室已经引进了独立质控软件或检测仪器/LIS附带的质控软件对分析过程进行质量监控,其原理主要是基于统计学的概率分析,通过使用单个或组合的统计学过程控制(SPC)规则再加上一些控制图表对分析过程进行监控。

但让实验人员感到苦恼的是,当他们希望通过选用更多或更严格的质控规则以提高统计学误差检测能力时,假失控的误报率以及对分析批的误拒绝率也随之升高,如何在提高误差检出能力和降低假失控误报率之间进行取舍成为困扰很多实验人员的难题。正确和有效应用SPC规则,要求实验室人能确实理解如下问题:

- 每一个质控规则的含义?
- 每一个单规则或组合规则可检测的误差类型?
- 在特定环境下,哪个单规则或组合规则最有效?

若实验人员对以上问题缺乏理解,只是简单拼凑质控规则,其结果可能是所用规则之间不能协调或起不到应有的效果。如果假失控警报过于频繁,就会让实验人员对警报信号不再敏感,往往只是简单地重复检测控制品或患者样本,直至质控结果回到预期的范围内。此种情况下,他们采取的所谓"改正措施"只是在"无的放矢",其典型的表现有如下几种:

- 使用当前批号的校准品重新校准仪器,然后重新检测控制品。
- 使用新批号校准品重新校准仪器,然后重新检测控制品。
- 仪器进行计划外的(往往是不必要的)维护甚至维修,然后重新校准仪器和检测控制品。
- 启用一瓶新的当前批号的试剂,然后重新校准仪器和检测控制品。
- 启用一瓶新批号试剂,然后重新校准仪器和检测控制品。

面对这些处理动作我们必须注意到,上述动作均含有"重新校准"。实验人员势必需要谨慎对待重新校准,因为每一次的校准或重新校准,均可能引进新的或额外的系统误差。过于频繁的重新校准本身就可能预示存在如下问题:

- 实验室制定的 SPC 方案(质控规则、均值及控制范围)过于保守。
- 仪器存在故障。
- 试剂质量不理想。
- 未严格遵循厂家的使用说明书或仪器保养计划。

针对上述问题,分析目标质量控制可能是帮助实验室更好的实现全面质量管理的工具之一、它是由如下控制工具构成的分析目标质量控制工具,可帮助实验室从多个角度对质控结果进行全面的分析:

- 当前技术水平(state of the art):根据当前可以达到的检测不精密度,将测试不精密度控制在目标范围内。
- 医学相关性(medical relevance):根据临床标准制定分析过程的总允许误差(Total Allowable Error)。

- 不精密度-生物学变异（imprecision-BV）：根据生物学变异数据制定实验室自己的性能目标。
- 总误差-生物学变异（total error-BV）：根据由生物学变异确定的总允许误差制定检测性能的上下控制限。总误差-生物学变异是 Unity Real Time™ 提供的最为强大的反馈工具。该工具旨在实现过程质量的全面改进，重点关注不精密度、偏移（个别或累积）和总允许误差（TE$_a$）。若能充分发挥其功能，可帮助实验人员及时发现质控方案或控制范围不符合实际测试的情况。

以 BIO-RAD（美国）公司开发的 Unity Real Time™ 质量系统控制软件为例，分析质量目标控制的建立可以让用户同时应用 SPC 方案和上述这些统计学反馈工具，从而帮助实验室及时识别由于对统计学规则的不正确应用和（或）不恰当的解释而导致的过程"噪声"，由此建立起一套可靠的质量分析系统，并据此调整 SPC 方案，使得分析过程控制的效率更高、效果更好。并能通过以下几个方面帮助实验室优化质控方案和降低成本：

- 降低假失控误报率。
- 避免不必要的重复检测控制品、问题排查和重新校准。
- 帮助实验室为测试项目选择最合适的 SPC 规则（如 Westgard 规则）。

二、当前技术水平

当前技术水平控制是基于这样一种思路：每项测试的分析不精密度（随机分析变异）应该等于或小于当前方法学或技术实际可以达到的最低不精密度，可通过各种机构定期发布数据或与特定的一致（比对）组得到。Unity Real Time™ 使用了 Bio-Rad Unity™ 全球室内质控室间化得到的数据，得到某个特定的一致（比对）组实际可达到的最低平均不精密度（图52-33）。

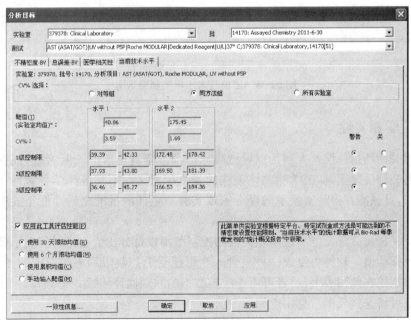

图 52-33　当前技术水平设置示例

　　当前技术水平控制是一种用于制定不精密度可接受范围的工具。使用这一工具，实验室可以从室内质控室间化的计划所统计的数据，并选择一个当前技术水平的一致组。Unity Real Time™为当前技术水平提供了3种一致组：

● 对等组（分析仪器、分析方法、试剂和分析温度均相同的所有实验室）
● 同方法组（分析方法相同，仪器不限的所有实验室）
● 所有实验室组（报告同一分析项目数据，分析仪器和方法不限的所有实验室）

　　其中，对等组是最理想的一致组。若不存在具有代表性的对等组，此时同方法组或所有实验室组也可作为备选的一致（比对）组。一旦实验室选定了比对组，Unity Real Time™将使用该组特定水平的平均不精密度为相应水平的控制品建立类似于Levey-Jennings的质控图。Unity Real Time™将通过在此图上画质控数据点的传统方式进行质控评估（图52-34）。

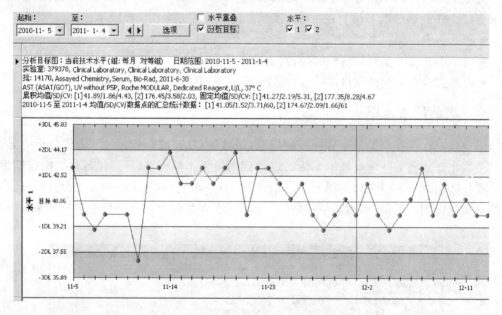

图52-34　当前技术水平控制图示例

三、医学相关性

　　医学相关性是指总误差大到足以导致临床医师改变对患者的诊断、预后或资料方案的程度。作为一种反馈工具，医学相关性关注的是临床意义而不是统计学显著性。此工具务必谨慎使用，且只能在得到实验室病理专家或实验室主任的批准之后才能正式应用于实验室质控。

　　在Unity Real Time™中，医学相关性的控制范围以百分比值或绝对值表示（图52-35），并应用于目标均值。软件将生成一种只含一个可接受上控制限和下控制限的图表，并将用户的质控数据绘在此图表上，后者可用于质控数据的回顾性评估（图52-36）。

　　实验室可将这些反馈信息用于如下方面：

● 当一个具有医学意义的误差发生时及时向实验室发出警报。
● 确定传统的单个或多个SPC规则对分析批的拒绝频率。

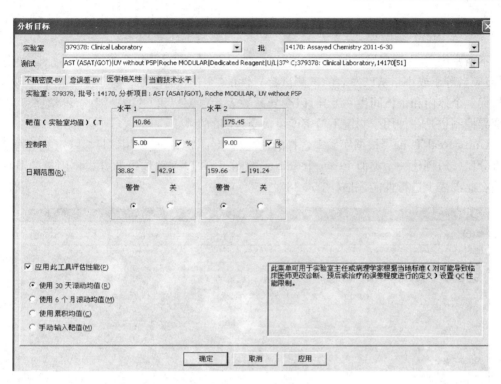

图 52-35　医学相关性设置示例

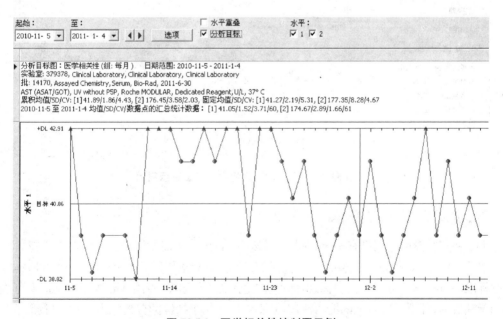

图 52-36　医学相关性控制图示例

● 区分统计学误差和医学意义误差。

● 调整所用的 SPC 规则,可降低重新校准、不必要的问题排查及重复检测患者样本的
频率。

四、不精密度-生物学变异

不精密度-生物学变异控制是基于这样一种思路：每项测试的分析不精密度（随机分析变异）应当等于或小于从已发表的该测试特异性的"个体内"生物学变异数据推导得到的分析目标。个体内和个体间生物变异，以变异系数表示（CV_w 和 CV_b）。因此，不精密度-生物学变异控制也是一种用于制定不精密度可接受范围的工具。

Unity Real Time™根据实验室选择的性能目标（图 52-37），使用该目标特定的生物学变异百分比（％）创建一个类似 Levey-Jennings 的图表，并以一种传统的方式将用户的质控数据绘在此图表上进行性能评估（图 52-38）。

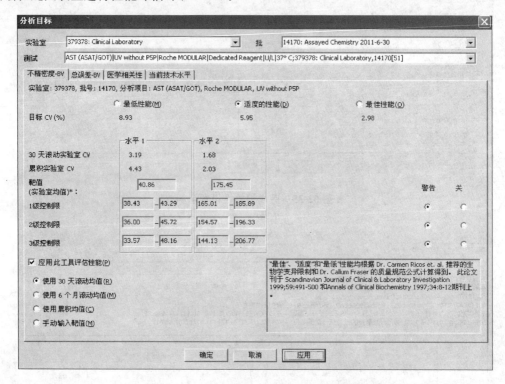

图 52-37　不精密度-生物学变异设置示例

五、总误差-生物学变异

TE_a 在实验室的应用已有多年，在各种 TE_a 标准中，以 CLIA 标准的应用最为广泛。也有部分实验室使用 Westgard 或各种文献（包括 NCEP、ADA 等专业团体发布的导则文件）推荐的控制标准。所有这些可用的控制标准，都存在"适用面"的问题。例如 CLIA 的限制标准可能更适用于随机的、任意时间点上的能力测试，并不太适合用于持续的分析能力的质量目标。

Dr. Callum Fraser（生物学变异应用的国际权威）推荐的实验室偏移和不精密度评估与性能目标之间的相关性，实验室应当选择能反映其定性评估的偏移和不精密度目标，也可以选择更高一个性能水平作为质量改进的目标。在 Unity Real Time™平台上，用户只需选定性能目标，剩下的全部由 Unity Real Time™自动完成：

● 在用户选定的性能水平，使用"个体内"和"个体间"生物学变异数据和计算可接受不

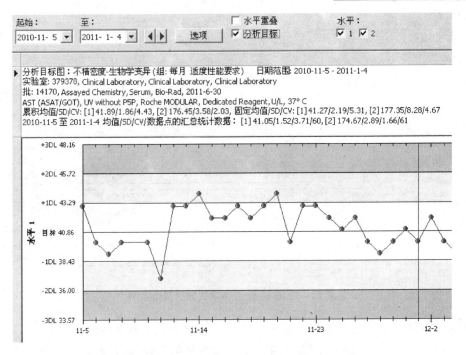

图 52-38　不精密度-生物学变异控制图示例

精密度和偏移的公式设置性能目标。

- 计算总允许误差（TE$_a$）（$P<0.05$）。若实验室的实际性能与性能目标一致，则表明只有不到 5% 的实验室结果可能超出 TE$_a$ 限制。

总允许误差（TE$_a$）控制是 Unity Real Time™ 最强大的反馈工具，它使用基于生物学变异的总允许误差提供关于实验室精密度及偏移的有用信息（图 52-39、图 52-40）。

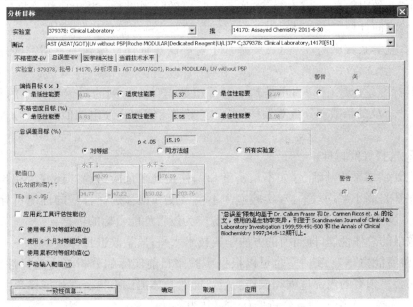

图 52-39　总误差-生物学变异设置示例

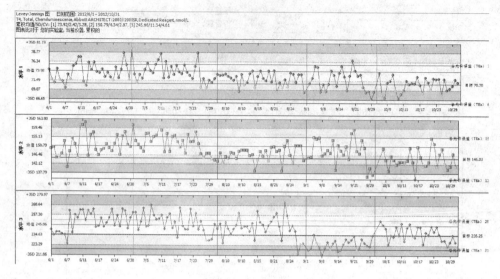

图 52-40 总误差-生物学变异控制图示例

实验室可通过如下几个步骤对总误差-生物学变异控制工具进行设置：

1. 根据不精密度和偏移的评估结果选择一个合适的性能目标(最低、适度或最佳)

2. 选择一个一致组(对等组、同方法组或所有实验室组)。对等组是最理想的实验室间比对一致组。在没有对等组或对等组实验室数不足的情况下，可使用同方法组或所有实验室组。

步骤 1：评估总体偏移和不精密度

实验室可从控制品厂商提供的实验室间比对报告中获得横向比对的不精密度和偏移数据，为了便于实验室在软件上设置总误差-生物学变异控制，Unity Real Time™还在同一界面上安排了"一致组信息报告"功能键，实验人员可随时调阅参考并生成相关报告。Bio-Rad Unity™实验室间计划主要通过以下 2 个关键参数对实验室性能进行评估：

● CVR(变异系数比例)——CVR 是基于对等组数据计算得到的不精密度评估。其值等于该测试的 CV 值除以一致组的平均 CV。

● SDI(标准差指数)——SDI 是基于对等组数据计算得到的对偏移大小的相对评估。SDI 以 SD 的倍数或分数对偏移(实验室实测均值和一致组均值的差异)进行描述或定量。

步骤 2：选择性能目标

在定性评估结果的基础上(如不精密度和偏移是处于危险边缘? 还好? 相当好? 是处于平均水平还是高于平均水平?)，实验室为不精密度和偏移选择合适的性能目标(最低、适度或最佳)。实验室可选择如下一种数据来源作为设置性能目标的依据：

● 一致组的总体性能(即当前的方法学或技术水平;质量改进目标)。

● "实验室能力"——实验室也可以根据实验室目前实际的分析能力选择性能目标，因为实验室独有的内部过程和操作变量可能对总体测试不精密度和偏移产生影响。

步骤 3：选择一个用于计算分析偏移的一致组

设置总误差工具的最后一步，要求实验室选择一个构建总误差图表的一致组。Bio-Rad

Unity™实验室间计划为3种一致组提供组数据,每个一致组在统计学上都是独立的和完整的,根据实验室不同的质量目标和质量需求,可选用对应的一致组:

- 对等组——使用相同分析仪器、分析方法、试剂和分析温度的所有实验室。对等组是最理想的比对组。
- 同方法组——使用相同分析方法、任何仪器的所有实验室。当对等组实验室数不够时,可选择同方法组。
- 所有实验室组——报告同一分析项目(不管使用的是什么仪器或方法)的所有实验室。仅当对等组和同方法组的实验室均不够时,才选择所有实验室组。该组在统计学上的相关性最低,因为仪器间的变异和方法间的变异均会对结果产生影响。

在决定使用哪个一致组进行比对时,实验室务必谨慎选择,因为和不同一致组比对得到的统计结果之间的差异可能相当大。如果没有一个一致组能满足实验室的质量要求,实验室可以考虑使用 Unity Real Time™ 的其他反馈工具。在实验室选择了合适的比对组之后,软件将利用比对组均值作为目标均值,以前述计算得到的 TE_a 设置性能范围,并绘制成总误差图表。

总误差-生物学变异控制工具总结如下:

- 使用公开发表且具有项目特异性的 TE_a 范围。TE_a 以百分比表示(%)。
- 计算 TE_a 范围,以反映在选定的性能水平运行时(即方法学或技术在实验室选定的性能目标水平运行),只有不到 1% ($P < 0.01$)的质控值会超出预定的范围。即如果实验室实际的偏移和不精密度在性能目标范围之内,此时只会有不到 1% 的质控值可能超出 TE_a 范围。
- 将此百分比应用于所选的一致组的均值(对等组、同方法组或所有实验室),建立可接受性能的上下控制限。
- 当质控值超出 TE_a 范围时及时向实验室发出警告。

总误差-生物学变异控制工具在质控数据审核中的应用:

实验室质量系统应当安排有资质的工作人员定期对质控情况进行审核。CAP 认可实验室要求至少每周一次对质控情况进行审核并记录。这些审核通常是回顾性的,可为实验室提供重要的 SPC 评估信息。每周审核的范围和内容应该由实验室制度作出明确规定。视情况不同,每周审核可粗略也可详细。另外我们知道,分析方法的性能参数常常和分析物的浓度相关。比如,有些项目由于低浓度时的灵敏度和特异性较低,通常表现为低浓度时的不精密度比较大。因此,在进行回顾性审核时,建议对不同水平控制品的不精密度、偏移和总误差单独进行评估。以下是审核员必须考虑的问题:

- 统计学失控事件。
- 批内或批间出现离群值(质控值超出指定 TE_a 范围)的频率。
- 偏移的大小。
- 离群点和指定总误差之间差异的程度。

综合评估这些方面,是进行有效审核的关键。在此过程中,基于 Unity Real Time™ 总误差-生物学变异控制工具建立的总误差图可帮助审核员及时发现如下问题:

- 综合考虑方法学或技术的性能与 TE_a,分析该测试当前使用的 SPC 规则是否过于严格?

- 是否需要应用更严格的单一规则或更复杂的多规则 SPC 方案以提高误差检出能力？
- 是否需要调整该测试的均值？
- 当前的不精密度是多少？不精密度是否是构成总误差的主要因素？（即实验室是否需要重点关注如何提高精密度？）
- 当前的比较偏移是多少？偏移是否是构成总误差的主要因素？（即实验室是否需要重点关注如何消除或降低分析偏移？）
- 是否应用了合适的一致组（对等组、同方法组和所有实验室组）评估实验室该测试的比较偏移（即总误差）？
- 该测试的不精密度和偏移性能目标以及由其确定的 TE_a 的设置是否恰当？
- 在本次审核期内或不同审核期间，出现 SPC 错误信号的频率是多少？这些经常出现的错误信号是否源于选择了不合适的 SPC 规则？还是超出了预期的不精密度？或存在偏移？均值和范围是否需要调整？
- 该测试重新校准的频率是多少？校准的频率是否超出了厂家推荐的频率？

六、分析目标质量控制方法需重视的问题

以某个实验室使用分析目标质量控制进行全面质量控制的某次回顾性审核结果的总结为例（表 52-5）：

表 52-5 某实验室室内质控回顾性分析结果

保留多规则的项目	用 1-ks 替代多规则的项目	调整均值/范围（控制品水平）	纠正不精密度（控制品水平）	纠正偏移（控制品水平）	当前技术不能解决的项目
56%	44%	33%	6%	61%	22%

分析目标质量控制控制工具可帮助实验室判断某个水平控制品的均值和（或）范围是否需要重新计算。在此次回顾性审核中，发现该实验室 33% 的控制品水平需要重新计算均值和（或）范围，据此推测他们正面临着故障排查和结果报告的困扰。Levey-Jennings 图显示存在正偏移或负偏移，而基于当前一致组信息和生物学变异数据的总误差图显示偏移很小或无偏移。

根据 TE_a 和实际误差（包括不精密度和偏移）的大小，可知 44% 的测试应当从多规则改为单一 1-ks 规则。这样的调整可以有效减少该实验室进行的重复测试和重新校准的次数。若使用多规则只会产生更多的统计学噪声而不是发现可纠正的误差。

在所有这些被审核的测试中，偏移是导致分析误差的主要原因。很多因素皆可导致偏移，其中以重新校准和更换试剂批号最为常见。虽然重新校准的频率和质量应当受到实验室的重视，有证据标明实验室更倾向于重视不精密度，而缺乏对偏移应有的关注。实验室应当积极参与实验室间比对计划以长期监控偏移。Bio-Rad Unity Real Time™软件可每月自动下载一致组均值和标准差。有了这些信息，再加上 Unity Real Time™的总误差-生物学变异控制工具，实验室即可真正实现对偏移的动态评估，并在必要时及时纠正偏移。由于总误差是由不精密度和偏移共同构成，偏移越小，则可允许更大的不精密度。反之，若存在很大的偏移，此时 TE_a 仅有很小的一部分可留给不精密度。

综上所述,以 Unity Real Time™ 系统为代表的分析目标质量控制体系为实验室提供了4 种独特而强大的分析目标控制工具,可有效帮助实验室提高分析性能和识别过程控制中的各种"噪声"信号。不精密度-生物学变异控制和当前技术水平控制帮助实验室将不精密度控制在目标范围之内。医学相关性控制用来区分单纯统计学误差和具有医学意义的性能改变。总误差-生物学变异控制是通过对不精密度、偏移(个别的或累积的)以及总误差的控制实现过程性能的不断改进。对于分析目标质量控制若能充分发挥其功能,将可帮助实验室及时发现和纠正某些项目不合适的 SPC 方案和控制参数,从而降低用于不必要的重复检测、故障排查和重新校准的成本。但同时我们也必须注意到分析目标质量控制更多的是对统计质量控制进行辅助分析,它的最终目的不置取代统计质量控制,而是让统计质量控制更趋"合理"与"经济"。所以在使用分析目标质量控制的同时必须基于统计质量控制的基础。与常规统计质量控制分析方法相比较,分析目标质量控制方法在一定程度上弥补了统计质量控制方法的不足,两者相辅相成,可有效提高检验项目质量控制效率。

第五节　其他质量控制方法

一、即刻性质控方法

对于某些不是每天开展的项目或试剂盒有效期较短的项目可采用即刻性质控方法,只需连续测定 3 次,即可对第三次及以后的检验结果进行控制。

计算出至少 3 次测定结果的平均值和标准差;计算出 $T_{上限}$ 值和 $T_{下限}$ 值:

$$T_{上限} = \mid x_{最大值} - \overline{x} \mid /s; \quad T_{下限} = \mid \overline{x} - x_{最小值} \mid /s$$

查 T 值表 52-6,将 $T_{上限}$ 值和 $T_{下限}$ 值与 T 值表中的数值进行比较,计算的 T 值 $< T_{(n,0.05)}$ 值,反映该质控值为在控;$T_{(n,0.05)} <$ 计算的 T 值 $< T_{(n,0.01)}$ 值,反映该质控值为警告值,相当 Westgard 多规则的 1_{2s} 规则;计算 T 值 $> T_{(n,0.01)}$ 值,反映该质控值为失控值,相当 Westgard 多规则的 1_{3s} 规则,此时应检查该质控值是哪一次检测的结果,并需对该次测定寻找警告或失控原因。当检测的数据超过 20 个以后,可转入使用常规的质控方法进行质控。适用性:正态分布或近似正态分布,检测频次低的定量检验项目或定性试验。缺陷:结果易受前 3 个质控数据的影响,在统计学中样本量少时容易出现抽样误差,即刻性质控方法(Grubbs 检验法)要求样本数据不可少于 3 个。回顾性失控可检出滞后异常值,滞后异常值就是某一测定值当天用 Grubbs 检验法判断为在控,但随着数据的增加,后来判断为异常值,属于"警告"或"失控"。

表 52-6　即刻性质控法 T 值表

n	$T_{(n,0.05)}$	$T_{(n,0.01)}$	n	$T_{(n,0.05)}$	$T_{(n,0.01)}$
3	1.15	1.15	12	2.29	2.55
4	1.46	1.49	13	2.33	2.61
5	1.67	1.75	14	2.37	2.66
6	1.82	1.94	15	2.41	2.70

续表

n	$T_{(n,0.05)}$	$T_{(n,0.01)}$	n	$T_{(n,0.05)}$	$T_{(n,0.01)}$
7	1.94	2.10	16	2.44	2.75
8	2.03	2.22	17	2.47	2.79
9	2.11	2.32	18	2.50	2.82
10	2.18	2.41	19	2.53	2.85
11	2.23	2.48	20	2.56	2.88

二、利用患者数据质控方法

患者数据的质量控制方法有患者数据的均值法、差值（delta）检查法、患者结果的多参数核查、患者标本双份检测及患者标本结果的比较等。

利用控制物进行质量控制的方法是最广泛应用的质量控制形式。使用患者标本数据进行质控将节省质控活动的成本，而且，它是直接控制患者标本的结果，而不是间接地推断分析过程的质量。然而，在表52-7中列出利用控制物进行质量控制的一些局限性。由于通常在检测过程的分析阶段使用控制物，因此不能检出导致误差的分析前因素（标本的收集、标记、运输和处理的各个环节中）。

表 52-7　利用控制物进行质量控制的局限

控制物可能昂贵

控制物不稳定

控制物可能显示出不同于患者标本的特征

通常监测分析阶段，而忽略分析前的部分

这些方法也都有其缺点，在质量控制活动中，这些方法只能作为统计质控方法的补充，达到最优的质量控制结果，提高临床检验的质量。

从下面几个方面获得患者的数据：一个患者的单个标本或几个标本；多个患者的一个或多个标本。当尚未检测控制物时，患者数据的评价可能是首要的质量控制方法。如使用得当，患者数据的不同质控方法有可能检出系统误差和（或）随机误差。

采用患者样本数据进行质量控制的方法较多，每一方法各有其优缺点，因此，在临床检验应用此方法时，最好与其他一些统计质量控制方法联合使用，以达到最优的质量控制结果，从而提高临床检验的质量。

（一）正态均值法（average of normals method，AON）

建立 AON 方法的步骤：

1. 收集连续几周的患者数据，并用计算机画出数据的频数直方图。

2. 使用中央区域的数据，计算患者标本数据的平均数（X_p）和标准差（S_p）。

3. 从控制物确定分析标准差（S_a），控制物的平均浓度应接近患者标本数据的平均值。

4. 由公式 $N_p = 2 \times N_c \times (S_p/S_a)^2$ 估计 N_p 或从基于 S_p/S_a 和检出$\triangle SEc$ 概率的关系图中得到 N_p。

5. 选择患者均值的舍弃界限（通常为 $\pm 3.09S_p$，$\pm 2.58S_p$ 或 $\pm 1.96S_p$）。

6. 选择控制限使 P_{fr} 不超过 1%，通常为 $\pm 3.09 \times S_p/\sqrt{N_p}$，$X_p \pm 2.58 \times S_p/\sqrt{N_p}$。

执行 AON 质量控制方法时应考虑如下五个重要的参数或统计量，即：①患者标本数据的均数（X_p）；②患者标本测定结果的总体标准差（S_p）；③分析标准差（S_a）；④计算患者标本均值的标本量（N_p）；⑤控制界限确定的假失控概率（P_{fr}）。此外还应考虑患者标本均值舍弃局外值的界限（上限和下限）。Cembrowski 等人推导出了计算患者标本均值的标本量 N_p 的公式，其计算的公式如下：

$$N_p = 2 \times N_c \times (S_p/S_a)^2$$

患者标本均值法的控制界限一般有三种情况，可视实际情况而定：$X_p \pm 3.09 \times S_p/\sqrt{N_p}$，$X_p \pm 2.58 \times S_p/\sqrt{N_p}$ 和 $X_p \pm 1.96 \times S_p/\sqrt{N_p}$，与此三者对应的假失控概率分别为 0.2%，1% 和 5%。

（二）移动均值法（moving average method）

移动均值是 Bull 等早在 20 世纪 70 年代设计出的一种用于血液学质量控制的方法，又被称 Bull 算法。原理是血液红细胞计数可因稀释、浓缩、病理性或技术性因素而有明显的增减，但每个红细胞的体积，及其所含有的血红蛋白，或单位红细胞容积中所含有的血红蛋白则相对稳定，几乎不受这些因素的影响。根据这种特性，设计监测红细胞平均容量（MCV）、红细胞平均血红蛋白量（MCH）、红细胞平均血红蛋白浓度（MCHC）的均值变动，来进行质控的方法。

Bull 算法是建立在连续的 20 个患者红细胞指数（MCV、MCH、MCHC）的多组均值基础上，此种算法的原理简单，但公式很复杂。Bull 均值的控制限一般定为 $\pm 3\%$。

移动均值的另外一种形式是最近三个 Bull 均值的均值超过 2% 就算失控。Bull 算法的最大不足之处是质控限的决定，需要大批标本（至少 500 份），而且每日标本也不可太少，美国病理学家学会的血液学委员会（CAP-HRC）已提议，实验室在它们主要工作班次处理少于 100 个患者标本时，不能使用移动均值法。

（三）Delta-检验法

对某一具体的患者来说，若其情况稳定，则患者前后试验结果也应基本稳定（建议的 Delta 检验界限见表 52-8）。因此，在患者情况稳定时，患者连续试验结果之间的差值，即 $\triangle$（Delta）值应该很小。如果$\triangle$值很大并超过预先规定的界限，则表明存在下列三种可能情况之一：

(1)患者标本的试验结果确实有了变化；

(2)标本标记错误或混乱；

(3)计算 Delta 值的两结果之一有误差。

通常以下列两种方式之一来计算 Delta 值：

$$\triangle（实验单位）=第二次结果-第一次结果$$
$$\triangle(\%)=100 \times （第二次结果-第一次结果)/第二次结果$$

表 52-8 建议的 Delta 检验界限

试验项目	Delta 检查界限
白蛋白	20%
总胆红素	50%
钙	15%
肌酸激酶	99%
肌酐	50%
磷	20%
总蛋白	20%
钠	5%
甲状腺素	25%
尿素	50%
尿酸	40%

（四）患者结果多参数核查法

孤立根据单个试验结果不易判断结果是是否准确，但是如果在同一时间比较几个试验结果，常常可识别误差，并加以纠正。本文提供了几种相互关系，可以用于监测单个患者的结果。

1. 血型 红细胞血型抗原和血清中抗体测定结果之间应有对应关系。

2. 阴离子隙（anion gap，AG）法 为了维持电中性，当以摩尔浓度表示时，血标本中阴离子电荷之和必须等于阳离子电荷之和。阴离子间隙可按下列公式计算：

$$AG = (Na^+ + K^+) - (Cl^- + HCO_3^-)$$

其值小于 10mmol/L 或大于 20mmol/L 常提示上述离子测定结果可能出误差。但应注意个别值增高有可能出现在肾功能障碍、糖尿病酸中毒、心衰、缺氧症等患者。低值出现在低蛋白血症等。Cembrowski 等人研究提高阴离子间隙质控方法的能力；他们建议使用 8 个或更多患者一组的平均阴离子间隙来进行统计质量控制，此法可提高检出误差的灵敏度。

3. 酸碱平衡法 由 Henderson-Hasselhalch 公式表达 pH，H^+ 和 PCO_2 之间的关系：

$$pH = 6.1 + lg([HCO_3^-]/0.03PCO_2)$$

实验室通过比较从 Henderson-Hasselbach 公式计算的 HCO_3^- 与电解质分析仪测定的 HCO_3^-，理论和测量的结果应该是一致的，差异应在 2mmol/L 范围之内。由此评价血气分析仪测定的 PCO_2 和 pH 是否准确。VanKampen 报道了大约 1000 份血气分析计算的 HCO_3^- 与测定的 HCO_3^- 之间的关系，发现两者有明显差异者大约为 12%。经进一步研究表明 8% 的差异是由于 PCO_2 的测定有误差所致，其余的 3.5% 和 0.5% 的误差分别来自 pH 和 HCO_3^- 的测定上。在某些实验室，这是一种可接受的质控方法。

三、利用患者标本质控方法

（一）患者样本双份分析

某些分析方法可采用双份测。此时使用患者标本双份测定值的差异能确定方法的批内标准差。也能应用双份测定的极差来检出批内随机误差。本方法很容易执行,如果工作许可,每一标本可以双份进行检测;如果每天有太多的试验需要检测,则可在一定的时间间隔内对少数标本(如 4～5 个标本)进行双份检测。

$$SD=\sqrt{\frac{\sum d^2}{2n}}$$

其中 d 为每份样品重复检测结果的差值($d=X_1-X_2$),d^2 为双份测定差值的平方;n 为双份检测的标本个数。

解释:双份检测结果的差值不应超过 2 倍计算的差值的标准差。这种方法可识别出随机误差。如果试验总是做的很差的话,标准差将变得更宽,对单独的误差不敏感。

双份测定结果的差值可以绘制在极差型质控图上,其质控界限可从差值的标准差计算出来。也可由下面的公式从双份测定的标准差($s_{双}$)导出双份测定极差的控制限:

$$R_{0.025} 控制限=S_{双}\times3.17$$

$$R_{0.01} 控制限=S_{双}\times3.64$$

$$R_{0.001} 控制限=S_{双}\times4.65$$

当每批有 3 个或 4 个以上的标本时,应该选择具有低 P_{fr} 的极差规则。对浓度极高或极低的标本判断为失控时应特别谨慎,因为标准差通常和分析物浓度呈相反方向变化。

使用患者标本双份测定进行质量控制是一种简单的方法,不需要稳定的控制物,因此,当稳定的控制物不可得时可用此种方法,此方法也作为补充的质控方法。

应注意这种极差图仅监测随机误差,很难监测方法的准确度。当从两个不同实验室方法获得的双份测定值,则极差图实际上监测随机和系统误差,但不能区分两类型的误差。此时不易解释质控结果,特别是当两方法之间存在稳定的系统误差。此种方法还可发展成为保留患者样本的双份分析(如保留当天检测的患者样本,以后再对其进行检测,看两者之间的差值的变化)。总之,该方法是监测实验室数据是否一致性的有用方式。

(二)保留患者样本的检测

本方法类似于患者样本的双份试验,但使用的样本是前一批已进行了检测,并具有相应的结果。

解释:该方法同一样本两次结果应该是接近并且其差值应在 $\pm2SD$ 范围内。本方法应用在一定时间内样本在保存过程中没有发生变化时,可检出仪器和试剂的变化。本项试验适合于 Hb 和 RBC,不太适合 WBC 和 PLT。

(三)患者样本测定的方法学比较

有些实验室对特定的分析项目采用两种常规方法检测相同的患者样本,这可以对分析方法进行检查。一般选择 2 或 3 个患者样本用两种方法进行检测,且把得出的差值与统计学上导出的控制限进行比较是本方法的基础。

四、临床相关性研究

实验室试验结果与临床其他证据或患者治疗上的改变关系的回顾性相关研究是长期质量控制的有效方法。临床上需要有效地监测假阳性和假阴性实验室试验结果。为了监测假阳性,应随机抽样和评价阳性结果患者的记录,以发现哪些不应该出现阳性结果的情况。为了检测假阴性,应随机抽样和评价具有临床确诊的疾病患者的记录。客观证实的例子如肿瘤的外科发现,根据药物或治疗生理症状和体征的改善,以及尸体解剖证据等。

五、定性检验质量控制方法

定性检验质量控制的前提条件是:阴性控制品不能检测为阳性结果,阳性控制品不能检测为阴性结果。定性检验方法广泛应用于临床检验,特别是临床免疫学检验、临床体液学检验等工作。

1. 即刻性质控方法可用于定性检验项目的室内质量控制。

2. 用数值判定结果的项目如 ELISA、发光技术等可使用 Levey-Jennings 质控图。

(1)质控标本的类型(宜选择人血清基质,避免工程菌或动物源性等的基质)、浓度(阳性控制品浓度宜 2×Cut-off 值左右,阴性控制品浓度宜 0.5×Cut-off 值左右)和位置(不能固定而应随机放置)、稳定性(宜选择生产者声明在一定保存条件下如 2~8℃或−20℃以下有效期为 6 个月以上)、分析频率的选择应满足临床要求的分析范围的测定;

(2)Levey-Jennings 质控图的均值、标准差和控制规则,可参照定量检验质量控制。也可按照以下方法质控:质控图宜包括以下信息:分析仪器名称和唯一标识、方法学名称、检验项目名称、试剂和校准液批号、控制品名称、批号和有效期;横坐标(X 轴)每个点表明的是分析批或检测日期,当检测日有多个批次时都应标出;纵坐标(Y 轴)用吸光度值或含量点图,至少要引出中心线和上下失控限三条线;中心线为控制品均值;利用 cut off 验证值可以直接确定上下失控限;阴、阳性控制品的测定值均应在质控图中标出。

$$失控限 = \bar{x} \times \left(1 \pm \frac{\text{cutoff 值} - \text{cutoff 验证值}}{\text{cutoff 值}} \right)$$

(3)只有当控制品批号改变时才重新绘制新的质控图,不能随试剂批号的改变而制作新质控图。

3. 根据滴度或稀释度判定阴阳性的技术,如凝集试验,每检测日或分析批,应使用弱阳性和阴性外对照作为质控。实验室应定义自己的质控批长度。阳性质控结果在均值上下一个滴度或稀释度以及阴性质控结果为阴性即为在控,否则视为失控。

4. 纯定性试验如金标试纸、斑点渗滤等,检测装置的内对照外,每检测日或分析批,应使用弱阳性和阴性外对照作为质控。实验室应定义自己的质控批长度。阴、阳性质控的检测结果分别为阴性和阳性即表明在控,相反则为失控。

5. 利用检验结果的可比性。如果采用手工操作或同一项目使用两套及以上检测系统时,应至少每年 1 次进行实验室内部比对,包括人员和不同方法/检测系统间的比对,至少选择 2 份阴性标本(至少 1 份其他标志物阳性的标本)、3 份阳性标本(至少含弱阳性 2 份)进行比对,评价比对结果的可接受性。另外,新批号试剂和(或)新到同批号试剂应与之前或现在放置于设备中的旧批号、旧试剂平行检测以保证患者结果的一致性。比对方案应至少利用一份已知阳性、一份弱阳性样品和一份已知阴性的患者样品(HIV 等特殊项目除外)。当比对出现不一致,应分析原因,并采取必要的纠正措施,及评估纠正措施的有效性。

6. 应评价失控状态下对患者结果的影响。

第六节 失控后的处理

当质量控制中出现控制值不理想时,控制方法能否正确地区分:今天的结果是否在控,指示在控或失控的把握究竟有多大？质量控制方法犹如报警器,它应对分析过程中具有的分析误差进行监视。质量控制见误差就报警,那么检验结果无法发给医生,因为任何检验结果都有误差。我们希望:质量控制能对使临床诊断和治疗发生差错或严重误解的误差予以可靠而正确地识别出来,保障患者的利益。在检测系统分析性能的选择和评估时,已经对检测系统稳定状态的误差作了评估,确认这些误差属临床可接受水平。为了使患者样品的检验结果内具有的误差水平保持在稳定状态的水平,必须使用质量控制方法尽力控制和减少日常的不稳定状态的误差,使患者检验结果符合临床要求。所以,质量控制方法必须对这样的分析误差予以识别和检出。从检验科或实验室的日常工作上,很希望质量控制方法对误差的识别必须具有高特异性,尽可能减少"假失控"的报警率,可以提高检验效率,减少浪费。对严重误差能及时报警,一个不漏,即对"真失控"报警率有高灵敏度。重视质量控制方法的选择、设计和评估,同样是临床检验的重要方面。

一、质量控制识别失控的特性

近20年来,描述质量控制方法性能分为2方面:真失控检出的可能性和假失控误报的可能性。

1. 真失控检出可能性(probability for error detection,P_{ed})　在检验中,发生了除检测系统稳定的不精密度以外的外加不稳定误差时,质量控制方法能正确地识别并报告属失控的可能性。理想状态下,P_{ed}为1.00,表示质量控制方法对失控误差检出可能性为100%。实际使用时,设定P_{ed}目标为0.95,也即失控误差检出可能性为95%。

2. 假失控误报可能性(probability for rejection,P_{fr})　在检验中,没有存在除检测系统稳定的不精密度以外的误差时,质量控制方法误将检验结果识别并报告为失控的可能性。理想状态下,P_{fr}为0.00,表示质量控制方法的假失控误报可能性为0%。实际使用时,设定P_{fr}为≤0.05,也即假失控报告可能性仅为≤5%。

3. 两种可能性是矛盾的对立面　每个控制规则都有上述两种误差检出的可能性,它们互为影响。对真失控检出的可能性大了,假失控误报可能性也增大了;反之,真失控检出可能性减小了,假失控误报可能性也小了。但是每个控制规则的真失控检出可能性和假失控误报可能性随规则而变,所以在使用单个控制规则做质量控制时,更要注意控制规则的选择。

二、质量控制方法的组合和选择

1. 每批检测控制品次数(n)是质量控制方法的重要组成　一个质量控制方法由使用的控制规则和每批检测控制品次数组成。使用同一个控制规则时,每批做2个控制品较做1个控制品对失控误差检出的可能性大1倍。因此,设计质量控制方法时,要根据使用控制规则的特性和实验室对误差控制的目标,选择每批使用几个控制品,以及每批使用几个水平的控制品。每批只做1个水平控制品,无论每批做几次,只是对该控制品检测的浓度(或其他量值)处,在检验(分析过程)时的质量有所了解,是1个量值点的控制。每批做2个或更多水平的控制品,是一个量值范围的控制。控制水平大不一样。

2. 重视各控制规则特性　20年前,Westgard用计算机对常用的控制规则预期失控报告率进行模拟研究,确定了各规则的真失控检出可能性和假失控误报可能性。在设计质量控制方法时,最好认真查阅这些文献,了解控制规则的特性,结合实验室要求,选择较为中意的规则,组合自己的质量控制方法。在比较真失控检出可能性时,更应注意假失控误报可能性。二者不可偏废。

(1)1_{2s}控制规则的假失控。假失控误报可能性最大的控制规则是1_{2s}。当$n=1$时,假失控误报可能性约5%;这是根据正态分布两侧的尾部超出$\bar{x}\pm2s$占有面积得出的。即每20次控制值中有1次超出$2s$限值。但是,当$n=2$时,假失控误报可能性大1倍,约9%;$n=3$时,约14%;$n=4$为18%。意即每批做2个控制品,估计每10批就会有1批的任1个控制值超出$2s$限值,是假失控表现,容易误认成真失控,带来许多不必要的麻烦。所以每批使用2个或更多控制品时,不可轻易单独使用1_{2s}规则。

其他常用的控制规则在n为2~4时,假失控误报可能性比较小。如:即使$n=4$,1_{3s}和$1_{3.5s}$规则假失控误报可能性小于1%;$1_{2.5s}$和组合多规则的假失控误报可能性≤5%。R_{4s}规则在$n=2$时的假失控误报可能性小于1%;但是当$n=4$时,假失控误报可能性太大,只有将该规则改成R_{5s}才能符合要求。

(2)真失控检出可能性。注意假失控误报可能性的同时,一定要注意真失控检出可能性(误差检出特性)。控制规则的真失控检出可能性大,对误差检出灵敏度高;它的假失控误报可能性也大,对误差鉴别的特异性差。反之,控制规则真失控检出可能性小,误差检出灵敏度低;假失控误报可能性也小,对误差鉴别的特异性也好。但是,不同的控制规则的这两个性能相互间不同,应依据需要作选择。可检出系统误差较灵敏的有:2_{2s},$2/3_{2s}$,3_{1s},4_{1s},$6_{\bar{x}}$,$8_{\bar{x}}$等规则。对检出随机误差灵敏的有:1_{3s},$1_{2.5s}$,R_{4s}等规则。对重复性能良好的全自动分析仪监视分析性能,每批用2~4个控制品时,使用1_{3s}或$1_{2.5s}$单一规则已很好了。如果在控制的性能尚无单一合适的规则,可以如Westgard的多规则方式,将各个控制规则组合起来,形成多规则的质量控制方法。

3. 改进质量控制性能的方法　依据不同控制规则的预期性能(参见有关参考文献),选择和组合质量控制方法的做法大致如下:

(1)不用具有高假失控误报可能性的控制规则。

(2)至少将1个对随机误差灵敏的规则和1个对系统误差灵敏的规则组合起来。

(3)评估组合控制方法的假失控误报可能性。

(4)选择每批使用的控制品数(n),使真失控检出可能性达到所需要的水平。

依据实验室要求或临床的允许误差要求,对质量控制方法的组合和评估,这已经是第三代的质量控制方法。当前,国内最要紧的是:首先做到出检验报告,一定有实验室自己的分析过程的控制,即第一代的质量控制。但是在城市大医院内的实验室,已经长期坚持进行质量控制,现在希望按照临床的要求,设计自己的控制方法,提高质量控制的效率,应该按此原则去组合并评估质量控制方法。

常规工作中,常常在患者样品检测前和检测中检测控制品,记录控制值,并绘制于控制图上。控制值在控,患者样品可以检测和报告;控制值失控,停止患者样品的检测,拒发检测报告;寻找原因,解决问题。重新开始检测,对失控时的患者样品重做。这是分析中质量控制工作流程。

三、失控后的不当做法

现今的质量控制做法常不按照这个流程。对"失控"时的绝大多数反应是重做控制品检测。只要重做的控制值"在控",认为失控问题已经解决。这个做法国内外都很普遍。失控时纠正措施的指导常建议:在检查控制图或确定符合什么失控规则前,重复检测控制品。这种自动重复检测控制品的做法,实际是不信任控制方法能控制误差,也即认为控制方法都具有过高的假失控误报的可能性。如果某项目的质量控制方法经过认真设计,考虑它的质量要求,也顾及了检测系统的分析性能,应该说,控制方法具有最大的真失控检出可能性,也具有最小的假失控误报的可能性。可以相信控制方法会认真履行职责,能检出问题。检验人员应真正去解决问题,消除误差的原因。

1. 重新检测控制品　失控后只是重做控制品是过时的做法,实际是将控制方法退到只使用 1_{2s} 规则。该规则在每批用 1 个控制品时的假失控报告可能性为 5%,用 2 个控制品时为 9%,用 3 个控制品时为 14%。而 1_{3s} 的控制规则的假失控报告可能性仅为 0.3%。所以出现 1_{2s} 表现后重做控制品检测,得到的控制值常在"限值内",给检验人员的感觉是"这次又正好过关了"。后果是:延误了解决误差原因,将问题留给了以后。

2. 试用新控制品　另一种观念是结果失控一定是"控制品坏了"。在失控处理指导中也建议:如果重做的结果仍然不好,换用一瓶新控制品再试。在控制结果还是不好的情况下,迫使工作人员去考虑其他的可能原因。这样的做法说明实验室没有在真正解决失控问题上下工夫,只是希望通过简单的步骤,侥幸发现问题。但是,最终延误了发现和解决质量控制失败的真实原因。实验室应按照管理要求,对每个工作都有书面的操作说明,对控制品如何复溶、混匀、使用、保存和稳定性等都有明确的规定和具体操作步骤,包括在质量控制方法中,也应该在质量控制方法的培训和实施中都有规定。这些都不能省略。在这样的前提下,一旦发生失控,立即试用新控制品,是很得不偿失的。偶然会出现控制品确实坏了,是控制品在稳定有效期内出了问题,必须查出原因,制定措施,防止今后再出现相似的现象。这也是有规律地寻找失控原因的一个方面,不是失控的首要问题。其实,控制品的成本比重复检测的成本高,耗费也不合算。希望不费力和即刻发现问题,遇到问题马上换用新控制品、重做,将问题简单地推给控制品,逐渐将这些做法变成了习惯,却不在学习和实施系统分析程序方法上、在真正解决问题的技能上花工夫。

四、解决问题和排除失控原因

解决问题和排除失控原因两者既是技能,也是对待失控的认识和态度。是技能,因为它依赖于检验人员的基础知识、技术和经验;是认识和态度,因为检验人员要在迟发检验报告的压力下,特别是急诊检验报告的压力下,本着对患者负责的强烈责任感去重做患者标本,满怀信心地去解决质量问题。解决失控较好的思路是:

1. 检查控制图或失控的规则,确定误差的类型　首先要确定造成失控的误差类型是随机的还是系统的。不同的失控规则对检出不同类型误差具有不同的能力(灵敏度)。1_{3s} 和 R_{4s} 规则是检验控制值分布的尾部或分布的宽度,如果是这两个规则失控,通常指示随机误差增大造成的失控。2_{2s},4_{1s} 和 $10_{\bar{x}}$ 规则的失控,往往提示有连续的控制值超出同一个控制限的失控,提示系统误差问题。因此,使用多规则质量控制方法对提示失控问题很有好处。另外,失控时,注意检查控制图上控制值点的分布对指示失控原因很有帮助。出现系统误差(或偏移)的失控时,可以看到每天的控制值具有定向的漂移或倾向,并且随时间而增大,逐渐形成失控。出现随机误差失控的表现则较突然,失控的控制值点相对于均值的离散度比往常都大。符合 1_{3S} 失控的是最近的 1 次结果控制值点超出规定的限值;符合 R_{4S} 失控的是最近的 2 次控制值结果一高一低,相差悬殊,差异范围超出了规定的大小,是很不常见的失控随机误差。

所以在确认问题的原因前,先确定误差的类型,然后再对系统误差中的漂移(shift)或倾向(trend)分类,可能更有帮助。

2. 误差类型和失控原因的关系 观测到的误差类型是误差来源的线索,因为随机误差和系统误差来自不同的原因。产生系统误差的问题较产生随机误差的问题更为常见,而且较易解决。造成系统误差的因素,如使用不同批号的试剂,不同批号的校准品,校准值设定错误,需要自行完成试剂预配制中发生错误的问题,试剂的质量问题或使用不当造成变质的问题,校准品过期或保存不妥造成校准值变化,因加样器或加液器的校准或调试错误使样品或试剂体积变化,孵育箱或反应加热块的温度变化,光电比色光源老化造成光强不足的问题,检验人员的变动等。造成随机误差因素也多变,如试剂瓶或试剂管道中有气泡,试剂没有充分混匀,恒温部分温度不稳定,电源电压不稳,检验人员操作不熟练,重现性差(表现在加样重复性差和对反应时间控制差)等。

除了上述有规律的误差原因外,在检测中偶尔出现的不恒定问题常常难以定论。例如,在样品杯或加样器中偶然出现了气泡,或者一次性使用的某部件偶尔的缺损等造成差错的性能,又是不同类型的随机误差的交叉。这些不是因检测系统的不精密度变化的原因,像突发的灾难。很难用质量控制方法控制。只能将患者标本重做,在检测过程中认真仔细地观察每一个动作的细微变化,反复比较,从中揭示问题所在。

3. 自动分析仪多项目检测系统上常见的因素 在自动分析仪上进行多个项目的检测时,注意仪器上出现失控的问题是仅 1 个项目的,还是同时出现在多个项目上的。如果证实失控问题仅是 1 个项目的,在确定失控误差性质后,按照不同误差可能存在的问题去寻找原因。如果多个项目同时出现质量失控问题,则排除故障的寻找误差原因要从出现问题的共性上考虑。例如,这些项目是否都具有较小或较大的样品用量?是否使用相同的比色波长?是否使用相同的光源(可见光光源、紫外光光源),而无问题的项目都使用不同的光源?这些项目是否使用了相同的检测模式(如终点法、速率法等)?这些项目是否都同时被校准,或被同时确认?这些项目是否具有共有的某些物理因素或光学等因素?从共性中发现和揭示出失控原因。

4. 与近期变化有关的原因 失控时出现的系统误差总和试剂或校准的问题相关。突然出现的漂移常常和近期发生的事件有关联。例如,这次出现失控前刚更换了试剂(无论是否使用了新批号的试剂),或者刚完成重新校准(无论是否换用了新批号的校准品),使控制值出现很大的波动,若证实确实是漂移,操作人员应检查试剂、校准和保养记录,寻找解决问题的线索。例如,是在新更换了试剂后出现的漂移,应确认试剂批号是否一致,试剂和校准品配合的校准值是否有误,新批号试剂和新批号校准品的新组合经重校准后校准是否被认可。为了寻找原因,必须用重做的实验数据说明问题。

失控的系统偏移倾向较之漂移的问题解决起来要困难些,因为在失控前定向偏移问题已经有较长时间了,偏移逐渐加大,最后成为失控表现。首先应检查质量控制记录,包括功能检查的记录。在以比色测定方式进行检测的自动分析仪出现偏移倾向的原因可能是:试剂缓慢变质、校准因子的缓慢漂移、仪器上恒温温度的变化;滤光片(或干涉滤片)单色光波长的变化、光源灯泡老化等。在寻找确切原因时,可以用逻辑系统分析程序逐步检查。即每1步只对1个可能原因的因素作变动,观察变动前后的检测结果,作好记录,检查效果。然后再对第2个因素作变动,再实验观察;直至找出原因,排除故障,解决问题。

因随机误差增大造成失控的问题较难确认和解决。主要是随机误差的性质不像系统误差那样可以预计或确定。在自动分析仪上发生失控的随机误差原因大多是:试剂瓶内或试剂管道中、取样器或试剂加样器中的气泡,试剂未充分溶解或混匀,加样器上的取样头不密封,因机械故障使加样动作重复性差,电压不稳等。不少随机误差的原因可在检测系统运行时,对各分析项目的目视观察予以检查出来。仔细观察试剂和取样中的吸样品、吸试剂、加样品、加试剂动作,也许可以找出问题的原因。如果查不出问题,参照厂商排除故障的指导和建议去寻找原因。特别要注意的是,刚发现失控立即重复检测,希望证实失控表现,但是重做的控制值又"在控"了,没有做任何失控原因的处理,失控却已经"消除"了。此时要确定分析仪重复精密度是否有问题。可以用患者标本连做10次重复检测,了解真实患者标本检测的批内精密度,往往可以从这些结果的不稳定反映随机误差已经明显增大,证实失控的判断。因此在平时检测中,对于出现不正常结果的患者标本再做1次检测,对比前后2次结果的差异,容易发现随机误差的失控表现。

5. 确认解决问题,做好记录 找出问题,经纠正后应重做所有控制品,从新检测的控制值恢复"在控"来确认失控问题是否解决予以确认。在对失控时的患者标本进行重做时,仍然要再做控制品的检测,此时的控制值用于绘制控制图。事后,应将出现的失控事件和纠正过程形成文件。完成排除故障报告,有助于今后使用。

五、室内质控常见问题

1. 无校准周期的规定或延期校准。

2. 室内质控(IQC)程序不完善,缺少必要内容。

3. 部分项目未做 IQC。

4. IQC 用控制品水平不够;IQC 频率不符合文件或卫生管理部门规定。

5. 自配控制品缺少来源、制备过程、预期值、稳定性评价等记录。

6. 无非配套控制品的评价等记录。

7. 质控图上的中心线和控制限未通过实验室实际检测确定,而是直接采用厂家提供的数值等形式。

8. 未按室内质量控制作业指导书操作。

9. 质控数据的传输不规范。

10. IQC 失控处理记录无原因分析、纠正措施、没有对之前患者标本检测结果有效性影响的分析记录等。

第七节 质控数据的管理

一、每月室内控制数据统计处理

每个月的月末,应对当月的所有控制数据进行汇总和统计处理,计算的内容至少应包括：

1. 当月每个测定项目原始控制数据的平均数、标准差和变异系数。

2. 当月每个测定项目除外失控数据后的平均数、标准差和变异系数。

3. 当月及以前每个测定项目所有在控数据的累积平均数、标准差和变异系数。

二、每月室内控制数据的保存

每个月的月末，应将当月的所有控制数据汇总整理后存档保存，存档的控制数据包括：

1. 当月所有项目原始控制数据。

2. 当月所有项目控制数据的控制图。

3. 上述"一、"项内所有计算的数据（包括平均数、标准差、变异系数及累积的平均数、标准差、变异系数等）。

4. 当月的失控报告单（包括违背哪一项失控规则，失控原因，采取的纠正措施）。

三、每月上报的控制数据图表

每个月的月末，将当月的所有控制数据汇总整理后，应将以下汇总表上报实验室负责人：

1. 当月所有测定项目控制数据汇总表；

2. 所有测定项目该月的失控情况汇总表。

四、室内控制数据的周期性评价

每个月的月末，都要对当月室内控制数据的平均数、标准差、变异系数及累积平均数、累积标准差、累积变异系数进行评价，查看与以往各月的平均数之间、标准差之间、变异系数之间是否有明显不同。如果发现有显著性的变异，就要对控制图的均值、标准差进行修改，并要对控制方法重新进行设计。

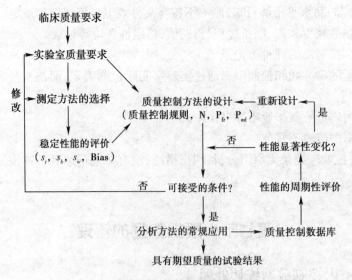

图 52-41 室内控制数据的周期性评价流程图

五、室内质控信息化管理要求

完成室内质控需要好的质控软件,以下是广东省中医院检验科对质控软件的需求要点,供参考:

1. 支持按日期/项目进行数据手工输入;对于质控数据的修改、删除等,必须授权,修改有记录。

2. 支持自动从仪器接收质控结果数据,支持将仪器的标本数据转换成质控数据;支持Bio-Rad室内质控系统同步自动从仪器接收质控结果数据,支持Bio-Rad室内质控系统同步从仪器的标本数据接收成质控数据;支持与外部质控软件,如Bio-Rad的QC OnCall™以及Realtime软件、Roche的QCS软件等实现数据共享和对接。支持有以新鲜标本在不同仪器上进行对照的质控图。

3. 自动绘制质控图标示结果在控或失控情况。

4. 实现自动判断实验结果在控或失控状态并给予提示;质控失控后,可电脑录入失控原因及纠正措施。能显示或隐藏失控点,统计时能手工或自动排除。当失控出现后,可以允许软件自动跳入失控报告,要求操作员填写。

5. 支持多质控Westgard多质控规则自动计算各类数据,标准偏差,CV和范围;同一批号控制品的均值、标准差等信息能自动拷贝至下个月。

6. 质控统计可统计出每个月和某一时间段的包含失控数据和剔除失控数据的质控数据个数、均值、标准差、CV值,及所有质控数据包含失控数据和剔除失控数据的的质控数据个数、均值、标准差、CV值。

7. 更改设置同一批号控制品的均值和标准差后,更改前设置同一批号控制品的均值和标准差对应的质控图保持不变(如更改前每月的均值和标准差对应的质控图保持不变)。此处有两种情况:

(1)更换同一批号的均值、标准差后,从修改当日起实行新的标准;

(2)临床上常遇到这样的情况,特别是酶类质控,随着时间的延长,控制品酶项目也在下降,但操作员不会马上发现的,因为这种下降只是一种漂移,有可能过了5天、6天甚至10天,才发现结果在向下漂移,此时,进行质控标准的修改,可能要追溯到10天前,因此,质控均值、标准差的修改最好有日期段的选择。

8. 更换控制品批号时,能按批号分别计算$\bar{x}$、S、CV值,并显示质控图。

9. 能提供单水平Levey-Jennings图、多水平Levey-Jennings图、柱状图、Youden图、Yundt图、Westgard多水平控制品多质控规则质控图。能提供定性实验的质量控制图(即刻法等);质控图的绘制最好是以测定次数为横坐标,而非日期(每天多批测定质控),当鼠标指向每个质控点时,显示日期、测定值。对于多水平质控图,既能显示单水平,又能在一张图上同示显示多水平。

10. 能对室内质控数据进行回归性评价(校准周期的评价、K值变化的评价、失控类型的评价、质控规则的评价、预防性的校准评价等)。

11. 当输入室间质评结果、质量目标时,能结合日间CV值,画出方法性能评价决定图(Westgard方法决定图)评价分析方法的性能、画出功效函数图和操作过程规范图评价现有质控系统的性能及规划新的质控系统时选择恰当的质控规则及控制品个数。

12. 支持符合实验室要求的质控月汇总表和质控年度汇总表。月质控汇总图应附带质控数据,应包含失控点数据及备注,备注中可填写失控原因和纠正措施。月质控汇总图能显示设置的及计算的均值、标准差、变异系数等资料。根据本实验室的质量目标,如不超过1/3CLIA等,应进行半年或一年小结,计算机自动画出半年或一年内每个项目每个月的 CV 变异图,计算出哪些项目达到要求?计算机要统计出半年或一年内,每个项目共测定了多少次,在控率、警戒率、失控率分别是多少?侧面反映出每个检测系统性能?同时,根据失控率检查失控报告是否齐全?了解每月每个项目在控或所有数据,其均值在靶值中的漂移,并画出趋势图。

13. 支持室间质评和室内质控标本登记界面,自动或手动传输上报室间质评数据。

六、质控管理系统

实验室必须建立全新的质量管理体系,以质控数据的自动化、信息化、网络化、智能化管理为核心,实现对质控工作科学、规范、高效的管理,以满足全面质量管理的需要。具体来说,需要解决以下问题:

1)质控数据的本地通讯;

2)出具室内质控报告;

3)质控数据的外部通讯;

4)出具室间质评报告;

5)科学设计质控方案;

6)出具 OPSpecs 图;

目前世界上几个大的仪器、试剂或控制品生产商如 Beckman-Coulter、Roche、Bio-Rad 公司都开展了全球质量控制,现以美国 Bio-Rad 公司的 Unity™ 质控管理系统为例,简要介绍在实验室质控数据管理领域的最新进展。

1. 质控管理系统简介 质控管理系统由 3 大功能模块构成:Real Time(质控数据管理终端),Web(全球服务器及其网络界面),Westgard Advisor(质控方案专家顾问系统)。其中,质控数据管理终端是一个质控数据实时管理平台,负责本地质控数据的通讯、操作、分析、生成质控报告,并能够方便地接入 Web 全球网络,实现室内质控数据的全球比对;全球服务器及其网络界面是设在 Bio-Rad 公司美国总部的全球服务器,提供非常友好的网络界面,负责接收和处理来自全球范围内的质控数据,用户除通过质控数据管理终端和全球服务器及其网络界面进行数据通讯外,还可随时登录网络界面,获取各种室间质评报告及相关资讯;Westgard Advisor 是 Dr. Westgard(实验室质量控制之父,Westgard 多规则的创立者)多年潜心研究的成果,通过和质控数据管理终端以及全球实验室质控网络的完美整合,仅需简单的鼠标操作,即可完成实验室质控方案的设计,为实验室质控的规范化、科学化以及切实贯彻持续质量改进的理念提供了强大的管理工具。

2. 质控数据管理终端的内部通讯 质控数据管理终端为用户提供了完善的本地通讯支持,主要体现在以下三个方面:

(1)质控数据管理终端从 LIS(或直接从分析仪器)自动采集原始质控数据;

质控数据管理终端拥有标准、规范的数据接口,通过数据搜集和格式转化程序(简称接口程序),即可轻松实现和 LIS 或分析仪器的数据联通。除此之外,还提供手工输入/修改质控数据的人机对话界面,能够充分满足不同用户的应用需求。

(2)质控数据管理终端自动反馈质控数据的分析结果:质控数据管理终端在自动导入原始质控数据的同时,还能自动导出质控数据的分析结果。若能将这一功能和 LIS 互相整合,可帮助用户及时发现失控项目及其失控规则,实现真正的实时管理。

(3)质控数据管理终端实现局域网内数据库的共享。

质控数据管理终端具有调用位于局域网内其他终端上的数据库的功能,可以轻松实现局域网内数据库的共享。同一个实验室内可以拥有多个安装了质控数据管理终端的电脑终端,不同专业组的技术人员可在不同地点对同一个数据库同时进行操作,也可在任一终端上浏览整个实验室的全部质控数据(需赋予操作者相应的权限)。

3. 质控数据管理终端对室内质控数据的管理 质控数据管理终端具有强大的室内质控数据的管理功能,涵盖了质控限值设定、质控规则设定、质控数据浏览、质控数据审核、质控结果输出(质控图和质控报告)的全过程。

(1)质控限值设定:用户可根据需要,自行设定某一分析项目采用移动均值、移动标准差/变异系数还是固定均值、固定标准差/变异系数,或者它们之间的任意组合。

(2)质控规则设定:内置了 17 种常用的质控规则,用户可采用默认设置,也可根据需要为某个分析项目进行个别设置或者进行批量设置。

(3)质控数据浏览:在网络上浏览质控数据非常方便,只需指定想要浏览的质控数据的时间即可,质控数据和质控图在同一个窗口内显示,一目了然。

(4)质控数据审核:网络为普通操作者和管理员提供了不同层面的数据审核菜单,并能根据需要随时切换至数据输入/修改窗口和 Levey-Jennings 质控图窗口,帮助用户及时发现可能的质量问题。

(5)生成质控图:能够方便地绘制各种实验室常用质控图:单水平 Levey-Jennings 图、多水平 Levey-Jennings 图、Youden 图、柱状图、Yundt 图等,帮助用户从多个角度对质控数据进行全面分析。

(6)出具质控报告:在各种实验室认可体系的条文中,对质控数据的记录、分析、汇总、失控报告及处理说明等质控文件的制定和管理均有明确的规定。质控数据管理终端紧密贴和 ISO 15189、CLIA 等对实验室质控的相关规定,拥有强大的质控报告定制功能,能为用户提供参加实验室认可及满足实验室管理法规所需的各种质控报告。

4. 质控数据管理终端的外部通讯 室内质控仅能对分析过程的精密度以及准确度的改变情况进行监控,而对分析过程准确度的分析和评价以及对精密度的横向评价,必须通过和外部实验室质控结果的比对方能得到。质控管理系统提供了多种接入方式和全球实验室质控网络进行互联,从而可以方便地将室内质控数据上传至其全球服务器,或将全球实验室间比对结果下载到本地以供随时调用。

5. 全球实验室质控网络 全球实验室质控网络拥有全球最为庞大的实验室质控数据库,由来自多个国家的分析仪器每天源源不断产生的质控数据所构成。质控网络囊括了各种品牌、型号的仪器/方法学/试剂,能为实验室室内质控数据提供多个层面(检测系统组、方法学组或所有实验室)的横向比对信息。

6. 实时室间质评功能 数据分析网格功能可以在任意时间,将任意时间段内的室内质控数据和来自全球实验室质控网络的方法学组或检测系统组的结果进行平行比对,得到SDI(标准差指数)、CVR(变异系数分数)、bias(偏移)、TE$_a$(总误差)等数据,帮助用户及时分析和判断实验室分析的准确度情况以及对室内质控的精密度作出横向评价。除此之外,这一功能还能对实验室内部检测相同项目的检测系统间进行比对,为常规开展不同仪器间的方法学比对提供了一个强有力的工具。

7. 全球服务器提供的室间质评报告 参与全球实验室质控网络的用户可随时登录全球服务器的网络界面,下载由服务器自动生成的各种室间质评报告。没有安装管理终端的用户也可通过这一界面上传质控数据,同样能享受各种室间质评服务。

8. 质控方案专家顾问系统自动生成质控方案和OPSpecs图 近年来,实验室分析技术的发展日新月异,与之同步的是人们对实验室质控理论研究的不断深入,并逐渐形成了全面质量管理的理念,其核心就是要规范实验室质控的全过程,确保实验室质量控制本身的质量得到有效的控制。各种ISO标准化文件及实验室管理相关法规均明确规定,实验室必须根据临床医生对某一分析项目的质量要求以及自身分析质量的实际情况,对具体项目进行具体分析,并在此基础上确定具有项目针对性的质量目标、质控规则及质控次数等,最终形成科学、规范的实验室质控方案。质控方案专家顾问系统就是为了满足这一需要而开发的专用工具,具有科学设定质量目标、智能推荐质控规则、自动分析质控效果、即刻生成OPSpec图等重要功能,并且与质控数据管理终端完美整合,实现了质控方案自动设置和质控数据分析模块之间的无缝衔接。在强大的质控数据管理终端和庞大的全球质控网络的支持下,一切都变得格外简单:在装载了质控方案专家顾问系统模块的质控数据管理终端软件平台上,分析过程的精密度由软件对室内质控数据的自动分析得到,分析过程的准确度由软件将室内质控数据和下载自全球服务器的检测系统组或方法学组的均值比对得到,人们只需简单的鼠标操作而不用输入任何数据,即可轻松完成从质量目标设定到确定质控方案的全过程。

第八节 室内质控数据实验室间比较

有条件的实验室,除了参加卫计委和各省市所组织的实验室间质量评估计划之外,还可以选择参加由检测系统厂家或者专业控制品生产厂家所组织的实验室间质量控制比较计划。实验室需要定期地评估不正确度与不精密度。将实验室自己的方法均值与标准差,和使用相同仪器与方法的其他实验室(方法学组)作比较,可以帮助实验室评估不正确度与不精密度。

一、变异系数比率和标准差指数

1. 变异系数比率(CVR) 在室间质量评估中,CVR为一种常见的评估室间质量的数据处理方式。

尽管检测结果的正确度在临床实验室是极为重要的,但精密度一样重要。实验室要确定某项目的精密度是否可接受,可以将它的精密度与其他实验室的相同项目、在相同仪器上、使用相同试剂(实验室方法学组)的精密度作比较。这样比较的较容易做法是:将实验室 CV 除以来自实验室间比较报告上方法学组 CV。

变异系数比率[CVR]计算如下:

$$CVR = \frac{\text{实验室内 CV}}{\text{方法学组 CV}}$$

例如,某仪器上钾的 CV 为 4%,其他相同仪器的所有实验室钾的 CV 为 4.2%,变异系数比率(CVR)为 4/4.2,或 0.95。比率小于 1.0,说明精密度好于方法学组。若比率大于 1.0,说明不精密度大了;若比率超过 1.5,说明需要研究不精密度的原因;若比率等于或大于 2.0,说明需要寻找问题,采取纠正措施。如果检测系统不精密度大,那么患者检测结果重复性差,检测的结果不可靠。

2. 标准差指数(SDI) 在室间质量评估中,SDI 为一种常见的评估室间质量的数据处理方式。有些检验项目较难确定室间质量评估样品的靶值,组织者将所有参加者的检测结果取均值和标准差,以该均值为质量评估的"靶值",各参加者结果和均值的差再除以该标准差,得到标准差指数:$SDI = \frac{x - \bar{x}}{s}$。

式中:

x 为某参加者检测值;

$\bar{x}$ 为所有参加者检测值的均值;

s 为标准差。

使用 SDI 有下列导则。SDI 值≤1.25,属于可接受。SDI 在 1.25~1.49,属于可接受到临界性能水平,需要对检测系统进行寻找问题。SDI 在 1.5~1.99,属于临界性能水平,建议对检测系统寻找问题。SDI≥2.0,一般认为属于不可接受的性能,通常要求采取补救措施。

如果在一次系列评估样品的 SDI 结果大多呈一个方向的表现,如均为负(一)的标准差指数,说明整个结果具有负偏移,参加者应注意检查自身的检测系统的校准有无问题。

从统计计算的本质上,Z 值和 SDI 是一回事。但是,Z 值用于实验室内的统计质量控制;而 SDI 用于实验室间的质量评估,不要用错。

二、室内质控数据实验室间比较计划

若多个实验室共用同一批号的控制品,可组织一个实验室间比对计划。由该计划的数据获得统计资料,用来确定:

1. 实验室内和实验室间不精密度;

2. 实验室间同一方法组的偏移;

3. 精密度和相对偏移的分析和统计参数,与医学要求的关系。

作为实验室自我评价,相对于方法学组的偏移及相对不精密度是有用的参数。对室内质量控制数据进行实验室间比对对完善室间质量评估提供了有效的补偿。因此应鼓励实验室积极地参与室内质控数据的实验室间比对计划。

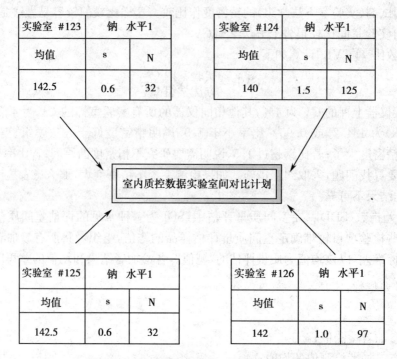

图52-42 室内质控数据实验室间比较模式图

(黄宪章)

参考文献

1. 庄俊华,冯桂湘,黄宪章,等. 临床生化检验技术[M]. 北京:人民卫生出版社,2009.

2. 张秀明,黄宪章,刘忠民,等. 临床生化检验诊断学[M]. 北京:人民卫生出版社,2012.

3. James O. Westgard,Sten A. Westgard. Basic quality management systems[M]. Westgard QC,Inc. ,2014.

4. Burtis CA,Ashwood ER,Bruns DE. Clinical chemistry[M]. 6th ed. Philadelphia:Elsevier,2008.

5. Kaplan LA,Pesce AJ. Clinical chemistry[M]. 5th ed. Philadelphia:Elsevier,2010.

6. CLSI. Laboratory quality control based on risk management;Approved guideline[S]. EP23A,2011,10

7. CLSI. Statistical quality control for quantitative measurement procedures;principles and definitions;approved guideline-third edition[S]. C24A3,2006,6

8. 国家质量技术监督局. 中华人民共和国国家标准——常规控制图(GB/T 4091—2001 idt ISO 8258;1991)[S].

9. 叶应妩,王毓三,申子瑜. 全国临床检验操作规程[M]. 第3版. 南京:东南大学出版社,2006.

10. 王治国. 临床检验质量控制技术[M]. 第2版. 北京:人民卫生出版社,2008.

11. 王建兵,周敬敬,郑松柏,等. 两种允许总误差在临床化学检测项目性能评价中的应用[J]. 中国医疗设备,2009,24(7):61-63.

第五十三章

室间质量评价

在实验室质量管理中,室间质量评价越来越受到临床实验室和实验室用户的重视。室间质量评价是多家实验室分析同一标本并由外部独立机构收集和反馈实验室上报结果评价实验室操作的过程。室间质量评价也被称作能力验证,根据 ISO/IEC 导则 43:1997 能力验证被定义为通过实验室间的比对判定实验室的校准/检测能力的活动。它是为确定某个实验室进行某项特定校准/检测能力以及监控其持续能力而进行的一种实验室间比对。按照预先规定的条件,由两个或多个实验室对相同或类似被测物品进行校准/检测的组织、实施和评价的活动称为实验室间比对。

第一节　室间质量评价的起源和发展

临床实验室的室间质量评价可以追溯到 20 世纪 30 年代,为了保证不同实验室血清学梅毒检测的准确性和可比性,美国疾病控制中心(简称 CDC)首次在一定范围内开展了室间质量评价。20 世纪 40 年代以来美国临床病理家学会(以下简称 CAP)逐步发展成为全世界最大的室间质量评价组织者,开展了临床化学、临床免疫、临床血液体液学、临床微生物等多种室间质量评价计划,到目前已有上万家实验室参加了它的计划。

长期以来,室间质量评价一直是临床实验室和公共卫生实验室质量保证的重要组成部分。早期在美国开展的室间质量评价只用于评价实验室而没有法律功能,1967 年美国国会通过了临床实验室改进法案,室间质量评价就成为适用于美国法律的一个工具,当时跨州收集样本进行临床检验的独立实验室必须获得满意的室间质量评价成绩方可开展相关检验。1988 年美国临床实验室改进法案修正案(简称 CLIA'88)规定所有开展中度复杂和高度复杂检验项目的临床实验室都必须首先获得相关检测项目满意的室间质量评价成绩。室间质量评价计划的提供者和其所开展的评价项目必须获得美国政府卫生主管部门的批准,除美国病理家学会外,美国尚有疾病控制中心、纽约州、威斯康星州、宾夕法尼亚州等 20 个专门机构也是经过合法认定的室间质量评价计划的提供者。目前,无论是发达国家还是发展中国家,室间质量评价已被广泛接受并开展。

我国室间质量评价计划起步于 20 世纪 70 年代末,当时卫生部临床检验中心的首任主任叶应妩教授和我国检验界的一些前辈为提高临床检验质量,倡导成立卫生部临床检验中心专门负责全国的室间质量评价工作。卫生部临床检验中心于 1980 年开始在全国范围内组织临床化学室间质量评价活动,其后于 1985 年、1988 年和 1989 年相继开展了临床细菌、乙肝免疫诊断和临床血液学的质评活动,迄今参加各学科质评活动的实验室的总和已达到 6000 余家,合格率也逐年增加,11 项临床化学检验的合格(VIS≤150)率由 1980 年 39.1％起上升至近年的 80％左右。疑难菌株鉴定的正确率也有明显提高。药物敏感试验逐步标准化,乙肝标记物的检验有了明确定量的要求,提高检验的准确性。血液学检验逐步按照国际标准标准化。卫生部临床检验中心组建初期在实验室短缺,人员和设备不足的条件下做了大量工作,对全国临床检验室间质量评价活动的发展起到了积极的推动作用。

　　20 年来临床检验中心坚持定期组织室间质量评价活动,发放质控物,采用计算机方法进行评分和统计,并在全国范围内推广。参照世界卫生组织推荐的方法;结合我国的实际情况,建立了我国临床化学的室间质量评价系统,建立了一系列的规章制度,配备了专职的技术人员、研制开发了部分质控品,并积极组织学习班,研究和解决室间质量评价中存在的问题。目前已有 30 个省、市、自治区和 5 个计划单列市成立了临床检验中心并积极地开展了地区性的质量评价活动,和卫生部临床检验中心一起,形成了一个临床检验质控网,提高了专业人员的业务水平、工作责任心和对质控和质评的认识,推动了方法学的改进和统一,明显地提高了各级医院检验结果的准确性和可比性,收到了明显效果。

第二节　室间质量评价的类型

　　室间质量评价的应用依据被检测物品的特性、使用的方法、参加实验室和比对仪器的数目而变化。大部分室间质量评价具有共同的特征,即将一个检测系统与其他一个或多个检测系统所得的结果进行比对。在某些计划中,参加比对的实验室中的一个可能具有控制、协调或参考的职能。

　　室间质量评价计划通常分为 6 种类型,即实验室间检测计划、测量比对计划、已知值计划、分割样品检测计划、定性计划和部分过程计划,我国各级临床检验中心组织的室间质量评价应为实验室间检测计划,已知值计划和分割样品检测计划也可以在临床实验室应用。现就这三个计划分别做一介绍。

一、实验室间检测计划

　　实验室间检测计划是由组织者选择质控物,同时分发给参加计划的实验室进行检测,完成检测后将结果返回室间质量评价组织者与靶值或公议值比对,以确定本实验室该项检测与其他实验室的异同。

　　每次比对中提供给参加者的质控品必须充分均匀,从而保证以后出现的任何极端结果均不能归因于质控品有显著变异。

　　政府、实验室认可机构等组织在判定实验室的检测能力时,通常采用该类型的实验室间检测计划。

　　一种常用的实验室间检测计划是"分隔水平"设计,即两个质控品具有类似但不相同的测量值水平,此类设计用于估算实验室在某个特定的被测量水平的精密度。

二、分割样品检测计划

分割样品检测计划通常在两个或两个以上的少量实验室中进行，也可以在一个实验室中的两个同类检测系统间进行。

分割样品检测计划在临床实验室中指将样品如新鲜血分成两份或几份，每个检测系统分析每种样品中的一份。与实验室间检测计划不同，分割样品检测计划通常只有数量有限的实验室参加，主要适宜于在同一实验室两个定量检测系统间进行，如急诊化验室和常规化验室血球计数仪、生化分析仪结果的比对。这种计划的用途包含识别不良的精密度、描述一致性偏移和验证纠正措施的有效性。

此类计划经常需要保留足够的样品，以便由另外的实验室做进一步的分析，解决那些有限数量实验室间发现的差异。在该计划中如其中一个实验室由于使用了参考方法和更为先进的设备等，可以认为该实验室的检测是在较高的计量水平即较低不确定度上的操作，其结果可当作参考值。对于参与分样数据比对的其他实验室，该实验室可作为顾问实验室或指导实验室。

三、已知值计划

已知值计划是指组织者通过参考实验室已知检测物品的被测量值，该检测物品被发放给其他实验室后，将其测定的结果与已知的测量值进行比对。被检测物品可以是新鲜血、质控品或参考物质。卫生部临床检验中心和其他部分省市级临床检验中心组织的血细胞分析参考实验室网络体系即依据 ICSH 规定的一级参考方法对新鲜血定值，并将新鲜血发给实验室进行检测，实验室可将自己测定的结果与已知值进行比对，这就是已知值计划。卫生部老年医学研究所制备的胆固醇一级参考物质和二级参考物质也可以用作此项计划的实施。这样的能力验证实验不需要很多的实验室参与。

除以上分类形式外，根据实验室参加形式，也可将室间质量评价计划分为"强制型"室间质量评价和"自愿型"室间质量评价。"强制型"室间质量评价通常以法律为依据，强制要求实验室必须参加，由于要保证多数的实验室要通过评价计划，故在室间质评的计划设计上就不宜太难，未能通过评价计划的要接受政府有关部门的处罚。"自愿型"室间质量评价主要目的是教育和帮助实验室通过室间质量评价发现存在的问题并帮助实验室解决问题，实验室自愿参加，未能通过计划的实验室也不用接受任何处罚，它的质评计划设计形式灵活，可以难易结合。

第三节　室间质量评价计划的目的和作用

室间质量评价作为一种质量控制工具可以帮助实验室提高检验质量，通过分析实验中存在的问题，采取相应的措施和查出不必要的检测项目，减少实验费用，避免可能出现的医疗纠纷和法律诉讼。尽管很多实验室参加了室间质量评价，但仍有部分实验室未能充分利用它解决实际工作中存在的问题。以下介绍室间质量评价的8个主要用途：

1. 识别实验室间的差异，评价实验室的检测能力　室间质量评价报告可以帮助实验室的管理者如卫生行政主管部门、医院院长，实验室的用户如医师、护士和患者，实验室管理人员和技术人员发现该实验室和其他实验室检测水平的差异,可以客观地反映出该实验室的检测能力。

2. 识别问题并采取相应的改进措施　帮助实验室发现问题并采取相应的改进措施是室间质量评价最重要的作用之一。室间质量评价结果的比较是每个参加实验室检测项目终末质量的综合比较,这种比较可以帮助实验室确定自己在参加实验室中检测水平的高低,如果自身检测结果与靶值或公议值有显著差异,则需认真分析每一实验过程,找出存在的问题并采取相应的改进措施。以下是导致室间质量评价失败的几个主要原因:

(1)检测仪器未经校准并有效维护;

(2)未做室内质控或室内质控失控;

(3)试剂质量不稳定;

(4)实验人员的能力不能满足实验要求;

(5)上报的检测结果计算或抄写错误;

(6)室间质评的样品处理不当;

(7)室间质评样品本质存在质量问题。

3. 改进分析能力和实验方法　如果实验室拟改变实验方法和选购新的仪器时,室间质评的信息可以帮助实验室做出选择。通过组合分析室间质评的信息资料,可确认更准确、更可靠、更稳定或者说更适合于本实验室特殊要求的实验方法和(或)仪器。选择新的检测系统时,应做如下考虑:

(1)找出多数实验室用的检测系统;

(2)比较不同系统的靶值或公议值,比较不同系统内参加实验室间的变异系数;

(3)调查了解不同实验室检测系统的区别。

4. 确定重点投入和培训需求　室间质量评价可以帮助实验室确定哪个检测项目需要加强培训工作。如实验室参加细菌鉴定的室间质量评价,若多次检测结果不正确,与预期结果不符,说明该实验室在细菌学检测上存在问题较多,需要医院和实验室予以更多的关注和投入,加强对细菌室技术人员的培训。

5. 实验室质量的客观证据　室间质量评价结果可以作为实验室质量稳定与否的客观证据,特别是新的医疗事故处理条例在 2002 年 9 月 1 日正式实施的情况下,实验室更加需要参加室间质量评价计划证明自己已利用其作为质量保证的手段之一,并以获得满意的质评结果来证明实验室检测系统的准确性和可靠性。即使室间质评成绩不理想,若实验室分析了实验过程,查找问题,采取改进措施并加以记录,也可以作为检验质量保证举证的有利证据。

6. 支持实验室认可　在实验室认可领域中,室间质量评价越来越受到国际实验室认可组织及各国实验室认可组织的重视,成为实验室认可活动中不可或缺的一项重要内容。在实验室认可的主要依据 ISO/IEC 17025 中,多处提到了“能力验证”,即室间质量评价。室间质量评价之所以受到认可组织的重视,主要因为室间质量评价本身可以反映实验室是否胜任从事某项检测的能力,它也可以补充实验室认可评审员和技术专家进行实验室现场评审的时间不足。成功的室间质量评价结果是实验室认可中所需的重要依据。

7. 增加实验室用户的信心　作为检测质量重要标志的室间质量评价成绩可以反映实验室检测水平的高低,满意的室间质量评价成绩可以鼓励实验室的用户—医生和患者充分利用实验室提供的检测信息帮助临床诊断和治疗。当然,无论是满意的还是不满意,一次室间质量评价成绩的解释具有一定的局限性,但利用多次室间质评的结果分析实验室检测水平就比较客观和准确。

8. 实验室质量保证的外部监督工具 美国国会 1988 年通过的《临床实验室改进法案修正案》对于未能获得满意的室间质量评价成绩的实验室,要进行追踪检查,并可责令实验室暂停该检测项目。我国尚无类似的法律法规,但室间质量评价成绩仍可作为卫生行政主管部门和医院管理者对实验室质量实施监督的重要工具。

室间质量评价虽然有以上诸多重要作用,但也存在一些缺陷,如参评实验室为了得到一个较好的室间质评成绩,没有将室间质评的样本按常规样本去做,而是选用最好的实验人员、最好的检测系统、采用多次实验的方式去完成,因此评价的可能不是实验室的正常检测水平而是它的最好水平;室间质量评价也不可能确认分析前和分析后存在的许多问题如患者确认、患者准备、标本收集、标本处理、实验结果的传递等。调查人员对室间质评结果的分析表明,方法学的、技术能力的、笔误和质控品本身等存在的问题都可以导致室间质评的失败。

室间质评公议值或靶值的确定是一个十分重要的因素,如果参加某项检测的实验室数减少而实验室上报结果离散度又较大,公议值或靶值容易偏离真值。因此,如果定量检测实验室室间质评结果不在可接受的范围内,或者定性实验的结果与预期结果不符,实验室首先要做的是检查自己的校准、室内质控等质量保证措施,然后再决定是否修订参数。

第四节 我国室间质量评价计划的程序和运作

1. 室间质量评价的工作流程 我国室间质量评价的工作流程由两部分组成,即室间质评组织者内部的工作流程(图 53-1)和参加实验室的工作流程(图 53-2)。以下分别予以介绍:

(1)室间质量评价组织者工作流程图:见图 53-1。

(2)室间质量评价参加者工作流程图:见图 53-2。

2. 室间质评样本的检测 实验室必须使用与其测试患者样本一样的方式来检测室间质评(EQA)样本。

(1)室间质评样本必须按实验室常规工作,由进行常规工作的人员测试,工作人员必须使用实验室的常规检测方法。实验室主任和样本检测人员必须在由室间质评组织者提供的质评表上签字,表明室间质评的标本是按常规标本处理。

(2)实验室在检测 EQA 样本的次数上必须与常规检测患者样本的次数一样。

(3)实验室在规定回报 EQA 结果给 EQA 组织者截止日期之前,实验室一定不能进行关于室间质评样本结果之间的交流。这包括由多个检验场所或者有分开场所之间的实验室交流。

(4)实验室一定不能将 EQA 样品或样品一部分送到另一实验室进行分析,任何实验室如从其他实验室收到 EQA 样品必须通知室间质评组织机构。当室间质评组织机构确认某一实验室意图将 EQA 样品送给其他实验室检查,则此次室间质评定为不满意 EQA 成绩。

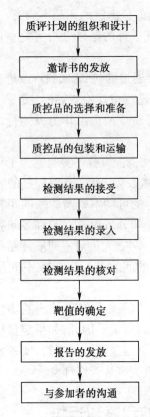

质评计划的组织和设计	接受质控品
邀请书的发放	检查破损和申报
质控品的选择和准备	将接收单传真给组织者
质控品的包装和运输	按规定日期进行检测
检测结果的接受	反馈结果
检测结果的录入	收到评价报告
检测结果的核对	分析评价报告
靶值的确定	决定是否采取纠正措施
报告的发放	评估采取措施的效果
与参加者的沟通	结束

图 53-1　室间质量评价组织者工作流程图　　**图 53-2　室间质量评价参加者工作流程图**

(5)实验室进行 EQA 样品检测时,必须将处理、准备、方法、审核、检验的每一步骤和结果的报告文件化。实验室必须保存所有记录的复印件至少 2 年,这包括 EQA 结果的记录表格(包括 EQA 计划的说明、实验室主任和分析人员的签字、EQA 样本与患者样本一样处理的文件)。

(6) EQA 要求只用作患者测试的主要方法的试验系统、检测方法进行 EQA 样本的检测。

3. 室间质评计划的成绩要求

(1)每次活动每一分析项目未能达到至少 80％可接受成绩则称为本次活动该分析项目不满意的 EQA 成绩(细菌学专业除外)。

(2)每次室间质评所有评价项目未达到至少 80％得分称为不满意的 EQA 成绩。

(3)未参加室间质评活动定为不满意的 EQA 成绩,该次得分为 0。只有在下列情况下可以认为是未参加室间质评活动:

1)在规定检测室间质评样本时,暂停了患者样本的检测;

2)实验室在提交室间质评结果时间内将暂停了患者样本测试和未能进行室间质评样本的测试的情况通知了室间质评组织者;

(4)在规定的回报时间内实验室未能将能室间质评的结果回报给室间质评组织者,将定为不满意的 EQA 成绩,该次活动的得分为 0。

(5)对于不是由于未参加而造成的不满意的 EQA 成绩,实验室必须进行适当的培训及采取纠正措施。必须采取纠正措施和有文件化的记录。实验室对文件记录必须保存两年以上。

（6）对同一分析项目，连续两次活动或连续三次中的两次活动未能达到满意的成绩则称为不成功的 EQA 成绩（细菌学专业除外）。

（7）所有评价的项目连续两次活动或连续三次中的两次活动未能达到满意的成绩则称为不成功的 EQA 成绩。

4. 室间质量评价成绩的评价方式

（1）计划内容和样本检测频率。计划必须提供每次活动至少 5 个样本。每年大概在相同的时间间隔内，至少必须有三次活动。每年计划必须提供的样本，其浓度应包括临床上相关的值，即是患者样本的浓度范围。标本可通过邮寄方式提供或指定人进行现场考核。

（2）每次测试的样本数和检测项目。

（3）实验室分析项目的评价。计划根据下列①～⑥评价实验室结果的准确度：①为了确定定量试验或分析项目实验室结果的准确度，计划必须将每一分析项目实验室结果与 10 个或更多仲裁实验室 80％ 一致或所有参加实验室 80％ 一致性得出的结果进行比较。定量测定项目每一样本的得分由下列②～⑥来确定得分。②对于定量的分析项目，计划必须通过结果偏离靶值的距离来确定每一分析项目的正确结果。对每一结果确定了靶值后，通过使用基于偏离靶值的百分偏差的固定准则或标准差的个数来确定结果的适当性，即偏移 bias＝（测定结果－靶值）/靶值×100％，或采用标准差指数（SDI）或 Z＝（测量结果－组均值）/组标准差。③定性试验项目的可接受性能准则是阳性或阴性。④对于细菌学则考虑是否正确的鉴定和是否正确的药敏结果。⑤对每一次 EQA 调查，针对某一项目的得分计算公式为：

$$\frac{该项目的可接受结果数}{该项目总的测定样本数}×100\%$$

⑥而对评价的所有项目，其得分计算公式为：

$$\frac{全部项目可接受结果数}{全部项目总的测定样本数}×100\%$$

5. 室间质量评价未能通过的原因　室间质量评价未能通过可能有以下几方面原因：

（1）校准和系统维护计划失败；

（2）室内质量控制失控；

（3）实验人员的能力欠缺；

（4）结果的评价、计算和抄写错误；

（5）室间质评样本处理不当，如冻干质控物的复溶、混合、移液和储存不当；

（6）室间质评样本本身存在质量问题；

（7）室间质评组织者公议值或靶值定值不准。

如果在室间质量评价中发现的问题得不到确认和改正，那么检测过程出现的差错可能再次发生。室间质评未能通过，实验室应有一个综合检查发现错误可能出现的原因分析，以避免类似的错误再次发生。实验室管理者有责任保证以上措施的落实。

第五节　室间质量评价机构的要求和实施

室间质量评价是一项技术要求很高的工作。在美国若想开展室间质量评价工作，必须首先获得 HCFA 组织的资格认可。国际标准化组织为了促进室间质量评价的规范化运作，专门建立了 ISO 导则 43"利用实验室间比对的能力验证 第 1 部分:能力验证计划的建立和运作。"从室间质量评价的组织和设计、室间质量评价的运作和报告、室间质量评价的保密/道德考虑、室间质评数据处理的统计方法四大方面 19 个小方面提出了明确的、具体的要求,以下就 ISO 导则 43 的有关内容做一简要介绍。

由于历史的原因,我国室间质量评价活动的行政色彩较浓,各级卫生行政部门建立或指定的部、省、市级临床检验中心均可开展辖区内的室间质量评价组织工作,但是并未对组织者的工作条件、工作能力及质量体系的建立提出具体要求,这有可能导致室间质量评价组织者工作的不规范,由于组织者的失误甚至可能出现对参评实验室评价结果的不公正甚至错误,这就迫切需要对开展室间质量评价组织者进行技术验收和认可,未来认可依据国际标准化组织的文件,也可以自行制定相关的标准。

一、室间质量评价组织和设计

(一) 构架

1. 任何室间质评的设计阶段都要求配备技术专家、统计学专家以及一名计划协调者,以确保计划的成功和顺利运作。

2. 通过与这些专家商议,协调者应制订适用于某项具体室间质评计划,室间质评计划的设计应避免目标含混不清。在计划启动前,其具体方案应取得一致并文件化。一般包括下列信息:

(1)实施室间质评组织的名称和地址;

(2)协调者以及参与设计和实施室间质评计划的这些专家的姓名和地址;

(3)室间质评计划的性质和目的;

(4)选择参加者方法的程序,或适当时允许参加所需满足的准则;

(5)参加计划(部分计划,如抽样、样品处置、均匀性检验和赋值)的实验室名称和地址,以及期望的参加者数量;

(6)所选检测物品的性质和检测性质,以及是如何考虑做出这些选择的简短说明;

(7)获取、处置、校核和运送检测物品方式的说明;

(8)通知阶段提供参加者信息的说明,以及室间质评各阶段日程安排的说明;

(9)室间质评计划期望的起始日期和目标日期或终止日期,包括参加者进行试验的日期;

(10)对持续进行的计划,其分发检测物品的频次;

(11)参加者进行检测或测量可能需要采取的方法或程序的信息(通常是它们的常规程序);

(12)所用统计分析的概述,包括指定值和离群值的探测技术;

(13)返回给参加者的数量和信息的说明;

(14)能力评价技术的依据;

(15)对检测结果和根据室间质评结果所作出的公开程度的说明。

(二) 工作人员

1. 参与制订计划的人员在实验室间比对设计、实施和报告等方面应具有足够的资格和经验,或能与具有这种能力的人紧密合作。这些资格和经验应当包括适当的技术能力、统计技能和管理技能。

2. 如上所述,这些特定的实验室间比对的运作,也需要有对所涉及的方法和程序具有详尽的技术知识和经验的人员予以指导。为此,协调者可能需要列出一个或多个适当人选组成顾问小组,这些人选可以从诸如专业机构、签约实验室(如果有)、计划参加者或数据的最终使用者中选取。

3. 顾问小组的作用可包括:

(1)制定和评审室间质评计划在策划、执行、分析、报告和效果方面的程序;

(2)鉴别和评价由其他机构组织的实验室间比对;

(3)评价与参加实验室能力有关的室间质评结果;

(4)就室间质评计划所获结果,以及如何将这些结果和实验室评价的其他方面结合运用,向评审实验室技术能力的任何机构提供建议;

(5)向遇到问题的参加者提供咨询;

(6)解决协调者和参加者之间的争议。

(三)数据处理设备

无论使用什么设备,都应能输入所有必要的数据、进行统计分析以及提供及时有效的结果。校核数据输入的程序应得到执行,所有的软件都应予验证、支持和备份。数据文件的存储和安全应受控。

(四)统计设计

1. 所用的统计模式和数据分析技术应文件化,并对选用它们的背景材料作简短说明。

2. 对室间质评计划进行适当的统计设计是至关重要的。应仔细考虑下列事项及其相互影响:

(1)所涉及的检测的精密性和真实性;

(2)在要求的置信水平下检出参加实验室之间的最小差异;

(3)参加实验室的数量;

(4)待检样品数目和对每一样品进行重复检测或测量的次数;

(5)估算靶值所使用的程序;

(6)识别离群值所使用的程序。

(五)检测物品的制备

1. 检测物品的制备可以外包,或由协调者承担。制备检测物品的组织应证明其具备该能力。

2. 任何与检测物品有关的、可能影响实验室间比对完好性的条件,诸如均匀性、稳定性、抽样、在转运中可能的损坏及周围环境条件的影响等均应予以考虑。

3. 计划中分发的检测物品或材料,在性质上通常应与参加实验室日常检测物品或材料相类似。

4. 分发的检测物品数量取决于是否需要覆盖某一组成的范围。

5. 在结果校核完成之前,不应向参加者披露靶值。然而在某些情况下,检测之前告知目标范围也许是适当的。

6. 除了室间质评计划所需要的检测物品外,还可以考虑制备额外数量的检测物品。在评价了参加者所有结果之后,剩余检测物品有可能作为实验室的参考材料、质量控制材料或培训用品。

(六) 检测物品的管理

1. 检测物品的抽取、随机化、运送、接收、识别、标签、储存和处置等程序应文件化。

2. 室间质评中制备散料时,对每一检测参数而言,散料应充分均匀、这样可以使所有的实验室收到被测参数无显著性差异的检测物品。协调者应制定用于建立检测物品均匀性的程序化文件。只要可能,在检测物品分发给参加实验室之前应作均匀性检验。均匀性程度应达到检测物品间的差异不会对参加者结果的评价产生显著影响。

3. 只要可能,协调者也应提供证明以确保整个室间质评实施过程中,检测物品充分稳定,不会产生任何显著变化。当需要评审不稳定被测量对象时,协调者可能有必要规定完成检测的日期,以及任何要求的特定预检程序。

4. 协调者应考虑检测物品可能造成的危险,并采取适当措施,告知可能遭受潜在的危险风险的任何有关部门(例如检测物品分发者、检测的实验室等)。

(七) 方法、程序的选择

1. 参加者通常能使用它们所选的方法,该方法与其日常使用的程序一致。然而,在某些情况下,协调者可以指示参加者采用特定的方法。这些方法往往是国家或国际上采纳的标准方法,并已通过适当程序(例如协作试验)的确认。

2. 在应用校准程序时,靶值经常是由高等级的校准实验室(往往是国家标准实验室)使用明确并公认的程序,通过测量而得到的参考值。希望参加实验室都采用相同或类似的程序,但这一点对于校准实验室并非总是可行的。

3. 在参加者自由选择所用的方法时,适当情况下,协调者应要求参加者提供他们所用方法的细节以便利用参加者的结果进行比对,并对该方法进行评议。

二、运作和报告

(一) 协调和文件化

协调者应负责保证计划逐日运作。所有的活动和程序都应文件化,这些文件可以被列入质量手册或由质量手册来补充。

(二) 指导书

1. 指导书是提供给参加实验室在计划中必须遵循的所有方面的详细指令。例如,这些指导书可以作为某计划条约中的一个主要部分。

2. 应详细地阐明可能对所给检测物品或材料的检测产生影响的因素,这些因素包括操作者、物品或材料的性质、设备状态、检测程序的选择和检测日期的程序。

3. 也可以提供对检测和校准结果的记录和报告的具体指导(例如单位、有效数字的位数、报告格式、结果限期等)。

4. 应告知参加者如同日常检测那样来处理室间质评物品(除非在室间质评设计中有一些可以偏离这些原则的特殊要求)。

(三) 包装和运输

计划协调者应考虑下列有关检测或测量物品分发的一些情况。包装和运输方法必须恰当,并能保护检测物品的稳定性和特性。危险货物的法规或海关要求等可能对运输有些限制。在某些情况下,尤其是在顺序测量比对计划中,实验室自己也要负责运送物品。

(四) 数据的分析和记录

1. 从参加实验室处获得的结果应予输入和分析,一旦可行即报回实验室。用程序来校核数据输入、传送和随后统计分析的有效性是至关重要的。建议将数据表、计算机备份文件、打印结果和图件等按规定保存一定时期。

2. 数据分析应产生总计度量值、性能统计量以及计划的统计模式和目标相一致的关联信息。利用离群值探测试验加以识别,然后剔除,或者最好利用稳健统计量,将极端结果对总计量的影响减至最小。

3. 计划协调者应有文件化的准则来处理能力评价可能不适合的检测结果。例如,就室间质评的目的而言,当检测材料显示出不够充分均匀或稳定时,对被测量者不予分级或计分。

(五) 室间质评报告

1. 室间质评计划报告的内容根据具体计划的目的而变化。但应清晰和全面,并包含所有实验室结果分布的数据,以及各参加者能力的说明。

2. 室间质评计划报告中应包含下列信息:

(1)实施或协调该计划的组织名称和地址;

(2)参与计划的设计和实施的人员姓名和单位;

(3)报告的发布日期;

(4)报告的编号和清晰的计划标识;

(5)所用物品或材料的清晰说明,包括样品制备和均匀性检验的细节;

(6)参加实验室代码和检测结果;

(7)统计数据和总览,包括靶值和可接受结果的范围;

(8)用于确定靶值的程序;

(9)任何靶值的溯源性和不确定度的细节;

(10)为其他参加实验室所用的检测方法/程序确定的靶值和总计统计量(若不同的实验室使用不同的方法);

(11)协调者和技术顾问对实验室的评论;

(12)用于设计和实施计划的程序(可以包括参照的计划议定书);

(13)用于对数据作统计分析的程序;

(14)适当时,提出解释统计分析的建议。

3. 对于定期实施的一些计划,简单的报告可能已经足够,因此日常报告中可省去 2 条建议的许多内容,但在阶段性总结报告中和参加者有要求时应将它们包括进去并实施。

4. 在规定的时间内应尽快使报告具有可获得性。虽然,按理想情况,所提供的全部原始数据应报给参加者,但在某庞大的计划中可能做不到。参加者至少应收到以总结形式表达的(例如图表式)所有实验室的结果。在某些计划中,例如长期的测量比对计划,应将中期报告发给各个参加者。

（六）能力评价

1. 需要对能力评价时，协调者应负责确保评价的方法适合于维持该计划的可信性。

2. 协调者可谋求技术顾问的帮助，以对实验室能力的以下方面提供专家评议：

（1）总体性能与原先期望值（应考虑不确定度）的比较；

（2）实验室内和实验室间的变异（以及与先前的计划或发表的精密度数据相比较）；

（3）若可行，方法或程序之间的差异；

（4）误差（指极端结果）的可能来源和改进能力的建议；

（5）任何其他建议、推荐或一般性评议；

（6）结论。

3. 在一个特定计划周期或之后，可能有必要定期地向参加者提供各种总结报表。对于一个持续进行的计划，这些表可包括各轮中每个实验室能力的最新总结。若有要求，对这样的总结可以做进一步分析并指出其明显趋向。

4. 无论是完成单项计划，还是陆续完成持续计划的各轮之后，都有各种程序用于评审参加者的能力。

5. 在室间质评中，不提倡对实验室按能力列表排名次的方式出具报告。因此，为避免引起误导和造成误解，对排名应当极其慎重。

（七）与参加者的沟通

1. 应当提供给参加者一套有关参加室间质评计划的详尽信息，例如一份正式的计划议定书。可以通过信件、通讯和（或）报告，结合定期的公开会议，与参加者进行后续联络。计划设计或运行中的任何改变都应立即通知参加者。

2. 如果参加者认为对他们在室间质评中的能力评价有误，他们应向协调者提出。

3. 应鼓励实验室提供反馈，以使参加者为计划的制订做出积极的贡献。

4. 与参加者采取的纠正措施相关的程度（尤其与向认可机构反馈有关）。

三、保密及防止欺骗的结果

（一）记录的保密性

通常，为各个参加者的身份保密是大多数计划的政策。参加者的身份仅为参与协调计划的极少数成员所知。这一点不应延伸到以后向显示不良能力的实验室提供补救性建议或措施时。在某些情况下，可能要求协调机构向某个特定管理部门报告参加实验室的不良能力，但在参加者同意参加该计划时应告知这种可能性。

一组参加者，出于改进工作而进行的讨论和互相帮助的目的，可以选择在组内放弃保密性。

（二）防止欺骗的结果

室间质评的目的主要是帮助参加者改善其能力，但在参加者中仍可能有一种倾向，即对其能力提供一个虚假的良好印象。例如，在实验室之间可能发生串通，以致不提交真正独立的数据。假如实验室日常进行的是单次分析，但在室间质评中要报告的是样品的重复测量的平均值，或就一个特定计划进行的附加的重复试验，这时实验室也可以给出一个其能力的虚假印象。因此，在可行情况下，室间质评应设计为确保尽可能少地出现串通和伪造行为。

虽然协调者采取了各种合理的措施以防止欺骗,但值得称道的是参加实验室应有责任避免欺骗行为。

(王治国)

参 考 文 献

1. 王治国.临床检验质量控制技术[M].第2版.北京:人民卫生出版社,2008.
2. 王治国.临床检验方法确认与性能验证[M].北京:人民卫生出版社,2009.
3. 王治国.临床检验生物学变异与参考区间[M].北京:人民卫生出版社,2012.

第五十四章
参加室间质量评价提高临床检验质量水平

室间质量评价(EQA),也称为能力验证(PT)是质量改进过程中一种重要工具,可为客户、认可机构和法规部门提供实验室能力的客观证据。本章将提供有关室间质量评价结果(不管其是否可接受)使用指南,以用于改进实验室检测质量。当前认可要求将EQA整合到实验室质量改进方案中。

记住室间质量评价的局限性很重要。传统的EQA方案仅侧重于分析过程(测量程序),而无法监测实验室分析前或后的过程。室间质量评价结果受变动影响与患者样本无关,如样本制备、基体效应、书写活动、统计学评估方法选择和对相同组的定义。此外,EQA将不能检出实验室所有分析问题。

因此,室间质量评价(EQA)不适于用作实验室质量评估的唯一性方法,而只是实验室质量测定的一个部分。单个不合格结果并不必然表示实验室就存在问题。在有些研究中,有20%~25%不合格EQA结果未能揭示其实际原因。

第一节　EQA:实验室检测工作改进的工具

一、EQA计划的选择

每个实验室及其各自的监管机构需要在可接受室间质量评价项目上达成一致意见。这可以通过法规或专业人员意见设置,且应适用于实验室检测范围并满足实验室用户需要。通常,监管机构将指定提供适用于实验室项目的EQA提供者目录。然后,实验室根据自身需要,从该目录上选择。

但监管机构应提供EQA项目适用性的文件证明标准。这些标准是建立在国际共识标准上的(适用时)。使用标准也应包括EQA样本可溯源参考值(在使用参考值时)范围并应类似患者样本执行(可替代性)。值得注意的是,这些EQA样本特性正是期望的,但经常不能达到。实验室(监管机构)可能需要与特定测量程序生产商联系,以获得有关测量程序的适用方案建议。实验室也应考虑成本、EQA样本与患者样本相似性、方法与对等组相容性、对等组大小、室间质量评价的频次、报告的时间性和有效性、教育内容和客户服务。

二、样本处理程序

EQA 样本应在尽可能情况下采用与患者样本相同方式检测。通常,EQA 样本会经过一些预处理,这就与常规临床样本所有区别;但一旦准备了样本,这些步骤就不能干扰例行程序效用。有些项目提供与临床样本非常类似的样本,并且包含了样本的准备步骤。在要求特定准备和处理程序时,应遵循由 EQA 提供者提供的要求说明书上特定信息以执行。

一些实验室可能通过重复检测 EQA 样本(而患者样本仅检测一次)或通过特定分析人员检测 EQA 样本而不是在所有执行患者检测的人员内轮流进行 EQA 检测,从而与以患者不同方式、不正确地进行 EQA 样本检测。这些实践将导致室间质量评价失效,从而失去有关实验室程序和过程质量状态的实验室重要信息。

虽然在报告 EQA 样本时可能需要一些其他步骤,但报告的核心内容应尽可能与常规临床报告内容相似。如果认为常规报告不适用于 EQA 报告,则可能也同样不适用于临床报告。所有 EQA 报告复印件均应保留在实验室内,以通过 EQA 提供者验证信息处理情况。

保留样本以进一步检测,其保存方式应能够减少变质或其他损坏。在许多样本上,一旦执行复溶程序,则很难避免变质发生。

三、不满意得分处理

所有实验室偶尔都会出现不可接受 EQA 结果。不可接受 EQA 性能可能揭示在样本处理或分析过程的不适当情况。因此,应彻底调查每个不可接受结果,以提高对潜在问题校正机会;大部分监管机构要求调查每个不可接受结果。后续措施包括确定其他结果是否受到影响、错误问题根源调查、排除问题根源的校正措施(适用于该问题原因)、对校正措施监控和要求时向监管机构报告。

有些误差可能由于在 EQA 样本上所采取措施引起,但通常不属于患者样本处理部分,如复溶过程。在确定这些错误原因之前,实验室首先需要排除其他因素。

EQA 结果也可作为预防措施建议。在任何可能情况下,实验室均应使用从可接受和不可接受结果调查上获得信息,作为为避免 EQA 问题而进行连续性改进工作的一部分。

实验室应监控其趋势结果,这些结果可能是问题正在形成的信号——如所有分析物结果位于平均值的一侧时或多次 EQA 样本结果不精密度增加时。在这种情况下及时采取措施可避免出现进一步不可接受结果或患者检测不准确情况。

在 ISO 17025——校准和检测实验室能力的通用要求和 ISO 15189 认可上,要求有关预防性措施、补救措施、问题根源调查、校正措施和后续跟踪审定的报告包含在常规管理评审中。

第二节　EQA 性能监控

对单个结果评估(包括满意和不满意结果)应结合随时间对 EQA 结果的有效跟踪。在每个 EQA 事件上,实验室应评估评分分布情况。如果所有结果均在可接受结果范围平均值的上、下方,则可能是校准问题。实验室应评估每个结果与平均值之间差距。如果分析物含低或高浓度值在其质控限值范围内,但远离 EQA 项目的可接受范围平均值,则可能为线性问题。这表明检测程序降级和可能出现进一步 EQA 问题。

在单个 EQA 事件上不满意结果可能导致潜在系统实验室问题指示滞后。满意 EQA 评分仅是对某个时间上一个点性能的一个测量。EQA 性能监控将有助于为实验室提供其日间性能的较完整画面,从而使实验室能够在小问题变成大问题前采取预防措施。对单个结果的同一关键性核查应被应用到从一事件到另外事件之间的结果分析。

随时间性能监控可揭示校正措施影响,或能够提供可采取预防措施的有效信息。监控可检测到在单个结果上不明显的趋势或偏差。定期浓度相关监控可显示不能以其他方式检测到的水平相关偏差。

一、定量结果程序

(一) 允许差值及差值占允许差值的百分比

具体监控方案可能随分析物和实验室目标而定。理论上,EQA 监控将与实验室使用的其他质量监控一致。EQA 监控方法可能为图形或表格,这取决于要求详细水平。只有在监控方法能够展示 EQA 结果变化性、标示趋势并显示系统和过程变化影响时才为重要。可使用那些用于绘制常规 QC 结果或参考材料结果方法相似的图形方法。

用于 EQA 结果监控的最简单方法是以标准评分[如%误差,Z 评分或标准误差区间 (SDI)]为纵轴、以各自检测事件为横轴绘制图形(图 54-1)。评分始终在目标上方或下方时可能表示系统误差或校准误差。在评分上显著变化可能为试剂批次差异、再校准或系统失败的反映。有关本分析的详细讨论如下。

1. 定量分析物长期监控举例 在 EQA 上性能测定包括以下两个部分:①用于评估实验室性能的靶值(赋值及其不确定度);②在该样本上评估区间或允许误差。

2. 靶值存在三种类型 ①公议值,通常为方法组平均值或稳健测量(中位数);②来自其他实验室组的公议值;③从外部推导得到参考值(例如,参考实验室或决定/参考方法)。

3. 标准评估存在两种基本类型 ①适当的区间,包括固定区间(如±4mmol/L)、固定百分比(如靶值±10%)或二者组合(如±0.33mmol/L 或靶值±10%,取大者);②基于公议标准差(s)的区间(如±2s)。

4. 在许多项目上对于标准化评估,结果以"Z 比分数"表示,计算式为:$Z=(x-T)/s$,式中:

x=参加者结果

T=靶值

s=室间质量评价(适当性或公议)标准差(s)

性能以标准等级评估,如

$0<\lvert Z \rvert<2$	满意结果
$2<\lvert Z \rvert<3$	有问题
$3<\lvert Z \rvert$	不满意的结果

这些评分是建立在适当性标准或公议值上,由定义的 s 决定。

对每次 EQA 邮寄(通常为 1~5 个检测样本),最简单的性能评估方法是将提交的 EQA 结果与靶值之间差为纵轴(Y 轴)、以靶值为横轴(X)作图,要求覆盖评估区间。表 54-1 为血糖数据示例;在图54-1上以这些数据作曲线。在该例上显示数据相对于靶值的过分变化-大致可在最低水平(样本953E)上产生不可接受结果。

表 54-1　葡萄糖室间质量评价结果(某次结果,以 mmol/L 表示)

次数和样本	结果	靶值	差值	±允许差值	差值占允许差值的百分比
953 A	10.73	10.19	0.539	1.02	53
953 B	9.02	9.12	−0.099	0.91	−11
953 C	13.42	12.96	0.462	1.30	36
953 D	4.02	4.31	−0.292	0.43	−68
953 E	2.64	3.03	−0.385	0.33	−117*

* 不可接受结果

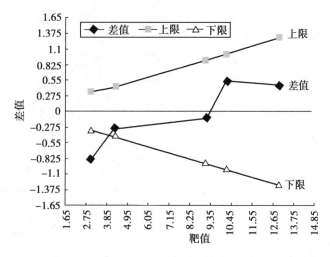

图 54-1　葡萄糖室间质量评价——953 批——回报结果和靶值之间差

　　为监控在不同 EQA 邮寄上结果,我们稍作修改,以适应增加的时间维数。一般方法建议如下,使通过增加数据转换以调整随不同浓度变化的评估区间。

　　实验室将 EQA 结果转换成"差值占允许差值的百分比",即将回报结果与靶值之间差再除以样本允许差值。转换评分为:100%或以上(或−100%或更低)表示结果不可接受;多数值在−100%和＋100%之间。然后,在传统"Shewhart"(或 Levey-Jennings)图上以转换结果作图,X 轴表示 EQA 活动次数。为便于解释,使用直线将转换结果平均值连接起来。

　　表 54-2 为这一过程的示例。在该表上显示连续 4 次 EQA 血糖结果。951 和 952 批显示一致正偏差,而在 951 B 上出现一个不可接受结果。在 952 批后,实验室将重新再校准设备并更换试剂批号。953 批显示偏差降低,但在与靶值差上具有较大变动(精密度下降),且包含另一个不可接受结果(953E)。961 批在与靶值一致性上得到提高,但仍不如952 批好。

表 54-2 葡萄糖室间质量评价结果（4 次质评活动，以 mmol/L 表示）

次数和样本	结果	靶值	差值	±允许差值	差值占允许差值的百分比
951 A	13.26	12.30	0.957	1.23	78
951 B	15.90	14.38	1.518	1.44	106*
951 C	4.13	3.92	0.204	0.39	52
951 D	4.18	4.09	0.088	0.41	22
951 E	2.53	2.46	0.066	0.33	20
952 A	3.03	2.88	0.149	0.33	45
952 B	14.30	13.27	1.034	1.33	78
952 C	2.97	2.73	0.237	0.33	72
952 D	14.96	13.83	1.128	1.38	81
952 E	4.68	4.39	0.286	0.44	65
953 A	10.73	10.19	0.539	1.02	53
953 B	9.02	9.12	−0.099	0.91	−11
953 C	13.42	12.96	0.462	1.30	36
953 D	4.02	4.31	−0.292	0.43	−68
953 E	2.64	3.03	−0.385	0.33	−117*
961 A	5.50	5.31	0.193	0.53	36
961 B	14.52	13.87	0.655	1.39	47
961 C	2.37	2.56	−0.198	0.33	−60
961 D	9.30	9.89	−0.600	0.99	−61
961 E	5.12	5.23	−0.110	0.52	−21

* 不可接受结果

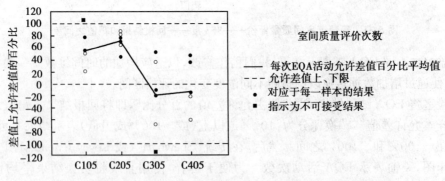

图 54-2 使用标准评分的 EQA 结果监控。本图显示标准评分在连续 4 次 EQA 活动（每次包含 5 个样本）上每个样本结果情况

在其他标准评分（在纵轴上）与浓度（在横轴上）图形上可指示特定水平偏差。但在此类型图形上只有长期偏差较为明显。

（二）室间质量评价数据分析质量控制规则

每次室间质量评价结果除了按照规定的靶值±允许总误差（TEₐ）来评价是否可接受

外,还可以按照下述的室间质量评价数据分析质量控制规则对每次的室间质量评价数据作更进一步的分析,由此可现检测过程中的存在系统误差还是随机误差。如表 54-3 所示。

表 54-3　室间质量评价数据分析质量控制规则

$1_{2.0SDI}$,至少一个结果超出 $\overline{x}_g \pm 2.0 s_g$ 界限

在两次中 $1_{2.0SDI}$,两次中至少一个结果超出 $\overline{x}_g \pm 2.0 s_g$ 界限

$2_{2.0SDI}$,至少 2 个结果超出 $\overline{x}_g \pm 2.0 s_g$ 界限

$1_{2.25SDI}$,至少一个结果超出 $\overline{x}_g \pm 2.25 s_g$ 界限

$1_{3.0SDI}$,至少一个结果超出 $\overline{x}_g \pm 3 s_g$ 界限

$2_{3.0SDI}$,至少两个结果超出 $\overline{x}_g \pm 3 s_g$ 界限

$\overline{x}_{1.0SDI}$,5 个样本的均值超出 $\overline{x}_g \pm 1.0 s_g$ 界限

$\overline{x}_{1.5SDI}$,5 个样本的均值超出 $\overline{x}_g \pm 1.5 s_g$ 界限

$R_{3.0SDI}$,任何两个结果之间的差值超出 $3.0 s_g$

$R_{4.0SDI}$,任何两个结果之间的差值超出 $4.0 s_g$

$1_{3.0SDI}/\overline{x}_{1.5SDI}/R_{4.0SDI}$,联合规则,如果任一规则超出界限则满足要求

$1_{75\%TEa}$,一个结果超出 75% 分析项目特定的允许总误差

$5_{\overline{x}} \& 1_{50\%TEa}$,所有结果在均值的同一侧,及一个结果超出 50% 特定项目的允许总误差

$1_{75\%TEa}/5_{\overline{x}} \& 1_{50\%TEa}$,联合规则,如果任何规则超出界限则满足要求

$\overline{x}_{1.5SDI}/1_{75\%TEa}/R_{4.0SDI}$,联合规则,如果任何规则超出界限则满足要求

$2 > EQA$ 界限,EQA 不成功

注:SDI:标准差指数(有时也称为 Z 比分数);$\overline{x}_g$:组均值;s_g:组标准差(s);TE_a:允许总误差;EQA:室间质量评价

图 54-3 为应用上述质量控制规则评价室间质量评价结果的流程图。

二、定性结果监控

除非 EQA 提供者将评分作为评估的一部分判定,否则,对定性(非数值表示)EQA 结果监控可能比定量结果更具挑战性。在该目的上评分是通过将参加者结果与参考值或公议值比较、随后再基于预设定标准将定性结果转化为定量数据。虽然一般认为没有一个评分方案为普遍适用,但在 EQA 程序上使用的评分方案可向参加者提供管理工具,以将实验室的结果与实验室平均结果进行比较并识别个体差异以再核查。根据 EQA 提供者报告评分方式,实验室可在质控图上对结果作图,以跟踪随时间变化性能。该方式与在上述定量项目描述的方式相似。

在不使用评分时,可使用用于性能跟踪的备择机制。简单的方法就是比较结果的"满意"与"不满意"率。

三、使用汇总统计量评估方法性能

EQA 活动的汇总统计量可用于对方法性能监控。平均值之间差可能不真实,因为差异可反应方法标准化时的实际差异或反映在室间质量评价样本上使用基体引起的差异。

实验室间差异反映方法再现性——即在不同条件下性能一致性,其中包括操作人员和

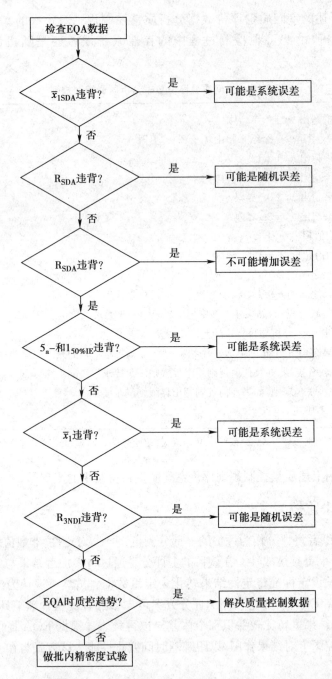

图 54-3 推荐联合质控规则解释室间质量评价(EQA)数据的流程图

设备差异。因此,相对标准差(s)(或%CV)可指示方法一致性(如果实验室数量足够)。但必须记住,EQA 样本在不同设备或测量程序上性能不同,因此,差异可能反映基体效应,而非测量程序上偏移。

在如下实例中,我们注意到使用试剂 F 的系统其再现性相对较差,试剂 F 为 9.3%,其他试剂为 $2\% \sim 4\%$。见表 54-4。

表 54-4　尿素(mmol/L)室间质量评价的汇总统计结果

试剂	结果个数	平均值	标准差(s)	变异系数(%CV)
全部	219	4.18	0.14	3.3%
B	20	4.08	0.11	2.7%
F	27	3.76	0.35	9.3%
M	26	3.99	0.13	3.3%
Q	49	4.21	0.11	2.6%
S	65	3.89	0.18	4.6%
H	32	4.37	0.14	3.2%

　　在进行这种类型的审核时,应记住 EQA 并非专门设计为用于方法评估。因此,任意建立在汇总数据上核查均应考虑可能影响结论的重要变量,如基体相关差异、实验组大小、方法与使用这些方法实验室类型之间相关性。

第三节　不可接受 EQA 结果调查

　　在实验室收到不可接受 EQA 结果报告时,应系统地评估检测过程的每一个方面。实验室应编写在检出、理解和纠正所有识别问题时所需特定活动的程序文件。那些程序文件应与实验室监管机构要求一致。认可要求规定了对不可接受结果反应的几种活动。这些活动包括问题对患者检测结果影响评估、问题根源调查、纠正措施(用于排除问题根源)和后续用于验证纠正措施是否为有效的审定。示例和样表见附录 H～J。

一、数据收集和核查

　　包括最初处理 EQA 样本和搜集调查文件的人员团队,包括记录(工作表、实验室/设备磁带、质控图、实验室报告等)。调查样本如何通过 EQA 样本工作程序途径处理。以下问题将作为指南使用:

　　(1)检测材料接收是否处于满意条件?

　　(2)检测样本是否适当?

　　(3)样本准备是否遵守程序?

　　(4)分析用方法是否适当?

　　(5)方法是否依照文件上程序执行?

　　(6)使用试剂和质控品是否适当?

　　(7)设备是否依照文件上程序运行?

　　(8)设备是否得到适当维护?

　　(9)在检测 EQA 样本时 QC 是否为可接受?

　　(10)结果解释是否适当?

　　(11)该问题在先前 EQA 样本上是否也发生? 数据是否与先前 EQA 分布一致? 是否存在可导致失败趋势或当前设置是否为完全意料之外?

（12）在经适当贮存的剩余样本上重复检测时是否可产生相近结果？

（13）在 EQA 检测时患者结果是否为可接受？

二、问题分类

不合格结果的可能原因分类如下：笔误、方法问题、设备问题、技术问题、在室间质量评价材料上问题、结果评估问题及调查后无法解释。

（一）笔误

笔误在报告 EQA 结果时经常出现。虽然抄错会引起个别错误，但在互换时可能引起多个错误结果。

笔误可进一步分类为：

（1）结果没有正确地从设备磁带或读出器转录到报告表格上（如以相反顺序或一直向下逐行复印样本结果）；

（2）EQA 样本标签贴错；

（3）在表格上报告的设备或方法不正确；

（4）单位报告不正确；

（5）小数点位置错误；

（6）在报告表格上选择的报告代码不正确。

笔误在报告 EQA 样本时相对常见。专用于报告 EQA 样本的完整表格程序与报告临床样本程序不同；因此，笔误可能不直接与实验室性能有关。但这类笔误可能反映影响常规实验室患者结果报告的潜在问题。这类潜在问题包括如人员培训不当、EQA 提供者说明书不够清楚或设备读出器不适当。因此，识别"笔误"是调查时重要的第一步，但随后应深入评估错误潜在原因。

（二）方法问题

方法问题与分析试验系统（设备或试剂盒）相关，或针对于手工方法、文件程序本身。与笔误一样，方法问题可能是潜在原因指标，如未能遵循建议的防范措施或系统校验执行。

方法问题可进一步分类为：

（1）无书面程序文件提供给工作人员使用；

（2）程序步骤描述不充分、不完整或不正确；

（3）程序文件与当前实践标准不一致（如正在使用中的 CLSI 抗生素报告方案过期或不正确）；

（4）在试剂或参考物质生产上出现问题；

（5）由于结果与方法检测限接近引起的不精密；

（6）由于试剂批号间变化引起的不精密；

（7）校准品赋值不正确；

（8）校准不稳定；

（9）质控方法不适当；如 QC 材料与分析物浓度无关，或 QC 规则或界限不适当；

（10）结果不在设备或试剂系统测量范围（线性）内；

（11）方法的偏移；

（12）方法缺乏灵敏度；

(13)方法缺乏特异性；

(14)先前样本携带污染；

(15)温育条件不适当[时间、温度和(或)空气]；

(16)在计算机数据系统上对有机体标识不正确；

(17)由自动系统生成的药敏试验结果不正确或不适当；

(18)方法在没有确认情况下使用；

(19)应用的参考区间不适当；

(20)培养系统不能对有机体进行恢复。

(三) 设备问题

设备问题与属于方法一部分的分析设备或设备配件有关。实验室在评估这类问题时应与设备生产商或供应商联系。

设备问题包括：

(1)设备管道/孔为血块或蛋白质堵塞；

(2)设备探头排列错误；

(3)设备数据处理功能出现问题；

(4)试剂或参考物质生产出现问题；

(5)由生产商指定的设备出现问题；

(6)自动移液器未能校准到可接受精密度或正确度；

(7)设备功能故障；

(8)在设备软件应用编程上错误或冗长；

(9)定期设备维护未得到适当执行。

(四) 技术问题

技术问题与使用者有关,可能涉及设备操作或方法执行。

技术问题可进一步分类为：

(1)未能遵循建议的设备功能校验(如温度、空白读数、压力等)执行；

(2)参考物质或试剂不正确复溶或贮存；

(3) EQA 材料复溶、配制或贮存不正确；

(4)在 EQA 材料复溶后检测拖延,从而引起蒸发或变质；

(5)未能遵循书面程序文件；

(6)未能遵循 EQA 说明书；

(7)样本在设备上放置的顺序不正确；

(8)对指出方法问题的 QC 结果未进行校正；

(9)移取或稀释错误；

(10)计算错误；

(11)显微镜检查对有机体、细胞或组织形态判定错误；

(12)基于不正确染色反应而对显微镜观察作出错误解释；

(13)试验反应判定错误；

(14)不能观察混合群细胞；

(15)不能对有机体混合培养进行观察；

（16）EQA 样本在处理期间污染；

（17）选择不适当的培养基、抗生素和（或）试剂。

（五）室间质量评价材料问题

EQA 材料问题可能包括：

（1）EQA 样本与患者样本之间差异；

（2）样本在转运时变质（如果对时间或温度敏感）：细菌污染，溶血，收到样本无活性，样本不均匀；

（3）样本反应较弱或为边界反应；

（4）样本含干扰因素（对方法具有特异性）。

EQA 材料问题应尽可能详细地报告给 EQA 提供者。在报告之前应对这些问题充分调查，以排除在实验室贮存或处理时出现问题。通常，EQA 问题样本可通过参加几个室间质量评价计划得到检出，并在结果分析后就可表现出来。这通常被 EQA 提供者关注并应将这类问题报告给参加者。

（六）室间质量评价评估问题

室间质量评价评估问题包括：

（1）不适当对等组；

（2）不适当靶值（注：通过参加者公议获得的不适当靶值可能由检测材料不均匀或延续［"掩蔽"］离群值引起。EQA 提供者需要使用稳健统计技术或程序排除极端结果，从而确保检测材料均一并防止或检出离群值。但在每个 EQA 项目上均可能偶尔出现不适当靶值）；

（3）不适当评估区间（注：评估区间可能不适当地变窄［例如，如果在极精密方法上使用 $\pm 2s$ 单位，则可接受范围可能比临床有效性需要狭窄得多］）；

（4）EQA 提供者的数据输入不正确。

在样本执行较差时，应向 EQA 提供者报告这些不适当评估并将其纳入提交给监管机构的报告上。

（七）调查后无法解释原因

发表的研究报道：经过调查研究后还有 19%～24% 的不可接受的 EQA 结果是无法解释其原因。

1. **随机误差** 在排除所有可确定来源误差后，单个不合格结果可能属于随机误差，特别是在重复分析结果为可接受时。在这种情况下不应采取纠正措施，因为这种措施可能实际上增加进一步不可接受结果概率。Deming 把在了解潜在问题情况下对系统所作的更改称作"干预"。干预的一个例子为假设问题是偏移引起情况下（不管是否为真实），对单个低的不可接受结果进行调整校准。随机误差可能由技术问题（如手工移液上的不精密）或方法/设备问题（如不稳定的检测温度或管道为血块堵塞）引起。

2. **系统误差** 在对个别不可接受结果重复分析后仍为不可接受时，该结果即不可能属于随机误差。类似地，如果两个或以上结果是不可接受的——两个结果以相同方向偏移，则可能为系统误差（偏移）。对分布在平均值两侧的重复不可接受结果表示实验室方法不够精密。以相同方向偏移的多个不可接受结果表示系统误差，其与方法问题（如校准、设备设置不正确）或干扰物物质（如基体效应）有关。

三、问题根源

使用上描述的分类方案将有助于确保调查不会遗漏潜在问题。虽然在上述目录下所列问题可能为不可接受结果原因，但其通常不是该问题的根源。例如，"笔误"在调查时是重要的第一步；但在深入调查可能揭示不适当培训、来自提供者说明书不清楚或设备读出器不适当才是问题根源。

文件记录与 EQA 活动性能相关的问题根源包括以下部分：①人员培训不充分或无效；②无室间质量评价方面经验，不清楚或不了解室间质量评价；③监督者沟通或说明不充分；④使用设备不够和（或）不适当；和⑤工作场所设计不当。

上面所列问题根源直接来自实验室管理人员所采取或不采取的措施。虽然参加者很难理解有无管理活动可能是 EQA 问题的根源（除非在该水平组织规范上指明应采取纠正措施），但错误可能在将来 EQA 活动中复发，且更重要的是可能在患者检测上发生。对问题根源必须以能够产生适当纠正措施的特殊方式仔细描述。例如，"监督不充分"不是问题的根源。正如提到的，"监督者说明不充分"更接近于具体问题根源（尽管终极原因仍可能更深入一些）。

四、影响调查和补救措施

在对不一致 EQA 结果调查的影响评估和补救措施阶段需包括从不合格 EQA 结果到确定问题是否影响患者医疗保健时间上的患者结果核查。如果患者结果核查揭示患者医疗保健可能受到影响，则实验室需要采取下面措施：

(1)在文件上记录每个不一致事件；

(2)考虑所有不一致试验结果的医学意义（适当时）；

(3)申请医师通知；

(4)必要时停止检测和报告；

(5)所有不一致试验结果的召回或鉴定（必要时）；

(6)对将来要采取的措施定义；

(7)负责解决该问题的人员分配；

(8)恢复检测责任的定义。

五、纠正措施

实验室需要考虑用于排除问题根源的纠正措施。在实验室可识别引起不可接受结果的潜在系统问题情况下，需要对过程更改，以改进实验室系统并降低复发风险。

例1：实验室提交不可接受的治疗药物检测结果，调查显示试剂正在接近相应效期、校准曲线被"拉平"。采取的可能补救措施可缩短用于该检验的试剂效期。措施为"快速固定"法—假设生产商提供效期不适用于本实验室。问题可能出在别处；例如，可能是试剂贮存不正确。按照质量改进原理执行的实验室人员应首先询问基本问题"我们的系统是否能够充分评估在该设备上使用试剂稳定性？"然后，实验室将继续评估试剂应如何处理和贮存以及老化是如何影响标准性能的。实验室可能希望验证其他药物检验试剂在该设备上的性能执行情况。这时应检查患者试验结果，以确定校准曲线问题是否会对报告的试验结果造成不利影响。然后，实验室将通知该事宜的供应商/生产商，以确保其纳入上市后的监管活动内。

例2：如果技术人员在 EQA 活动中对透明血涂片细胞鉴定错误，则回应之一可能为技术人员对该载玻片进行核查。而更有效的回应为：旨在改进整个实验室质量，查询实验室培训、能力评估和在血液形态学上的连续教育项目是否适当。实验室可能需要执行更完全的形态学培训、更为详细的形态学能力评估难题、每月一次的血液形态学审核会议或由外部机构开发的继续教育项目。

监控所有纠正措施效果。实验室应对用于评估如重新再校准引起变化或在处理上变化的程序进行描述，并在文件上记录对变化的监控情况。

六、文件记录

在文件上对调查、结果和纠正措施进行详细记录。实验室应使用标准表格记录每个不可接受 EQA 结果调查情况。用于记录对输血医学、细菌学和临床生化不可接受 EQA 结果的调查表格示例可分别参见附录 H~J。普通调查表格示例见附录 K。

多数认可机构要求实验室提交对不可接受结果的反应，包括对问题调查和适当时对问题成功解决方案的文件记录。

七、实验室检测分析前和分析后的评估

EQA 项目通常关注实验室试验的检测阶段，由此向实验室提供模拟患者样本以进行分析。虽然在这些项目的某些方面关注的是样本制备流程和结果报告，但一般来讲，EQA 实践组成与常规实验室的分析前和分析后存在较少联系，这是因为 EQA 材料和工作表与患者样本和报告之间明显不同。一些 EQA 计划已设计诸如使用调查表和实践调查模式，以评估分析前和分析后过程性能。这些机制不同于采用室间质量评价样本的方式，允许对"患者"样本进行性能评估。从这些调查问卷上收到信息表明如果问题原因归类为前面描述，其应与上面讨论的原因相似。示例参见表 54-5。

表 54-5 分析前和分析后阶段评估实例

分析阶段	问题	起作用原因			
		方法	人员	设备	笔误
		缺乏方案	未遵循程序	实验室信息系统(LIS)局限性	数据输入错误
分析前	患者标识错误(臂章)	×	×		
	不适当样本处理	×	×		
	缺乏适当的临床病史	×	×		
	患者人口统计学信息数据输入错误		×		×
	样本运送延迟	×	×		
分析后	记录保存不适当				
	缺乏危急值报告				

分析阶段	问题	起作用原因			
		方法	人员	设备	笔误
	结果报告不明确	×	×	×	
	结果报告不适当	·缺乏方案 ·使用的参考 区间不适当	×	×	
	所报告的医生有误		×		×
	所报告的患者有误	×	×		×
	不可接受周转时间		×		×

第四节 室间质量评价作为一种教育工具

客户满意度调查经常表明 EQA 是实验室继续教育的最重要来源之一。大部分 EQA 计划可提供许多工具用于教育。

一、室间质量评价活动后信息表

许多 EQA 计划可生成室间质量评价活动后信息表(有时也称作室间质量评价活动评论),讨论结果、活动的相关事情及其结论。评论可能不仅指出预期的正确响应,而且也指示不正确和(或)不太期望的响应及其可能来源。有关难题的临床信息为实验室提供了为何应核查其响应的原因。

活动后统计资料上信息可能构成实验室讨论基础,或应整合到实验室流程和程序上。

二、注释

EQA 计划经常提供相关的教育信息,即便该信息不直接属于特定样本和检测活动。通常信息可能是关于质量管理方面问题或即将召开的会议、教育机会或与实验室相关的资料。由于信息资料不仅仅限于单个 EQA 样本的特定情况,因此,其可能是实验室继续教育更重要的资源。

此前,多数评论和注释总以印刷形式出现。认真的实验室人员经常在中心位置贴示这些资料,以供大家阅读。现在,许多表格以电子形式出现。这样,共享教育信息似乎更为困难;但实验室仍具有一定选择权,包括印制表格和贴布告,或发送复印件至所有参加实验室人员的电子信箱,使共享电子形式资料。

三、教育或不评分样本

教育性 EQA 样本可提供用于整个实验室领域内信息共享机制。这类信息在某些领域,如微生物,当有机体命名可能变化时和在无经验实验室发生特殊问题时的其他领域显得特别有价值。

有时候,发放的样本在全球参加实验室响应或参考实验室响应为严重偏离或变动情况下—确定该样本不进行评分。这可能由于意外基体效应或样本说明书无端模糊引起。尽管不评分样本表示可能需要 EQA 计划改进,但对多数实验室而言仍然具有教育价值。对未评分样本的活动后评价常指出可能与特定样本和相关临床情况有关系的信息点。

四、室间质量评价参加者会议

一些 EQA 提供者定期或有时为专门事件在专业讨论会上召集参加者会议。这些会议为参加者和提供者提供分享经验、解决问题和对提议修改及要求进行讨论的机会。参加者会议通过帮助提供者关注实验室需要和分享相关信息使实验室受益匪浅。

(王治国)

参 考 文 献

1. 王治国.临床检验质量控制技术[M].第 2 版.北京:人民卫生出版社,2008.
2. 王治国.临床检验方法确认与性能验证[M].北京:人民卫生出版社,2009.
3. 王治国.临床检验生物学变异与参考区间[M].北京:人民卫生出版社,2012.

第五十五章

无室间质量评价计划检验项目的评价

第一节 基本原理

一、概述

室间质量评价(EQA)是临床实验室质量管理的重要组成部分。室间质量评价为室内质控提供了有效的补充,有助于确保患者测试结果是有效的。通常情况下,监管部门要求临床实验室至少参加一项正规的室间质量评价计划。

然而,目前还有很多实验室检测项目没有正规的室间评价计划,其中的原因多种多样。某些分析物不稳定,无法制备 EQA 材料,或者基质效应妨碍了分析的可靠性。某些检测项目仅在很少实验室内实施,建立正规的 EQA 计划并不现实。由于特定的致病微生物运输过程所具有的危险性,因此也无法开展室间质量评价工作。

本章提供了无法进行室间质量评价计划时评估试验性能的方法。我们将这些方法命名为"替代性评估程序(alternative assessment procedures,AAPs)"。本章对多种试验方法进行了阐述,包括血液定量分析、微生物培养、形态学分析和体内试验。

二、基本原理

临床实验室使用室内质量控制(QC)方法为保证患者试验结果有效性的主要工具。对于定量检测项目,这些方法一般使用生产的物质与患者标本一同进行检测。常规质量控制允许实验员将检测过程固有的变异从导致异常条件影响检测过程的特殊原因的变异分离出,如操作员误差差错,试剂问题,不正确的校准,或仪器功能障碍。然而,质量控制具有其局限性。其中的原因如下:①质量控制不具有完善的灵敏度或特异性;它不能检出所有特殊原因变异的情况,及它有时在检测过程中不适当地标记出的固有变异(即假失控);②质量控制无法评价试验的真实性;③质量控制无法与其他实验室间进行结果的可比性评估。

室间质量评价作为额外质量监测能描述这些局限性:①室间质量评价可检出室内质量控制系统无法检出的问题误差(见上一章);②当室间质量评价材料中分析项目能溯源到参考方法时,实验室能确定在此种情况下分析的准确度(如不存在显著性的基质效应);③参加室间质量评价计划,实验室可将其性能与使用类似方法试剂仪器的其他实验室性能进行比较。

然而,对于许多试验项目无法提供室间质量评价计划。对这些试验,当适当和可行时,实验室应该执行替代性评估程序(AAP)。某些政府和非政府认证和认可机构要求参加室间质量评价计划,也要求实验室在无室间质量评价计划时执行替代性评估程序。实际上,无论认证/认可机构是否提出要求,AAP都是重要的质量要素。实验室(包括那些执行独特或少量分析,如:研究性实验室)都应当制定出替代性评估程序,从而可以提供与参加EQA过程所获得的相似信息。例如,可以将患者的标本送到另一所实验室,以便于获得室间可比性的数据(例如分割样品程序,请参阅下文)。如果AAP能溯源到参考方法,则可评价准确度。即使实验室间比对或准确度评价对于特定试验不切实际,还是值得使用AAP来弥补室内质量控制,因为室内质量控制灵敏度或特异性不足。

APP中经常使用患者标本,它比EQA中频繁使用的制造商材料具有一定的优势。

1. 使用患者标本可以减少基质效应。

2. 因为EQA分析前阶段与患者的测试过程并不相同,因此使用制造商测试材料无法评估临床患者测试分析前阶段的各个步骤,包括-标本采集、运输以及处理等过程。相反,使用患者标本的AAP则能够评估与分析前处理过程相关的各种因素。AAP使用患者标本时,需要注意存储及实验室间运输过程中确保其稳定性,尽可能减少与临床检测性能不相关的额外的变异性。

机构内部AAP较EQA计划能够提供更加及时的数据。

第二节 无室间质量评价计划的试验

无EQA计划的试验包括但不限于:

1. 新开发的试验。

2. 不常执行/机密的试验

(1)特定有机物抗体(即百日咳博德特菌、组织胞浆菌、芽生菌、A型流感病毒、B型流感病毒、细小病毒以及军团杆菌);

(2)骨骼肌抗体;

(3)胰多肽;

(4)脑脊液鞘磷脂碱性蛋白;

(5)全血乳酸盐;

(6)维生素A;

(7)β胡萝卜素。

3. 特定的药物

(1)非氨酯;

(2)加巴喷丁。

4. 与EQA材料问题相关的试验

(1)材料或分析物不稳定(例如:红细胞渗透脆性试验、红细胞蔗糖溶血试验、冷凝素试验、血清乙酰乙酸试验、同工酶试验、血清氨、冷球蛋白、粪便白细胞计数、鼻腔涂片嗜曙红细胞计数、呼气试验);

(2)细胞功能分析(例如血小板聚集性研究、中性粒细胞或淋巴细胞功能研究、精液分析);

(3)基质效应(例如游离药物分析、游离激素分析);

(4)高灵敏度分析中的污染(例如分子扩增技术);

(5)生产商无法提供充足的材料以满足市场的需要(例如:血红蛋白异常、全血细胞遗传学)。

5. 容器-分析物相互作用相关的试验

(1)药物分析;

(2)游离激素分析;

(3)微量元素分析。

6. 需要对于样品进行大量操作的试验;例如环境暴露或损害标志物的监测。

(1)化学及生物毒素;

(2)毒性代谢物(例如毒素的裂解产物);

(3)蛋白质和DNA络合物;

(4)重金属。

7. 不常见基质/环境中的分析物

(1)组织间隙液(葡萄糖);

(2)粪便(胆固醇、酵母菌培养物、白细胞计数);

(3)唾液(治疗药物监测、药物滥用检测、酒精、血清、激素);

(4)毛发分析(药物滥用检测);

(5)干血斑(药物滥用检测、治疗药物监测);

(6)全血。

8. 微生物组织

(1)需要复杂的营养,微生物很难培养(例如幽门螺杆菌);

(2)厌氧菌抑制抗生素的浓度过低;

(3)血清型分析时存在大量的血清型(例如沙门菌属);

(4) DNA指纹分析-生物的品系过多;

(5)危险生物(生物安全3~4级)[例如双态性真菌(球孢子菌,组织胞浆菌)]、伤寒沙门菌、鼠疫杆菌。

9. 体内试验

(1)出血时间;

(2)汗液测试采集程序;

(3)呼气试验(酒精、尿素、氢);

(4)留置动脉血气检测;

(5)脉冲血氧测量;

(6)麻醉气体浓度监测。

10. 地理因素　实验室所在的地区无法提供相关的EQA。

第三节　替代性评估程序

实验室应当确定哪些是无EQA计划的试验,并尽可能地为这些试验制定出替代性评估程序（AAP）。应当将 AAP 记录在实验室操作程序手册中。每一个实验室都应当确定结果评价程序和性能的频率。通常情况下，每年执行两次 AAP 是适当的。

在实施评估程序前，实验室应当提前确定每一个定量评估程序的可接受范围。如果当前具备充足的 QC 数据时，实验室可以通过室内质控数据建立可接受的范围（例如均值±2 或 3 倍标准差），也可以根据文献的数据建立可接受的范围——即根据生物学变异或临床决策点的标准界限。当前已经报道了根据患者数据制定分析偏移和不精密度（不确定度）允许限的步骤，但这需要具备一个大型的患者数据库（20000 个试验值）。同时可以获得 EQA 数据评估统计学方法的概述，这一信息有助于实验室对替代性评估程序的结果进行分析。

此后（即今后进行的多次评估），替代性评估程序应当根据分析的临床范围来使用样品。

实验室应当记录并保留 AAP 的结果，以便于进行趋势分析。同时还应记录下对于不可接受结果所采取的纠正措施。

某些替代性评估程序中使用患者样品/数据。如上所述，使用患者结果的优势包括独立于常规的 QC 系统、避免基质效应，以及具有评价分析前因素的能力，如采集系统的影响（如含凝胶的采血管）、静脉采血过程的质量、处理延迟等）的影响。此外，外部分割样品试验（如下所述）能够提供实验室间的结果比对。当采用分割样品程序时，实验室应当注意其相关部门对于患者知情同意和保证患者隐私的要求。

一、分割样品程序

（一）与其他实验室分割样品

外部验证试验结果常用的方法是将等分后的样品送到其他实验室进行测试。分割样品程序能够评估实验室间的一致性和检测误差，但是只有外部实验室使用的方法由参考方法或参考物质进行校准后，才能够评价其自身的正确度（即偏移）。每一个实验室自行确定分割样品检测时所寄送的样品/标本适当个数。对于多数分析物而言，每次评估过程中寄送两份样品/标本已经能够满足要求。

美国疾病控制中心（CDC）的调查人员研究了分割样品试验在检测血清总胆固醇和血钾分析中存在问题的能力。在本研究中，分割样品试验的样品结果并不存在差异表明初始结果的正确（阴性预测值为 93%～100%）。然而，存在差异性的分割样品试验预测初始结果误差的能力较低（阳性预测值为 43%～67%）。

实验室间比对采用较多的是分割样品检测计划。典型的分割样品检测计划由包含少量实验室的小组（通常只有两个实验室）提供，分割样品检测计划包括把某种产品或材料的样品分成两份或几份，每个参加实验室检测每种样品中的一份。分割样品检测计划通常只有数量非常有限的实验室参加。此类计划的用途包含识别不良的精密度、系统性偏移和验证纠正措施是否有效。此计划经常需要保留足够的材料，以便由另外的实验室进一步分析以解决不同实验室比对结果出现差异时的原因。

可以每半年执行一次分割样品的比对，每次检测 3 份患者样品。如果定量项目 3 份样品中 2 份样品的结果在规定的范围之内，可认为比对结果是可接受的；定性项目结果必须一致。或者每半年执行一次，每次检测 5 份临床样品，如果定量项目 5 份样品中 4 份样品的结果在规定的范围之内（按 EQA 得分≥80%），可认为比对结果是可接受的；定性项目 5 份样品 4 份以上样品的结果在规定的范围之内（按 EQA 得分≥80%）。每次 3 份样品实验室间检验项目结果比对应用实例见表55-1。

表 55-1　每次 3 份样品实验室间检验项目结果比对应用实例

试验项目	日期	比对	分析范围	可接受标准	被比对实验室结果	本实验室结果	偏移	可接受性	时间间隔
A项目 mmol/L	2005-1-15	分割样品	15～350	20%	32	34.5	7.8%	是	
					171	167	−2.3%	是	
					308	322	4.5%	是	
	2005-10-15	分割样品	15～350	20%	57	55	−3.5%	是	9个月
					174	175	0.6%	是	
					364	338	−7.1%	是	
	2006-5-15	分割样品	15～350	20%	37	35	−5.4%	是	7个月
					238	175	−26.5%	否	
					371	300	−19.1%	是	

(二) 内部分割样品程序

内部分割样品程序包括：

(1)使用不同的方法来得到患者样品的结果；

(2)对于依赖于操作人员的试验,应当由不同的操作人员重新进行试验(例如形态学分析)。

二、审核样品的程序

实验室应当贮存等分后的患者标本,并定期进行分析。审核样品时患者等份标本的定期分析用于评估检测校准的可复现性及稳定性。审核样品程序并不评估准确性(即偏移),也不提供实验室间的比对。

三、制造商校准品或正确度控制材料的分析

提供试验方法的制造商所提供的校准物、文件证明与检测程序中患者标本具有互通性或可溯源到参考物质或程序的其他参考物质,可用于确定试验方法的正确性能。

当制造商校准物或者正确度控制物用于 AAP 时,最好使用与方法校准物的批号不同。在此应当注意,因为不同批号的校准物有可能专用于不同批号的试剂(注:建议只有当不存在其他备择材料或过程提供方法性能确认时,才使用制造商校准品或正确度控制物)。

四、实验室间质控数据分析

本评估程序包括参与同侪比对计划(peer comparison programs)评价多个实验室回报的质量控制数据。很多制造商都具备这一计划。然而,当特定的分析物不具备 EQA 时,它们也将无法实施同侪比对计划。

五、患者数据分析

(一) 患者数据的平均值

大量文献描述了临床实验室测量时使用患者数据进行质量控制。20世纪50年代和60年代期间,通过追踪血液学检测(例如血红蛋白、血细胞比容、红细胞计数)的平均值作为质量控制的方法。在20世纪70年代,监测患者数据的平均值得到了广泛的应用,通常称之为Bull算法。这种方法将连续20例患者检测值的平均值与规定的患者均值进行比较。监测每日均值或正态均值的方法并不只限于血液学检查,它同时还作为许多临床实验室试验项目的质量控制方法。这种方法假定当测试程序稳定时,一组标本的平均结果将会保持相对恒定。这种情况成立时,计算均值的结果中一定不会包括参考人群分布范围之外的数值。本方法特别适用于较短时间内获得大量结果的检测程序。然而,当确认试验标本人群结果位于可预期的分布范围时,本方法也可用于测试量较少的试验。在急救部门/医院,如果实验室能够确定特定的时间内所收到的异常标本比例增加时(例如周末、或者从肿瘤门诊或透析部门接收标本时),最好的方法是在进行计算时,将这一时间内的患者数据排除在外。

(二) 参考范围

通常,实验室使用参考范围来为每个患者结果的评估提供信息。在此,我们建议通过对于参考范围的重新评估来证实实验室内检测程序的稳定性,以及验证实验室间检测结果的一致性。为了满足这种方法的要求,确定的参考范围初始值必须是稳健的并且临床上适合于实验室所服务的人群,以及新的样品必需能够代表具有相同分析前参数的参考人群。根据美国临床和实验室标准研究院(CLSI)文件C28——临床实验室如何定义与确定参考范围,这种方法通常需要得到至少20例检查者的试验结果。通过非参数分析,如果20例结果中18例结果位于初始的参考范围内,这将证实继续使用该范围时其错误拒绝率大约为7%。如果不能满足这一标准,那么还需要获得20份标本重新进行评估。如果无法验证参考范围时,需要进行更加详细的研究,确定是否由分析测试程序、标本采集与处理的分析前条件或者由适当的健康人群抽样过程中存在的问题所导致。

当具有大量的结果时(例如通过计算机检索的数周或数月内的结果),我们可以获得结果分布的直方图,并可与前一段时间和(或)其他实验室进行比较。如果考虑到离群值识别及排除掉"正态均值"技术中所涉及的相似的结果,那么可以得到相似同源性的人群,以便与稳定的人群进行比较。我们已经说明了从住院或门诊患者人群中获取适当参考值范围数值的多种统计学方法,以便在实施AAP的过程中使用。

(三) Delta 检查

Delta检查(即评估患者分析物结果随时间发生的变化)通常用于确定与以前分析结果发生偏差的疑似患者。虽然Delta检查可以作为AAP使用,但是我们通常将其作为常规QC的一部分。当Delta检查作为AAP时,我们很难确定所观测到的变化是由于患者的状况发生临床上的改变还是由于检验程序故障所造成。

六、形态学分析重新评估

形态学分析重新评估的过程包括:

1. 由管理人员审核玻片;

2. 对于"未知"的玻片进行审核。

七、技术依赖性试验的直接观察

应当由高级分析人员或管理人员进行技术性试验的观察(例如出汗测试、出血时间)。在进行评估时,应当使用说明观察因素的检查表。

八、临床相关性研究

由于临床状况与实验室结果之间的相关性较差以及操作所造成的偏移(例如试验委托偏移、疾病分类偏移),因此在常规的试验评估过程中临床相关性研究的使用受到限制。然而,如果通过超过阈值范围的实验室结果可以确诊或强烈支持特定疾病的诊断,而且在试验后的适当时间内独立确定这一疾病时,可以使用相关性研究。例如心肌梗死中的血清 CK-MB 或肌钙蛋白,以及急性胰腺炎中的淀粉酶。

九、替代性的生物体

毒性减弱的菌株或者形态学相似的生物体的培训可用于危险性生物培养的 AAP。

十、利用其他国家/地区的 EQA 提供者

可以由非本实验室所在地区的 EQA 提供者来为特殊的分析物进行室间质量评价。然而,通过国际运输很难及时地运输 EQA 标本。

十一、政府及大学实验室间比对计划

如果某些群体检测时样品量较大,而且它具有重要的公共卫生功能,但是只有少数实验室才能够执行这一试验,政府或大学的参考实验室将提供实验室间比对计划。例如长链脂肪酸分析、新生儿先天性代谢性疾病干血斑分析及遗传学检测。

(王治国)

参 考 文 献

1. 王治国. 临床检验质量控制技术[M]. 第 2 版. 北京:人民卫生出版社,2008.
2. 王治国. 临床检验方法确认与性能验证[M]. 北京:人民卫生出版社,2009.
3. 王治国. 临床检验生物学变异与参考区间[M]. 北京:人民卫生出版社,2012.

第五十六章

生物学变异的性质

患者的病史中往往不止有一套实验室检查结果。任意抽查同一人连续的实验室数据，会发现不同时间点上的检测结果不同。实际上，检测结果的变异是可以预测的。本章节主要讨论检测结果为什么以及怎样发生变异，同时简要叙述了分析前变异、分析中变异和生物学变异的来源。

第一节 案 例

某医学研究者非常关注自身的健康，并进行定期检查。在其 53 岁时，他申请了肾功能、肝功能、脂类、甲状腺功能以及前列腺特异性抗原（prostate special antigen，PSA）的检查。部分检查结果见表 56-1。除了血清胆红素浓度超出了参考范围上限外，其余指标都正常。此研究者对"不正常"结果产生了深入探索的兴趣。实验室一般通过重复检测确认"异常"胆红素结果和其他"正常"检测结果。注意以下几点：①随时间变化血清胆红素浓度不相同，但是其值都高于参考范围上限值（进一步采用新的分子遗传技术检测，结果证实是常见但无危害的 Gilbert 综合征，这完全可以解释血清胆红素的高浓度水平）；②其他检测结果仍在参考范围内，但是实验室报告的实际数值不相同。

以下可能是一些更重要的问题：为什么实验室报告的结果会随时间变化？这些结果的明显增加或减少是否有意义？数值上的变化是否反映出早期的或可能的病理迹象？

表 56-1　某医学研究者的检测结果（53 岁，男性）

检测项目	第一次结果	单位	参考范围	第二次结果
钠	139	mmol/L	135～147	139
钾	4.3	mmol/L	3.5～5.0	4.1
尿素	4.0	mmol/L	3.3～6.6	4.4
肌酐	88	μmol/L	64～120	97
丙氨酸氨基转移酶	40	U/L	12～40	28
胆红素	19	μmol/L	0～17	21
碱性磷酸酶	49	U/L	30～105	46

续表

检测项目	第一次结果	单位	参考范围	第二次结果
GGT	57	U/L	11~82	49
钙	2.39	U/L	2.10~2.55	2.33
白蛋白	44	g/L	35~50	48
胆固醇	4.60	mmol/L	理想值<5.00	4.82
甘油三酯	0.48	mmol/L	≤2.30	0.52
TSH	2.03	mU/L	0.42~4.0	2.19
PSA	1.5	$\mu g/L$	≤4.0	2.5

第二节 检测结果变异的来源

一、分析前变异

(一)患者准备

在进行标本采集前,患者必须进行充分准备。标本采集、标识、运送和处理过程中都可能会发生变异,即分析前阶段的因素会影响到实验室检测。本书中列出了部分影响标本采集的因素,见表 56-2。

表 56-2 影响样品采集的因素

进食	假若患者短时间内有进食,血清甘油三酯、天门冬氨酸氨基转移酶、胆红素、葡萄糖、磷酸盐、钾以及丙氨酸氨基转移酶的值都会增高,通常增高 5% 以上
饥饿	长期饥饿使血清蛋白质、胆固醇、甘油三酯及尿素的值偏低,尿酸盐和肌酐的值会偏高
运动	长期运动会增加血清中(包括肌酸激酶、乳酸脱氢酶和天冬氨酸氨基转移酶)的活性,这些酶通常出现在肌肉细胞内
海拔	在高海拔地区一定时间后(长期的过程,也可能是数周)血清 C 反应蛋白(C-reactive protein, CRP)、血清尿酸盐、血红蛋白以及血细胞比容的值会增加
刺激	咖啡因、尼古丁、酒精以及其他药物的滥用会影响到部分常规检测项目的结果。
体位	体位的变化会影响到: (1)大分子物质,比如总蛋白; (2)酶; (3)完全或部分结合的大分子物质,比如钙(半结合)、铁、类固醇以及甲状腺激素类; (4)细胞。 站位采集的标本检测的结果较卧位采集得出的结果约高出 10%。坐位采集的样品结果介于两者之间(图 56-1)

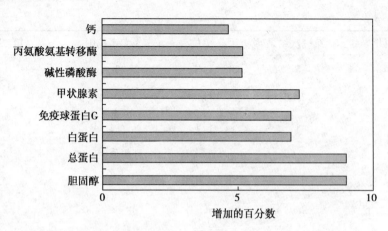

图 56-1　体位的变化致某些分析物增加的百分数(从卧位到站位)

(二)样本采集和处理

理想情况下,样本采集、运送、识别、处理和储存过程中,应仔细记录与检测结果解释相关的变异来源。分析前阶段的第二部分(样本采集)可能存在的变异也会很多。表 56-3 给出了一些重要的变异来源。

表 56-3　标本采集中可能的变异来源

标本的类型	毛细血管血和静脉血得出的结果不等同,尤其是葡萄糖;毛细血管血和动脉血标本的氧分压不同
抗凝剂	血清和血浆得出的结果并非对所有成分都是等同的。血清中的总蛋白、白蛋白结果高于血浆。血清有较高含量的钾、乳酸脱氢酶以及磷酸盐。这可能是由于凝块的形成和收缩所致
压脉带的使用	长时间压脉带的使用迫使小分子物质和水分从血管内溢出来,留下大分子物质,小分子结合到大分子的物质(比如胆红素和钙,钙为约 50% 结合)和细胞上,因此血浆变得更浓缩了。结果造成血液停滞后分析物出现高值(图 56-2)
运送时间	标本中的葡萄糖如果没有被保护好会很快降解;标本在离心前长时间的储存会造成血清钾、磷酸盐、天门冬氨酸氨基转移酶以及乳酸脱氢酶含量增高。假如标本是冷冻保存的,短时间内钾的实际含量会降低
离心	标本经过不同短时间离心后可能会在血浆或血清中存有细胞成分,可能会发生人为的高酶活性和高钾。不稳定的分析物,比如同型半胱氨酸,要求快速分离新鲜标本
储存	标本分析前必须得到适当的储存。正确的储存为复杂的过程,要求考虑到多方面的因素。例如,需检测胆红素的标本储存时必须避光,尽量减少与空气接触对总浓度及其他物质的影响,比如 CO_2 的丢失。为了确保分析物的稳定性,一些标本必须在分离后快速冷冻

二、分析中变异的来源

每一种检测技术都存在方法的固有变异。尽管不能全部消除方法的固有变异,但可以通过选择良好的方法学并严格按照标准操作规范进行检测来减少固有变异。

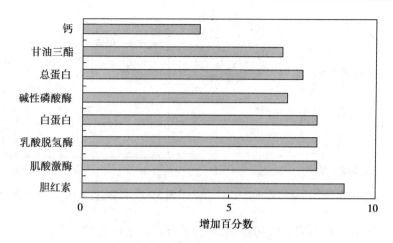

图56-2　长时间静脉血液停滞后一些分析物增加的百分数

传统意义上，变异分为两种：随机变异和系统变异，常分别以精密度和偏移表示。

（一）随机变异

国际标准化组织（International Standards for Organization，ISO）将精密度定义为"规定条件下获得的独立检测结果之间的接近程度"。实际上，精密度的测量是通过重复测量同一样品得出的。值得注意的是精密度结果可能会受到分析条件的影响。例如在短时间内使用一台仪器、一套试剂以及同一校准品进行重复测量，这样得出的精密度会小于在较长时间内使用不同仪器、不同批次试剂以及不同校准品重复测量得出的精密度。

由正态分布可知，随机测量变异的结果呈对称、钟形分布。分布的宽度可由标准差（s）计算出。变异系数（coefficient variation，CV）可由 $(s/\bar{x})\times100$ 计算出，其中 $\bar{x}$ 指均值，s 为标准差（也称 SD）。分布的性质可以使用在 $\bar{x}\pm n\times s$ 内的值所占的百分数来表示，如图58-3所示。图中正态分布的特征为：均值±1s 涵盖了约 68.3% 的值，均值±2s 涵盖了约 95.5% 的值，均值±3s 涵盖了约 99.7% 的值。

随机变异固有地存在于分析系统和所采用方法内，可来源于温度的波动、移液管或稀释的使用导致样品和（或）试剂容量发生变化、环境的变化，以及材料不一致的处理。若一种方法有好的精密度，那么它的随机变异将会比较小，而且由该方法获得的结果不会随着时间变化而变化，至少在分析中影响小。相反，假如一种方法的精密度不好，分析随机变异大，可能会影响到许多重要的临床结果。例如，可能因为分析的"噪声"而看不到临床重要的"信号"。这方面内容会在后续部分进行探讨。

（二）系统变异（偏移）

ISO 定义偏移为"期望的测量结果与真实测定量值之间的偏差"。实际上，偏移就是测量值与某些估计的真值之间的差值。偏移的估计可以用实验室检测能力验证（proficiency testing，PT）或室间质评计划（external quality assessment scheme，EQAS）发放的样品得出的值之间的差异表示。PT 和 EQAS 组织者来确定如何比较实验室结果。例如，可以用公认值，参考方法的值，或是由一群更佳（参考）的实验室建立的值。图56-4 阐释了偏移的含义。

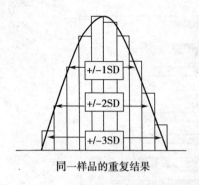

同一样品的重复结果

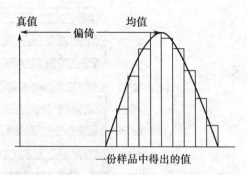

一份样品中得出的值

图 56-3　同一样品的重复检测结果的分布特征　　　**图 56-4　偏移：检测结果与"真值"之间的差值**

当检测结果用于诊断、发现或初筛病例时,偏移是影响结果的一个关键因素。在此情况下,常将检测结果同预先设定的标准值进行比较。然而,若是实验室的偏移恒定,在临床监测中明显的系统变异没有问题,至少评估同一个体一段时间内的变化。虽然可能所有的检测结果将会比真值更高或更低,但随时间改变得到的变异将不能归因于偏移。

值得注意的是,偏移并不总是恒定的。假若仪器或方法学发生了变化,将同一个人的样品检测结果作前后比较,那么偏移的变化会影响到检测结果的前后变化。进一步来讲,假如使用不同的仪器或分析系统产生的偏移大小也不同,例如常规或急诊(STAT)、实验室内和床旁检验(point-of-care testing,POCT),或是其他环境下仪器可能会有不同的偏移。因此,在报告分析结果前应该评估已知的偏移。当不同的分析系统有不同的偏移的时候,认定其中一种为"金标准",其他系统据其进行校准。

在短期或中期内,如下情况可能会改变一种方法的偏移:更换校准物批号,更换试剂批号以及其他耗材批号,更换仪器——作为个体而言可能完成得很一致,但可能与他人很不同。在传统的内部质量控制图上,这些改变以均值规律移动的形式清楚显示出,然而短期的 s 或 CV 几乎是相同的(图 56-5)。

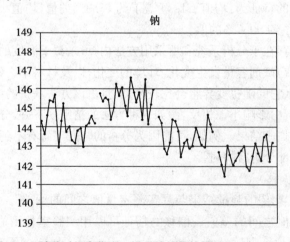

图 56-5　随着时间变化同一样品的重复检测结果(钠,mmol/L)

图 56-5 显示了四次钠重复检测结果。这四次检测前都进行了重新校准,检测结果有较大的偏移。伴随着现代化检测系统的使用,校准引起的偏移的改变远大于固有的分析随

机变异。校准引起的变异成为了现代实验室质量控制和管理中的重要方面。若使用这四次检测时间内的所有数据计算标准差 s,得到的精密度包括了校准引起的变异。为了客观反映检测体系的变异情况,可通过采用适当的实验室管理技术来描述和分析检测结果的变异规律。

当进行了重新校准时,要将偏移降到最低则必须要改进质量控制方法。通常重新校准之后应迅速对质控品进行重复检测,并使用复杂的质控规则和多个质控观测结果。校准后的质控通常与常规质控不同,以确保校准引起的变异很小(确保精密度和偏移都满足质量规范)。

三、生物学变异的来源

分析物在个体的生命周期内发生着变化,通常根据年龄对参考值进行分层。另外,某些分析物有生物学周期或节律可以预测。因此,当标本来自不同的生命周期时,所得的系列结果的变异可由生物学周期或节律解释。例如,当分析物在一天内存在变化节律时,一天不同时间的标本存在变异;当分析物在一个月内存在变化的节律时,一个月内不同时间的标本存在变异;当分析物在一个季节内存在变化的节律时,一个季节内不同时间的标本存在变异。

对于许多分析物,没有临床重要的周期性节律(尽管非常详细的研究会发现许多分析物有微小的节律),周期性变化不是一个主要的问题。然而,知道这些节律也是有益的,可以帮助理解生物学变异数据是如何产生或被发现的,并将其应用到实际工作中去。

(一) 理解生物学变异

固有生物学变异是指在内环境稳态点附近的随机波动,这种随机变异叫做个体内生物学变异。不同的个体的内环境稳态点会有所不同,个体间内环境稳态点的差异叫个体间生物学变异。也有些分析物通过非随机方法发生变化。理解非随机变异不仅对正确使用参考值有着十分重要的价值,而且可以帮助正确申请检验项目以及合理解释结果。

(二) 寿命期内的生物学变异

许多分析物随年龄发生变化,特别是在生命的不同时期如新生儿期、儿童期、青春期、成人期(以及女性的绝经期)和老年期。许多分析物随年龄变化的数据可以获得,在此不列出。除了许多有关医学实验室参考值的著作外,现已出版有关于儿童和老年人参考区间方面书籍。

理想情况下,每一检测结果都应附有相应年龄的参考值(图 56-6)。问题在于即使非常准确地知道实际年龄,但有时要估计所有重要的生物学年龄是更困难。

(三) 每日生物学节律

一般将每日生物学节律认为是"生理节奏的"。一些文献报道每日节律实际上与时钟时间或睡眠/清醒(昼夜)模式无关。相反,会因姿势改变(例如改变到卧位时、常见的睡姿、蛋白质及其结合物下落)、食物的摄入(例如影响到了葡萄糖及甘油三酯浓度)以及剧烈地身体活动(增加肌酸激酶活性)而发生改变。

皮质醇和生长激素(以及其他有着每日节律的分析物)有不同的周期模式,应单独地进行考虑。相对于激素,皮质醇有延迟效应(数天)。另外,每日节律在整个寿命期内不是恒定的。例如,睡眠后生长激素浓度在青春期前和青春期通常是高的,但在晚年峰值会降为一半

（图 56-7）。

生物学节律对临床检验质量的影响考虑如下情况：①要研究出给定的周期每个点适当的参考值是个复杂且耗时的过程，很难完成；②理想情况下，所有的检测样品都应早晨采集以便将每日节律影响降到最低（以及减少分析前变异）；③某些分析物的样品，比如血清皮质醇，应该在重要的时间采集（例如 9：00 和 24：00，此时的浓度为最高点和最低点，可以获得较准确的参考值）；④节律的消失可能提示疾病。例如，库欣综合征的特征是皮质醇的昼夜节律消失（皮质醇分泌过多）；可疑缺乏生长激素的患者，入睡后采样来评估生长激素是否会出现较大的增长是一种有效的方法。然而，由于患者的准备复杂而且须使用内置导管采样，因此目前是很少做。

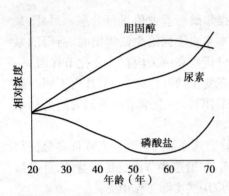

图 56-6　男性 20～70 岁三种血清分析物的浓度（分析物年龄相关变化的特有模式）

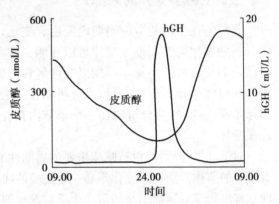

图 56-7　典型的睡眠/清醒模式一天中血清皮质醇和生长激素浓度

（四）每月周期

育龄期女性的每月周期在临床检验中很重要。类似分析物遵循每日节律，与生殖周期相关的分析物表现出不同的周期模式，因此必须单独考虑。此外，还有很多其他激素有着每月周期，如肿瘤标志物 CA153。

以下是受每月周期影响的对分析物检测结果需要考虑的因素：①没有必要对周期中的每个点建立参考值，复杂且耗时；②某些分析物的样品应该在特定的、相关的时间点采集。例如，要检测是否排卵和黄体是否形成，孕酮的检测应该在周期的第 21 天进行；③用于检查不孕或辅助怀孕时，了解分析物的预期周期值是重要的。图 56-8 显示了每日节律的四种分析物有着重要的每月周期：促黄体生成素（LH）、卵泡刺激素（FSH）、雌二醇、孕酮。这些线是光滑的、相当理想的曲线。

（五）季节性节律

季节性节律比其他生物学周期的记录更少，部分原因是由于此类研究要进行多个循环。因此季节性节律研究需要数年。图 56-9 描述的是季节对钙代谢的影响，通常一年中紫外线最大量发生在 5 月到 7 月。图中显示了一年中 25-羟维生素 D 浓度。血清浓度达峰与环境紫外线达峰存在时间间隔。阳光使皮肤中的维生素 D 含量增加，它的代谢影响着钙的平衡，夏天增加血清钙，促进尿钙的排出（参考 Devgun Ms，et al. Vitamin D nutrition in relation to season and occupation，Am J Clin Nutr，1981，34：1501-1504）。

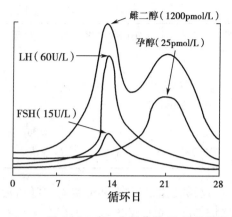

图 56-8　在一个经典的 28 天月经周
期中四种激素的浓度

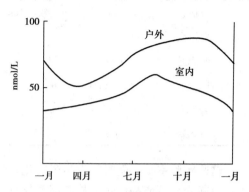

图 56-9　苏格兰顿提（北纬 56°）室内和
户外工人血清 25-羟维生素 D 浓度

研究季节性变异非常困难，许多影响检测结果的分析前因素可能是季节性变异引起的。例如：①由于夏季活动量的增加，血清乳酸脱氢酶活性夏季高于冬季；②由于冬季活动量较低，食物摄入增加以及冬季降低的阳光量，血清胆固醇浓度冬季高于夏季；③夏季温度较高，血容量有增加的趋势；④冬季蛋白质增加约 10%；⑤夏季糖化血红蛋白量增加。这些微小的影响对于每天工作中实验室检测结果的临床解释没有很重要的影响。

第三节　随机生物学变异

虽然变异可能是生命和节律性生物学周期过程中变化的结果，但是许多分析物的生物学变异是可以描述的，最简单的模型是围绕着内环境稳态点的随机波动。

（一）案例：同一个体中随时间的检测结果

本章前面部分回顾了一名健康个体的两组检测结果。除了血清胆红素浓度外其他结果都在其年龄和性别对应的参考区间内。他每年规律地进行身体检查。表 56-4 给出了 1996—1999 年间部分检测数据。

表 56-4　某人 1996—1999 年间的检测结果

分析物	单位	第一次结果	第二次结果	第三次结果	第四次结果	第五次结果
钠	mmol/L	139	139	137	140	138
钾	mmol/L	4.3	4.1	4.1	4.4	4.4
尿素	mmol/L	4.0	4.4	4.1	3.9	3.6
肌酐	μmol/L	88	97	89	82	88
丙氨酸氨基转移酶	U/L	40	28	32	33	31
胆红素	μmol/L	19	21	17	18	17
碱性磷酸酶	U/L	49	46	52	46	45
钙	mmol/L	2.39	2.33	2.25	2.36	2.29

续表

分析物	单位	第一次结果	第二次结果	第三次结果	第四次结果	第五次结果
白蛋白	g/L	45	48	47	46	47
胆固醇	mmol/L	4.60	4.82	4.84	4.64	4.41
甘油三酯	mmol/L	0.48	0.52	0.39	0.35	0.43
TSH	mU/L	2.03	2.19	1.89	1.93	2.06
PSA	μg/L	1.5	2.5	2.1	1.8	1.9

这些实验室结果随时间发生了变化,且数值也不一致,数据围绕着内环境稳态点随机波动。引起变异可能是由于分析前因素、分析随机变异(精密度)、可能的系统误差(偏移)以及固有的生物学变异。不考虑变异的来源,直观分析检测结果可得出:①所有分析物结果随时间发生了变化;②某些检测变化很小,如钠(137～140mmol/L);③其他检测变化较大,如PSA(1.5～2.5μg/L);④某些检测的均值似乎接近参考区间的均值(如钾);⑤某些检测的均值似乎接近参考上限(如白蛋白);⑥异常结果胆红素总超过参考上限;⑦没有检测项目的变化范围是贯穿于整个参考区间。需要明确的是以上情况是个别现象,还是一种普遍的现象。

(二)探索随机生物学变异:男性和女性的血清肌酐

为了更深入探索随机生物学变异,对男性和女性的血清肌酐进行研究。每14天分别对一组男性和一组女性的血清肌酐进行检测,共四次。结果报告见表56-5、表56-6和图56-10、图56-11。数值和图中的横线直观分析显示:①所有检测结果随时间而变化;②没有个体的检测值范围贯穿整个参考区间;③同一个体值的范围仅占参考区间分布的一小部分;④大多数个体值位于参考区间内;⑤所有个体的均值位于参考区间内且各自不同;⑥许多个体都有异常的值,但是在参考区间内;⑦个体可以有明显的跨越参考下限和上限的值,因此个体可以有随时间变化范围从正常到异常的值(反过来一样)。

表 56-5　10 名健康男性血清肌酐浓度(μmol/L)

男性	第一次结果	第二次结果	第三次结果	第四次结果
1	60	63	66	62
2	103	99	110	107
3	88	85	93	86
4	125	120	115	118
5	75	83	78	86
6	92	98	90	96
7	75	70	68	71
8	105	110	99	103
9	72	81	74	78
10	68	75	72	77

表 56-6　10 名健康女性血清肌酐浓度(μmol/L)

女性	第一次结果	第二次结果	第三次结果	第四次结果
1	61	64	66	59
2	45	50	52	55
3	79	72	74	78
4	83	77	86	79
5	95	104	99	97
6	65	68	69	63
7	92	86	94	89
8	77	73	78	71
9	65	68	75	71
10	89	83	85	82

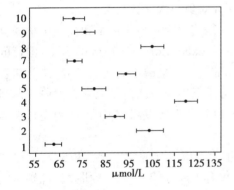

图 56-10　10 名健康男性四份样品血
清肌酐的均值和绝对范围

男性 18～55 岁相应参考区间为 64～120μmol/L

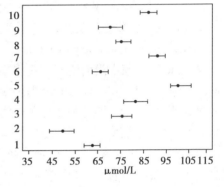

图 56-11　10 名健康女性四份样品血
清肌酐的均值和绝对范围

女性 18～55 岁相应参考区间为 50～100μmol/L

(三) 肌酐浓度结果的解释

以上数据表明,个体都有各自的血清肌酐内环境稳态点,并且每个人的结果只跨越人群参考区间的一小部分。围绕在设定点的这些变异可能来自分析前、分析中(不精密度和偏移)和个体内生物学变异。

个体间生物学变异是内环境稳态点之间的差异。健康情况下,个体的肌酐内环境稳态点的值取决于肌肉的含量,因此通常男性比女性的内环境稳态点高。这一点很重要,个体可以有异常值,这些值仍在对应的人群参考区间内。从中可以得到以下信息:①实验室检测不太适合用于筛查早期或潜在性疾病;②使用常规实验室程序进行筛查不太合适;③当 30 年前出现了多通道分析仪,使用常规实验室检测进行病例跟踪不能达到预期效果;④自然状态下,有些个体的检测值会高于和低于参考限,这些"轻微不正常"的标本"重做后正常了"。

为估计获得平均个体内生物学变异以及个体间生物学变异,应合理控制分析前变异并设计实验对分析变异进行定量。个体内和个体间生物学变异可用于:①建立质量规范;②分析单个个体系列结果变化;③考虑普通人群参考值的使用;④其他用途。

第四节 生物学变异的组分

应用个体内和个体间生物学变异的信息时,必须知道如何对其进行定量。例如,实验室应该为所有项目的每项检验建立自己的人群参考值。以此类推,那么是否所有实验室都有必要确定自己的生物学变异数据?假如能够使用现有的医学实验室每天的数据,那么必须对生物学变异的数据来源进行调查研究。

一、选择研究对象

采取类似于传统参考区间制定方法的方式,产生随机生物学变异的组分如个体内和个体间生物学变异。不同之处是选取的研究对象数量以及每个对象采集的样品数量。参考区间的制定需要在大样本人群中进行采样,而生物学变异研究是从较小的研究对象群里采集多份样品,其主要关注的是生物学变异的来源而不是病理学变异的来源。尽管文献中会有某些数据是来自有特殊疾病的人群,生物学变异的研究对象通常是健康人。

研究选取的对象应该是"参考个体"。常用的方法是使用国际临床化学和检验医学联合会(International Federation of Clinical Chemistry and Laboratory Medicine,IFCC)推荐的方法,即在研究对象入组前使用一些排除(或入选)标准。要尽量减小分析前变异,这意味着选取的对象:①愿意在一段时间内提供多份样品;②健康且不服用任何可能影响到研究期间分析物的药物(包括避孕药和非处方药物);③没有不良生活方式或习惯;④不饮用超过推荐剂量的酒精(使用烟草制品同样也应排除)。

有研究建议在招募对象入组前应进行临床的、生化的以及血液学的检测以对其健康状况进行评估。然而,若完全强制实行纳入标准,那么仅有少部分的人能纳入研究。性别是实验室检测结果解释的重要因素,生物学变异的研究对象一般都包括了男性和女性。研究对象的数量没有明确的规定,研究对象越多,估计值会越好。数据越多,统计学置信区间会越小。然而,研究对象越多,标本采集、处理和分析样品就越困难。因此,在试验设计中应该平衡两者。

二、标本采集、处理和储存

为了将分析前变异降到最低,以便最好地估计生物学变异的成分,采取措施具体包括:①一天中同一时间采集样品,常为早晨;②在相同的条件下采集样品:采样前不要有剧烈运动,标准用餐,最好空腹,采样前静坐30分钟;③使用标准的采血技术,最好地是由一名熟练的采血员进行,血样采集到有相同批号的采集管内;④在相同的温度和时间内运送样品到实验室;⑤如有离心,应在相同的速度和温度以及相同的时间内进行。

标本采集后可以冷冻所有标本(为理想的选择,保证分析物在储存条件下能稳定),也可以采集后快速检测样品(若分析物不稳定)。若研究的对象是液体依照类似的准则。例如研究24小时尿样中的分析物生物学变异,那么要给研究对象详细明确的说明;标准化开始和终止时间;采集容器中的稳定剂或防腐剂含量一致;仅一个人的分量或一套仪器检测体积;

对标本进行分装保存，直到适当的检测时间。

三、分析

尽可能减少分析变异，并采用"最佳条件精密度"的技术。为了有好的精密度，理想情况下最好使用同一仪器、同一操作员、同一校准品、同一批试剂和其他试剂及耗材。

最佳的试验设计是在单一分析批中随机重复检测样品两次。这样可以消除批间分析变异。分析的变异组分来源于样品的重复检测，确保分析变异是在相同水平且基质相同的条件下进行估计的。但是这样做会限制可研究的对象和样品数量。

另一种常用方式是用上述采集和储存样品的方法，在一个分析批中对样品进行检测。使用质控样品评估分析变异，但对于某些分析物质控样品所得的精密度与患者样品所得的精密度存在差别。因此，实际工作中应该证明的是两种类型样品的分析精密度是相同的。可以简单地通过重复检测每种类型一些样品，用下述公式计算精密度 s（或 CV）。

$$s=\sqrt{\frac{\sum d^2}{2n}}（s 是差值，n 是样品组数）$$

然后使用单因素 F 检验比较 s（或 CV），F 值等于方差（s^2）的比值，并且将其与标准统计表中的临界 F 值进行比较。同时，应该使用有相同顺序检测水平的质控物质作为样品分析物的值。

样品不稳定或在其采集时已经进行了检测，则必须由质控物质估算批间精密度。假如样品的批内精密度和质控物没有显著差异（用 F 检验），那么可以假定批间精密度同样具有可比较性。因此，可以简单的减法获得好的生物学变异组分的估算值。

四、原始数据的检查和统计学处理

可对结果的统计分析进行简单描述。实际工作中如果没有统计软件的帮助计算相当复杂。Fraser 和 Harris 用一个数值型的例子进行的全面分析非常详细地描述了此方法。正如前面提到的：每个样品双份数据；研究对象中每个个体的一系列重复样品结果。

首先，检查离群数据。因为异常值可能是来源于分析错误或简单的样品错误识别，会影响到变异成分的估算。统计上能够使用两种检验来发现离群值：Cochran 检验和 Reed 标准。统计方面的工作可以咨询医学统计专家。原则如下：①使用 Cochran 检验在两套结果中寻找离群值，最大的方差比方差的总和，将其同统计表中适当的临界值进行比较。如果发现有离群方差（重复样品不期望的较大的差异），则认为这两个数据是离群值。②再次使用Cochran 检验来发现离群值，用每个对象的结果的方差来看个体结果的分布是否大于或小于将其作为群体的值。这叫做检测个体内生物学变异的异质性。③看看任意个体是否有明显不同于其他个体的均值，使用 Reed 标准。此非常简单且获得了广泛应用的统计检验考虑了极值与下一个最低（或最高）值之间的差值，假如差值超过了值的绝对范围（最大值减最小值）的 1/3 就拒绝此极值。

发现离群值最好的方法之一是简单地写下所有的结果，看这些数值组间是否有明显的差别。然后建立的均值的图表以及值的绝对范围用于估算，见图 56-12。检查重复测量结果以便筛查出离群值后，再直观地检查数据的图表。图中显示样品 6 比其他研究

的个体有较高的个体内增加的变异范围,而且分布看起来并不对称。这个样品可能是
一个离群点。应用 Cochran 检验来分析此样品的
方差是否确实是与其他相比在统计学上不相同。
另外,样品 9 的均值比其他的均值更低,应用
Reed 标准来检验此样品的所有值是否应该被排
除。此新分析物生物学变异的研究假定例子显示
出:①任何不同于其他的均值(离群值)变得非常
明显;②显示出了任何值范围明显不同于其他样
品的结果(同样是离群值)。当前可以非常容易
地将一组数据输入到一个统计软件内,而且做出
多种类型的统计计算,此时在做计算前检查数据
就非常重要。

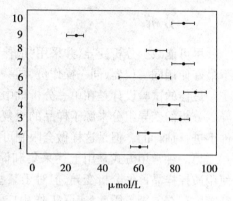

图 56-12　　图中数据显示假定的尚未研
究的分析物的均值和绝对范围

五、估计生物学变异的组成

　　一旦检查并剔除了离群值,剩下的数据的变异由如下组成:①重复测量分析的平均方差
(批内精密度);②平均个体内生物学方差(样品中围绕内环境稳态点的方差);③样品均值
(内环境稳态点)的方差,比如个体间变异。最好用巢氏方差分析(ANOVA)来分析这些方
法。如果不用此方法,通常计算个体间变异以及其他残余的成分(由于分析中和个体内生物
学变异)。然后减去此分析的成分,此情况中通常用简单的计算,减去方差——由于总 SD^2
或 CV^2 是各成分 SD^2 或 CV^2 的总和。此方面内容会在后续部分细述。无论怎样进行计算,
只有决定了数据的质量后,才能有如下估计值:

　　(1)分析精密度 s 或 CV,通常用符号 s_A 或 CV_A 表示(在理想试验中,其为最优条件下批
内精密度的估算);

　　(2)平均个体内生物学变异(s 或 CV),常用符号 s_I 或 CV_I 表示

　　(3)个体间变异(s 或 CV),常用符号 s_G 或 CV_G 表示

第五节　个体内生物学变异的稳定性

　　生物学变异数据的获得很耗时,且要求具有一定的分析和统计学专业知识。那么,是否每
个实验室必须要有自己生物学变异组分的数据呢? 现有许多研究是关于常见分析物的生物学
变异。表 56-7 显示了血清钠和尿素个体内生物学变异的相关研究。不考虑个体数量、研究时
间、方法学以及研究进行所在的国家,通常情况下个体内生物学变异的估算是相当一致的。

　　有学说指出机体的稳定性会随年龄而减弱,生物学变异会随年龄而增大,而且生物学变
异在 30～50 岁间是最小的。通过研究老年人常规生化和血液学的分析物的生物学变异,年
龄超过 70 岁的健康人和年轻人一些常见的血清分析物的生物学变异,见表 56-8。尚无证据
证明在年轻人和老年人个体中存在不同的生物学变异。因此个体内生物学变异一致的假说
不仅对血清分析物适用,对尿液分析物质也适用。表 56-9 给出了 24 小时尿液中一些分析
物有关个体内生物学变异的研究,这一结论应该是在预料之中的,因为个体内生物学变异是

定量估算单一动物物种(人类)的稳定性。

表 56-7　血清钠和尿素个体内生物学变异的相关研究(CV,%)

研究对象数量	时间(周)	性别	钠	尿素	国家
11	2	M	0.7	12.3	丹麦
10	4	M	0.9	14.3	美国
10	8	M	0.6	9.5	德国
14	8	F	0.5	11.3	德国
9	12	M	1.4	13.6	美国
11	15	M	0.6	15.7	丹麦
37	22	M	0.5	11.1	英国
15	40	M&F	0.7	13.9	英国

表 56-8　在英国敦提市进行的年轻人和老年人中个体内生物学变异的相关研究(CV,%)

分析物	年轻人	老年人
钠	0.7	0.9
钾	5.4	4.8
氯	1.2	1.2
尿素	13.9	10.3
肌酐	4.1	4.3
钙	2.1	1.6
胆固醇	4.9	5.8
蛋白质	3.1	2.6
白蛋白	2.2	2.6

表 56-9　尿个体内生物学变异相关研究(CV,%)

分析物	男性 澳大利亚	男性和女性 苏格兰	男性和女性 西班牙
钠	28.0	26.5	28.7
钙	25.1	26.2	27.5
肌酐	11.2	11.0	15.0
磷酸盐	16.6	16.9	20.6

　　并非每个实验室都必须建立生物学变异组分的数据,因为有充分证据证明生物学变异的估算是一致的。在患者中,假如分析物没受到疾病的影响,那么其生物学变异与健康个体

是相同的。即使分析物实际受到了疾病的影响，假如此疾病为慢性的且疾病状态是稳定的，也有证据证明个体内生物学变异（一般用 CV 表示），与健康人是相同。内环境稳态点发生了变化，可能是由于病理学原因，但是其周围的变异却没有变。

关于生物学变异的数据库可用于所有实验室。1982 年，John Ross 在一篇关于精密度估算的评论中将发表的数据进行了编辑整理，列出了研究的时间范围、个体内（CV_I）、个体间（CV_G）以及其他指标。Callum Fraser 于 1988 年参照此模型将此工作在 1992 年进行了更新，可参考 Xavier Funetes-Arderiu 及其同事 1997 年出版的综合性数据库。此数据库（www.westgard.com/intra-inter.htm）总结了中位 CV_I 和 CV_G。西班牙的 Carmen Ricos 及其同事编写了目前最新和内容最广的有关生物学变异组分和许多有用的衍生指标的书（www.westgard.com/guest17.htm）。强力推荐任何地方的实验室使用此信息资源。

（王治国）

参 考 文 献

1. 王治国. 临床检验质量控制技术［M］. 第 2 版. 北京：人民卫生出版社，2008.
2. 王治国. 临床检验方法确认与性能验证［M］. 北京：人民卫生出版社，2009.
3. 王治国. 临床检验生物学变异与参考区间［M］. 北京：人民卫生出版社，2012.

第五十七章

临床检验质量规范

第一节　质量规范概述

现代质量管理(quality management)涉及的内容要比每天日常工作中执行的简单统计质量控制丰富得多。在质量管理中还包括良好的实验室规范(实践)(quality laboratory practice,GLP)、质量保证(quality assurance,QA)、质量改进(quality improvement,QI)和质量计划(quality Planning,QP)。这些要素组成了检验医学领域全面质量管理的基本要素。

质量的定义有许多,但在我们自己的领域可解释为建立在检验医学上执行所有试验的质量是可帮助临床医生进行良好医学实践的条件。因此,在我们可控制、实践、保证或提高实验室质量之前,我们必须准确地知道确保满意的临床决策时需要什么样的质量水平。因此,规定要求的质量是建立质量管理所必需的前提条件(图57-1)。

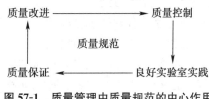

图 57-1　质量管理中质量规范的中心作用

一、设定质量规范

帮助临床医学决策所要求的执行的水平已给出了不同的名称。当前最广泛的名词是质量规范(quality specification)。其他的名词包括质量目标(quality goals)、质量标准(quality standards)、适当的标准(desirable standards)、分析目标(analytical goals)和分析性能目标(analytical performance goals)。

如果你询问与试验结果产生有关的不同人员和涉及申请试验的其他人员来规定良好的实验室试验,每个人将可能给出非常不同的回答。例如:

(1)实验室负责人可能回答,"试验在能力验证和室间质量评价计划中取得满意的成绩"。

(2)实验室管理者可能回答为,"试验价廉、容易执行"。

(3)技术人员可能回答为,"试验均在室内质量控制范围内"。

(4)急诊室临床医生可能回答为,"在床旁和利用全血就能非常快速地执行试验"。

(5)科研医生可能回答为,"试验具有高的临床灵敏度、特异性和预测值"。

（6）儿科医生可能回答为，"试验要求具有很少的样本量"。

这些假设的回答反应出事实上实验室试验具有许多的不同特性，最好的名称为性能特征（performance characteristics）。每一方法可由其性能特征进行充分的描述，其可分为两大类：

（1）实用性特征（practicability characteristics）是关于执行程序的详细描述，包括如要求的技术熟练程度、分析速度、要求的样本量、分析样本的类型等许多方面。

（2）可靠性特征（reliability characteristics）是关于方法的科学方面，如精密度、偏移、检出限和测量范围。

在理想情况下，对实验室程序的每一性能特征都应有质量规范，特别是可靠性特征、精密度和偏移。为了执行适当的实验室质量管理体系，我们必须规定精密度和偏移以及允许总误差的质量规范。

二、质量规范的使用

通过考虑如何将任何新的分析系统、仪器或方法引入到临床实验室服务，就能很好地阐述实验室质量管理的许多方面需要客观的质量规范。

这些步骤包括：①文件化要求；②评价可用的系统；③准备规范；④建立简单评价目录；⑤执行方法评价或确认及评估评价数据；⑥制定有计划的室内质量控制系统；⑦参加适当的能力验证或室间质量评价计划。

（一）文件化要求

在过程的开始就规定客观的质量规范是基本的要求。引进任何新的技术的第一步就必须仔细完成此项工作，并且应有相当多的思想。我们必须详细地记录关于适当的实用性和可靠性性能特征。我们必须规定我们需要什么，如试验项目目录，样本基质（血清、血浆、脑脊液、尿液、体液），样本量（成人、儿童、新生儿），急诊及常规试验的时间及通量，方法的化学性，试剂包装大小，校准物的赋值，校准频率及稳定性，质控样本的数量及质控规则的种类。我们应该描述我们可获得的空间（区域）及目前具有可能的服务（如电源、水、照明、电线）。我们应该知道我们目前或将来应有的经费。在这一阶段更重要的是，我们应该规定精密度、偏移和总误差的质量，以及检出限、可测量范围、干扰、特异性及携带污染。

（二）评价可用的系统

一旦我们已明确地规定了所需要的，我们可评价可获得的潜在地满足我们的需求。我们可以咨询杂志、其他出版物和主要生产厂家杂志的文章作者。我们可通过研究厂家的广告宣传和数据，并参加他们的学术会议或讲座，特别是讨论和代表大会；或访问其他的实验室并与同行讨论解决方案的正反方面的问题；也可研究能力验证和室间质量评价报告，以获得丰富的信息，然后使用以前设定的质量规范与我们技术上和方法学上可能获得的期望的规范进行比较。

1. 准备规范　当对可用的系统进行评价后，我们可能进行回顾分析，并对需要的定义进行修订。然后我们应该为商业投标的潜在的提供商制定详细的文件。规范和投标文件应包括尽可能多的性能特征的详细的数值的质量规范。我们至少应该这样做提醒厂家方法可靠性特征影响着临床的决策，并且在实验室仍然是重要的考虑。

2. 建立简单评价目录　一旦厂家和提供商对规范或投标文件已作出反应，我们为实验室建立可能解决问题的目录。然后将厂家每一可靠性特征的规范声明与已规定的质量规范进行比较。

3. 评价分析或评估数据 在购买或租赁之前及在引入实验室服务之前通常需要对候选的分析系统或仪器进行简单的或详细的评价。已有许多优秀发表方案详细地告诉我们如何进行方法评价或确认。将这些产生性能特征大量的数据与期望的质量规范进行比较的目的是做出可接受性的判断。

4. 建立室内质量控制系统 当引入分析系统或仪器进行服务时,应建立良好的质量控制系统,同时引入质量管理的所有其他方面。质量计划是决定检测质控物的数量及判断用于接受和拒绝(判断失控)质量控制规则的基础,并且如果没有详细的使用质量规范就不能完成此项工作。

5. 参加能力验证或室间质量评价计划 对于实验室开展的检验项目,有时甚至通常是强制性要求参加能力验证或室间质量评价计划。这些计划和方案最好是使用客观设定的质量规范,使用产生的固定限来判断其可接受性。

文件很好地记录了在方法评价和质量控制中需要客观的质量规范。例如,1999 年检验医学权威杂志临床化学在其作者说明中陈述,获得的性能特征结果应客观地与文件记录的质量规范:发表的当前技术水平,法律机构要求的性能如美国临床实验室改进法案修正案(CLIA'88),或专家小组推荐等进行比较。而且,临床实验室标准化委员会(NCCLS)最近更新了美国的统计质量控制指南。修订的指南包括计划统计质量控制方法的信息,其第一要求就是规定质量要求。

三、设定质量规范的问题

质量计划使室内质量控制系统得到了彻底的改革。然而,有专家认为在质量计划过程中难以设定质量规范,建议最好坚持采用传统的统计质量控制。其他的建议对使用数值质量规范有一些异议,如下所示:

(1)现今的书籍、综述、论文中有许多推荐,这些建议对于非专业人员来说难以决定哪一模型是好的,哪一模型有问题,在选择最适当的质量规范用于质量计划方面将面临挑战。

(2)试验结果用于许多不同的临床情况,包括研发、教学和培训、监测、诊断、病例发现及筛查,可能没有单一的质量规范设置使任何方法适合于所有临床目的。

(3)随着时间变迁,新的推荐不断地发表,甚至专家可能看出保持他们观点和推荐的变化。这可能提出实际上没有普遍存在的专业上协商一致的关于设定质量规范的最好方法。

(4)有些人已提到有证据显示当前的方法学和技术性能水平已损害患者(或临床医生),并且他们怀疑多年来的改变。

(5)由于存在涉及能力验证规则的立法而不是教育类型的室间质量评价,如美国CLIA'88 要求,实验室努力的方向主要是通过要求的标准,这样,由能力验证设定的固定限成为应用于实践的质量规范。

(6)临床检验分析系统的生产厂家并没有使用专业客观设置规范作为开发或市场主要考虑,而更主要考虑的是当前技术和在合理成本上可达到的技术。

不管所有这些现已存在的困难,质量规范是质量计划和质量管理的关键点。关于它们的建立和应用的知识对于现代临床实验室运作是至关重要的。

第二节 设定质量规范的层次模式

关于如何设定质量规范已有许多文章、论著、综述和检验医学教材可参考,且已举行讨论这方面话题的特殊主题会议。因此,对设定质量规范的一种争论是,有许多发表的建议,对于非专业人员来说决定哪一种模式是好的,哪一种模式是有问题是不容易的。

因此,国际理论和应用化学联合会(IUPAC)、国际临床化学和检验医学联合会(IFCC)和世界卫生组织(WHO)于 1999 年 4 月在瑞典斯德哥尔摩召开了相关会议,讨论在检验医学设定质量规范的全球策略上是否能达到协商一致,无论实验室是大还是小,私立还是公立,是发达国家还是发展中国家。会议邀请了来自 23 个国家发表设定质量规范模式的原创工作人员做报告。

本次会议达到了其目的,文章和协商一致的声明已发表在斯堪的那维亚《临床和实验研究杂志》(Scandinavian Journal of Clinical and Laboratory Investigation)的增刊中。协商一致声明中将可获得的模式以分等级结构方式进行表示(表 57-1)。

表 57-1 设定质量规范策略的分等级结构

等级	策略	条款
1	评价分析性能对特定临床决策的影响	特定临床情况下的质量规范
2	评价分析性能对一般临床决策的影响	A. 基于生物变异的一般质量规范
		B. 基于医疗观点的一般质量规范
3	专业建议	A. 国家或国际专家小组指南
		B. 个别或学会工作组专家指南
4	由法规机构或室间质量评价组织者制定的质量规范	A. 由法规机构制定的质量规范
		B. 由室间质量评价组织者制定的质量规范
5	已发表的当前技术水平数据	A. 已发表的能力验证和室间质量评价的数据
		B. 已发表的特定的方法学

分层依据是根据临床化学杂志早期社论的建议。层次中较高的模式优于层次中较低的模式,一般建议是适当的模式用于特定的临床目的。然而,这些建议并不是一成不变的,因为有可能获得新的和更好的模式,这样就有更好的模式用于特定的专业。

将层次中提倡的质量规范进行比较的困难之一是规范的表示有不同的格式。有些规范讲的是精密度,有些是偏移,另一些是允许总误差。

允许总误差质量规范对随机变异和系统变异的联合效果设定可接受准则。许多人建议医生考虑总误差,质量计划的思想要求使用总误差质量规范,并且能力验证和室间质量评价计划使用的固定限也是以允许总误差表示质量规范的形式。因此,至关重要的是在我们考虑设定质量规范层次及模式结果的实际意义之前确定如何计算总误差。

第三节 总误差概念

总误差(total error,TE)能以不同的方式来进行计算,最常用的方式是偏移(bias)和不精密度(标准差 s 或变异系数 CV)的线性相加。注意,在这些计算中,偏移使用的是绝对值,实际上就是不考虑偏移的正或负。文献中有一些推荐方式,包括:

(1)偏移加 2 倍的不精密度,或 TE=偏移+2s(或 CV),

(2)偏移加 3 倍的不精密度,或 TE=偏移+3s(或 CV),

(3)偏移加 4 倍的不精密度,或 TE=偏移+4s(或 CV),

然而,有许多质量计划的理论与实践的基本文献使用下列公式计算允许总误差(TEₐ)。

(4)偏移加 1.65 倍的不精密度,或 TE=偏移+1.65s(或 CV),(图 57-2 显示这一计算公式的基础)。

当采用报告结果的单位表示时采用 s,当以百分数表示变异或误差时采用 CV,CV=(s/x̄)×100。

在此我们使用允许总误差的公式来源于以下方式。我们通常使用 95%概率允许 5%的误差。如图所示,我们想要排除的数据仅是分布的一端。因此,在分布两端即上端和下端我们有 5%的要排除,总和为 10%。因此,我们仅 90%的分布,这时适当乘数是 1.65。这些乘数就被称为 Z-分数,我们将稍后研究其用途。

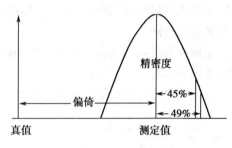

图 57-2　总误差概念

然后,允许总误差的公式为:

允许总误差=bias+Z×不精密度,或

允许总误差=bias+1.65×不精密度(95%概率),或

$$TE_a=B_A+1.65CV_A.$$

第四节　设定质量规范的策略

在层次模式中并没有包括所有的设定质量规范的策略。在文献中,特别是标准教材中,已发现某些模式有许多缺陷,应考虑淘汰。

可获得的模式由专业人员认为仍然具有其优点按分层的方式如表 57-1 所示。然而,包含的任何特定的策略并不意味着其没有任何缺陷。

一、特定临床情况下的质量规范

理想情况下,质量规范应由评价分析性能对特定临床决策的影响并以数字方式导出。因此,对每一试验,及每一临床情况,我们导出的质量规范直接与临床结果相关联。这种方法几乎是处在层次中的最上层。遗憾的是,这种方法是非常困难的,仅在有限数量的不同的临床情况下对很少的分析物进行计算。

让我们考虑血清胆固醇,当其用于筛查试验,且假定有如图 57-3 所示的真实总体分布的理论实例。我们假定血清胆固醇具有高斯分布,关于临床措施的固定浓度具有广泛的一致性。

如果实验室分析偏移是正态分布的,则曲线将向右移动,如图 57-3 中间的图形所示。现在总体中有更多的部分高于选定的临床决策固定限,包括真正高于固定限的血清胆固醇浓度的个体,及由于正的分析偏移导致高浓度的个体。因此,将出现"假阳性"的结果。

因此,分析本身的性能特征影响临床结果。例如,协商的临床指南规定的政策是对血清胆固醇高于固定限的每一个人进行饮食的建议,然后召回到门诊、药物治疗,进一步的实验室检测及追访,或甚至简单地试验重复,这将导致花费在卫生保健资源超出所需。高于预期比例的人群将被标记为"高风险人群",其中一些人是由于分析偏移所导致的错误划分。

与此相反,如果实验室的偏移是负的,曲线将向左侧移动。如图 57-3 最下面图形的显示的结果。由于偏移,某些人的实际血清胆固醇浓度高于临床行动的固定限,但是却得出了较低的值。因此,"假阴性"的数量将增加。这将导致在短期上由于没有额外的试验和药物的成本节约,但是从长期方面潜在地导致巨额成本,正如人群中的某些人失去了对早期冠心病的最初的检测。

正偏移和负偏移对高危人群比例的影响可从高斯分布简单计算知识导出:通过计算在固定界限内和外的人群所占百分数,以及对一些偏移计算这些值。然后,就可计算出分析偏移和高危人群百分比增加和降低之间的关系及如图 57-4 所示。

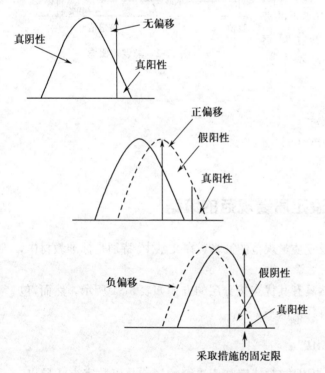

图 57-3　偏移对血清胆固醇检测结果影响

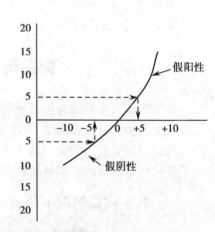

图 57-4　正和负偏移与假阳性和假阴性个数提供产生质量规范方法之间的关系

如果我们根据允许错误划分百分比来规定医学要求,允许的分析偏移——质量规范就很容易通过插入方式获得。在本实例中,如果临床医生同意 5％人群不正确地划分是满意的话,我们将允许的分析偏移可达到大约为±3％～4％。

注意:这种方法给出了偏移质量规范。可执行类似(但更困难)的计算来检查不精密度对临床结果的影响。然而,当使用固定限进行试验解释时偏移是最重要的性能特征。

将这种清楚的临床策略规定为一种设定质量规范可能的最好方法。

　　然而,主要的缺点是大多数的试验结果用在多种临床情况下,且只有少数试验是用在单一明确的临床情况下,其标准化可接受的医学策略直接与试验结果相关。另一重要的缺点就是计算的质量规范很大程度上依赖于临床医生如何使用这些数字化的试验结果。我们已询问临床医生是如何使用有限的试验结果解释临床情况(如检测糖尿病的糖化血红蛋白A1c),但他们不愿意或不能以特定的名词在实际使用中进行规定,在临床实践上如何精确地使用试验结果。

二、一般临床使用基于试验结果的质量规范

　　我们知道临床实验室试验结果可用于多种场合。使用试验结果的两种主要的临床情况是:①监测特定患者;②使用参考区间进行诊断或发现病例。一般可应用的质量规范是基于生物学变异,即个体内和个体间生物学变异。

　　在本组中(层次中的第二层)的第二种方法是基于通过寻求临床输入,我们能产生一般的质量规范的观点。以往仅少数研究是这样做的,且通常效果不佳。然而,观念是很不错的:临床医生使用我们试验结果,据此他们应该能够告诉我需要什么样的质量。因此,这一策略产生的质量规范基于感知的医学需求。在试验结果常规解释的基础上,我们计算质量规范是基于临床医生对一系列短期病例研究作出的反应。应用实例如下:

　　患者 63 岁,男性,高血压,胆固醇浓度为 6.60mmol/L。对此患者的治疗建议是生活方式的改变如饮食的改变。两个月后您对他的评价考虑。

　　血清胆固醇浓度应该是多少表示他已采取你的建议?

　　临床医生调查最好的方法应采用如下步骤:

　　(1)理想情况下,选择单一试验和单一主要的临床情况所要求的质量规范。

　　(2)选择一组临床医生定期分析。

　　(3)写出一系列病史,描述常见、相对明确的临床情况,其分析物是患者保健的至关重要的部分。

　　(4)亲自一对一与医生交流,向临床医生分发调查表。

　　病史是描述患者具有的明确的临床状况,对于特定患者要给出第一次结果。然后,询问临床医生给出被认为是足够地不同于第一次值特定的值,这样修改临床决策。第一次值可能是在常规参考区间或基于总体的参考界限之内或之外。

三、从对临床描述的响应中计算精密度质量规范

　　执行数据分析要求的详细计算是很容易的。既然我们在此关注的是随时间变化的单个受试者(对象)的变化,在这种情况下重要的性能特征是精密度而不是偏移,但偏移应包括在内。其研究步骤如应用前面描述的 65 岁男人研究的步骤如下:

　　(1)核对并整理回复或回答。

　　(2)计算 6.60 与响应值之间的差值。

　　(3)计算差值的频数分布。

　　(4)计算差值的中位数、第 25% 百分位数、第 75% 百分位数。

　　(5)决定概率大小表明和发现适当的 Z-值。

　　(6)从文献中找出个体内生物学变异。

(7)在期望的概率水平上计算出作出临床决策所要求的分析性能。

(8)使用差值的中位数、25％百分位数、75％百分位数来建立三种水平的质量规范:适当的、最适当的和最低的。

临床医生已告诉我们什么样的变化是有临床意义的,然后我们考虑概率必须是适合解决临床医生问题的语义,因为不同用词意味着不同水平的概率。此外,给定有意义差值建议是建立在特定个体的系列结果的基础上,这些差值包括生物变异。个体内生物学变异,必须从大量的文献中进行收集。

即使对于特定的临床情况下的单个分析物,我们常可获得广泛的响应。我们通常使用响应的中位数为适当的质量规范。由响应的 25％和 75％位数来规定最适当的和最低的质量规范。这些质量规范通常是与适当的精密度有关。

四、来自专业人员推荐的质量规范

一些国际的和国家级的专业团体已推荐了详细的质量规范。其中有些是关于精密度,有些是关于偏移,有些是关于允许的总误差。基于这些建议广泛采用的质量规范包括如下步骤:

(1)美国国家胆固醇教育计划专家组已发表推荐的脂类分析的精密度、偏移和允许总误差。

(2)美国糖尿病协会文件规定自身监测血糖系统和糖化血红蛋白分析的质量规范。

(3)美国国家临床生物化学科学院已推荐甲状腺素检测、治疗药物监测及用于糖尿病和肝功能诊断和监测的试验的质量规范。甲状腺素检测指南正在审核中,且新的指南建议精密度、偏移和允许总误差的质量规范最好是基于生物学变异,如糖尿病和肝功能指南。

(4)欧洲工作组已提议基于生物学变异用于分析系统精密度和偏移的评价的质量规范。

(5)另外的欧洲工作组已建议并确认常规方法和用于能力验证或室间质量评价计划材料赋值的参考方法的质量规范,也是基于生物学变异。

这些质量规范是建立在此项研究的大量实验和临床经验基础之上,在他们发表之前,通常是对可获得的证据经过了详细的讨论。这些规范的使用者可评价得出结论过程的客观性,因为得出推荐的方法是在文献中发表的。

五、准备协商一致文件的步骤

使用专家专业推荐导出质量规范指南的推荐策略方法如下:

(1)专业团体决定需求并任命专家小组成员。

(2)专家小组决定推荐范围。

(3)专业机构对范围达成协议并批准进一步的工作。

(4)专家书写文件内容。

(5)外部同行评审文件内容。

(6)校对文件。

(7)在会议(和网络)上介绍文件,征求意见。

(8)修订文件。

(9)外部同行评审重新起草的文件。

(10)在网络上张贴重新起草的文件再次进行评论。

(11)考虑适当的观点。

(12)准备最后文件。

(13)在适当的杂志上发表最终文件。

(14)广泛地发表执行摘要。

(15)在规定的未来的时间内审核文件。

在已发表的指南中已推荐了不太广泛使用的质量规范——"最好的实践"或"良好的实验室实践"指南。这些质量规范通常是在某个协商一致会议上提出而没有经过广泛的讨论的结果。它们有一定的价值,它们通常是建立在某个特定机构的专家或专家组的广泛知识的基础上。然而,指南通常是主观的,不常基于可接受的模型、新的方法或实验数据。这些质量规范处于国家或国际专家组推荐更下的层次结构下。

因为质量规范是完全不同的类型,有些是分别给出精密度、偏移和允许总误差数据,其他情况仅给出这些特征中的一种情况或两种情况的数据,所以强烈建议在不适当地应用它们之前仔细地阅读有关的建议。

六、基于法规和室间质量评价的质量规范

(一) 美国临床实验室改进修正案 '88(CLIA'88)能力验证(室间质量评价)分析质量要求

一些国家已规定了分析性能标准,为了达到可接受的标准或达到和(或)保持认可状态,实验室必须满足该标准。美国临床实验室改进法案修正案(CLIA'88)法规文件记录允许总误差,是不精密度加偏移之和,当然,只是针对一些常见的检测项目。表 57-2 列出一些项目。德国也可见类似的法规。但是其质量规范完全不同于美国(例如,德国联邦法律要求不精密度小于 1/12 参考区间)。

这种策略的优点是 CLIA'88 质量规范很知名,并且易于理解,可广泛获得,甚至在互联网上(www. westgard. com/clia. htm)可获得。然而,其主要缺点是 CLIA'88 质量要求是基于可达到的标准而不是适当的标准。此外,当法规存在及制定可接受性能标准时,则实验室可能会因为达到适当目标而不去使用其他的质量规范。许多最近的关于质量计划的文献使用 CLIA'88 作为允许总误差质量规范为模型的基础。

表 57-2 CLIA'88 可接受性能质量规范的实例

检验项目	可接受范围
常规临床化学	
丙氨酸氨基转移酶	靶值$\pm 20\%$
白蛋白	靶值$\pm 10\%$
碱性磷酸酶	靶值$\pm 30\%$
淀粉酶	靶值$\pm 30\%$
天门冬氨酸氨基转移酶	靶值$\pm 20\%$
胆红素	靶值$\pm 6.84\mu mol/L(0.4mg/dl)$或$\pm 20\%$(取大者)
血气 PO_2	靶值$\pm 3s$

检验项目	可接受范围
血气 PCO_2	靶值±5mmHg 或±8％(取大者)
血气 pH	靶值±0.04
总钙	靶值±0.250mmol/L(1.0mg/dl)
氯	靶值±5％
胆固醇	靶值±10％
高密度脂蛋白胆固醇	靶值±30％
肌酸激酶	靶值±30％
肌酸激酶同工酶	MB升高(存在或不存在)或靶值±3s
肌酐	靶值±26.52μmol/L(0.3mg/dl)或±15％(取大者)
葡萄糖	靶值±0.33mmol/L(6mg/dl)或±10％(取大者)
铁	靶值±20％
乳酸脱氢酶	靶值±20％
乳酸脱氢酶同工酶	LD_1/LD_2(＋或－)或靶值±30％
镁	靶值±25％
钾	靶值±0.5mmol/L
钠	靶值±4mmol/L
总蛋白	靶值±10％
甘油三酯	靶值±25％
尿素氮	靶值±0.71mmol/L 尿素(2mg/dl 尿素)
	或±9％(取大者)
尿酸	靶值±17％
内分泌	
皮质醇	靶值±25％
游离的甲状腺素	靶值±3s
人绒毛膜促性腺激素	靶值±3s 或(阳性或阴性)
T_3 摄取	靶值±3s(方法)
三碘甲状腺素原氨酸	靶值±3s
促甲状腺激素	靶值±3s
甲状腺素	靶值±20％或 12.9％(1.0μg/dl)(取大者)
毒理学	
酒精(血)	靶值±25％

检验项目	可接受范围
血铅	靶值±10%或±0.019μmol/L（4μg/dl）（取大者）
卡马西平	靶值±25%
地高辛	靶值±20%或0.2μg/L（取大者）
乙琥胺	靶值±20%
庆大霉素	靶值±25%
锂	靶值±0.3mmol/L或±20%（取大者）
苯巴比妥	靶值±20%
苯妥英	靶值±25%
扑痫酮	靶值±25%
普鲁卡因酰胺（及代谢物）	靶值±25%
奎尼丁	靶值±25%
茶碱	靶值±25%
妥布霉素	靶值±25%
丙戊酸	靶值±25%
血液学	
红细胞计数	靶值±6%
血细胞容积	靶值±6%
血红蛋白	靶值±7%
白细胞计数	靶值±15%
血小板计数	靶值±25%
纤维蛋白原	靶值±20%
激活部分凝血酶时间	靶值±15%
凝血酶原时间	靶值±15%
一般免疫学	
α_1－抗胰蛋白酶	靶值±3s
抗核抗体	靶值±2个稀释或（阳或阴）
抗-HIV	反应或不反应
补体3	靶值±3s
补体4	靶值±3s
α-甲胎蛋白	靶值±3s
肝炎（HBsAg,anti-HBc,HBeAg）	反应（阳性）或不反应（阴性）

续表

检验项目	可接受范围
IgA	靶值±3s
IgE	靶值±3s
IgG	靶值±25％
IgM	靶值±3s
传染性单核细胞增多(症)	靶值±2个稀释或(阳性或阴性)
类风湿因子	靶值±2个稀释或(阳性或阴性)
风疹	靶值±2个稀释或(阳性或阴性)

(二) 欧洲国家临床化学室间质评的评价限

欧洲各国家主要采用两种方式:一种是基于生物变异、专家意见、"固定"的目前技术水平,或结合这些观点得出的"固定限"。另一种是采用每次调查结果的统计标准,即"可变的限"(实际技术水平限)(表 57-3、表 57-4)。

表 57-3 欧洲室间质评评价界限标准的确定

国家	固定限
丹麦	$3(1/2CV_I)$
荷兰	$3(1/2CV_I)$
比利时	生物学
德国	$3(CV_{ulab})$
捷克	$3(CV_{ulab})$
卢森堡	$3(CV_{ulab})$
芬兰	专家,P_{95}
挪威	同上
瑞士	临床医生、分析专家
克罗地亚	$2(CV_{ulab})$
爱尔兰	CCV
英国	CCV
意大利	P_{95}
西班牙	P_{95}
法国	P_{95},P_{99}
葡萄牙	P_{95},P_{99}

注:CV_I=个体内生物变异,CV_{ulab}=室内变异系数,P_{95}=第95％位数,P_{99}=第99％位数; CCV=选定变异系数

表 57-4　欧洲不同国家临床化学室间质评的评价标准(百分变异)

项目	丹麦	荷兰	比利时	瑞士	克罗地亚	立陶宛	西班牙	意大利	法国	葡萄牙
钾	8.2	7.2	8.0	3.0	5.0	2.0	7.4	3.0	6.8	5.0
钠	0.9	0.9	2.0	2.0	3.0	3.0	6.6	2.0	3.5	2.5
氯	2.1	2.1	3.0	3.0	4.0	3.0	10.0	4.0	4.0	6.0
钙	2.7	2.7	4.5	4.0	5.0	2.0	10.0	5.5	4.6	7.0
磷	12.0		14.0	10.0	10.0	5.0	12.0	9.5		8.0
血糖	6.6	10.0	14.0	7.0	5.0	5.0	9.8	6.0	11.0	6.0
尿素	19.0	19.0	16.0	7.0	7.0	7.0	10.0	9.5	16.0	6.0
尿酸	13.0	10.0	15.0	10.0	10.0	5.0	15.0	16.0	9.0
肌酐	6.6	6.6	8.0	15.0	10.0	5.0	14.0	8.8	11.0	12.0
总蛋白	4.2	4.2	5.5	3.0	8.0	3.0	9.2	4.0	10.0	5.0
白蛋白	4.2	4.2	6.2	6.0		3.0	14.0	4.0	10.0	
胆固醇	8.1	8.1	8.4	3.0	10.0	7.0	9.8	5.5	16.5	5.0
甘油三酯	34.0	33.0	20.0	10.0	10.0	7.0	14.0	8.5	15.0	7.0
胆红素	34.0	33.0	24.0	30.0	10.0		28.0		15.0	13.0
丙氨酸氨基转移酶	41.0	10.0	20.0	15.0	20.0	7.0	17.0	13.0	20.0	11.0
天冬氨酸氨基转移酶	22.0	7.0	16.0	15.0		7.0	17.0	10.0	20.0	12.0
碱性磷酸酶	10.0	8.0	10.0	15.0	20.0	7.0	22.0	18.0	20.0	29.0
淀粉酶	11.0	10.0	17.0	20.0		10.0	56.0		25.0	
肌酸激酶	62.0	63.0	20.0	20.0	20.0	7.0	52.0	16.0	25.0	14.0
乳酸脱氢酶	12.0	3.0	15.0	15.0	20.0	7.0	17.0	20.0	20.0	16.0
铁	48.0	30.0		12.0	10.0	5.0	16.0	9.0	20.0	7.0
镁	3.5	3.3	9.5	4.0					12.0	
锂		5.0	10.0	6.0			22.0		10.0	
γ-谷氨酰基转移酶	22.0	18.0	15.0	15.0	20.0	10.0	18.0	13.0	20.0	11.0

　　世界上许多不同的室间质量评价计划使用不同的技术判断参加实验室的可接受性或可达到的其他性能准则。有些国家分析参加实验室回报数据,应用总的或方法组公议值评价偏移或使用计算的 s 或 CV 建立可接受的界限,通常是 3s 或 3CV。这种情况有明显的缺陷,因为 s 或 CV 仅显示当前方法和技术所能达到的水平。

　　然而更多的实验室专业人员使用固定限作为可接受准则。如 CLIA'88 准则,一般指的是允许总误差。使用这些室间质量评价固定限作为质量规范的主要缺陷是,虽然这些质量规范是根据专家观点而定,但它们是完全根据经验得到的。不同的国家使用完全不同的固定限,其支持的观点不是完全客观的。它们也清楚受到当前技术和方法学实际能达到水平的影响,或被称为"当前技术水平"。

尽管存在这些困难,从能力验证或室间质量评价计划关于当前技术水平的证据已在过去广泛地提倡作为质量规范,特别是当由更好的实验室可达到的性能,代表性地最好的20%被作为目标。其根本的概念是,如果五个实验室中有一家实验室能达到这种水平的质量,则对于所有的实验室存在的技术和方法学达到的相同的分析性能。

七、基于当前技术水平的质量规范

从能力验证和室间质量评价计划组织者通常可获得关于分析上实际可达到的数据;如果没有可获得的质量规范,我们能使用这种通常可达到的当前技术水平。然而,文件记录的分析性能不可能真实地反映当前的技术水平,因为分发给参加实验室的样本由于基质效应,不能像患者样本一样。另外,实验室工作人员可能对这些样本采取特殊方式处理,试图"改进"其性能。文件记录的能力验证和室间质量评价计划当前技术水平随时间而变化(并不总是越来越好),及取得的性能可能与实际的医学需求没有关系。

通过阅读文献中的关于方法学的论著可获得当前技术水平。值得注意的是:文件记录的性能可能是实验室发明者或最初的评价者在最好情况下(因为在接近理想条件下操作)而不是每天实践能达到的。另外,分析上达到的性能可能与实际医学需要之间没有内在联系。

因此,这些方法在层状模式中处于较低位置,且所处的位置一定低于基于生物学变异的质量规范。

第五节 基于生物学变异设定质量规范的策略

在检验医学领域建立如不精密度、偏移和允许总误差质量规范的所有策略具有其优点和缺点。当然,质量规范的基本原理应该是:①坚定地根据医学要求设定;②可用于所有的实验室,而不考虑实验室的大小、类型或场所;③使用简单易于理解的模式;④受到该领域的专业人员信服并被广泛地接受。

一、临床实验室试验结果的使用

实验室试验结果可用于许多情况。我们将其用于教学和培训,以及从基础到应用的科研活动和开发项目。我们也可将试验结果用于临床上以下四种不同的情况。

1. 诊断(diagnosis) 涉及通过调查症状来诊断疾病,且这通常需要采用一组相关的临床实验室的检测。

2. 发现病例(case finding) 一组研究的机会性能,当一个人参与卫生保健系统时,通常包括一组临床实验室检测。

3. 筛查(screening) 对未被发现的疾病或缺陷的识别,且应用于表面是健康的人群。

4. 监测(monitoring) 涉及随着时间变化审核实验室试验结果。时间可以是短期的(例如,医院急性疾病的处理);中期的(例如,测量肿瘤标志物来评价复发)或长期的(例如:糖尿病血糖控制的监测)。

精密度和偏移的质量规范应保证能达到这些临床目的。如果我们建立单独的精密度和偏移的质量规范,就可容易地计算允许总误差的规范。

二、精密度质量规范：计算总的变异

随机变异或精密度，其定义为在规定的条件下获得独立测量结果之间一致性的接近程度。在实际工作中，精密度由室内质量控制计划重复测量同一样本。

为回答这一问题："精密度应该多低？"，我们必须回答："精密度对试验结果的影响及临床决策是什么？"。

在我们研究这种数据之前，我们必须探查并计算更客观的和数学上的总变异。在本文中有两种相关的公式。

首先，如果试验结果通过加减法进行计算，则总变异是以标准差形式表示方差之和，即是：

如 C＝A＋B 或如 C＝A－B，且测量值 A 和 B 分别具有分析的精密度为：s_A 和 s_B，则，$s_C^2 = s_A^2 + s_B^2$，所以 $s_C = (s_A^2 + s_B^2)^{1/2}$。

以"阴离子间隙"为例：

阴离子间隙＝（钠＋钾）－（氯－碳酸盐）。

如果钠分析的 s 是 1.0mmol/L，钾为 0.1mmol/L，氯为 1.0mmol/L，碳酸盐为 0.5mmol/L，则阴离子间隙估计的 s 等于

$$(1.0^2 + 0.1^2 + 1.0^2 + 0.5^2)^{1/2} = (1.00 + 0.01 + 1.00 + 0.25)^{1/2} = 2.26^{1/2} = 1.50$$

注意到结果 s 在数值上超过任何 s 分量，但不是 s 分量的简单数学相加；加法必须是方差。

当所有的分量具有相同的均值，这是非常重要的限制性条件，则在公式中可用 CV 代替 s。

其次，如果通过乘法或除法计算量值，则总方差是方差之和。但这必须采用 CV 进行计算，即：

如果 C＝A×B 或如果 C＝A/B，则测量值 A 和 B 分别有分析的精密度为 CV_A 和 CV_B，则，$CV_C^2 = CV_A^2 + CV_B^2$，所以 $CV_C = (CV_A^2 + CV_B^2)^{1/2}$。

临床实验室所有检测项目因下列原因而不同：①分析前变异；②分析变异；③个体内生物学变异。

这些变异都是随机的。因此，它们被认为具有高斯分布。如我们所见，高斯分布的离散程度（宽度，大小）可由标准差描述。

如果分析变异是 s_A，且个体内生物学变异为 s_I，则总变异（s_T）按如下公式计算：

$s_T^2 = s_A^2 + s_I^2$ 或 $s_T = (s_A^2 + s_I^2)^{1/2}$。

如果我们在相同的 CV_I 水平下确定或估计 CV_A，在这种情况下均值将是相同，因此计算的总变异为：

$$CV_T^2 = CV_A^2 + CV_I^2$$
$$或 CV_T = (CV_A^2 + CV_I^2)^{1/2}$$

三、精密度对试验结果变异的影响

我们报告的分析结果为单一数值，但是每一数值有其固有的变异。如果我们忽略分析前变异，则这种变异是由于个体内生物学变异和分析随机变异——精密度和偏移改变（例如，由于校准改变）决定的，我们通常将其包括在精密度估计值中，并且我们应该尽可能地将其降低。因此，既然我们考虑个体内生物学变异是固定的，分析"噪声"量加到生物学"信号"仅依赖于分析的精密度。

我们可计算由于精密度改变对固有变异的影响。我们知道：

$$CV_T=(CV_A^2+CV_I^2)^{1/2}。$$

因此，如果分析精密度与个体内生物学变异具有相同的量值，则信号和噪声实际上是相等，则 $CV_A=CV_I$，通常公式简单替换，

$$CV_T=(CV_A^2+CV_I^2)^{1/2}=(2CV_I^2)^{1/2}=1.414CV_I$$

意味着由于分析变异固有变异（由于生物学）已增加 41.4%。由于分析的缘故真实结果的变异性已增加了 41.4%。

类似地，如果精密度是两倍的个体内生物学变异，

$$CV_A=2CV_I$$

因此

$$CV_T=[(2CV_I)^2+CV_I^2)^{1/2}=(4CV_I^2+CV_I^2)^{1/2}=(5CV_I^2)^{1/2}=2.236CV_I$$

意味着因为分析变异固有变异（由于生物学）已增加了 123.6%。由于分析的缘故真实的试验结果的变异性已增加了 123.6%。

另一方面，如果精密度是个体内生物学变异的一半，

$$CV_A=1/2CV_I$$

因此

$$CV_T=[(1/2CV_I)^2+CV_I^2)^{1/2}=(1/4CV_I^2+CV_I^2)^{1/2}=(5/4CV_I^2)^{1/2}=1.118CV_I$$

意味着因为分析变异固有变异（由于生物学）已增加了 11.8%。由于分析的缘故真实的试验结果的变异性已增加了 11.8%。

我们可对大范围的精密度值进行类似的计算，由于分析的缘故计算器已增加的真实试验结果的变异性是多少。表 57-5 显示这些值。

被加到真实试验结果变异性变异量与 CV_A/CV_I 比值之间的关系不是线性。随着精密度增加，分析"噪声"量加到生物"信号"相对地增加较多。应该注意到一旦精密度数值上大于个体内生物变异这种情况下就特别重要。

表 57-5 随着精密度与个体内生物学变异相比变得更大时，加入到真实结果变异性的变异量

精密度与个体内生物学变异的比值 （CV_A/CV_I）	加入到真实变异性中变异的量 （真实变异的百分比）
0.25	3.1
0.50	11.8
0.75	25.0
1.00	41.4
1.50	80.3
1.73	100.0
2.00	123.6
2.50	169.3
3.00	216.2
4.00	312.3
5.00	409.9

四、精密度对胆固醇结果变异性的影响

增加不精密度也即是,试验性能下降增加了试验结果变异性的数量。现在让我们将上述讨论的理论放到临床应用中。

一位 63 岁的老人,男性,高血压,胆固醇浓度为 6.60mmol/L。我们知道胆固醇个体内生物学变异为 6.0%。因此,该男性血清胆固醇以 CV 表示的固有变异为 6.0%,s 为 0.40mmol/L。

因此,我们从高斯分布特征可知道,

(1)均值±1s 包含有 68.3% 的结果,

(2)均值±2s 包含有 95.5% 的结果,

(3)均值±3s 包含有 99.7% 的结果,

从单纯的生物学观点来看:

(4)值落在 6.60±0.40mmol/L=6.20~7.00mmol/L 范围内的概率有 68.3%,

(5)值落在 6.60±0.80mmol/L=5.80~7.40mmol/L 范围内的概率有 95.5%,

(6)值落在 6.60±0.80mmol/L=5.80~7.40mmol/L 范围内的概率有 99.7%,

如果分析的精密度是 3%,如美国国家胆固醇教育计划推荐,则总变异将是

$$CV_T = (CV_A^2 + CV_I^2)^{1/2} = (6^2 + 3^2)^{1/2} = 6.7\%$$

所以,有 95.5% 概率胆固醇结果落在 6.60±0.88mmol/L=5.72~7.48mmol/L 范围之内。如果精密度是 5%,有 95.5% 概率胆固醇结果落在 6.60±1.03mmol/L=5.57~7.63mmol/L 范围之内。

如果精密度是 10%,有 95.5% 的概率其胆固醇结果落在 6.60±1.54mmol/L=5.06~8.14mmol/L 范围之内。

图 57-5 显示随着不精密度的增加,单个胆固醇结果 95.5% 离散程度的范围。注意不精密度下降的影响具有非线性性质。图形不是等腰三角形,而是侧边凹向中心。甚至最差的不精密度给出较大的离散性。

我们已看到某个体随着时间的过去系列结果的变化是由于分析前变异、分析变异(精密度和偏移的改变)和个体内生物学变异。因此,且由于误差是相加的,因此差的不精密度将难以随时间监测人,因为大的变化简单的是由于分析变异而不是真实的重要的改进或退化。临床"信号"被分析"噪声"所淹没。这就是不精密度在监测个体系列试验结果解释极其重要的影响。

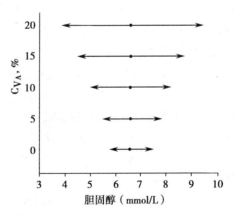

图 57-5　血清胆固醇 6.60mmol/L 在不同分析不精密度水平下 95.5% 的离散程度

基于人群参考值经常用于帮助解释。参考区间由参考个体样本获得的结果进行计算,这些结果的每一个结果包含有分析不精密度的变异分量。很清楚,使用差的不精密度的方法产生的值将比具有很好精密度方法同一项目的产生的值有较宽的参考区间。由于分析变异导致较宽的参考区间将具有较少的实用性,因为更经常地将个体不正确地进行分类。

五、基于生物变异的精密度质量规范

低的不精密度减小每一个体试验结果的固有变异性。(我们将随后探查低不精密度导致单个个体系列结果改变具有大的显著性概率,及导致窄的基于人群的参考区间,提高诊断正确性)。

如果我们知道不精密度是低的,我们将在每分析批中运行较少的室内质量控制样本,或者使用不太严格的质量控制规则。我们将增加误差检出概率和减低判断结果假失控的概率。这是非常重要的质量计划概念。

但是多低的不精密度才算是好的?我们知道增加不精密度导致增加试验结果变异性。我们可详细地计算,随着 CV_A 增加,增加变异量上升,这种上升并不是简单的线性关系。

关于分析变异应小于 1/2 平均个体内生物学变异的概念不是新的,早在 30 年前就已提出。我们已经计算,如果分析变异小于 1/2 平均个体内生物学变异,则增加到真实试验结果变异性的变异量大约是 10%。仅有 10% 的分析"噪声"被加入到真实生物"信号"。这种加入分析变异性的量看来是合理的(尽管必须承认这是经验性的判断),并且导致我们要求最好的精密度质量规范是

分析精密度<1/2 个体内生物学变异,或 $CV_A < 0.50CV_I$

这种模式在质量规范层次中处于较高的位置,仅次于评价分析对临床决策的影响。由于结果分析方法存在诸多困难,实际上基于生物学变异分量的质量规范得到许多的支持,并被广泛采用多年。使用方便,因为个体内生物学变异的估计在不同时间和地区是固定的。此外,可容易地获得关于平均个体内生物学变异的数据使得计算质量规范变得容易。而且,在国际和国家指南推荐的许多的质量规范(层次的第 3 位)也是基于生物学变异。

这种基本概念现已扩展:相对于个体内生物学变异增加分析不精密度将增加试验结果的变异性。我们已显示早期的简单计算将允许我们确定:①当 $CV_A < 0.75CV_I$,则至多 25% 变异性被加入到试验结果的变异性中;②当 $CV_A < 0.50CV_I$,则只有 12% 的变异性被加入;③当 $CV_A < 0.25CV_I$,则最大 3% 的变异性被加入。如图 57-6 所示的推荐。

.1. 适当的性能(desirable performance) 由 $CV_A < 0.50CV_I$ 规定。使用这种公式产生的质量规范应被视为广泛地应用。这是最初的最广泛地被接受,且是经常使用的基于生物学变异的质量规范。

2. 最佳的性能(optimum performance) 由 $CV_A < 0.25CV_I$ 规定。使用这种公式产生的最严格的质量规范应用于由当前技术和方法学容易达到的适当性能标准的项目。

3. 最低的性能(minimum performance) 由 $CV_A < 0.75CV_I$ 规定。使用这种公式产生的不太严格的质量规范应用

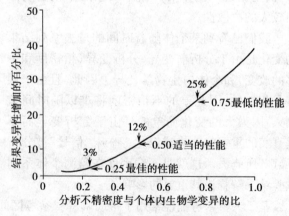

图 57-6 不精密度规范显示加入的试验结果变异性量作为不精密度与个体内生物学变异比的函数

于当前技术和方法学不易达到的适当性能的那些分析项目。

六、性能对参考值的影响

参考区间的离散程度将依赖于分析程序的不精密度。正如我们所见,精密度越差,参考区间越宽。我们可以使用如前演示方差加入就可容易进行计算。然而,偏移更为重要。参考限将更依赖于分析偏移(图 57-7)。

图 57-7 最上面的图形显示的是无误差的高斯分布。根据定义以及根据当前的惯例设定的参考限确保 95% 总体的值落在参考区间之内。因此,该组 2.5% 的值高于上参考限及 2.5% 的值低于下参考限。

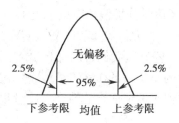

现在,如果方法有正的偏移,曲线将向右移,如图 57-7 中间图所示。该组中将有大于 2.5% 的值高于上参考限,小于 2.5% 的值低于下参考限。重要的是,由于钟型分布,高于在上参考限 2.5% 的增加则大于低于下参考限 2.5% 的减少。

另外,关于这种正的偏移的影响比假阴性将具有更多的临床假阳性。重要的最终结果是大于 5% 的人将被划分为不正常,比期望 5% 更多的将超过参考区间。

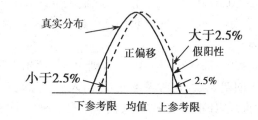

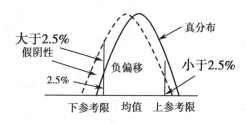

图 57-7 偏移对参考值的影响

类似地,如果方法具有负的偏移,曲线将向左移,如下图所示。大于 2.5% 的值将小于下参考限。更值得注意的是,由于钟型分布,2.5% 减少低于下参考限将大于 2.5% 增加高于上参考限。

另外,负偏移的影响是将在上限之内的误差更多错误的结果超出下参考限。再就是大于 5% 的人将被划分为不正常的结果,大于期望的 5% 将超出参考区间的值。

七、基于生物变异的偏移的质量规范

正的偏移将增加超出上参考限的百分数,降低超出下参考限的百分数。负偏移将具有相同的效果,但是在相反的参考限。从高斯分布的数学上,我们可以计算当存在偏移时有多少人将超出每一参考限。

根据医学观点,对于实验室整个相同的群体范围的基本概念是使用相同的参考区间。这就意味着实验室数据在实验室之间是可移植(转换)的。因此,患者每次去不同医院时没有必要获得重复的实验室结果。即使患者看不同科室的医生,使用不同的实验室,如果它们仅有很小的偏移,实验室结果都将是可比的。另外,当实验室改变分析系统或方法时,理想的情况是实验室使用的参考值将可以继续使用而不用修改。

但是多大的偏移可允许这种参考区间在不同时间和地区是可转换的呢? 参考区间由个体内生物变异(CV_I)和个体间生物变异(CV_G)组成,如果分析的精密度是可忽略的,可以计算这种“组”生物变异,如简单的方差相加,如$(CV_I^2+CV_G^2)^{1/2}$。记住我们在这种公式中使用CV,因为组份的均值是相同的。

我们使用相同组的参考值时分析偏移应该小于1/4组的生物变异,或

$$B_A < 0.250(CV_I^2+CV_G^2)^{1/2}$$

当$B_A < 0.250(CV_I^2+CV_G^2)^{1/2}$,我们可以计算出1.4%超出一侧参考限,4.4%超出另一侧。因此,比原期望5%少的小于组的1%(0.8%)超出参考区间。增加超出参考区间人的数量是0.8/0.5=16%,类似于设定适当的精密度质量规范,这种看似“合理的”通用的质量规范。

当$B_A < 0.375(CV_I^2+CV_G^2)^{1/2}$,我们也可计算出1.0%超出一侧参考限,及5.7%超出另一侧,这样大约1.7%大于期望5%超出参考区间(超出参考区间人数量的增加1.7/5.0=34%)。

当$B_A < 0.125(CV_I^2+CV_G^2)^{1/2}$,则1.8%超出一侧参考限,3.3%超出另一侧,这样大约0.1%大于期望5%超出参考区间(超出人数增加是0.1/5.0=2%)。

这种推理,如精密度一样,我们应该有三种水平的质量规范,如图57-8所示。

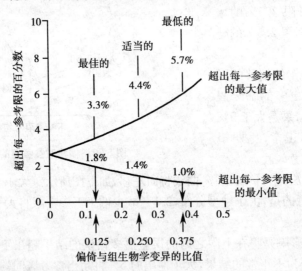

图57-8　偏移的质量规范显示出群体超出参考限百分数作为偏移与组生物变异比的函数

1. 适当的性能规定为$B_A < 0.250(CV_I^2+CV_G^2)^{1/2}$　使用这种公式产生的质量规范应被视为通用的。这种是最初的、最广为接受的、并且经常使用的基于生物变异的质量规范,为了满足通常质量规范看起来如果太“松”或太“严格”的那些分析项目,我们建议采用下列的质量规范。

2. 最佳性能规定为$B_A < 0.125(CV_I^2+CV_G^2)^{1/2}$　使用这种公式产生的更为严格的质量规范可应用于那些当前技术和方法学容易达到适当的性能标准的分析项目。

3. 最低性能规定为 $B_A < 0.375(CV_I^2 + CV_G^2)^{1/2}$　使用这种公式产生的不太严格的质量规范可应用于那些当前技术和方法学不易达到适当的性能标准的分析项目。

八、允许总误差的质量规范

最为广泛接受的质量规范是基于生物学变异，它是层次模式中第二层的质量规范，这样普通适当的质量规范是：

$$CV_A < 0.50CV_I$$
$$B_A < 0.250(CV_I^2 + CV_G^2)^{1/2}$$

则允许总误差的适当质量规范是：$TE_a < 1.65(0.50CV_I) + 0.250(CV_I^2 + CV_G^2)^{1/2}$

三个水平模式考虑到使用当前方法学和技术不能满足这些普通的质量规范的那些分析项目，例如，血清中钙和钠的检测。对于这些困难的分析：

$$CV_A < 0.75CV_I$$
$$B_A < 0.375(CV_I^2 + CV_G^2)^{1/2}$$

则允许总误差的最低的质量规范是：$TE_a < 1.65(0.75CV_I) + 0.375(CV_I^2 + CV_G^2)^{1/2}$

例如：氯，$CV_I = 1.2\%$ 和 $CV_G = 1.5\%$，所以适当的质量规范是：

$$CV_A < 0.50CV_I = 0.6\%$$
$$B_A < 0.250(CV_I^2 + CV_G^2)^{1/2} = 0.250(1.2^2 + 1.5^2)^{1/2} = 0.5\%$$
$$TE_a < 1.65(0.50CV_I) + 0.250(CV_I^2 + CV_G^2)^{1/2} = 1.65(0.6) + 0.5 = 1.5\%$$

可能实验室无法满足这些稍微苛求的质量规范，而适当的质量规范应被作为当方法学和技术允许时能够达到的目标，最好是应有用于质量计划和管理的现实的规范。这些则应是根据最低质量规范的公式得出：

$$CV_A < 0.75CV_I = 0.9\%$$
$$B_A < 0.375(CV_I^2 + CV_G^2)^{1/2} = 0.375(1.2^2 + 1.5^2)^{1/2} = 0.7\%$$
$$TE_a < 1.65(0.75CV_I) + 0.375(CV_I^2 + CV_G^2)^{1/2} = 1.65(0.9) + 0.7 = 2.2\%$$

也应该考虑当前方法学和技术容易满足普通质量规范的那些项目，例如，血清甘油三酯和肌酸激酶检测。对于这些分析：

$$CV_A < 0.25CV_I$$
$$B_A < 0.125(CV_I^2 + CV_G^2)^{1/2}$$

因此允许总误差的最佳的质量规范是：

$$TE_a < 1.65(0.25CV_I) + 0.125(CV_I^2 + CV_G^2)^{1/2}$$

例如，尿素 $CV_I = 12.3\%$ 和 $CV_G = 18.3\%$，所以适当的质量规范是

$$CV_A < 0.50CV_I = 6.2\%$$
$$B_A < 0.250(CV_I^2 + CV_G^2)^{1/2} = 0.250(1.23^2 + 1.83^2)^{1/2} = 5.5\%$$
$$TE_a < 1.65(0.50CV_I) + 0.250(CV_I^2 + CV_G^2)^{1/2} = 1.65(6.2) + 5.5 = 15.7\%$$

很有可能实验室能满足这些不太苛求的质量规范，最好是有更加严格的规范用于质量计划和管理。这些则应是根据最佳的质量规范公式：

$$CV_A < 0.25CV_I = 3.1\%$$
$$B_A < 0.125(CV_I^2 + CV_G^2)^{1/2} = 0.125(12.3^2 + 18.3^2)^{1/2} = 2.8\%$$

$$TE_a < 1.65(0.25CV_I) + 0.125(CV_I^2 + CV_G^2)^{1/2} = 1.65(3.1) + 2.8 = 7.9\%$$

（王治国）

参 考 文 献

1. 王治国. 临床检验质量控制技术［M］. 第 2 版. 北京:人民卫生出版社,2008.
2. 王治国. 临床检验方法确认与性能验证［M］. 北京:人民卫生出版社,2009.
3. 王治国. 临床检验生物学变异与参考区间［M］. 北京:人民卫生出版社,2012.

第五十八章

量 值 溯 源

计量溯源性是国际间互相承认测量结果的前提条件。为了使检验医学量的测量得到正确的医学应用,具有跨越时空的可比性,量值必须有明确的定义,提供给医生或其他卫生人员及患者的结果必须准确。

2006 年 2 月 28 日,原卫生部办公厅发布了《关于医疗机构间医学检验、医学影像检查互认有关问题的通知》,2010 年 6 月 29 日,国务院办公厅发布了《关于印发医药卫生体制五项重点改革 2010 年度主要工作安排的通知》(国办函〔2010〕67 号)中关于"实行同级医疗机构检查结果互认"的有关要求。由此可见,检查结果的互认已成为社会关注的焦点问题之一。

"互认"的前提是实验室间检验结果的"可比"。"可比性"越好,对临床提供信息的"互认"程度越高。"可比"需要检验结果准确,而检验结果的准确需要有良好的精密度和正确度。要想使检验结果正确可靠,实现临床检验标准化,其有效途径是建立和保证检验结果的计量学溯源性。量值溯源是提高临床检验质量的重要手段,而开展检验量值溯源的必要条件是具备参考系统。发展和应用参考系统将可能成为临床检验领域的重要课题。

第一节 溯源性及有关问题

一、溯源性有关的主要术语

1. 量和量值

(1)量(quantity):可用一个数和一个参照对象表示大小的现象、物体或物质的属性。

其可指一般概念的量,如热力学温度 T,物质的量 n。也可指特定量,如血样品中红细胞的数目浓度 C,某给定物质的摩尔比热容 C_m。

参照对象可以是一个测量单位、测量程序、标准物质或其组合。量都可用量值定量地描述,否则不是量。但也有一些属于物理现象的属性,虽不能定量描述,但已有规定的标准化的试验方法给出一个并非量值的而是量化了的测试结果,如固体表面的硬度等。

(2)量值(quantity value):又称量的值(value of a quantity)或值(value)。用数和参照对象共同表达的量的大小。

根据参照对象的类型,量值可表示为:一个数和一个测量单位的乘积,如给定杆的长度 5.34m 或 534cm;也可以为单一的数值,此量称为无量纲量或量纲为 1 的量,如相对不确定

度 U_{rel};或一个数和一个作为参照对象的测量程序,如给定样品的洛氏 C 标尺硬度(150kg 负荷下)43.5HRC(150kg);或为一个数字和一个标准物质作为参照的测试结果,如规定某一血浆样本中促黄体激素的物质量浓度为 5.0 国际单位/L(WHO 国际标准 80/552)。

2. 溯源性和不确定度

(1)溯源性(traceability):通过文件规定的不间断的校准链,将测量结果与参照对象联系起来的测量结果的特性,校准链中的每项校准均会引入测量不确定度。

本定义中的"参照对象"可以是通过实际实现的测量单位的定义,或包括无序量测量单位的测量程序或测量标准。参照对象的技术规范应包括在建立等级序列时所使用该参照对象的时间,以及关于该参照对象的任何计量信息,如在这个校准等级序列中进行第一次校准的时间。测量结果的计量溯源性不能保证测量其不确定度满足给定的目的,也不能保证不发生错误。计量溯源性要求建立校准等级序列。

"溯源性"有时候也是指"计量溯源性",有时也用于其他概念,诸如"样品可追溯性"、"文件可追溯性"或"仪器可追溯性"等,其含义是指某项目的历程("轨迹")。所以,当有产生混淆的风险时,最好使用全称"计量溯源性"来表示。

国际实验室认可合作组织(ILAC)认为确认计量溯源性的要素包括与国际测量标准或国家测量标准相联系的不间断的溯源链、文件规定的测量程序、认可的技术能力、向 SI 单位的计量溯源性以及校准间隔。如果两个测量标准的比较用于检查,必要时用于对量值进行修正以及对其中一个测量标准赋予测量不确定度时,测量标准间的比较可看作一种校准。对于在测量模型中具有一个以上输入量的测量,每个输入量本身应该是经过计量溯源的,并且校准等级序列可形成一个分支结构或网络,为每个输入量建立计量溯源性所作的努力应与对测量结果贡献相适应。

(2)不确定度(uncertainty):又称为测量不确定度(measurement uncertainty)。定义为:根据所用到的信息,表征赋予被测量量值分散性的非负参数。

给出不确定度的参数分为三种:①用标准偏差给出时,称为标准不确定度(standard uncertainty);②用标准偏差的倍数给出时,称为扩展不确定度(expanded uncertainty)。所用的倍乘因子 k 称为包含因子(coverage factor),一般取 $k=2$ 或 $k=3$;③说明了置信概率 p 的区间的半宽,也称为扩展不确定度。

3. 互换性和基质效应

(1)互换性(commutability):指用不同测量系统测量该物质时,各测量系统测量结果之间的数字关系,与用这些测量系统测量实际临床样品时测量结果的数字关系的一致程度,亦即该物质理化性质与实际临床样品的接近程度。

(2)基质效应(matrix effect):基质(matrix)指标本中除分析物以外的所有其他成分。基质效应是指标本中除分析物以外的其他成分对分析物测定值的影响。

广义来说,基质效应也应包括已知的干扰物(胆红素、血红蛋白、抗坏血酸等干扰物),但目前只将基质效应限于生物材料中未知或未定性的物质或因素(如黏度、表面张力、蒸汽压和 pH 等)的影响。基质效应是各种临床检验质量保证中的常见问题。在量值溯源中,它限制了某些参考物质的直接使用;在室间质评计划中,它是用同方法组均值评价检验质量的原因之一,而这种评价方式在某些情况下不能反映真正的检验质量,允许了错误的存在。

4. 测量方法和测量程序

(1)测量方法(measurement method):对测量所用操作的逻辑性安排的一般性描述。

测量方法可用不同方式表述,如替代测量法、微差测量法、零位测量法、直接测量法的间接测量法。

(2)测量程序(measurement procedure):根据一种或多种测量原理及给定的测量方法,在测量模型和获得测量结果所需计算的基础上,对测量所做的详细描述。

测量程序通常要写成充分而详尽的文件,以便操作者能进行测量。测量程序可包括有关目标测量不确定度的陈述,测量程序有时被称作标准操作程序(standard operating procedure,SOP)。

5. 参考测量系统　参考测量系统(reference measurement systems)有时简称为参考系统(reference systems),包括参考测量程序(reference measurement procedure)、参考物质(reference material,RM)和参考实验室(reference measurement laboratory)。参考物质需由参考方法定值,而参考实验室是运行参考方法的实验室。参考物质,按定义包括各种级别的校准物质和质控物质,但一般指的是计量学级别较高的、用作测量标准的参考物质,是有证参考物质(certified reference material,CRM)。

6. 标准化和一致化

(1)标准化(standardization):是为了所有有关方面的利益,特别是为了促进最佳的、全面的经济并适当考虑到产品使用条件与安全要求,在所有有关方面的协作下,进行有秩序的特定活动所制定并实施各项规则的过程。

测量标准化在临床检验方面具有重要作用,其目的是确保使用常规测量系统检测患者样本得到的结果具有可比性,通过较高等级的一级参考物质和(或)参考测量程序,能够溯源到国际单位制(SI)。

确保标准化除建立参考测量系统外,与标准化努力相关联的另一方面是建立合乎科学的和全球适用的参考区间(reference intervals,RIs)。缺少适当的参考区间可能妨碍标准化的贯彻,这是因为标准化的实施改变了测量结果;缺少适当的参考区间不利于结果分析,且妨碍厂商采用新的标准化的商业方法。通常情况下,单个临床实验室或厂商都没有办法建立适当的参考区间。

目前,测量结果为方法依赖性,使用的参考区间也具有方法依赖性。未来,运用可提供溯源性结果的标准方法,并使用相同的参考区间(至少相同的人种)。来源于国际临床化学联合会(International Federation of Clinical Chemistry,IFCC)多中心研究结果表明:ALT和AST没有观察到地区间的差异,可以使用相同的参考区间;而GGT由于在不同人群之间存在差异,在全球范围内不可能使用相同的参考区间。

(2)一致化(harmonization):在没有高级别的一级参考物质和(或)参考测量程序情况下,一致化的目的是不随时间和地点的变化,患者样本某项目的测量结果相等。

必须清楚定义所希望得到的相等程度,可通过下列2种情况得到:溯源到某一参考物质或者基于协商一致溯源到所有方法的均值。

二、溯源等级图

溯源等级图是指一种代表等级顺序的框图,用以表明计量器具的计量特性与给定量的基准之间的关系,有时也称为溯源性体系表。它是对给定量或给定型号测量仪器所用的校准链的一种说明,以此作为溯源性的证据。

建立溯源等级图的目的,是要对所进行的测量在其溯源到计量基准的途径中,尽量能减少环节和降低测量不确定度,并能给出适当的置信度。为实现溯源性,用等级图的方式应给出:

(1)对不同等级测量标准的选择。

(2)等级间的连接及其平行分支。

(3)有关测量标准特性的重要信息,如测量范围、准确度等级或最大允许不确定度等。

(4)溯源链中比较用的装置和方法。

等级图是逐级分等的,即用(n−1)等级校准n等级,或由n等级向(n−1)等级溯源。试图固定两个等级间的不确定度之比是不现实的。根据被测量的具体情况,这个比率通常处于2~10之间。对某些量,准确度提高2倍也是可观的进步。但对另一些量,甚至可能达到10倍。

等级图应注意区别测量标准本身的复现量值的不确定度,以及经该测量标准校准所得测量结果的不确定度。要指明测量不确定度是标准不确定度、合成不确定度还是扩展不确定度。当表示为扩展不确定度时,要给出包含因子k或置信概率p。对于普通等级的测量仪器,也可以指出其最大允许不确定度。等级图中所反映的信息,应与有关的法规、规程或规范的要求相一致。

对持有某一等级测量仪器的部门或企业,至少应按溯源等级图提供其上一等级测量标准特性的有关信息,以便实现其向国家基准溯源。

三、检定系统表

根据溯源等级图的概念,不同国家可以采取不同形式的校准链,并附有足够的文字信息,以保证不同国家建立的校准链有相当程度的一致性,便于溯源到国家基准并与国际基准相联系。

按《中华人民共和国计量法》,目前以国家计量检定系统来代表国家溯源等级图,它是一种法定技术文件,由国务院计量行政部门组织制定并批准发布。这种系统通常用图表结合文字的形式表达,其要求基本上与溯源等级图方式相一致。我国规定:一项国家计量基准对应一种检定系统表(图58-1),并由该项基准的保存单位负责编制,经一定的审批手续,由国家计量行政部门批准发布。

四、校准和检定

(一) 校准(calibration)

在规定条件下,为确定测量仪器或测量系统所指示的量值,或实物量具或参考物质所代表的量值,与对应的由标准所复现的量值之间关系的一组操作,称为校准。

1. 校准的主要含义 有下列两点:

(1)在规定的条件下,用参考测量标准对包括实物量具或参考物质在内的测量仪器的特性赋值,并确定其示值不确定度;

(2)将测量仪器所指示或代表的量值,按照校准链,将其溯源到由测量标准所复现的量值上。

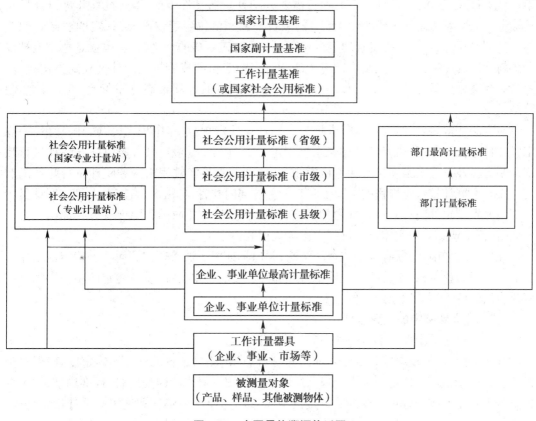

图 58-1　中国量值溯源体系图

2. 校准的主要目的　有以下 4 点：

(1)确定示值不确定度,有时(根据需要)也确定其是否处于预期的允许不确定度范围之内。

(2)得出标准值偏差的报告值,并调整测量仪器或对其示值加以修正。

(3)给标尺标记赋值或确定其他特性,或给参考物质的特性赋值。

(4)实现溯源性。

校准的依据是校准程序或校准方法,通常应对其作统一规定,特殊情况下也可自行制定。校准的结果可记录在校准证书或校准报告中,也可用校准因数或校准曲线等形式表示。

(二) 检定(verification)

计量器具的检定,则是查明和确认计量器具是否符合法定要求的程序,它包括检查、加标记和(或)出具检定证书。

检定具有法制性,其对象是法制管理范围内的计量器具。鉴于各国的管理体制不同,法制计量管理的范围也不同。1987 年,国家计量局发布的《中华人民共和国依法管理的计量器具目录》中包括 12 大类;同年国务院发布的《中华人民共和国强制检定的工作计量器具检定管理办法》中附有强制检定的工作计量器具目录,即用于贸易结算、安全防护、医疗卫生、监测四个方面的工作计量器具 55 项。2005 年 10 月由国家质量监督检验检疫总局发布的第 145 号文件"中华人民共和国依法管理的计量器具目录(型式批准部分)",文件规定,自 2006

年 5 月 1 日起,列入该目录的 75 类项目需要办理计量器具许可证、型式批准和进口计量器具检定。从国际法制计量组织(OIML)的宗旨和发布的国际建议看,其认定的法制管理范围,基本上与我国的强制检定管理范围相当。一台检定合格的计量器具,也就是意义上被授予法制特性的计量器具。强制检定应由法制计量检定机构或者授权的计量检定机构执行。我国对社会公用计量标准以及部门和企业、事业单位的各项最高计量标准,也实行强制检定。

检定的依据,是按照法定程序审批公布的计量检定规程。《中华人民共和国计量法》规定:计量检定必须按照国家计量检定系统表进行。国家计量检定系统表由国务院计量行政部门制定。计量检定必须执行计量检定规程,国家计量检定规程由国务院计量行政部门制定。没有国家计量检定规程的由国务院有关主管部门和省、自治区、直辖市人民政府计量行政部门分别制定部门计量检定规程和地方计量检定规程,并向国务院计量行政部门备案。"因此,任何企业和其他实体是无权制定检定规程的。

在检定结果中,必须有合格与否的结论,并出具证书或加盖印记。而从事检定的工作人员必须是经考核合格,并持有有关计量行政部门颁发的检定员证;从事检定的单位必须具有资质合格证明方可开展检定工作。

(三) 校准和检定的主要区别

校准和检定的主要区别可归纳为如下 5 点:

1. 目的不同　校准的目的是对照计量标准,评定测量装置的示值不确定度,确保量值准确。这种示值不确定度的评定应根据组织的校准规程做出相应规定,按校准周期进行,并做好校准记录及校准标识。校准除评定测量装置的示值不确定度和确定有关计量特性外,校准结果也可以表示为修正值或校准因子,具体指导测量过程的操作。检定的目的则是对测量装置的计量特性及技术要求进行强制性的全面评定。这种全面评定属于量值统一的范畴。

2. 对象不同　校准的对象是属于强制性检定之外的测量装置。我国非强制性检定的测量装置,主要指在生产和服务过程中大量使用的计量器具,包括进货检验、过程检验和最终产品检验所使用的计量器具等。检定的对象是我国计量法明确规定的强制检定的测量装置。《中华人民共和国计量法》第九条明确规定:"县级以上人民政府计量行政部门对社会公用计量标准器具,部门和企业、事业单位使用的最高计量标准器具,以及用于贸易结算、安全防护、医疗卫生、环境监测方面的列入强检目录的工作计量器具,实行强制检定。未按规定申请检定或者检定不合格的,不得使用"。

3. 依据不同　校准的依据是校准规范、校准方法或双方认同的其他技术文件,可以是技术规则、规范或顾客要求,也可以由校准机构自行制定;检定的依据则是检定规程,根据检定规程对检定的有效期进行规定。

4. 结果不同　校准通常不判断测量仪器合格与否,必要时也可确定其某一性能是否符合预期的要求,通常是发给校准证书或校准报告;检定应评定计量器具是否符合规定要求,这种规定要求就是测量装置检定规程规定的不确定度范围。通过检定,则必须作出合格与否的结论,检定结果是合格的发检定证书,不合格的发不合格通知书。

5. 溯源性不同　在保证量值准确一致的方式上,检定是自上而下地将国家计量基(标)准所复现的量值逐级传递给各级计量标准值至工作计量器具,严格执行国家检定系统表和检定规程。校准是自下而上地将量值溯源到国家基准,可以越级,可根据需要选择提供溯源服务的实验室、溯源时间和方式。

随着我国改革开放及经济发展,在强化检定法制的同时,对大量的非强制检定的计量器具,为达到统一量值的目的应以校准为主。过去一直没把校准作为是实现单位统一和量值准确可靠的主要方式,常用检定取而代之。这一观念目前正在改变中,校准在量值溯源中的地位已经逐步确立。

第二节 临床检验的量值溯源

溯源性作为一个计量学术语用于临床检验结果质量的描述并受到广泛重视,主要是由于 1998 年签署 2003 年生效的欧盟关于体外诊断器具的指令(Directive 98/79/EC)。该指令的一项关键内容是要求体外诊断器具的校准物质和(或)质控品指定值的溯源性必须通过已有的高一级的参考方法和(或)参考物质予以保证。欧洲指令是法律文件,生效后有关各方必须执行。为配合该欧洲指令的实施,国际标准化组织(ISO)于 1999 年起草了 5 个相关标准,其中与生产厂家关系比较密切的是 ISO 17511"校准物质和质控品定值的计量学溯源性"和 ISO 18153"酶催化浓度校准物质和质控品定值的计量学溯源性"。以上指令和标准主要针对诊断试剂的生产。对临床实验室检验来说,作为国际实验室认可依据的 ISO/IEC 17025"检测和校准实验室能力的通用要求"(我国国家标准和国家实验室认可委员会 CNAS "实验室认可准则"等同采用 ISO/IEC 17025)和 ISO 15189《医学实验室质量和能力认可准则》,也都对临床检验结果的溯源性做出明确要求。

由国际计量局(BIPM)、国际临床化学与检验医学联合会(IFCC)和国际实验室认可合作组织(ILAC)成立的检验医学溯源联合委员会(Joint Committee on Traceability in Laboratory Medicine,JCTLM),其秘书处设在国际计量局(BIPM)。JCTLM 的目标是为促进和指导国际公认的医学检验等效测量及向适当测量标准溯源提供全球平台;任务是为医学检验结果可比、可靠和等效提供支持,从而达到改善卫生保健和促进体外诊断器具贸易的目的。

JCTIM 在现有国际或政府间公约基础上协商工作,由 BIPM、IFCC 和 ILAC 的指定代表组成执行委员会。JCTLM 执委会目前建立两个工作组(WG-1 和 WG-2),WG-1 的任务是,建立程序,按一定标准(ISO 15193 和 ISO 15194)对现有参考测量程序和参考物质进行鉴别和评审,并公布符合要求的参考测量程序和参考物质。WG-2 的主要任务是,收集现有候选参考测量实验室信息,鼓励和促进按检验项目分类的参考测量实验室网络的形成,按 ISO 15195 评审并公布参考测量实验室。

一、临床检验溯源链的基本结构

临床检验的量值溯源可以有不同模式,但其中心内容是使各测量方法的测量值与公认的标准发生联系。图 58-2 为能在计量上溯源到 SI 的量值溯源图。一个样本或校准品的测量结果通过一系列校准而建立的溯源性,对比测量中的测量过程和校准物质的计量学等级由低到高组成一条连续的链(溯源链)。链的顶端是国际单位制(SI)单位(基本或导出单位)。SI 单位国际通用,不随时间和空间的变化而变化,因此它们是溯源链的最高级别。

　　一级参考测量方法是具有最高计量学特性的参考测量过程,它须是基于特异、无需同量校准而能溯源至 SI 单位、并具有低不确定度的测量原理,目前认为可用于一级参考测量方法的测量原理仅限于放射性核素稀释/质谱(ID/MS)、库仑法、重量法和滴定法测量等。一级参考物质是测量单位的体现体,具有最可能小的测量不确定度,它可由一级参考测量方法直接定值,也可通过可靠的杂质分析间接定值,一级参考物质一般是高度纯化的被测物质。

　　二级参考测量方法是经充分论证,其不确定度能满足特定要求,能用于低一级测量方法评价和参考物质鉴定的测量过程,二级参考测量方法用一级参考物质校准。二级参考物质用一种或多种二级参考测量方法定值,一般具有与实际样品相同或相似的基质,主要用于量值传播。

　　一级和二级参考测量方法的建立和维持及一级和二级参考物质的制备有较高的知识、技术和设备要求,故一般由国际或国家计量机构及经认证的参考实验室完成。一级和二级参考物质一般是经计量权威机构或行政机构认证的有证参考物质(CRM)。

　　图 58-2 中其他环节的工作原理与上述原理类似,只是计量学级别较低,也较灵活,可依各厂家或实验室的不同情况而异。溯源链自上而下各环节的溯源性逐渐降低,而不确定度则逐渐增加,因此量值溯源过程应尽量减少中间环节。从计量学角度上讲,理想的情况是用一级参考测量方法直接测量样品,省去所有中间环节,这在临床检验中显然是很困难的。

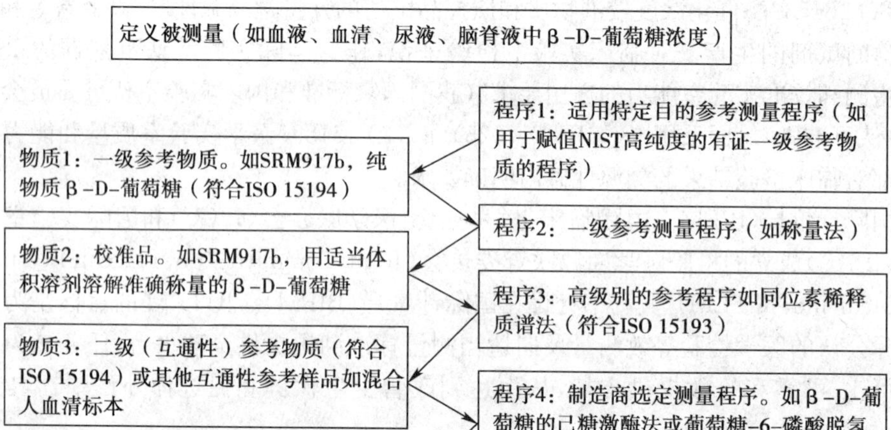

定义被测量（如血液、血清、尿液、脑脊液中 β–D–葡萄糖浓度）

物质1：一级参考物质。如SRM917b, 纯物质β–D–葡萄糖（符合ISO 15194）

程序1：适用特定目的参考测量程序（如用于赋值NIST高纯度的有证一级参考物质的程序）

物质2：校准品。如SRM917b, 用适当体积溶剂溶解准确称量的 β–D–葡萄糖

程序2：一级参考测量程序（如称量法）

程序3：高级别的参考程序如同位素稀释质谱法（符合ISO 15193）

物质3：二级（互通性）参考物质（符合ISO 15194）或其他互通性参考样品如混合人血清标本

程序4：制造商选定测量程序。如β–D–葡萄糖的己糖激酶法或葡萄糖–6–磷酸脱氢酶法

物质4：制造商工作校准品。如制造商的主校准品（工作校准品）

程序5：制造商常设测量程序。该程序与常规程序应用相同的测量原理和仪器,但具有更精密的控制条件来降低不确定度

物质5：产品校准品。不同新批号商用产品校准品

物质6：患者样本结果。常规样本测量值,如血液、血清、尿液、脑脊液。国际单位：mmol/L

程序6：最终用户常规测量程序。可商业获得的系统,包括不同批号试剂和校准品

图 58-2　具有一级参考测量程序和一级校准品、能在计量上完全溯源到 SI 的校准等级图

　　美国 NIST 对上述溯源原理的描述见图 58-3。值得指出的是,除用词上的区别外,图 58-3 中的决定性方法和参考方法指的是 ISO 17511 中的一、二级参考测量方法。如前述,ISO l7511 中的一级参考测量方法是具有最高计量学特性的测量方法,但它在不少情况下仅

限于鉴定一级参考物质(高度纯化的被测物质),不适合分析生物样品,而二级参考测量方法则是高度特异的、适合于复杂基质样品分析的测量方法。二级参考测量方法可利用多种可靠的分析原理,其中利用 ID/MS 原理的测量方法多称为一级测量方法或决定性方法。各种二级参考测量方法是临床检验量值溯源和其他质量保证工作中的主要角色。

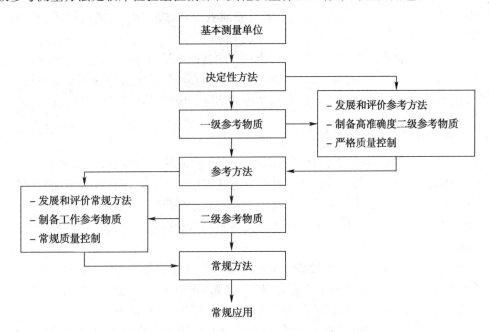

图 58-3　美国国家标准与技术研究所(NIST)量值溯源图

二、量值溯源的基本前提

关于检验量值溯源还有以下几个问题需要说明。其中两个重要问题是常规测定方法的特异性及校准品的互换性。

常规测量方法特异性高,所测量的量与参考测量方法测量的量完全一致,是量值溯源的前提。然而,由于临床检验被测物质的复杂性,许多常规测量方法,尤其是利用免疫学原理的测量方法,要达到真正意义上的特异性非常困难。有些常规测量方法甚至还作用于被测物质以外的其他物质,其特异性问题则更为严重。在这种情况下,仅通过校准品或参考物质逐级溯源显然不能提高测量的准确性。

其次是临床检验参考物质或校准品的互换性,是指在不同溯源阶段中测量参考物质或校准品时,测量方法测量结果与用这些测量方法测量实际临床样品时测量结果的数字关系的一致程度,亦即该物质理化性质与实际临床样品的接近程度。参考物质,虽然一般采用与实际样品相同的物质作原料,但出于对被测物质浓度的要求、贮存、运输等方面的考虑,往往需对原料成分进行调整并作处理(如加入稳定剂、防腐剂等)。这些经加工的材料在某些测量过程中的行为有时会不同于实际临床样品,这种差异称基质效应。基质效应是临床检验质量工作中的常见问题。在量值溯源中,它限制了某些参考物质的直接使用。值得指出的是,基质效应的存在,不应是参考物质单方面的原因,认识和解决基质效应问题需从参考物质和测量方法两方面入手。使参考物质与实际样品尽量接近是必要的,但对基质效应过分敏感的测量方法一般不是好的测量方法,尤其是对于小分子化合物的分析。由于基质效应是客观存在,在利用参考物质或校准品进行量值溯源时需首先鉴定参考物质和常规测量方法之间有无基质效应,鉴定的方法一般是用参考方法和常规方法同时分析参考物质和新鲜实测样品。如新鲜实测样品两方法测定结果无偏移,而测定参考物质时出现偏移,往往说明参考物质存在基质效应。若有基质效应,需进行修正,或改用无基质效应的参考物质。

鉴于上述特异性和基质效应问题及可能存在的其他质量问题(如线性、灵敏度等),临床检验量值溯源均需最后验证其有效性。验证方法是用参考测量方法和常规测量方法同时分析足够数量的、有代表性的、分别取自不同个体的实际新鲜样品,然后检查是否存在偏移。

三、临床检验量值溯源方案

几乎所有的分析物,确定溯源性的方案可归纳如下:用参考方法、或以参考品为校准品,对人血清的检测。公司一级校准品以这些参考方法赋值标准化。市售校准品和真实控制品则以公司一级校准品在临床检验分析系统上作校准。这样保证了在这些系统上检测的患者结果的溯源性。每个分析系统平台对每个方法各自都以相同方式,按照该参考标准化,其溯源方案见图58-2。

对公司一级参考血清定值的最高计量水平是国际认可的参考方法(如 LC/MS)。若没有参考方法可用,则选择合适的正式官方参考品(如 CRM 470)。若没有官方参考品,则可使用一级标准的水标准液(如乳酸锂)为参考,或者某个确定的检测方法。

人血清可以用单一献血员血清或混合血清,这些血清即为公司的一级参考品。混合血清中的各个分析物浓度或活力,尽可能分布于整个相应的检测范围。混合血清内不可添加任何处理过的材料,也不可用氯化钠溶液稀释,以确保在参考标准化中使用的样品和天然的患者血清没有任何差别。这些人来源的样品直接用参考方法检测,或者在临床检验分析系统上,经参考品校准后检测得到参考值。以后它们作为公司一级参考品服务于公司一级校准品校准值的定值。使用时,在需要标准化的分析仪上检测,用具有初步校准品值的通常公司一级校准品批号进行校准。然后,通过方法学比对或使用各个检测平均变异等,为公司一级校准品设定最终值。

公司一级校准品的基体大致和各批市售校准品(常规校准品)相当,另外,这些一级校准品储存于-70℃,并定期检查稳定性。公司一级校准品为具有初步校准值的校准品,公司一级校准品值的标准化通过方法学比较(线性回归)实现。方法学比对回归线的截距若在允许限值内,可以从斜率的偏离计算出新校准品校准值。若截距超出了允许限值,则方法学比对不能用于公司一级校准品校准值的标准化。

由于公司一级校准品具有和常规校准品相同的基体,使用公司一级校准品单独校准,得到的常规校准品校准值预期不会和使用人血清校准得到的值有差异。校准值的真实性和检测不确定度主要取决于统计模式和检测性能的质量。

为了确认这个假设和认可常规标准化的程序,对每个检测系统(分析仪器、校准品、试剂)进行的外部实验室的检测,应使用相同批号的试剂,相同的一批患者样品(其分析物含量分布于相应范围),用公司一级校准品和市售校准品任意批号分别校准后进行平行检测。为了肯定市售校准品和公司一级校准品在这个程序中的可比性,方法学比对的直线回归的截距必须接近 0,斜率和 1.00 间的差异在规定的限值内。

四、量值溯源在临床检验质量工作中的作用

检验结果的准确性直接为诊断、治疗、预防及人体健康检查提供准确可靠的数据。准确的临床检验结果,具有跨时空的可比性即实验室间结果互认,是防病治病和提高人类健康水平的基本需要,也是检验医学界的工作目标。实现检验结果准确的最有效手段是建立和保证检验结果的溯源性。

目前临床检验量值的溯源性主要体现在两个环节:一是标准物质或产品校准物定值;二是临床检验结果。绝大多数临床检验使用商品试剂盒或分析系统,因此标准物质或者产品校准物定值的溯源性显得更为重要,建立和保证溯源性的成效更为显著。作为检验量值溯源基础的参考程序和参考物质的建立和维持是一项浩大的工程,需要包括我国在内的世界各有关组织和机构的共同参与。

加强临床检验质量工作发展的结果是人们对量值溯源问题的重视。临床检验的两种外部质量工作方式,一是对检验项目进行标准化工作,二是室间质评计划。回顾这些工作的历史,参考系统一直在保证临床检验质量中发挥着越来越重要的作用。国际上最早建立、最完善和成效最显著的临床检验参考系统当属美国的胆固醇参考系统。美国自 50 年代研究胆固醇测定的标准化问题,发展至今,其胆固醇参考系统如图 58-4 所示。它的主要组成部分是 NIST 的决定性方法和一级参考物质、CDC 的 Abell-Kendall(A-K)参考方法和二级参考物质及以此为基础的多种标准化计划。一种标准化计划是 CDC/国家心肺血液研究所(NHLBI)的血脂标准化计划,该计划用冷冻血清作二级参考物质进行量值传递。该计划历史悠久,不仅在美国国内,而且在国际上也有重大影响。我国目前有三家实验室参加该计划。鉴于有些检验分析系统甚至对冷冻血清呈现基质效应,用新鲜血清进行量值传递可能是最有效的方式。CDC 又于 80 年代末建立胆固醇参考实验室网络(CRMLN),通过分析新鲜血清将常规方法与参考方法直接对比,以解决不同厂家产品和临床实验室血脂分析的量值溯源问题。应该说,上述血脂标准化计划为美国胆固醇分析不确定度由 1969 年的 18% 降至 1994 年的 5.5%~7.5%,此项工作为国家胆固醇教育计划(NCEP)的有效实施作出了突出贡献。上述胆固醇参考系统和标准化计划可为其他检验项目量值溯源提供一个很好的模式。

室间质评计划是涉及项目更多、影响更大的保证临床检验质量的计划。室间质评工作的中心目标是提高检验结果的室间可比性,但由于所用质评材料可能存在基质效应、常规方法日新月异、缺乏其他有效的评价方法等原因,要实现此中心目标还存在很多问题。为解决这些困难,室间质评计划曾普遍用同方法组均值设为靶值评价检验质量,目前此法仍是多数检验项目的质评方法。应该说,此法在发现质量问题和提高检验质量方面发挥着重要作用,但这种方法的不足也是显而易见的,一个极端的例子是不同方法组均值之间的差别可达 7 倍以上,这种情况下的质评显然不具任何意义。因此,室间质评组织者一直在寻求更有效的质评方法,用参考方法为质控品定值,如对于某些小分子化合物检验,逐渐成为上述问题的必然答案。即便由于基质效应,一时不宜直接实现参考方法定值进行质评,也可从中获得更多的质量信息。实际上,国际上现有参考系统正是在室间质评计划的推动下逐步建立的如 CAP,20 世纪 60 年代初建立临床参考实验室,该实验室后来移至 NIST。目前 CAP 在

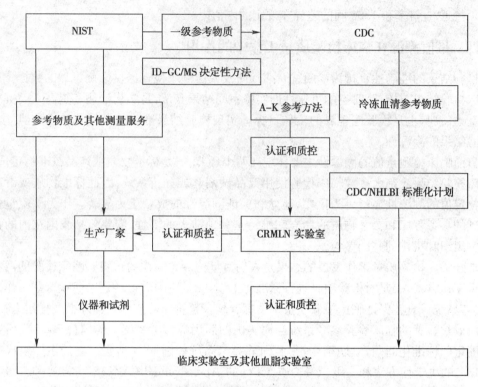

图 58-4 美国胆固醇参考系统

NIST:国家标准与技术研究所;CDC:疾病控制与预防中心;A-K:Abell-Kendall;

NHLBI:国家心肺血液研究所;CRMLN:胆固醇参考方法实验室网络

NIST 仍有专职人员用高水平参考方法从事 CAP 质控品定值工作。德国临床检验参考实验室系统更是应其室间质评工作的需要而建立和发展起来。目前室间质评计划中用参考方法设定靶值,评价检验质量正日趋广泛,尤其是在欧洲。德国自 1988 年开始通过立法,要求某些项目的室间质评必须用参考方法定值,已取得明显成效。CAP 的某些项目也已使用参考方法定值,为解决基质效应问题,质评材料已改用基质效应小的生物材料,如新鲜冷冻血清(血脂等)、新鲜全血(糖化血红蛋白等)等。

回顾国际临床检验量值溯源工作历史还可以发现,参考系统的建立及其应用成效有两个决定因素。首先是临床需要,它有两方面,一方面是检验项目的重要性。一些项目的检验关系到危害大、多发疾病的诊断或危险分析,建立这些项目的量值溯源的参考系统显然能提高人类健康水平。典型的例子是胆固醇等血脂指标的标准化工作历史最长、受重视程度最高,因它们与危害人类健康最大的心脑血管疾病的防治有关。影响临床需要的另一方面是检验项目的短期生物学变异性,再以血脂为例,胆固醇个体内短期生物学变异平均约 6%,而甘油三酯则高达 20% 以上,除与疾病关系密切程度外,生物学变异大本身就使得甘油三酯测定的实际应用价值不如胆固醇。

决定参考系统的建立及其应用成效的第二个因素是被测物质(或量)的性质及人们对它的了解掌握程度,目前参考系统较完整的检验项目几乎都是一些小分子化合物,而许多生物大分子(或其复合物),虽然临床上很重要,但由于定义不明确、结构或组成复杂、测定时影响因素多等原因,建立和应用参考系统都比较困难或烦琐,它们的量值溯源和测定质量往往处于较低水平。

第三节　临床检验参考系统现状

一、国际临床检验参考系统现状

参考测量系统是由参考物质、参考测量程序和参考测量实验室组成的测量系统,是建立溯源性和标准化的基础。图 58-2、图 58-3 是理想的溯源链,即溯源终点是 SI 单位。溯源至 SI 单位的前提是必须有一级参考测量方法、一级参考物质和二级参考测量方法。目前国际上常用临床检验项目大约有 400~600 个,能溯源至 SI 单位的主要是一些化学定义明确的小分子化合物,包括电解质类物质、代谢物类物质和某些甾体类激素及甲状腺激素等,具有参考测量方法和有证参考物质的检测项目见表 58-1、表 58-2。

表 58-1　具有参考方法的测量项目

分类	项目
维生素和微量营养物	叶酸(folic acid),5 甲酰四氢叶酸(5-formyltetrahydrofolic acid)
蛋白质类	白蛋白(albumin),α_1-抗糜蛋白酶(α_1-anti chymotrypsin),α_1-抗胰蛋白酶(α_1-anti trypsin),血浆铜蓝蛋白(ceruloplasmin),糖化血红蛋白(HbA_{1c}),血红蛋白(hemoglobin),免疫球蛋白 A(immunoglobulin A),免疫球蛋白 G(immunoglobulin G),免疫球蛋白 M(immunoglobulin M),α_2-巨球蛋白(α_2-macroglobulin),C 反应蛋白(C-reactive protein),转铁蛋白(transferrin),转甲状腺素蛋白(transthyretin),总蛋白(total protein)
非肽类激素	醛固酮(aldosterone),皮质醇(cortisol),雌二醇(17β-estradiol),非结合雌三醇(estriol,non conjugated),17-羟孕酮(17-hydroxyprogesterone),19-去甲睾酮(19-norandrosterone),孕酮(progesterone),睾酮(testosterone),T_3,甲状腺素(thyroxine),总甲状腺素(total thyroxine)
非电解质金属	砷(arsenic),镉(cadmium),钴(cobalt),铜(copper),铅(lead),汞(mercury),锌(zinc)
代谢物和底物	胆红素(bilirubin),胆固醇(cholesterol),肌酐(creatinine),游离甘油(free glycerol),葡萄糖(glucose),甘油三酯(total triacyl-glycerols),高密度脂蛋白胆固醇(HDL cholesterol),低密度脂蛋白胆固醇(LDL cholesterol),同型半胱氨酸(homocysteine),25-羟维生素 D_2(25-hydroxyvitamin D_2),5-甲基-4-氢叶酸(5-methyltetrahydrofolic acid),尿素(urea),尿酸(uric acid)
酶类	丙氨酸氨基转移酶(alanine aminotransferase),天门冬氨酸氨基转移酶(aspartate aminotransferase),碱性磷酸酶(alkaline phosphatase),γ-谷氨酰转肽酶(gamma-glutamyltransferase),乳酸脱氢酶(lactate dehydrogenase),肌酸激酶(creatine kinase),α-淀粉酶(alpha-amylase)
电解质类	钾(potassium),钠(sodium),氯(chloride),钙(calcium),镁(magnesium),磷(ortho-phosphate),锂(lithium)

表 58-2 具有有证参考物质的测量项目

分类	项目
维生素和微量营养物	抗坏血酸维生素 C(ascorbic acid),5 甲酰四氢叶酸
蛋白质类	α1 酸性糖蛋白(α1 acid glycoprotein,AAG),α1-抗胰蛋白酶,α2-巨球蛋白,白蛋白,甲胎蛋白(alpha-foetoprotein),载脂蛋白 A Ⅰ(apolipoprotein A Ⅰ),载脂蛋白 AⅡ(apolipoprotein AⅡ),牛血清白蛋白(bovine serum albumin),不含碳水化合物的转铁蛋白(carbohydrate deficient transferrin),转铁蛋白,补体 C3c(complement 3c),补体 C4(complement C4),糖化血红蛋白(glycated haemoglobin,HbA$_{1c}$),氰化高铁血红蛋白(haemiglobincyanide),触珠蛋白(haptoglobin,HPT),人肌钙蛋白 I(human cardiac troponin I,cTnI),免疫球蛋白 IgA/IgG/IgM,前列腺特异抗原(prostate specific antigen),C 反应蛋白,转甲状腺素蛋白,甲状腺球蛋白(thyroglobulin)
非肽类激素	皮质醇,表睾酮(epitestosterone),17β 雌二醇,孕酮,睾酮,葡萄糖醛酸苷睾酮(testosterone glucuronide),硫化睾酮(testosterone sulfate),甲状腺素(T4),三碘甲状腺原氨酸(3,3′,5-triiodothyronine),19-去甲睾酮(19-norandrosterone)
非电解质金属	镉,钴,汞,锑(antimony),砷酸(arsenic acid),砷胆碱(arsenocholine),亚砷酸(arsenous acid),二甲胂酸(dimethylarsinic acid),碘(iodine),铯(cesium),铅(lead),锰(manganese),钼(molybdenum),铂(platinum),硒(selenium),铊(thallium),钍(thorium),铀(uranium),氧化三甲胂(trimethylarsine oxide),单甲基胂酸(monomethylarsonic acid)
代谢物和底物	丙氨酸(alanine),精氨酸(arginine),天(门)冬氨酸(aspartic acid),胆红素,胆固醇,肌酐,胱氨酸(cystine),乙醇(ethanol),葡萄糖,谷氨酸(glutamic acid),甘氨酸(glycine),组氨酸(histidine),同型半胱氨酸,异亮氨酸(isoleucine),亮氨酸(leucine),赖氨酸(lysine),蛋氨酸(methionine),尿素,尿酸,4-羟基-3-甲氧基扁桃酸(4-hydroxy-3-methoxymandelic acid),苯丙氨酸(phenylalanine),脯氨酸(proline),丝氨酸(serine),苏氨酸(threonine),总甘油酯(total glycerides),甘油三酯(triglycerides),甘油三棕榈酸酯(tripalmitin),酪氨酸(tyrosine),缬氨酸(valine)
酶类	酸性磷酸酶(acid phosphatase),丙氨酸氨基转移酶,碱性磷酸酶,α-淀粉酶,天门冬氨酸氨基转移酶,肌酸激酶,γ-谷氨酰转肽酶,乳酸脱氢酶
电解质类	钾,钠,氯,钙,镁,锂
核酸	凝血酶原(prothrombin fragment)
药物	安非他明(amphetamine),苯甲酰芽子碱(benzoylecgonine),氨甲酰氮䓬(carbamazepine),可卡因(cocaine),可待因(codeine),9-羧基-四氢大麻酚(THC-9-COOH),地高辛(digoxin),乙琥胺(ethosuximide),海洛因(heroin),4,4'-二氨基二苯甲烷(MDA),一羟基二甲基乙内酰脲(MDMA),脱氧麻黄碱(methamphetamine),吗啡(morphine),苯环己哌啶(phencyclidine),苯巴比妥(phenobarbital),苯妥英(phenytoin),扑米酮(primidone),茶碱(theophylline),丙戊酸(valproic acid)

分类	项目
凝血因子	抗凝血酶(antithrombin),组织凝血活酶Ⅱ、Ⅸ、Ⅴ、Ⅶ、Ⅷ、Ⅹ、Ⅺ、ⅩⅢ(coagulation factor Ⅱ、Ⅸ、Ⅴ、Ⅶ、Ⅷ、Ⅹ、Ⅺ、ⅩⅢ),纤维蛋白原(fibrinogen),蛋白C(protein C),蛋白S(protein S),促凝血酶原激酶(thromboplastin),血管假性血友病因子(von Willebrand factor)
血型分型	HLA特异性同位抗体(HLA specific allo-antibodies),抗-c-抗体(anti-c antibodies),抗-D-抗体(anti-D antibodies)

除上述少数项目外,其余多数临床检验项目因被测物质(主要是生物大分子类物质)的复杂性(如混合物、异构体等),其一级参考测量方法的建立和一级参考物质的制备非常困难,其量值溯源只能停留在较低水平。这类检验项目目前国际上有以下几种情况:

第一种情况是有一级参考物质和参考测量程序(由参考测量程序定义被测物),计量上能够溯源到SI单位,如糖化血红蛋白A1c(HbA1c)。根据一个程序定义的被测物,其测量的是被测物的一部分(如一段肽链)而非被测物全分子结构,其溯源方案见图58-5。

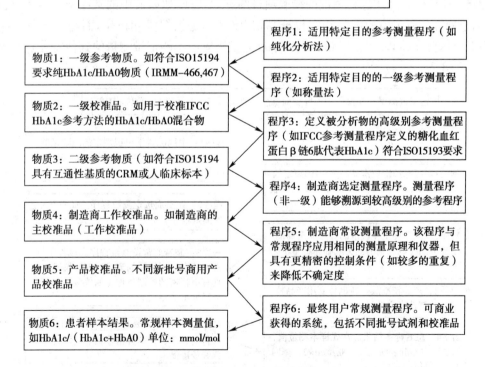

图 58-5　具有一级参考测量物质和一级参考测量程序(由该参考测量程序定义被测物),**计量上能溯源到 SI 的校准等级图**

第二种情况是有定义被测物的参考测量程序,无一级校准品,计量上能够溯源到 SI 单位,如天门冬氨酸氨基转移酶(AST)等,其溯源方案见图58-6。

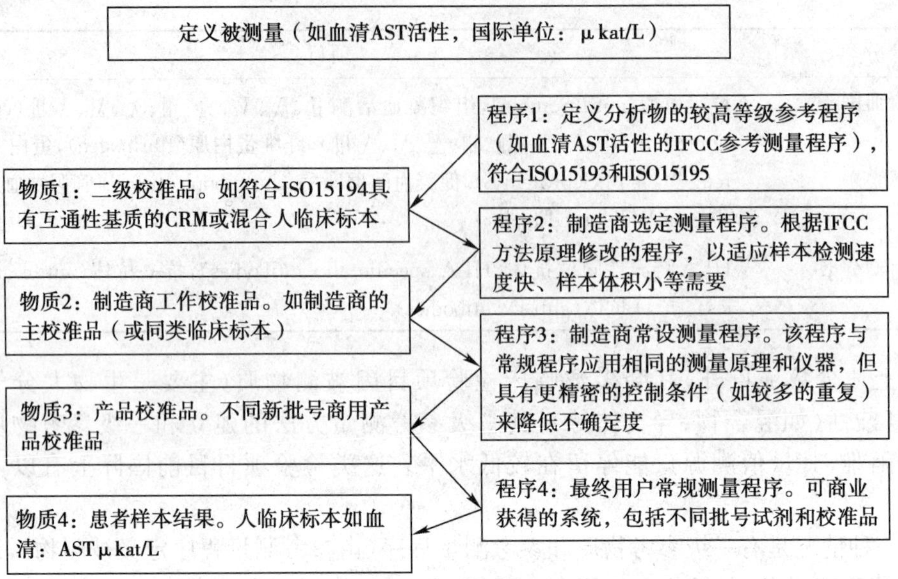

定义被测量（如血清AST活性，国际单位：μkat/L）

程序1：定义分析物的较高等级参考程序（如血清AST活性的IFCC参考测量程序），符合ISO15193和ISO15195

物质1：二级校准品。如符合ISO15194具有互通性基质的CRM或混合人临床标本

程序2：制造商选定测量程序。根据IFCC方法原理修改的程序，以适应样本检测速度快、样本体积小等需要

物质2：制造商工作校准品。如制造商的主校准品（或同类临床标本）

程序3：制造商常设测量程序。该程序与常规程序应用相同的测量原理和仪器，但具有更精密的控制条件（如较多的重复）来降低不确定度

物质3：产品校准品。不同新批号商用产品校准品

程序4：最终用户常规测量程序。可商业获得的系统，包括不同批号试剂和校准品

物质4：患者样本结果。人临床标本如血清：AST μkat/L

图58-6 有定义被测物的参考测量程序，无一级校准品，计量上能够溯源到 SI 的校准等级图

第三种情况是有国际约定校准品(非一级)，但无国际约定参考测量程序，计量上也不能够溯源到 SI 单位。属于这种情况的检验项目约有 300 种，如体液中的某些蛋白激素、抗体、肿瘤标记物等。所定值的国际约定校准品，其定义不是根据国际单位，而是基于任一单位（如 WHO 国际单位，其可能是依据生物学反应或机体内不能定量测量的其他特性），其溯源方案见图 58-7。

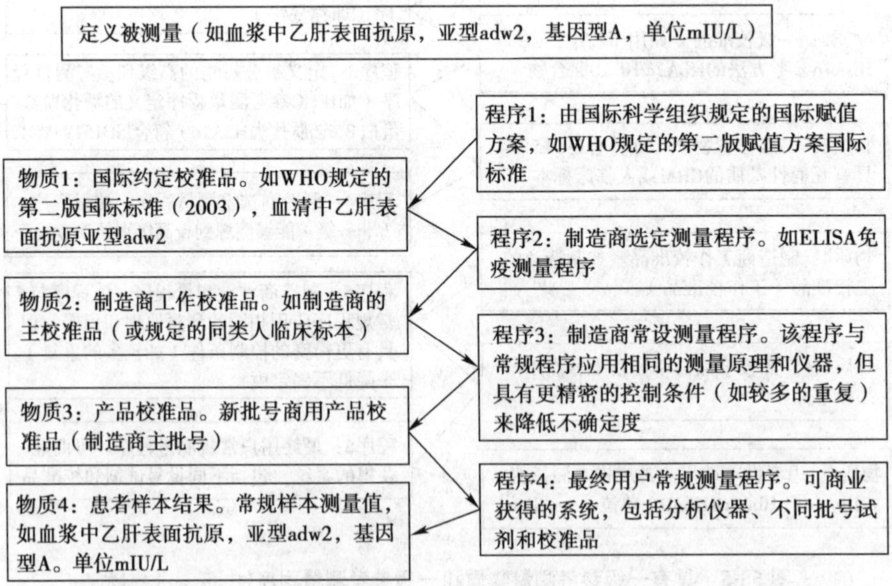

定义被测量（如血浆中乙肝表面抗原，亚型adw2，基因型A，单位mIU/L）

程序1：由国际科学组织规定的国际赋值方案，如WHO规定的第二版赋值方案国际标准

物质1：国际约定校准品。如WHO规定的第二版国际标准（2003），血清中乙肝表面抗原亚型adw2

程序2：制造商选定测量程序。如ELISA免疫测量程序

物质2：制造商工作校准品。如制造商的主校准品（或规定的同类人临床标本）

程序3：制造商常设测量程序。该程序与常规程序应用相同的测量原理和仪器，但具有更精密的控制条件（如较多的重复）来降低不确定度

物质3：产品校准品。新批号商用产品校准品（制造商主批号）

程序4：最终用户常规测量程序。可商业获得的系统，包括分析仪器、不同批号试剂和校准品

物质4：患者样本结果。常规样本测量值，如血浆中乙肝表面抗原，亚型adw2，基因型A。单位mIU/L

图 58-7 没有一级参考测量物质和一级参考测量程序，计量上不能溯源到 SI，但能溯源到国际约定校准品的校准等级图

第四种情况是既无国际约定校准品，也无国际约定参考测量程序，计量上也不能够溯源到 SI 单位，但能够溯源到国际一致化方案，其溯源方案见图 58-8。

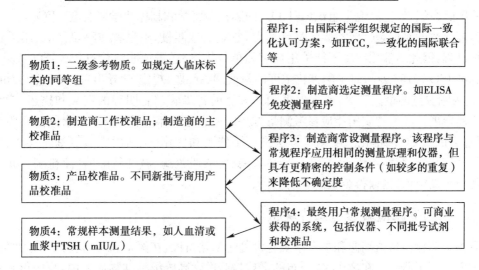

**图 58-8　没有一级参考测量物质和一级参考测量程序，计量上不能溯源
到 SI，仅能溯源到国际一致性方案的校准等级图**

最后一种情况是既无参考测量程序，也无用于校准的参考物质。厂家建立"内部"测量程序和校准物为其产品校准物定值，像纤维蛋白降解产物（D-二聚体）、肿瘤标记物如癌抗原125（CA125）、衣原体抗体等分析物等，其溯源方案见图 58-9。

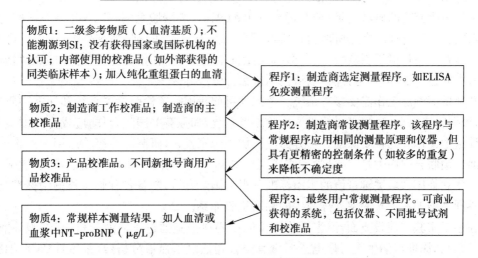

图 58-9　仅能溯源到制造商内部规定的校准品的校准等级图

上述能溯源至 SI 单位的检验项目的高级参考系统（一级和二级参考测量方法、一级参

考物质和高准确度基质参考物质)多数由美国 NIST、德国临床化学会(DGKL)和欧共体标准局(BCR)(现为参考物质与测量研究所,IRMM)建立和保持。也有一些多年从事参考测量工作,达到了很高计量学水平的大学、医院、研究机构和生产厂家的专业实验室建立了自己的参考测量方法。不能溯源至 SI 单位的检验项目的参考系统(主要是参考物质)主要来自有关国际组织,如世界卫生组织(WHO)、国际检验医学和临床化学联合会(IFCC)等。

酶催化浓度测量是临床检验的特殊情况,它是活性测量,不是物质测量,测量结果依赖于测量过程,因此酶催化浓度不能单用数字和单位描述,还需说明测量过程。ISO 17511 的垂直标准 ISO 18153 专门讨论酶催化浓度的量值溯源问题,规定 SI 导出单位$(mol/s)/m^3$ 或 kat/m^3 为溯源链的最高等级,要求参考测量方法的各步骤都有明确的定义和描述,能给出标准不确定度。参考物质用相应参考测量方法定值。近几年 IFCC 组织多家国际实验室合作,对过去的 IFCC 酶催化浓度测量方法进行了修改和优化(包括丙氨酸氨基转移酶、天冬氨酸氨基转移酶、肌酸激酶、γ-谷氨酰基转移酶、乳酸脱氢酶、碱性磷酸酶、淀粉酶),并对原参考物质重新定值,已取得令人满意的结果。

二、我国临床检验参考系统现状

我国临床检验量值溯源和参考系统建设处于初始阶段,在医学、临床检验的高等级标准物质方面进行了研究。在 2011 年公布的全球检验医学高等级标准物质表中,我国仅有总胆固醇、尿素、尿酸等少数项目,而国外则较多,见表58-2。目前唯一具有比较完整参考系统的检验项目是胆固醇,该参考系统由国家标准物质研究中心制备的纯度标准物质(GBW 09203a 和 GBW 09203b)(一级参考物质)和卫生部北京老年医学研究所建立的参考方法和该研究所制备的血清标准物质(GBW 09138 和 GBW 09138a)组成。此外还有多项与临床检验有关的国家一级或二级标准物质,其中包括国家标准物质研究中心制备的尿素(GBW 09201)和尿酸(GBW09202)纯度标准物质(一级标准物质),卫生部北京老年医学研究所制备的血清总甘油、游离甘油和甘油三酯标准物质(分别为 GBW 09145、146、147、148),浙江清华长三角研究院的血清酶类(肌酸激酶,GBW09167;乳酸脱氢酶,GBW09168)标准物质,其余则主要是生物样品中无机成分标准物质如:血清中锂、镁、钾、铁、锌、铜、钙等。目前国内有关学者正在积极研制核酸、核苷酸分子量标准物质,血清黏度(牛顿流体)标准物质,以及血清中尿酸、肌酐的参考方法,酶活性测量参考方法等。

开展量值溯源工作需要参考系统。考虑到目前我国临床检验参考系统和标准物质研究现状,根据临床需要,建立必要的临床检验参考系统,加强有关国际合作,应成为我国检验医学和计量学工作者的重要课题。一方面应该加强国家投入,研制高等级临床用标准物质;另一方面必须联合国内力量,计量学和临床医学共同努力,共同发展,尽快缩小与发达国家的差距。建立临床领域关键量值的国家标准并得到国际互认,制备各种临床检测用标准物质,建立不同类型的参考实验室支撑我国的临床检验体系。

在参考实验室建设方面,卫生部临床检验中心血液室通过了血液分析(红细胞计数、白细胞计数)和深圳迈瑞生物医疗电子股份有限公司通过了血液分析(红细胞计数、白细胞计数、血小板计数、血红蛋白浓度、血细胞比容、平均红细胞体积)的 ISO/IEC17025 校准实验室认可。2011 年 10 月 12 日至 15 日,中国合格评定国家认可委员会(China national accreditation service for conformity assessment,CNAS)组织国内外临床酶学领域、实验室认可领域与计量领域专家对北京航天总医院参考实验室进行 ISO 15195 参考实验室认可和 ISO/IEC 17025 校准实验室认可的现场评审,这是 CNAS 在全国首次对检验医学这一特殊领域进行的国家层次两个标准的认可。目前包括广东省中医药科学院(广东省中医院)参考测量实验室等 8 家实验室通过了 ISO/IEC 17025 和 ISO 15195 校准实验室认可,标志着我国医学参考测量实验室取得了长足的进步。

尽管我国临床检验参考系统还很不完善,但临床检验量值溯源的中心目的是提高和保证临床诊断与治疗的有效性。鉴于建立参考系统是一项耗资巨大的工作,故开展此项工作应有合理的针对性,不应为溯源而溯源。另外,量值溯源也不是万能的,还有其他影响检验质量的因素,如各种分析前不确定度、方法本身存在的问题、各种人为失误等。

第四节　量值溯源与实验室认可

一、CNAS-CL02 医学实验室质量和能力认可准则

CNAS-CL02《医学实验室质量和能力认可准则》等同采用了 ISO 15189:2012《医学实验室——质量和能力的要求》,此外,医学实验室也须同时遵守我国对医学实验室的相关法律法规要求。在认可准则的"5.3 实验室设备"、试剂和耗材之"5.3.1.4 设备校准和计量学溯源"中明确规定:

实验室应制定文件化程序,对直接或间接影响检验结果的设备进行校准,内容包括:

a)使用条件和制造商的使用说明;

b)记录校准标准的计量学溯源性和设备的可溯源性校准;

c)定期验证要求的测量准确度和测量系统功能;

d)记录校准状态和再校准日期;

e)当校准给出一组修正因子时,应确保之前的校准因子得到正确更新;

f)安全防护以防止因调整和篡改而使检验结果失效。

计量学溯源性应追溯至可获得的较高计量学级别的参考物质或参考程序。

注:追溯至高级别参考物质或参考程序的校准溯源文件可以由检验系统的制造商提供。只要使用未经过修改的制造商检验系统和校准程序,该份文件即可接受。

当计量学溯源不可能或无关时,应用其他方式提供结果的可信度,包括但不限于以下方法:

—使用有证标准物质;

—经另一程序检验或校准;

—使用明确建立、规定、确定了特性的并由各方协商一致的协议标准或方法。

二、CNAS-CL06 测量结果的溯源性要求

实验室认可首次对溯源性进行要求的文件是由中国合格评定国家认可委员会于 2006 年 6 月 1 日发布,2007 年 4 月 16 日第 1 次修订,2007 年 4 月 30 日实施的《量值溯源要求》。

4 年之后重新进行了修改,并于 2011 年 2 月 15 日由中国合格评定国家认可委员会发

布,2011 年 3 月 15 日实施的 CNAS-CL06《量值溯源要求》。

最新版本的溯源性要求是 2014 年 4 月 1 日由中国合格评定国家认可委员会发布,2014 年 11 月 1 日实施的 CNAS-CL06《测量结果的溯源性要求》。

2008 年 10 月 8 日中国合格评定国家认可委员会发布和实施了 CNAS-GL18《量值溯源要求在医学测量领域的实施指南》。

量值溯源要求:认可的实验室应能够证实其测量活动所涉及的全部量值能溯源至 CNAS 承认的国家计量基(标)准或国际测量标准。对其测量设备进行内部校准时,应符合 CNAS-CL31《内部校准要求》的要求。

（王建兵　黄宪章）

参 考 文 献

1. ISO17511. In vitro diagnostic medical devices-Measurement of quantities in biological samples-Metrological traceability of measured or assigned values in product calibrators,trueness control materials and human samples[S]. 2nd edition(draft). 2013.

2. 庄俊华,冯桂湘,黄宪章,等. 临床生化检验技术[M]. 北京:人民卫生出版社,2009.

3. 李慎安,王玉莲,范巧成. 化学实验室测量不确定度[M]. 北京:化学工业出版社,2008.

4. Infusino I,Schumann G,Ceriotti F,et al. Standardization in clinical enzymology:a challenge for the theory of metrological traceability[J]. Clin Chem Lab Med,2010,48(3):301-307.

5. Ceriotti F,Henny J,Queralto J,et al. Common reference intervals for aspartate aminotransferase(AST),alanine aminotransferase(ALT) and g-glutamyl transferase(GGT) in serum:results from an IFCC multicenter study[J]. Clin Chem Lab Med,2010,48(11):1593-1601.

6. GB/T 21415. 体外诊断试剂生物样品中量的测量校准品和控制物质赋值的计量学溯源性-2008(等同 ISO 17511:2003) [S]. 国家食品药品监督管理局,2008.

7. 陈文祥. 临床检验量值溯源与参考系统[J]. 中华检验医学杂志,2006,29(1):17-19.

8. Panteghini M. Traceability as a unique tool to improve standardization in laboratory medicine [J]. Clinical Biochemistry,2009,42:236-240.

9. Miller W. G,Myers G,Gantzer ML,et al. Roadmap for Harmonization of Clinical Laboratory Measurement Procedures [J]. Clinical Chemistry,2011;57(8):1108-1117.

10. CNAS-CL06. 测量结果的溯源性要求[S]. 中国合格评定国家认可委员会,2014.

11. 张秀明,黄宪章,曾方银,等. 临床生化检验诊断学[M]. 北京:人民卫生出版社,2012.

12. CNAS-CL18. 量值溯源要求在医学测量领域的实施指南[S]. 中国合格评定国家认可委员会,2008.

第五十九章

测量不确定度

第一节 概 述

　　临床检验是对人体血液和各种体液标本的各种特性进行赋值。所赋值的准确性、可靠性以及分散性都会直接影响到疾病的诊断、治疗方案的确定以及疗效的观察。因此，ISO 15189:2012《医学实验室质量和能力认可准则》中明确要求：实验室应为检验过程中用于报告患者样品被测量值的每个测量程序确定测量不确定度；实验室应规定每个测量程序的测量不确定度性能要求，并定期评审测量不确定度的评估结果；实验室在解释测量结果量值时应考虑测量不确定度；需要时，实验室应向用户提供测量不确定度评估结果。当检验过程包括测量步骤但不报告被测量值时，实验室计算有助于评估检验程序可靠性或对报告结果有影响的测量步骤的测量不确定度。ISO 15193《体外诊断医疗器械生物源性样本中量的测量参考测量程序的说明》中也明确规定"应该注明所有分析性能的值及其测量不确定度"。ISO 15194《体外诊断医疗器械生物源性样本中量的测量参考物质的说明》中要求在参考物质的特定特征中"应该对测量不确定度进行表述"。检验医学界最具权威的组织国际临床化学联合会 IFCC 认为临床实验室事实上也应该使用不确定度来说明检验项目的测量质量。所以，目前在临床检验工作中，检验结果的量值溯源中测量不确定度的评定十分重要。

　　测量不确定度（measurement uncertainty，MU）是指根据所用到的信息，表征赋予被测量量值分散性的非负参数。不确定度于 1963 年由美国标准局的 Eisenhart 首先提出，随着 1993 年《测量不确定度表示指南》（Guide to the Expression of Uncertainty in Measurement，GUM）的公布，对不确定度的评定与表示方法做出了明确规定，使得国际范围内统计结果的比较有了统一的方法，同时也标志着测量不确定度用于解决计量问题获得了国际认同，并在各国开始应用。近年来临床实验室认可活动越来越普遍，ISO/IEC 17025 和 ISO 15189 都对实验室的不确定度评定提出了相应的要求。另外，在建立参考体系的实验室，必须按 ISO 15193、15194 和 15195 规范参考测量方法的应用、参考物质和参考实验室的管理，在这些活动过程中，都应用测量不确定度及必须对测量不确定度进行评定。临床实验室的测量不确定度与传统的测量误差相比较，更能反映测量的水平，能够更好的表达检验结果的质量或可靠性的高低，对临床检验工作有更大的指导意义。

一、测量不确定度的发展史

1875 年国际米制公约组织提出测量误差理论并得到国际广泛认可,随着测量科学技术的发展,对测量准确度要求越来越高。

1963 年,原美国国家标准局(NBS)的数理统计专家 Eisenhart 首先提出了采用测量不确定度的概念,并受到国际关注。

1977 年 5 月,国际计量委员会(CIPM)下设的国际电离辐射咨询委员会(CCEMRI)正式讨论了如何表达不确定度的建议。同年 7 月,在 CCEMRI 会议上,美国 NBS 局长正式提出了解决测量不确定度表示的国际统一性问题。

1978 年国际计量委员会(CIPM)就此制定了一份详细的调查表分发到 32 个国家计量院及 5 个国际组织征求意见,并于 1980 年成立了不确定度工作组,起草了一份建议书,即:INC.1(1980)。该建议书主要是向各国推荐不确定度的表示原则。

1981 年,CIPM 发布了 CI.1981 建议书,即:"实验不确定度的表示",为不确定度的统一表示奠定了基础。

1986 年,CIPM 再次发布建议书即 CI-1986,要求参加国在给出测量结果时用标准偏差表示包含了 A 类和 B 类不确定度的合成不确定度。

1993 年,ISO 以 7 个国际组织[国际计量局(BIPM)、国际电工委员会(IEC)、国际临床化学联合会(IFCC)、国际标准化组织(ISO)、国际理论化学与应用化学联合会(IUPAC)、国际理论物理与应用物理联合会(IUPAP)、国际法制计量组织(OIML)]的名义颁布了《测量不确定度表示指南》(缩写为 GUM)。GUM 是在 INC-1(1980)、CI.1981 和 CI-1986 的基础上编制而成。在术语定义、概念、评定方法和报告的表达方式上都作出了更明确的统一规定。

1995 年,ISO 对 GUM 做了修订,这就是目前国际上表示测量结果及其不确定度的约定做法。GUM 的颁布得到了不少专业组织的响应:1997 年由美国国家标准院(ANSI)发布的国家标准《U. S. Guide to the Expression Uncertainty in Measurement》,全面采用 GUM;美国检测与材料协会(ASTM)颁布了《Standard Guide for Estimating Uncertainty in Dosimetry for Radiation Processing》;国家实验室自愿认可计划(NVLAP)要求实验室认可时遵循 GUM 要求;国家标准实验室委员会(NCSL)以 GUM 为基础,制定了文件 RP-12《Determining and Reporting Measurement Uncertainty》分发到上千家实验室,要求评定和报告测量不确定度。

1998 年,计量学指南联合委员会 JCGM 成立,其任务就是专门从事有关 GUM《测量不确定度表达导则》的增补工作和 VIM《国际计量学通用基本名词术语》的修订工作。

2006 年澳大利亚国家实验室综合认可体系 NATA 颁布《化学测量结果不确定度评定与报告导则》,并于 2009 年修订和再颁布。2013 年新加坡实验室认可委颁布《医学测试测量不确定度指南》第 1 版。

我国从 1991 年起相继制订了《测量误差及数据处理(试行)》JJG 1027—91、《测量不确定度评定与表示》JJF 1059—99 及 CNAL/A G 01:2002《化学分析中不确定度的评估指南》;我国对不确定度的重视充分反映在下列文件的条款中:ISO 17025(2005)(CNAS-CL01)《检测和校准实验室能力的通用要求》的 5.4.6.2 条款中明确提出"检测实验室应具有并应用评定测量不确定度的程序";在 ISO 15189《医学实验室质量和能力认可准则》中的条款 5.5.1.4 被测量值的测量不确定度中提出:实验室应为检验过程中用于报告患者样品被测量值的每个测量程序确定测量不确定度。我国在测量不确定度方面的权威刘智敏研究员在其 2007 年出版的《实验室认可中的不确定度和统计分析》一书的前言中写到"不确定度和统计分析是实验室建设的基石。实验室测量结果的水平如何,要以不确定度表示,实验室测量结果是否可用,要以不确定度说明。不确定度越小,检测水平越高。各实验室检测结果比对时,它们的差不得超过不确定度,否则结果不可用。"因此我国对不确定度要求近年不断地进行更新:CNAS-GL05:2011《测量不确定度要求的实施指南》和 CNAS-TRL-001:2012《医学实验室——测量不确定度的评定与表达》等。测量不确定度在医学实验室越来越得到重视,并将广泛应用。

二、测量误差与测量不确定度

测量误差和测量不确定度是计量学中常用的两个概念,但"测量误差"和"测量不确定度"对测量结果的本质有明显差异。它们是相互有关但又各不相同的两个量,一般情况下不能相互代替。不确定度不是对误差的否定,它是误差理论的进一步发展。测量误差是指测量值与真值之差,又称测量的绝对误差。测量不确定度是表征合理地赋予被测量值的分散性,与测量结果相联系的参数。为了更加准确地分析、判定两者的主要区别,见表 59-1。

表 59-1　测量误差与测量不确定度比较

含义	测量误差	测量不确定度
定义	用于定量表示测量结果与真值的偏离大小。即测量结果减去被测量的真值	根据所用到的信息,表征赋予被测量量值分散性的非负参数
	测量误差是一个确定差值,在数轴上表示为一个点	测量不确定度是一个区间,在数轴上用(置信)区间半宽度表示
分类	按照出现于测量结果的规律,分为系统误差和随机误差,它们都是无限多次测量下的理想化概念	按是否用统计方法求得,分为不确定度 A 类评定和不确定度 B 类评定,它们都以标准不确定度表示
可操作性	由于真值未知,所以不能得到测量误差的值	按实验、资料、理论分析和经验等信息进行分析评定,合理确定测量不确定度的置信区间和置信概率。由权威国际组织制定测量不确定度评定和表示的统一方法——GUM,具有较强的可操作性
	当用约定真值代替时,可求得测量误差的估计值	
	没有统一的评定方法	
表述方法	是一个带有符号的确定的数值,非正即负(或零),不能用"±"表示	是一个无符号的参数,约定为(置信)区间半宽度,恒为正值
合成方法	误差等于系统误差加随机误差,由各误差分量的代数和得到	当各分量彼此独立不相关时用方差和的平方根合成,否则要考虑加入相关项,考虑其是否相关

含义	测量误差	测量不确定度
结果修正	已知系统误差的估计值时,可对测量结果进行修正,得到已修正测量结果	测量不确定度定义为一个量值区间,不能用测量不确定度修正测量结果,对已修正测量结果进行测量不确定度评定时,应评定修正不完善引入的不确定度
结果说明	误差是客观存在且不以人的认识程度而转移	测量不确定度与人们对被测量、影响量,以及测量过程的认识相关
	误差属于给定的测量结果,相同的测量结果具有相同的误差,而与得到该测量结果的测量设备、测量方法和测量程序无关	在相同条件下进行测量时,合理赋予被测量的任何值,都具有相同的测量不确定,即测量不确定度与方法有关
自由度	不存在	可作为不确定度评定可靠程度的标准。自由度是与不确定度的相对标准不确定度有关的参数
置信概率	不存在	当了解分布时,可按置信概率给出置信区间

三、测量不确定度和量值溯源

测量不确定度是测量结果准确可靠的指标。医学实验室所测量值的最佳临床应用取决于对测量不确定度的理解,因为测量结果是否准确、可比,通常取决于它们的共同溯源性,溯源到规定的参照对象,是测量结果可以实现相互比较的基础。

溯源性(traceability)是指通过一条具有不确定度的不间断的校准链,使测量结果或测量标准的值能够与规定的参考标准,通常是与国家标准或国际标准联系起来的特性,是基于一系列校准和测量系统进行的分析,所有与校准和测量系统有关的因素都对最后声称的测量不确定度有贡献。

ISO 17511 和 ISO 18153 给出了不同校准等级序列的要素和结构,对于某些化学定义明确的物质如小分子测量项目和部分酶类项目可用一种或多种具有分析特异性的测量程序和有互换性标准品检测,计量溯源到一个测量单位,通常为 SI 单位。然而,还有许多待测物如一些难以明确定义的生物大分子或复合物的检验项目既无明确的化学定义,也无公认的测量程序或标准物质,无法溯源到 SI 单位或一个公认的计量单位。这些物质的测量量值通常与特定测量反应或条件相关,例如抗体与位点反应,或者酶的特定反应以及随后的经验计算等。有时测量程序对被测量定义的溯源参考体系可能会增加不可避免的非特异性部分,这类不同程序所得结果一般都是不可比的,因为各程序测量不确定度的来源本身不同。

四、测量不确定度评定的意义

临床检验是分析领域中复杂程度高、影响测量因素最多的一种测量。根据不确定度的定义,在统计控制状态下赋值被测量值的分散性,测量不确定度是反映测量量值可靠性的客观指标,医学实验室通过定量测量患者样本向临床提供医疗服务。检验领域测量样本的高度复杂性、测量高时效性等特点使测量量值的溯源性成为检验医学面临的突出问题,因此量值溯源中的测量不确定度评定是能够很好地解决这一问题的工具。通过评定测量不确定度,实验室将逐步认识并愈发重视优化测量程序、优选检验产品的重要性,提高测量技术,最终解决测量量值的溯源性问题。

测量不确定度与测量准确度呈负相关关系:测量不确定度越小,准确度越高。单纯依靠测量量值而没有测量不确定度的信息,有时临床客户很难做出正确的决定,特别是对于医学决定水平的测量量值的判断。对于一个带有测量不确定度信息的测量量值,临床医师和患者通常可根据测量不确定度来判定同一类型测量如同一患者前后测量结果差异的显著性以及判定与参考值的偏离有无显著性,这有助于临床医师正确解释和应用实验室的量值结果。因此,测量不确定度的评定可明显提高诊疗水平。从实验室质量管理的角度分析,ISO/IEC 17025《检测和校准实验室能力的通用要求》和 ISO 15189《医学实验室质量和能力认可准则》中明确提出实验室应为检验过程中用于报告患者样品被测量值的每个测量程序确定测量不确定度。

(一) 实验室的应用

1. 改进医学实验室测量质量　测量不确定度存在的原因是由于存在影响测量结果的因素。在这些影响因素中,有些因素可以消除,有些因素则可以通过一些控制方法减低对其测量的影响。实验室若能按 GUM 要求,评定测量不确定度并制定不确定度预估表,找到对不确定度有主要贡献的组分,加以改进后可明显减小测量不确定度,提高检验结果的质量。

2. 优选实验室测量程序与检验产品　医学实验室的任务是提供可靠的检验结果,而测量不确定度是测量结果可靠性的指标。当对某被测量的两个或更多测量程序进行比较时,量值的测量不确定度是选择测量程序的一个重要标准。一般应选择测量不确定度较小的测量程序。同样,测量不确定度也是仪器、试剂以及其他测量程序的提供方产品性能的重要内容。了解其不确定度是否能达到预期要求,是医学实验室优选检验产品的重要依据。

3. 加强与临床的联系　检验结果的准确性、可靠性直接影响到疾病的诊断、治疗方案的确定以及疗效的观察,因此经常、及时并快速地向临床提供测量不确定度的信息,有助于实验室工作者与临床的密切合作,帮助临床改进对患者结果的解释,在一定程度上有利于改善医患关系。

(二) 临床医师和患者应用

1. 疾病诊断　临床医师和患者一般先将报告测量量值与生物参考区间或临床决定限进行比较,但是生物参考区间和临床决定限都不存在不确定度。通过测量量值的测量不确定度可判断测量值和规定的量值之间的差异量的分布概率,决定两个量值之间的差异是否有显著意义。当测量量值与一个没有测量不确定度的固定临床决定限进行比较时,差值 $\triangle$ 符合下列条件:$|\triangle| \geqslant 2u_c$ 或者 $|\triangle| \geqslant U(k=2)$,差异具有显著意义。置信概率为 95%。

2. 判断治疗　现实生活中,临床医师和患者常需比较两个量值是否有差别以判断治疗效果,如同一个人的治疗前和治疗后两次测量结果的比较,此时需要知道这两个量值的不确定度信息。如果该患者在同一个实验室测量,通常认为测量不确定度是一样的,医师需要决定两个结果间差异的意义,通过考虑它们的不确定度可以做出合理判断。

(三) 仪器和试剂生产厂家

仪器和试剂生产厂家应给予测量不确定度评估以足够的重视,其产品测量样本得到的不确定度大小,直接影响其经济效益。减小不确定度能够满足客户、消费者和其他各有关方的期望和需求,同时对改进产品质量具有重要作用。

第二节 测量不确定度相关的基本术语和定义

国际计量局(Bureau International des Poids et Mesures,BIPM)、ISO、欧洲标准化委员会(European committee for standardization,CEN)20 世纪后期共同合作制定了有关计量学术语标准"ISO/IEC Guide99,计量学国际词汇表————一般概念和相关术语(International vocabulary of metrology--Basic and general concepts and associated terma,VIM)"。1998年,计量学指南联合委员会 JCGM 成立,其任务就是专门从事有关 GUM《测量不确定度表达导则》的增补工作和 VIM《国际计量学通用基本名词术语》的修订工作。VIM 从 1984 年颁布以后一路修订更新,于 2012 年修订及补充颁布了最新版本。

中国合格评定国家认可委员会(China national accreditation service for conformity assessment,CNAS)是中国唯一根据《中华人民共和国认证认可条例》规定、由国家认证认可监督管理委员会(Certification and Accreditation Administration fo the People'S Republic of China,CNCA)批准设立并授权的国家认可机构,统一负责对认证机构、实验室和检查机构等的认可工作,是中国为适应国际认可工作发展的需要而成立,是不同行业、不同领域的认可工作集中统一实施的体系。国家计量技术规范《通用计量术语及定义》JJF 1001—2011 对应 VIM3 最新版本及《测量不确定的的评定与表示》JJF 1059.1—2012 对应 GUM2008 最新版本。

一、术语和定义

1. 有证参考(标准)物质(certified reference material,CRM) 指附有由权威机构发布的文件,提供使用有效程序获得的具有不确定度和溯源性的一个或多个特性量值的参考(标准)物质。定义中"文件"是以"证书"的形式给出,规定了有证标准物质制备和颁发证书的程序。"不确定度"包含了"测量不确定度"和标称特性值相关的"不确定度"两个含义。"溯源性"既包含量值的"计量溯源性",也包含"标称特性值的溯源性"。"有证标准物质"的特定量值要求附有测量不确定度,并具有计量溯源性。

2. 标准物质的互换性(commutability of a standard material) 指对于给定标准物质的规定量,由两个给定测量程序所得测量结果之间关系与另一个指定物质所得测量结果之间关系一致程度表示的标准物质特性。定义中"给定标准物质"通常是校准器,而"另一指定物质"通常是日常测量样品。"两个测量程序"所用的标准物质(校准器),依据校准等级关系,通常一个标准物质位于标准等级中上一等级,而另一个位于下一级。应定期监测可互换标准物质的稳定性。

3. 样本(sample) 指从某系统中抽取的一个部件或较多部件,对其分析后可获取该系统的信息,通常为系统属性判定和系统形成提供参考。如:来源于较大量血清的一定量的血清样本。

4. 量的真值(true value of a quantity) 简称真值(true value),指与给定的特定量的定义一致的量。与给定的特定量定义一致的值不一定只有一个,它们都是以带有给定不确定度的形式来表示的,如果给定的不确定度与其他测量不确定度相比可忽略不计的话,这样的测量值可被认为真值。

5. 测量(measurement)　指通过实验获得并可合理赋予某量一个或多个量值的过程。测量意味着量的比较并包括实体计数,其先决条件是对测量结果预期用途、测量程序及根据规定测量程序(包括测量条件)进行操作的经校准的测量系统作相应量的描述。

6. 被测量(measurand)　指拟测量的量。在VIM第2版和IEC60050-300:2001中,将其定义为受到测量的量。对被测量的说明要求了解量的种类,以及含有该量的现象、物体或物质状态的描述,包括有关成分及所涉及的化学实体。测量包括测量系统和实施测量的条件,它可能会改变研究中的现象、物体和物质,所被测量的量可能不同于定义的被测量。在这种情况下,适当的修正是必要的。在化学测量中,"分析物"(或者是物质或者是化合物)的名称有时被称作"被测量"。这种用法是错误的,因为这些术语并不涉及量,而只是被测量的组分。

7. 影响量(influence quantity)　指在直接测量中不影响实际测量,但会影响示值与测量结果之间关系的量,称为影响量。间接测量涉及各直接测量的合成,每项直接测量都可能受到影响量的影响。在GUM中,"影响量"按VIM第2版定义,不仅覆盖影响测量系统的量(如本定义),而且包含影响实际测量的量。另外,在GUM中此概念不限于直接测量。如在直接测量人体血浆中血红蛋白浓度时,胆红素物质的量的浓度。

8. 测量模型输入量(input quantity in a measurement model)　简称输入量(input quantity),指计算被测量的测得值而应测量的量,或其值可用其他方式获得的量。测量模型中的输入量通常是某个测量系统的输出量。示值、修正值和影响量可以是一个测量模型中的输入量,如温度、辅因子浓度、温度时间以及由于产物浓度变化引起的吸光度变化可能是血浆中酶催化浓度测量模型的输入量。

9. 测量模型中的输出量(output quantity in a measurement model)　简称输出量(output quantity),指测量模型中输入量的值计算得到的测得值的量。

10. 测得的量值/量的测得值(measured quantity value/measured value of a quantity)　简称测得值(measured value),指代表测量结果的量值。对重复示值的测量,每个示值可提供相应的测得值。用这一组独立的测得值可计算出作为结果的测得值,如平均值或中位值,通常它附有一个已减小了的与其相关联的测量不确定度。当认为代表被测量的真值范围与测量不确定度相比小得多时,量的测得值可认为是实际唯一真值的范围估计值,通常是通过重复测量获得的各独立测得值的平均值或中位值;当认为代表被测量的真值范围与测量不确定度相比不太小时,被测量的测量值通常是一组真值的平均值或中位值的估计值。在GUM中,对测得的量值使用的术语有"测量结果"和"被测量的值的估计"或"被测量的估计值"。

11. 测量结果(measurement result/result of measurement)　指与其他有用的相关信息一起赋予被测量的一组量值。测量结果通常包含这组量值的"相关信息",诸如某些可以比其他方式更能代表被测量的信息。它可以概率密度函数(PDF)的方式表示,通常表示为单个测得的量值和一个测量不确定度。对某些用途,如果认为测量不确定度可忽略不计,则测量结果可表示为单个测得的量值,在许多领域中这是表示测量结果的常用方式。

12. 系统(system)　指世界上可感知和想象的所包含的要素和现象,而且能够区分、界定这一系列的要素和系列的关系或者其间的进程。系统从某种意义上说就是一个主体,比如一个人血样本、运输和测量仪器、试剂、辅助设施组成一个测量系统。

13. 测量系统(measuring system)　指一套组装的并适用于特定量在规定区间内给出测量值的一台或多台测量仪器,通常包括其他装置,诸如试剂和供应品。一个测量系统可以仅包含一台测量仪器。

14. 测量区间/工作区间(measuring interval/working interval)　指在规定条件下可由具有规定了的仪器不确定度的测量仪器或测量系统测量的一组同类量的量值。在某些领域,此术语也称"测量范围(measuring range)或工作范围(working range)",但一般不鼓励该用法。测量区间[a,b]对应的测量范围为(b-a),它的下限不应与检测限相混淆。

15. 测量范围(measuring range)　指测量的最大值和最小值间之差的绝对值。

16. 测量函数(measurement function)　指在测量模型中,由输入量的已知量值计算得到的值是输出量的测量值时,输入量与输出量之间量的函数关系。如果测量模型 $h(Y,X_1,\cdots,X_n)=0$ 可明确地写出 $Y=f(X_1,X_2,\cdots,X_n)=0$ 其中 Y 是测量模型中的输出量,则函数 f 是测量函数。更通俗地说,f 是一个算法符号,算出与输入量 X1,$\cdots$,Xn 相应的唯一的输出量值,测量函数也用于计算测得值 Y 的测量不确定度。

17. 测量模型(measurement model)　简称模型(model),指为测量中涉及的已知量间的数字关系。测量模型的通用形式是方程:$h(Y,X_1,\cdots,X_n)=0$,其中测量模型中的输出量 Y 是被测量,其量值由测量模型中输入量 $X_1,\cdots,X_n$ 有关信息推导得到。但在有两个或多个输出量的较复杂情况下,测量模型包含一个以上的方程。

18. 参考测量程序(reference measurement procedure)　指在校准或表征标准物质时为提供测量结果所采用的测量测序,它适用于评定由同类量的其他测量程序获得的被测量量值的测量正确度。

19. 原级参考测量程序(primary reference measurement procedure)　简称原级参考程序(primary reference procedure),指用于获得与同类量测量标准没有关系的测量结果所用的参考测量程序。物质的量咨询委员会-化学计量(CCQM)对于这个概念使用术语的"原级测量方法",两个下级概念的术语"直接原级测量程序"和"比例原级参考测量程序"的定义由CCGM 给出。

20. 测量准确度(measurement accuracy)　简称准确度(accuracy),指测得被测量的测得值与其真值间一致程度。术语"测量准确度"有时被理解为赋予被测量的测得值之间的一致程度。当测量提供较小的测量误差时就说该测量是较准确的。它不是一个值,不给出有数字的量值。它包括"测量正确度"和"测量精密度"两方面,可用于单一结果的描述。尽管它与这两个概念均有关,但不应混淆。

21. 测量正确度(measurement trueness)　简称正确度(trueness),指无穷多次重复测得所得量值的平均值与一个参考量值间的一致程度。术语"测量正确度"不是一个量,不能用数值表示,不能用"测量准确度"表示。反之亦然。它与系统测量误差呈负相关,与随机测量误差无关。

22. 测量误差(measurement error)　简称误差(error),指测得的量值减去参考量值。测量误差不应与出现的错误或过失相混淆。在以下两种情况下均可使用"测量误差"这概念:当涉及存在单个参考量值时,如果用测得值的测量不确定度可忽略的测量标准进行校准,或约定量值给定时,测量误差是已知的;假如被测量使用唯一的真值或范围可忽略的一组真值表征时,测量误差是未知的,但应标注差异的(正、负)符号。

23. 随机测量误差(random measurement error) 简称随机误差(random error),指在重复测量中按不可预见方式变化的测量误差的分量。随机误差等于测量误差减系统误差,其参考量值是对同一被测量由无穷多次重复测量得到的平均值。一组重复测量的随机测量误差形成一种分布,该分布可用期望和方差描述,其期望通常可假设为零。

24. 系统测量误差/测量系统误差(systematic measurement error/systematic error of measurement) 简称系统误差(systematic error),指在重复测量中保持恒定不变或按可预见方式变化的测量误差的分量。系统测量误差等于测量误差减去随机测量误差,其参考量值是真值,或是测量不确定度可忽略不计的测量标准的测得值,或是约定量值。系统测量误差及其来源可以是已知或未知的。对于已知的系统测量误差可采用修正补偿。

25. 测量偏移(measurement bias) 简称偏移(bias),指系统测量误差的估计。

26. 测量精密度(measurement precision) 简称精密度(precision),指在规定条件下,对同一或类似被测对象重复测得所有示值或测量的值之间的一致程度。用于定义测得重复性、测量复现性和批间测量精密度。术语"测量精密度"定义中"规定条件"可以是重复性测量条件,批间精密度测量条件或复现性测量条件。测量精密度通常用不精密程度的数字形式表示,如在规定测量条件下的标准偏差、方差或变异系数。

27. 批间精密度测量条件(intermediate precision condition of measurement) 简称批间精密度条件(intermediate precision condition),指除了相同测量程序、相同地点外,可能有其他条件的改变,在一个较长时间内重复测量同一或相类似被测对象的一组测量条件。改变的条件可包括新的校准、测量标准器和操作者。定义中对"条件"的说明应包括改变和未变的条件以及实际改变的程度。在化学测量中,术语"序列间精密度测量条件"有时用于指"批间精密度测量条件"。

28. 批间测量精密度(intermediate measurement precision) 简称批间精密度(intermediate precision),指在同一组批间精密度测量条件下的测量精密度。批间精密度大致与检验界的总精密度相当。实验室求得此类精密度称为实验室内测量重现性,厂家求得的称厂家内测量重现性,以符号S_{RW}表示。

29. 重复性测量条件(repeatability condition of measurement) 简称重复性条件(repeatability condition),指相同测量程序、相同操作者、相同测量系统、相同操作条件和相同地点,并在短时间内对同一或相类似被测对象重复测量的一组条件。测量条件仅与特定的一组重复测量条件有关。在化学测量中,术语"批内精密度测量条件"有时用于指"重复性测量条件"。

30. 测量重复性(measurement repeatability) 简称重复性(repeatability),指在一组重复性测量条件下的测量精密度。这相当于检验界熟悉的批内精密度。

31. 复现性测量条件(reproducibility condition of measurement) 简称重现性条件(reproducibility condition),指不同地点、不同操作者及不同测量系统,对同一或相类似被测对象重复测量的一组测量条件。定义中"不同测量系统"可采用不同的测量程序。在给出重现性时应说明改变和未变的条件及实际改变的程度。

32. 测量复现性(measurement reproducibility) 简称复现性(reproducibility),指在重现性测量条件下的测量精密度。只有参加室间 PT 计划或室? 参考实验室网络才能得到测量重现性，即将所有 PT 实验数据除去离群值后，按下列计算标准偏差公式计算得到：

$$S = \sqrt{\dfrac{\sum\limits_{i=1}^{n}(x_i - \overline{x})^2}{n-1}}$$，以符号 S_R 表示。

33. 定义不确定度（definition uncertainty）　指由于被测量定义中细节量有限所引起的测量不确定度分量，是在任何给定被测量的测量中实际可达到的最小测量不确定度。其中"细节"的任何改变导致另一个定义的不确定度。

34. 目标测量不确定度（target measurement uncertainty）　简称目标不确定度（target uncertainty），指根据测量结果的预期用途确定，并规定了上限的测量不确定度。

35. 不确定度预估（uncertainty budget）　指对测量不确定度、测量不确定度的分量及其计算和合成的陈述。不确定度的预估应该包括测量模型、自由度、测量不确定度的评定类型和包含因子。

36. 测量不确定度（measurement uncertainty）　简称不确定度（uncertainty），指根据所用到的信息，表征赋予被测量量值分散性的非负参数。

37. 标准测量不确定度/测量的标准不确定度（standard measurement uncertainty/ standard uncertainty of measurement）　简称标准不确定度（standard uncertainty），指以标准偏差表示的测量不确定度。

38. 相对标准（测量）不确定度（relative standard measurement uncertainty）　是指标准不确定度除以测得值的绝对值。可用符号 $u_r(x_i)$ 表示，按下面公式计算。

$$u_r(x_i) = \frac{u(x_i)}{\overline{x}_i}$$

式中：$u_r(x_i)$：相对标准（测量）不确定度；

　　　$u(x_i)$：标准不确定度；

　　　$\overline{x}_i$：测量结果。

39. 不确定度的 A 类评定（type A evaluation of measurement uncertainty）　简称 A 类评定（type A evaluation），指对在规定测量条件下测得的量值用统计分析的方法进行的测量不确定度分量的评定。定义中的"规定测量条件"是指重复性测量条件、批间精密度测量条件或重现性测量条件。当管理机构通过或批准器具时，可同时用 A 类和 B 类评定方法处理时，只要实际可用，一般选用 A 类评定。

40. 不确定度的 B 类评定（type B evaluation of measurement uncertainty）　简称 B 类评定（type B evaluation），指用不同于测量不确定度 A 类评定的方法对测量不确定度分量进行的评定。如评定基于以下信息：权威机构发布的量值；有证标准物质的量值；校准证书；经检定的测量仪器的准确度等级；人员检验推断的极限值等。

41. 合成标准测量不确定度（combined standard measurement uncertainty）　简称合成标准不确定度（combined standard uncertainty），指在一个测量模型中，由各输入量的标准测量不确定度获得的输出量的标准测量不确定度。通常用符号 u_c 表示，在数字模型中输入量相关的情况下，当计算合成不确定度时应考虑协方差。

42. 扩展测量不确定度（expanded measurement uncertainty）　简称扩展不确定度（expanded uncertainty），指合成标准不确定度与一个大于 1 的数字因子的乘积。其中"因子"是指包含因子，该因子取决于测量模型中输出量的概率分布类型及所选取的包含概率。

43. 包含因子(coverage factor)　指为获得扩展不确定度,对合成标准不确定度所乘的大于1的数,通常用符号 k 表示。

44. 包含区间(coverage interval)　指基于有用信息,给出了概率的一组被测量真值所包含的区间。包含区间可由扩展测量不确定度导出,包含区间不一定以所选的测得值为中心。不应把包含区间称为置信区间,避免与统计学概念混淆。

45. 包含概率(coverage probability)　指规定的包含区间内包含被测量的一组真值的概率。在 GUM 中包含概率又称"置信的水平(level of confidence)",此定义符合 GUM 中表述的不确定度方法。

46. 室内质量控制(internal quality control,IQC)　指实验室人员为确定测量结果是否可靠发出所采取的一系列持续监督操作和测量结果的程序。确定报告能否发出,是保证实验室工作质量的重要措施。

47. 室间质量评价(external quality assessment,EQA)　简称室间质评,指由质控中心采用一系列的办法连续地、客观地评价各实验室的试验结果,并发现室内质控不易发现的不准确性,了解各实验室之间结果的差异,并帮助校正,使具有可比性。通过实验室间的比对判定实验室的校准能力、检测能力以及监控其持续能力。

48. 变异系数(coefficient of variation,CV)　指标准差和平均值的比值。

49. 有效数字(significant digit in a quantity value,significant digit)　是指在分析工作中实际能够测量到的数字。能够测量到的是包括最后一位估计的,不确定的数字。

50. 确认(validation)　指其通过检查和提供客观证据,表明能够满足预期应用的特定要求的验证。预期应用或用户需要是在测量系统以外并与其无关,但是工作性能是测量系统或测量测序的一部分,也就是它在测量系统之内(验证)。

51. 验证(verification)　指通过检查和提供客观证据表明某一规定项目能够满足特定要求。定义中的"规定项目"可以是过程、测量程序、物质、化合物或测量系统。"特定要求"可以指达到厂家的技术性能。在化学测量中,涉及实体的本质或性能的验证,要求描述该实体的结构或特性并能达到测量系统的工作性或法规要求。

二、分布函数

采用 B 类方法评定测量的标准不确定度,即"不确定度的评估是源于经验结果和数据"时,往往这些"经验结果和数据"已给出相应置信水平的置信区间(通常用"±a"表示,并指明 p%),此时只需将 a 除以所给出的置信水平相应的正态分布下的百分点的值。最常见的分布函数包括正态分布、矩形分布和三角分布。

(一) 正态分布

不确定度以 95% 置信水平,区间以 $\chi \pm a$ 给出。为规定分布,为正态分布函数计算,对应的标准不确定度为:

$$u(x) = \frac{a}{2} \qquad\qquad (式 59\text{-}1)$$

(二) 矩形分布

估计值是以最大区间(±a)形式给出,但没有给出分布的形状,以矩形分布函数计算,对应的标准不确定度为:

$$u(x) = \frac{a}{\sqrt{3}} \qquad\qquad\qquad \text{（式59-2）}$$

（三）三角形分布

估计值是以最大区间（±a）形式给出，并具有对称分布，以三角分布函数计算，对应的标准不确定度为：

$$u(x) = \frac{a}{\sqrt{6}} \qquad\qquad\qquad \text{（式59-3）}$$

第三节　测量不确定度评定的基本原则

一、测量不确定度目标

测量不确定度目标是实验室用于说明测量量值质量的一种定量措施。其有时也指分析目标和依据于适宜目标的标准，但不要与医学检验中用来描述"真值"的靶值相混淆。

实验室应在评价测量不确定度之前设定 1 个或多个测量不确定度目标，其设定目前尚无一致建议，可以基于生物学变异、国际或国家专家组推荐、法律法规制定的质量规范、实验室根据实际需求和能力等制定的目标。

《临床生物化学检验常规项目分析质量指标》（WS/T 403—2012）对测量不确定度性能要求建议如下：评定检验结果测量不确定度的实验室可将本标准总误差指标作目标扩展不确定度。

测量不确定度验证得到的数据应与测量不确定度目标相比较，在常规操作中应定期实施核查。如果目标能够满足，则测试能够较有信心地用于临床诊断和监测。如果超出不确定度目标，则应研究不确定度主要来源，并设法降低，如果仍无法满足，可能需要考虑更换方法，或对目标进行再评价。

二、定义被测量

被测量（measurand）指拟测量的量。在 VIM 第 3 版（2012）和 IEC 60050-300：2001 中，将其定义为受到测量的量。

需要注意的是大多数测量程序并不直接测量所需要的量，如血清总钙测量中邻-甲酚酞络合酮比色法，直接测量的是邻-甲酚酞络合酮与钙作用生成的紫红色螯合物；甲基麝香草酚蓝比色法直接测量的是甲基麝香草酚蓝与钙作用生成的蓝色络合物。实际测量的量不同，但被测物没有改变。

定义被测量均需要对以下几点进行说明：

（1）被测系统即样本类型（如血浆、全血、尿液等）。

（2）该系统中的成分（如葡萄糖、乳酸脱氢酶等）。

（3）量的类别（如底物浓度的量、催化活性等）。

三、数字修约和有效数字

医学实验室报告测量结果应符合结果测量不确定度的有效位数，使用不适当的有效位数可能会影响临床对测量结果的解释。

根据 GUM 原则,不要对测量结果 χ 及不确定度 U 的数值给予多余位数,在引用标准不确定度 u_c 和扩展不确定度 U 时,大多数使用 2 位有效数值,但要根据实际情况进行修约。为使计算有足够的有效数值,一般在计算扩展不确定度时只在最后步骤进行修约。所报告测量量值的有效数字应与不确定度相一致。如果 $\chi=21.272mg$,$U=1.1mg$,应当把 χ 修约为 21.3mg。

四、测量不确定度的复审和再评定

由于各种原因医学实验室有时可能不得不改变原有测量系统或测量条件,此时需根据已改变的测量情况重新计算已评定的测量不确定度。

1. 测量阶段中的任何不确定度分量重要来源出现了显著性变化,如变更了试剂的厂家来源、更换了检测系统、仪器进行了维护并更换重要部件。

2. 评定的不确定度未达到不确定度的目标要求,需要系统审核不确定度的来源和组分,或采取自下而上的方法评定。

3. 如果采用自上而下的方法评定的测量不确定度明显不同于自下而上的方法的结果,使用者应审阅自下而上的方法所采用的测量模型,很可能是测量模型不全面,所评定的测量不确定度偏低所致。

4. 供应商或生产商提供的校准品定值中的测量不确定度是医学实验室测量不确定度中的一个重要来源。医学实验室在初次选择厂家校准品前,应仔细审核厂家评定测量不确定度所依据的数据是否可靠、评定方法是否科学。在更换新批号校准品、质控品时,只有在供应商或生产者验证了新批号的性能和储存稳定性达到曾用批号要求时,才能在使用新批号校准品、质控品时保留原批号的测量不确定度。否则,实验室应要求供应商或生产者提供重新评定的测量不确定度数据,实验室要根据新数据重新评定本实验室的测量不确定度。

5. 按实验室质量体系规定应定期复审　采用自上而下的方法评定测量不确定度的基础是测量程序受控,依据的数据有代表性,因此需要实验室定期对测量程序及其控制状态进行评审,建议每年至少做一次系统的评审。

第四节　测量不确定度评定的基本方法

实验室根据测量方法的性质和测量目的可分为两种:一种是以常规方法测量患者样本为主的常规测量实验室,又称临床实验室;另一种是以参考方法测量和方法学研究为主的参考测量实验室,又称参考实验室。实验室测量不确定度的评定主要有以下方法:自上而下(top-down)的方法和自下而上(bottom-up)的方法。

自上而下(top-down)的方法是在控制不确定度来源或程序的前提下,评定测量不确定度,即运用统计学原理直接评定特定测量系统之受控结果的测量不确定度。典型方法是依据测量系统特定方案(正确度评估和校准方案)的试验数据、IQC 数据或方法验证试验数据进行评定,正确度/偏移(bias)和精密度/实验室内复现性 $[S(Rw)]$ 是两个主要的分量。临床实验室常使用此方法评定不确定度。

自下而上(bottom-up)的方法常特指为 GUM 方法或模型方法。是基于对测量的全面、系统分析后,识别出每个可能的不确定度来源并加以评定。通过统计学或其他方法,如从文献、器具或产品的性能规格等处搜集数据,评定每一来源对不确定度贡献大小。然后将识别的每一个单一因素的测量不确定度用方差方法合并得到测量结果的"合成标准不确定度"。此方法主要适用于参考实验室和临床实验室不确定度的再评价。

一、"自上而下"的方法评定测量不确定度

医学实验室采用"自上而下"方法评定测量不确定度时,主要考虑正确度和精密度因素引入的测量不确定度。这是因为在实际工作中,许多测量程序都是封闭的黑匣子系统,许多影响结果的成分对于不确定度的评估是不易获取,较好的方法是使用内部质量控制和外部能力验证获得的资料,同时假设质控品与患者样本的表现是一致的。

(一) 定义被测量

清楚地说明测量系统及其成分如血清乳酸脱氢酶,同时必须确定被测量的类型和方法如酶活性、速率法,被测量定义为:速率法测量血清乳酸脱氢酶活性(U/L)。如果可能,提供不确定度来源或建立不确定度清单,以便较好的理解不确定度主要来源和每个来源对合成不确定度的贡献。

(二) 单一输入量引入测量不确定度分量的量化

1. 不精密度引入测量不确定度分量 重复性对测量的影响属随机效应,与测量结果精密度密切相关。根据测量条件不同精密度可分为 3 类:测量重复性、测量复现性和实验室内测量复现性。

重复性测量,过去称之为批内精密度,由于是在较短时间内对同一或相类似被测对象重复测量,所得结果基本一致,CV 值较小,不适用于评价不确定度。测量复现性指在不同地点、不同操作者及不同测量系统测量条件下的测量精密度,此种方法得到的 CV 值较大,同样不适用于评价不确定度。

实验室内测量复现性即批间精密度是在一个较长时间内重复测量同一或相类似被测对象,指除了相同测量程序、相同地点外,其他条件如操作者、试剂和校准品的批号都可以改变。一般收集 6 个月的资料,但取决于分析的频率,这样才能够保证一些由不同操作者、试剂、定标批号、日常维护造成的变异被考虑进去。对于一个新方法,最少有 30 个重复测定来计算标准差。

2. 偏移引入测量不确定度分量 正如测量重复性是精密度的数字表达形式一样,偏移是正确度的数字表达形式。任何偏移量值的评定方法都不可避免地具有不确定性。医学实验室可通过偏移量值、与参考值相关的测量不确定度和由于反复测量所得均值的测量不确定度 3 个参数评定偏移引入测量不确定度分量。当实验室采用此法评定时,如果按 GUM 原则,实验室对存在明显偏移的项目应首先对偏移实施修正,然后按式 59-4 计算偏移引入测量不确定度分量的合成标准不确定度,按式 59-5 计算其相对合成标准不确定度。

$$u_c(bias) = \sqrt{u^2(C_{ref}) + \frac{s^2(R_w)}{n}} \qquad \text{(式 59-4)}$$

$$u_{crel}(bias) = \sqrt{u_{rel}^2(C_{ref}) + \frac{RSD^2(R_w)}{n}} \qquad \text{(式 59-5)}$$

某些情况下,如果实验室测量项目评定的偏移足够小或从理论上讲虽需修正但未找到适当的修正方法如测量项目暂无可靠溯源体系和公认一致的结果,尚不能纠正所谓的"偏移"时,也可能不进行偏移的修正,直接评定测量不确定度,则应按式 59-6 计算偏移引入测

量不确定度分量的合成标准不确定度,按式 59-7 计算其相对合成标准不确定度。

$$u_c(bias) = \sqrt{u^2(C_{ref}) + \frac{s^2(R_w)}{n} + b^2} \qquad \text{(式 59-6)}$$

$$u_{crel}(bias) = \sqrt{u_{rel}^2(C_{ref}) + \frac{RSD^2(R_w)}{n} + b_{rel}^2} \qquad \text{(式 59-7)}$$

式中:

u_c(bias):由偏移引入的测量不确定度;

$u(C_{ref})$:参考值(如 CRM 有证值的扩展不确定度、多次 PT 公认值的测量复现性等)引入的测量不确定度;

$s(R_w)$:实验室内测量复现性;

n:对 CRM 重复测量次数;

b:偏移量值;

u_{crel}(bias):偏移引入的相对测量不确定度分量:

$u_{crel}(C_{ref})$:参考值(如 CRM 有证值的扩展不确定度、多次 PT 公认值的测量复现性等)引入的相对测量不确定度;

$RSD(R_w)$:实验室内相对测量复现性;

b_{rel}:相对偏移量值。

根据经典计量学观点,使用一个有赋值和声称不确定度有互换性的参考物质进行校准和溯源,或通过进行方法学比较溯源到参考方法,都能求得可靠的偏移量值,提供对偏移的修正。但在实际中,测量结果还受很多因素影响,例如不少校准品达不到计量学溯源的要求等。这样,仍需要用一些其他方法来评定偏移,例如通过 PT 结果来大致估算偏移。有时化学测量中,也广泛应用回收实验估算偏移。

总体上说,医学实验室常用的评定偏移引入的测量不确定度的方法主要有 4 种。按应用频率和可靠性排列为:分析标准物质、应用 PT 数据、通过回收实验、"方法学比较"。

(1)"分析标准物质"方法评定:理想的正确度验证计划是能将常规方法的校准品溯源至上一层次的参考体系,最简便的方法是能溯源到有证标准物质如 CRM 等。用此法评定时还需考虑其他输入量的影响,如样本基质、其他干扰物质以及测量前和测量后的测量不确定度。

如通过 CRM 评定偏移时,可将 CRM 示值作为"真"值,将重复测量 CRM 所得的均值与 CRM 的示值比较,在此基础上计算偏移。在医学检验中,由于多数 CRM 是经过加工或添加了被测物质的有证参考物质,不可避免地存在基质效应。因此在评定正确度时不仅要使用 CRM,还要检查 CRM 的互换性。建议采用经过验证的具有互通性的 CRM 作为判断正确性的评价物质。

检验医学领域通常用 2 个参数描述有证 CRM:示值和示值的扩展不确定度。示值用于确定偏移值。当评定偏移的不确定度时,应考虑示值的扩展不确定度。按以下步骤计算与偏移相关的测量不确定度:

第一步:计算测量平均值后,分别按式 59-8、式 59-9 计算测量平均值和有证物质示值间的偏移量值和相对偏移量值:

$$b = \bar{x} - C_{ref} \qquad \text{(式 59-8)}$$

$$b_{rel} = \frac{|\overline{x} - C_{ref}|}{C_{ref}} \times 100 \qquad (式 59-9)$$

式中：

$\overline{x}$：实验室对 CRM 重复测量的平均值；

C_{ref}：示值。

分别按式 59-10、式 59-11 计算重复测量参考物质引入的测量不确定度或相对测量不确定度。

$$\frac{s(R_w)}{\sqrt{n}} = \frac{1}{\sqrt{n}} \times \sqrt{\frac{\sum\limits_{i=1}^{n}(x_i - \overline{x})^2}{n-1}} \qquad (式 59-10)$$

$$\frac{RSD(R_w)}{\sqrt{n}} = \frac{s(R_w)}{\sqrt{n} \times |\overline{x}|} \times 100 \qquad (式 59-11)$$

分别按式 59-12、式 59-13 计算示值引入的测量不确定度或相对测量不确定度：

$$u(C_{ref}) = \frac{U(C_{ref})}{k} \qquad (式 59-12)$$

$$u_{rel}(C_{ref}) = \frac{U(C_{ref})}{k \times C_{ref}} \times 100 \qquad (式 59-13)$$

式中：

$U(C_{ref})$：CRM 示值的扩展不确定度；

K：包含因子；

评定由偏移引入的测量不确定度有以下 2 种情况：

如果按 GUM 原则修正了偏移，则由偏移引入的测量不确定度按式 59-1 计算，相对测量不确定度按式 59-5 表示。

任何对偏移量值的评定都不可避免具有不确定性。在上述情况下，偏移量值对合成不确定度会有所贡献。如不进行修正，则偏移引入的测量不确定度或相对测量不确定度分量按式 59-6、式 59-7 计算。

值得注意的是如果采用的 CRM 不能代表常规样本的基质，应注意观察由不同基质引起的离散度是否包含在 $u(bias)$ 或 $u_{rel}(bias)$ 中。否则，测量不确定度将被低估。若偏移明显超出了测量程序的性能要求，建议应先纠正系统偏移后再进行计算。

（2）应用 PT 数据评定：参加正确度或常规 PT 计划并通过 PT 结果评定偏移引入的测量不确定度分量也是医学实验室常用的方法之一。其特点是简单、方便、结果可信度高。实验室通常将 PT 样本均值或所谓的测量的"公认"值认定为"真"值，所谓"公认"值一般是参加 PT 实验室结果除去离群值后的平均值。事实上，该所谓"真"值受多种因素影响，如将单次 PT 公认值作为评定的依据有可能得出不可靠的结果。Nordtest 曾建议以 6 次 PT 结果的数据作为计算测量不确定度的依据，以得到具有一定可信度的偏移引入的测量不确定度分量评定结果。为此，Nordtest 提出一个新的术语"方法和实验室偏移"，用 RMS(bias) 表示。RMS(bias) 是各次偏移平方均值的开方根，由于每次所谓"真"值不尽相同，通常使用相对值 $RMS_{rel}(bias)$。

按上述方法，医学实验室的多个测量项目都可通过 PT 结果应用"方法和实验室偏移"理论评定偏移引入的测量不确定度分量。此法适合目前我国医学实验室实际情况，因为我国卫生部临床检验中心已提供上百种检验项目的 PT 计划,甚至包括那些目前尚无法溯源的项目,例如大多数用抗原抗体反应的免疫检测结果,也可以应用此法计算与偏移相关的测量不确定度。但本法缺陷也明显,使用此法前提是要参加一个组织良好、计划严谨的 PT 项目。参加实验室水平高而且数量较多,这样计算出来的 $u_{rel}(Cref)$ 才可能较小。

某些情况下,应用 PT 数据评定偏移引入的测量不确定度与目标不确定度相比过大,此时应查找原因。

医学实验室每个项目常可通过 PT 计划得到下列参数:PT 组织者给出的公认值;每个参加实验室测量平均值;由全部 PT 数据得出的测量复现性。依据这些数据计算测量不确定度的步骤如下:

第一步:分别按式 59-14、式 59-15 计算每次 PT 的偏移量值和相对偏移量值:

$$b_i = X_i - C_{cons,i} \qquad\qquad (式 59-14)$$

$$b_{irel} = \frac{(X_i - C_{cons,i})}{C_{cons,i}} \times 100 \qquad\qquad (式 59-15)$$

式中:

b_i:每次 PT 的偏移量值;

b_{irel}:每次 PT 的相对偏移量值;

X_i:每次 PT 每个参加实验室的测量平均值;

$C_{cons,i}$:每次 PT 的公认值.

注:由于每次 PT 的公认值很难一致,所以通常采用相对值进行计算。

第二步:分别按式 59-16、式 59-17 计算"方法和实验室偏移",即多次 PT 的偏移量值和相对偏移量值:

$$RMS(bias) = \sqrt{\frac{\sum_i^n b_i^2}{n}} \qquad\qquad (式 59-16)$$

$$RMS_{rel}(bias) = \sqrt{\frac{\sum_i^n b_{irel}^2}{n}} \qquad\qquad (式 59-17)$$

式中:

$RMS(bias)$:方法和实验室偏移量值;

$RMS_{rel}(bias)$:方法和实验室相对偏移量值;

n:PT 总次数。

注:在实际计算工作中,通常采用相对值进行计算。以下进一步计算相对值。

第三步:按式 59-18 计算每次 PT 公认值的测量复现性引入的相对测量不确定度:

$$u_{rel}(cons,i) = \frac{RSD_R}{\sqrt{m}} \qquad\qquad (式 59-18)$$

式中:

$U_{rel(cons,i)}$:每次 PT 公认值的测量复现性引入的相对测量不确定度;

RSD_R:每次 PT 的测量复现性;

m:参加每次 PT 的实验室数量。

第四步:按式 59-19 计算多次 PT 公认值的测量复现性引入的相对测量不确定度:

$$u_{rel}(C_{ref}) = \frac{\sum_{i=1}^{n} u_{rel(cons,i)}}{n}$$

（式 59-19）

第五步:按式 59-20 计算偏移引入的相对测量不确定度分量:

$$u_{bias} = \sqrt{RMS_{rel}^2(bias) + u_{rel}^2(C_{ref})}$$

（式 59-20）

值得一提的是,实验室只要是通过多个测量数据能计算"方法和实验室偏移",如测多个 CRM 进行多次回收实验等,是否都可按此式计算 RMS(bias),并评定偏移引入的测量不确定度分量,还有待进一步研究验证。

(3)"通过回收实验"方法评定:在化学测量实验室,广泛应用回收实验来评定偏移引入的测量不确定度分量。实验室将一批被测样本分为 2 分,其中一份样本中加入已知量的被测量,即所谓加标样本(spiked sample),另一份不变。然后采用同样方式测量此 2 种类型样本。为提高此法评定的可信度,至少需要 6 个回收实验结果。与前述"应用 PT 数据评定"方法计算有相似之处,以计算绝对值为例,分 3 个步骤:

第一步:按式 59-21 计算每次回收实验的偏移量值

$$b_i = X_i - C_{spiked,i}$$

（式 59-21）

式中:

b_i:每次回收实验的相对偏移量值;

X_i:每次回收实验的测量平均值;

$C_{spiked,i}$:每次回收实验的添加值。

第二步:按式 59-16 计算"方法和实验室偏移"量值:

$$RMS(bias) = \sqrt{\frac{\sum_{i}^{n} b_i^2}{n}}$$

（式 59-16）

式中:

n:回收实验次数。

第三步:按式 59-22 计算与 100% 回收实验定义相关的相对测量不确定度:

$$u_{(recovery)} \approx u_{(cons)} = \frac{s(R_w)}{\sqrt{n}} \times 100 = \frac{1}{\sqrt{n}} \times \sqrt{\frac{\sum_{i=1}^{n}(X_i - \overline{x})^2}{n-1}} \times 100$$

（式 59-22）

式中:

$u_{(recovery)}$:与 100% 回收实验定义相关的测量不确定度;

$u_{(cons)}$:由回收实验的实验室内测量复现性引入的测量不确定度;

$S(R_w)$:n 次回收实验的实验室内测量复现性;

X:所有回收实验的测量平均值。

注:从理论上说,相对添加量的不确定度中除 $u_{(cons)}$ 外,还应有下列两个输入量的不确定度,即添加量的体积和所用标准溶液。这两个组分与 $u_{(cons)}$ 相比较小,一般可忽略不计。如果必须计算这两个组分,以计算添加体积的相对测量不确定度为例进行说明。可按下列步骤进行:

首先,按式 59-23 计算每次回收实验添加体积的相对测量不确定度

$$u_{rel}(vol) = \sqrt{u^2(p) + u^2(V)}$$ 　　　　　(式 59-23)

式中:

　　$u_{rel}(vol)$:由添加体积引入的相对测量不确定度;

　　u_p:由移液体积的偏移(移液体积的系统偏差,从厂商说明书中导出)引入的相对测量不确定度;

　　u_v:由移液重复性的偏移引入的相对测量不确定度。

其次,按式 59-24 计算与 100% 回收实验定义相关的相对测量不确定度:

$$u_{recovery} = \sqrt{u^2(cons) + u_{rel}^2(vol)}$$ 　　　　　(式 59-24)

最后,按式 59-25 合并由偏移引入的测量不确定度

$$u_c(bias) = \sqrt{RMS^2(bias) + u^2(recovery)}$$ 　　　　　(式 59-25)

(4)"方法学比较"方法评定:医学实验室的某些测量项目有时很难得到有互换性的标准物质,或者某些检测项目只能溯源到参考方法,此时需采用"方法学比较"方法评定偏移引入的测量不确定度分量。理想情况是与 JCTLM 列表的参考方法进行比较,特点是评定结果可信度高,但对技术人员、实验室条件、仪器性能、试剂质量和实验成本等要求很高,一般医学实验室无法采用本法进行评定。由于医学实验室测量项目很多,情况复杂,有些项目可能无参考方法,但实验室又希望评定不确定度,有时也会选择行业内认可度较高的方法作比较方法,此时可能也会获得较为理想的评定结果。

值得注意的是,此法评定结果与实验设计高度相关。在设计偏移引入的不确定度分量评定实验时,可参考美国 CLSI EP9-A2 文件《利用患者样本进行方法学比较和偏移评估》,用参考测量系统和待评价系统同时测量 40 份不同浓度单人份患者血清样本组。按文件介绍方法评价被评价方法测量偏移,即偏移引入的测量不确定度分量。也可采用改良的 Bland-Altman 图形分析法或其他统计学方法对两种方法测量结果进行分析,求出待评价方法的平均偏移值。

(三) 计算合成标准不确定度

如果只考虑计算某一测量量值测量阶段的测量不确定度,不考虑测量前和测量后阶段各种组分对测量不确定度的贡献。此时评定某测量量值的不确定度只需考虑对不确定度有重要贡献的分量:实验室内测量复现性[$S(R_w)$]和偏移(bias)引入的测量不确定度。合成标准不确定度 u_c 可采用式 59-26 计算:

$$u_c = \sqrt{u_c^2(bias) + u^2(R_w)}$$ 　　　　　(式 59-26)

如果计算相对合成标准不确定度,可用式 59-27 计算:

$$u_{crel} = \sqrt{u_{crel}^2(bias) + u_{rel}^2(R_w)}$$ 　　　　　(式 59-27)

(四) 扩展不确定度的评定

依据 GUM 原则,扩展不确定度 U 是由合成标准不确定度乘以包含因子得到,是使合理赋予被测量的值大部分包含于其中。在大多数情况下,包含因子 k 选择 2,相对应的置信水平约为 95%。

按式 59-28 计算扩展不确定度。

$$U = k \times u_c$$ 　　　　　(式 59-28)

式中:

　　U:扩展不确定度;

　　k：包含因子；

　　u_c：合成标准不确定度。

　　注：在选择包含因子 k 的数值时，需要考虑很多问题，如所需的置信水平、对基本分布的了解、对于评估随机影响所用数量的了解等。医学实验室在报告扩展不确定度时大多采用 k＝2，一般不采用 k＝3。如输出量 Y 的赋值数据呈正态分布，实验室选择 k＝2 时，包含概率 $P＝95.45\%$。如选择 k＝3，相应的包含概率 $P＝99.73\%$。

　　（五）测量不确定度的报告

　　测量不确定度报告作为测量量值结果的重要内容应包含于测量结果的报告中，通常应包含以下 4 项主要信息：被测量的最佳估计值、扩展不确定度、计量单位以及相应的置信水平四部分内容。测量量值结果应与使用包含因子 k＝2 计算的扩展不确定度 U 一起给出。推荐采用以下方式：(测量量值结果)：$(\chi\pm U)$(单位)$(\kappa＝2)$，其中扩展不确定度计算时使用包含因子 k＝2，对应约 95％的置信水平。

　　完整的测量量值结果报告除报告的基本内容外一般还应包括或者引用包括下列信息：明确说明被测量 Y 的定义；根据实验观察值及输入数据进行测量结果及其不确定度计算的方法描述；在计算和不确定度分析中使用的所有修正值的数值和来源；所有不确定度分量的清单，包括每一个分量是如何评价不确定度的完整文件。

　　此外，测量数据和分析的表达方式应能在必要时容易地重复所有重要步骤并可重新计算结果。当需要详尽地报告包括中间输入数值时，报告还应给出每一个输入量的数值及其标准不确定度评定方法的描述；给出结果和输入量之间的关系式及其任何偏导数、协方差或用来说明相互影响的相关系数；给出每个输入量的标准不确定度的自由度评估值。

二、"自下而上"的方法评定测量不确定度

　　GUM 和 QUAM 是评定测量不确定度的经典理论，理论上也适用于医学实验室。采用"自下而上"方法评定测量不确定度主要是通过定义被测量、分析实验流程、寻找每一个测量不确定度来源、评定主要的测量不确定度分量并合成的方法评定测量不确定度。这种评定方法与目前医学实验室较多使用的"自上而下"方法比较使用性差、成本高、对实验室条件和技术人员要求高，且不同实验室结果很难一致，不易比较。但该方法在改进实验室测量技术水平方面具有不可替代的优势，可通过各影响因素测量不确定度分量的评定全面了解实验室被评价方法的性能，发现重要的测量不确定度来源，藉此可优化实验流程，降低测量不确定度，改进测量质量，意义重大。

　　（一）定义被测量

　　方法同"自上而下"评定测量不确定度法。

　　（二）识别并列出不确定度的来源

　　一个项目完整的测量过程包括测量前、测量中和测量后阶段。经系统研究，测量前阶段不确定度来源包括样品复溶、校准品（校准物质）的瓶间差、校准等因素；测量中阶段不确定度来源包括摩尔消光系数、体积（样本体积和反应体积）、吸光度、温度、测量重复性等因素；测量后阶段不确定度来源包括数据处理及合成、扩展不确定度的计算等因素。以下是酶学项目计算公式(式 59-29)建立的酶催化活性浓度测量模型为式 59-30：

$$c_酶 = \frac{1}{\varepsilon l} \times \frac{V_{样本} + V_{启动试剂} + V_{起始试剂}}{V_{样本}} \times \frac{\Delta A}{\Delta t} \qquad \text{(式 59-29)}$$

$$c_酶 = \frac{1}{\varepsilon l} \times \frac{V_{样本} + V_{启动试剂} + V_{起始试剂}}{V_{样本}} \times \frac{A_{样本\text{-}结束} - A_{样本\text{-}开始} - (A_{空白\text{-}结束} - A_{空白\text{-}开始})}{t_{结束} - t_{开始}}$$

$$\text{(式 59-30)}$$

式中：

C$_酶$:酶催化活性浓度；

ε:摩尔消光系数；

ι:光径；

V$_{样本}$:测量过程中加入的样本体积；

V$_{启动试剂}$:测量过程中加入的启动试剂体积；

V$_{起始试剂}$:测量过程中加入的起始试剂体积；

A$_{样本\text{-}开始}$:样本测量开始时的吸光度；

A$_{样本\text{-}结束}$:样本测量结束时的吸光度；

A$_{空白\text{-}开始}$:试剂空白测量开始时的吸光度；

A$_{空白\text{-}结束}$:试剂空白测量结束时的吸光度；

t$_{开始}$:开始时间；

t$_{结束}$:结束时间。

根据测量模型及测量程序,应尽量寻找所有影响酶学测量的不确定度来源,但应该认识到并非所有不确定度分量均会对合成测量不确定度构成显著影响。在识别所有不确定度来源后,对每一个不确定度来源引入的分量对合成测量不确定度的贡献进行初步评估,然后可选择性地去掉那些小于最大分量十分之一的分量[(CNAS-GL06 化学分析中不确定度的评估指南)建议去掉那些小于最大分量三分之一的分量],这样有助于简化评定过程且不会对测量不确定度评定结果产生重要影响。

通过分析,确定影响酶测量活性的因素为:温度、波长、pH、复溶、比色杯、吸光度、样本体积分数、测量结果。将这些因素引起的不确定度进行合成,得到合成标准不确定度。

(三) 单一输入量引入测量不确定度分量的量化

影响酶学测量不确定度的各单一输入量按属性可分为两类,一类与实验室内复现性相关,测得的量值用统计分析的方法进行的测量不确定度分量的评定,即测量不确定度的 A 类评定;另一类与正确度相关,其用不同于测量不确定度 A 类评定的方法对测量不确定度分量进行的评定,即测量不确定度的 B 类评定。

1. 实验室内测量复现性引入的测量不确定度分量评定 根据重复测量样本所得到的结果计算均值、标准偏差和变异系数(CV%)。标准偏差可以用于绝对标准不确定度评定,变异系数可以用于相对标准不确定度评定。

2. 与正确度有关的各输入量引入的测量不确定度分量的评定 与正确度有关的各输入量分别分布于测量过程的测量前、测量中和测量后三个阶段。此部分内容将针对每一阶段分别选择一个输入量进行测量不确定度分量评定方法的介绍。

在此部分评定过程中,如采用 B 类方法评定测量的标准不确定度,即"不确定度的评估是源于经验结果和数据"时,往往这些"经验结果和数据"已给出相应置信水平的置信区间

（通常用"±a"表示，并指明 p％），此时只需将 a 除以所给出的置信水平相应的正态分布下的百分点的值。最常见的分布函数包括正态分布、矩形分布和三角分布，其对应的标准不确定度计算公式分别为式 59-1、式 59-2 和式 59-3。

（1）测量前阶段：以样本准备过程为例。

例 1：酶学测量实验中校准品通常为冻干粉，使用前需要进行复溶。为减少样本复溶引起的测量不确定度，实验室多采用天平称重法复溶。按 QUAM 介绍方法计算称重引起的不确定度。称重法复溶有多个测量不确定度来源，包括天平校准不确定度、线性、日偏移、可读性、重复性变化、水密度影响。但在实际应用中，复溶用水如使用 l 级实验室用水，可不考虑其对不确定度的贡献。上述因素中最有意义的是天平校准引入的不确定度。天平校准不确定度一般可采用 B 类方法评定，如称量 1g 水复溶样本时，天平最大允许误差（MPE）为±0.05mg（天平校准证书提供），根据天平称量经验考虑其数据为矩形分布，则天平校准引入的标准不确定度为：

$$u(天平)=\frac{0.05}{\sqrt{3}}=0.028mg$$

相对测量不确定度为：

$$u_{rel}(天平)=\frac{0.028}{1000}=0.0028\%$$

（2）测量中阶段：此阶段测量不确定度来源于两方面：计算公式中的输入量（灵敏系数为1）引入的测量不确定度，计算公式外、测量过程中的输入量（需通过实验计算灵敏系数）引入的测量不确定度。

第一步：计算公式中的输入量引入的测量不确定度分量评定：以移液体积的标准不确定度评定为例。

例 2：一般认为，移液可能引起较大的测量不确定度。在酶学项目的酶催化活性浓度测量中有 3 个移液过程，计算时还要另增加总体积对测量的影响，所以移液是酶催化活性浓度测量中一个重要的不确定度分量。通常体积校准引入的不确定度分量可通过制造厂商提供的移液器性能声明中的相关量值转换为标准偏差计算。如制造商提供的移液器在 $200\mu l$ 处的公差为 $4\mu l$，根据加样器移液经验考虑其数据为三角分布，则该移液器校准引入的标准不确定度分量为：$u(体积)=\frac{4\mu l}{\sqrt{6}}=1.63\mu l$

由于计算酶催化活性浓度的公式比较复杂，既有乘除项，又有加减项。按 QUAM 规定，此类复杂情况应先按式 59-31 评定计算公式加减项的合成标准不确定度，即：

$$u_c(V_总)=\sqrt{u^2(V_{样本})+u^2(V_{起始试剂})+u^2(V_{启动试剂})} \qquad （式 59-31）$$

式中：

$u_c(V_总)$：总体积引入的合成标准不确定度；

$u(V_{样本})$：样本体积引入的标准不确定度；

$u(V_{起始试剂})$：起始试剂体积引入的标准不确定度；

$u(V_{启动试剂})$：启动试剂体积引入的标准不确定度

第二步：计算公式外、测量过程中的输入量引入的测量不确定度分量评定，以影响酶活性测量最直接的因素温度评定为例。

例3：温度对不同酶促反应速度影响并不一致，应通过实验求出当温度变化1℃时，反应速度变化值（灵敏系数$\frac{\delta_x}{\delta_y}$），如无条件进行实验时，可考虑从文献资料中查出灵敏系数。以GGT实验为例，温度变化对GGT催化活性浓度影响的函数关系：y＝3.200x－18.533，此式表示温度每变化1℃，相应GGT催化活性浓度变化3.20%（灵敏系数）。已知在酶学项目测量中，实验室条件规定反应温度最大允许变化为0.1℃，依此计算其温度对测量结果影响的标准不确定度为温度变化的标准不确定度×温度灵敏系数。对于GGT催化活性测量结果来说，温度输入量引入的相对标准不确定度为：

$$u(温度)=\frac{0.1}{\sqrt{3}}\times 3.20\%＝0.18\%$$

（3）测量后阶段：主要为数据处理阶段。不确定度主要来源于离群值剔除和数据修约。一般认为如果实验室质控规则合理，此阶段对测量不确定度评定影响不大。可暂时不考虑其标准不确定度的评定。

（4）其他输入量：与正确度相关的标准不确定度还来源于包括实验室温度、湿度、磁场等因素，但目前评定尚存在一定的困难。对于这些因素，目前实验室只能通过采取有效方法尽量控制这些因素的变化条件，以减少其对测量的影响。

（四）计算合成标准不确定度

合成标准不确定度的计算是将实验室内测量复现性引入的相对测量不确定度分量 u_{rel}（R_w）和各影响因素引入的相对不确定度的平方和，然后开根号即得。可用式59-32计算：

$$u_{crel}=\sqrt{u_{rel}^2(R_w)+u_{温度}^2+\cdots+u_{体积}^2} \qquad （式59-32）$$

式中：u_{crel}：合成相对标准不确定度；

　　　$u_{rel}(R_w)$：实验室内测量复现性引入的相对测量不确定度分量；

　　　$u_{温度}$：温度引入的相对测量不确定度分量；

　　　$u_{体积}$：加入试剂体积引入的相对测量不确定度分量。

（五）计算扩展不确定度和测量不确定度的报告

方法同"自上而下"评定测量不确定度法。

（王建兵　罗燕玲）

参 考 文 献

1. ISO 5725. Guide to the expression of uncertainly in measurement[S]. Geneva ISO. 1995.

2. EURACHEM/CITAC. Guide CG4. Quantifying uncertainty in analytical measurement[S]. London, Second edition, 2000.

3. ISO 15189. Medical laboratories-Requirements for quality and competence[S]. Third edition, 2012.

4. Spring Singapore. A Guide on measurement uncertainty in medial testing[S]. Technical Guide, 2013.

5. NINETA MAJCEN and PHILIP TAYLOR, Practical examples on traceability, measurement uncertainly and validation in chemistry[S]. 2007.

6. White GH . Far Rance I . Australian Association of Clinical Biochemists file . measurement uncertainty in quantitative medical testing［S］. Laboratory Application Guide, 2004 .

7. 张秀明, 黄宪章, 曾方银, 等. 临床化学检验诊断学[M]. 北京: 人民卫生出版社, 2012: 739-782.

8. 中国合格评定国家认可委员会. 医学实验室——测量不确定度的评定与表达 CNAS-TRL-001[S]. 2012.

9. 中国合格评定国家认可委员会.测量不确定度要求的实施指南 CNAS-GL05[S].2011.

10. 中国合格评定国家认可委员会.测量不确定度评估和报告通用要求 CNAS-GL07[S].2006.

11. 中国合格评定国家认可委员会.化学分析中不确定度的评估指南 CNAS-GL06[S].2006.

12. 陈文祥.临床检验测量不确定度[J].临床检验杂志,2011,29(5):321-321.

13. 杨振华,王惠民,陈宝珠,等.酶学参考实验室参考方法测量不确定度评定指南[J].临床检验杂志, 2011,29(9):698-720.

14. 杨振华,关注测量不确定度在临床检验中的应用[J].中华检验医学杂志,2007,30(9):965-966.

15. 陈文祥,申子瑜,杨振华.临床检验中的测量不确定度[J].中华检验医学杂志,2007,30(9):967-971.

16. 单斌,王玉明,段勇.测量的不确定度在临床化学检验中的初步应用[J].现代检验医学杂志,2010(3): 89-91.

17. 倪红兵,王惠民.血清 γ-谷氨酰基转移酶的测量不确定度评定[J].现代检验医学杂志,2010(6):51-54.

18. 王治国,王薇,李小鹏,等.测量不确定度及其在临床检验中应用[J].中国卫生统计.2005,22(2):85-86.

19. 张雯艳,孙庆霞,丁家华.测量不确定度及其在临床检验中的应用[J].中华检验医学杂志,2006,29(7): 590-592.

20. 刘小娟,江咏梅,王泓,等.临床生化检验测量不确定度的初步研究[J].重庆医学,2007,36(11):1086.

56检